全国中医药行业高等教育"十三五"规划教材

全国高等中医药院校规划教材(第十版)

中西医结合儿科学

（新世纪第三版）

（供中西医临床医学专业用）

主　编

王雪峰（辽宁中医药大学）　　　　郑　健（福建中医药大学）

副主编（以姓氏笔画为序）

王力宁（广西中医药大学）　　　　许　华（广州中医药大学）

李新民（天津中医药大学）　　　　彭　玉（贵阳中医学院）

虞坚尔（上海市中医药研究院）

编　委（以姓氏笔画为序）

王　茹（河北中医学院）　　　　　王　海（黑龙江中医药大学）

王孟清（湖南中医药大学）　　　　王俊宏（北京中医药大学）

艾　斯（福建中医药大学）　　　　冉志玲（西南医科大学）

丛　丽（浙江中医药大学）　　　　冯振娥（宁夏医科大学）

冯晓纯（长春中医药大学）　　　　向希雄（湖北中医药大学）

刘　芳（辽宁中医药大学）　　　　肖和印（中国中医科学院）

吴丽萍（甘肃中医药大学）　　　　张葆青（山东中医药大学）

尚莉丽（安徽中医药大学）　　　　俞　建（复旦大学附属儿科医院）

姜之炎（上海中医药大学）　　　　秦艳虹（山西中医学院）

袁　斌（南京中医药大学）　　　　常　克（成都中医药大学）

喻闽凤（江西中医药大学）　　　　熊　磊（云南中医学院）

翟文生（河南中医药大学）

中国中医药出版社

·北　京·

图书在版编目（CIP）数据

中西医结合儿科学 / 王雪峰，郑健主编 .—3 版 .—北京：中国中医药出版社，
2016.8（2019.11重印）

全国中医药行业高等教育"十三五"规划教材

ISBN 978－7–5132–3439–9

Ⅰ . ①中… Ⅱ .①王… ②郑… Ⅲ .①中西医结合—儿科学—中医药院校—
教材 Ⅳ . ① R72

中国版本图书馆 CIP 数据核字（2016）第 114695 号

请到"医开讲 & 医教在线"（网址：www.e-lesson.cn）
注册登录后，刮开封底"序列号"激活本教材数字化内容。

中国中医药出版社出版

北京经济技术开发区科创十三街31号院二区8号楼

邮政编码 100176

传真 010 64405750

山东临沂新华印刷物流集团有限责任公司印刷

各地新华书店经销

开本 850×1168 1/16 印张 23.5 字数 570 千字

2016 年 8 月第 3 版 2019 年 11 月第 5 次印刷

书号 ISBN 978－7–5132–3439–9

定价 69.00 元

网址 www.cptcm.com

如有印装质量问题请与本社出版部调换（010 64405510）

社长热线 010－64405720

购书热线 010－64065415 010－64065413

微信服务号 zgzyycbs

书店网址 csln.net/qksd/

官方微博 http：//e.weibo.com/cptcm

淘宝天猫网址 http：//zgzyycbs.tmall.com

全国中医药行业高等教育"十三五"规划教材

全国高等中医药院校规划教材（第十版）

专家指导委员会

名誉主任委员

王国强（国家卫生计生委副主任　国家中医药管理局局长）

主 任 委 员

王志勇（国家中医药管理局副局长）

副主任委员

王永炎（中国中医科学院名誉院长　中国工程院院士）

张伯礼（教育部高等学校中医学类专业教学指导委员会主任委员
　　　　天津中医药大学校长）

卢国慧（国家中医药管理局人事教育司司长）

委　　　员（以姓氏笔画为序）

王省良（广州中医药大学校长）

王振宇（国家中医药管理局中医师资格认证中心主任）

方剑乔（浙江中医药大学校长）

左铮云（江西中医药大学校长）

石　岩（辽宁中医药大学校长）

石学敏（天津中医药大学教授　中国工程院院士）

卢国慧（全国中医药高等教育学会理事长）

匡海学（教育部高等学校中药学类专业教学指导委员会主任委员
　　　　黑龙江中医药大学教授）

吕文亮（湖北中医药大学校长）

刘　星（山西中医药大学校长）

刘兴德（贵州中医药大学校长）

刘振民（全国中医药高等教育学会顾问　北京中医药大学教授）

安冬青（新疆医科大学副校长）

许二平（河南中医药大学校长）

孙忠人（黑龙江中医药大学校长）

孙振霖（陕西中医药大学校长）

严世芸（上海中医药大学教授）

李灿东（福建中医药大学校长）

李金田（甘肃中医药大学校长）

余曙光（成都中医药大学校长）

宋柏林（长春中医药大学校长）

张欣霞（国家中医药管理局人事教育司师承继教处处长）

陈可冀（中国中医科学院研究员　中国科学院院士　国医大师）

范吉平（中国中医药出版社社长）

周仲瑛（南京中医药大学教授　国医大师）

周景玉（国家中医药管理局人事教育司综合协调处处长）

胡　刚（南京中医药大学校长）

徐安龙（北京中医药大学校长）

徐建光（上海中医药大学校长）

高树中（山东中医药大学校长）

高维娟（河北中医学院院长）

唐　农（广西中医药大学校长）

彭代银（安徽中医药大学校长）

路志正（中国中医科学院研究员　国医大师）

熊　磊（云南中医药大学校长）

戴爱国（湖南中医药大学校长）

秘　书　长

王　键（安徽中医药大学教授）

卢国慧（国家中医药管理局人事教育司司长）

范吉平（中国中医药出版社社长）

办公室主任

周景玉（国家中医药管理局人事教育司综合协调处处长）

李秀明（中国中医药出版社副社长）

李占永（中国中医药出版社副总编辑）

全国中医药行业高等教育"十三五"规划教材

编审专家组

组　长

王国强（国家卫生计生委副主任　国家中医药管理局局长）

副组长

张伯礼（中国工程院院士　天津中医药大学教授）

王志勇（国家中医药管理局副局长）

组　员

卢国慧（国家中医药管理局人事教育司司长）

严世芸（上海中医药大学教授）

吴勉华（南京中医药大学教授）

王之虹（长春中医药大学教授）

匡海学（黑龙江中医药大学教授）

王　键（安徽中医药大学教授）

刘红宁（江西中医药大学教授）

翟双庆（北京中医药大学教授）

胡鸿毅（上海中医药大学教授）

余曙光（成都中医药大学教授）

周桂桐（天津中医药大学教授）

石　岩（辽宁中医药大学教授）

黄必胜（湖北中医药大学教授）

前　言

为落实《国家中长期教育改革和发展规划纲要（2010–2020年）》《关于医教协同深化临床医学人才培养改革的意见》，适应新形势下我国中医药行业高等教育教学改革和中医药人才培养的需要，国家中医药管理局教材建设工作委员会办公室（以下简称"教材办"）、中国中医药出版社在国家中医药管理局领导下，在全国中医药行业高等教育规划教材专家指导委员会指导下，总结全国中医药行业历版教材特别是新世纪以来全国高等中医药院校规划教材建设的经验，制定了"'十三五'中医药教材改革工作方案"和"'十三五'中医药行业本科规划教材建设工作总体方案"，全面组织和规划了全国中医药行业高等教育"十三五"规划教材。鉴于由全国中医药行业主管部门主持编写的全国高等中医药院校规划教材目前已出版九版，为体现其系统性和传承性，本套教材在中国中医药教育史上称为第十版。

本套教材规划过程中，教材办认真听取了教育部中医学、中药学等专业教学指导委员会相关专家的意见，结合中医药教育教学一线教师的反馈意见，加强顶层设计和组织管理，在新世纪以来三版优秀教材的基础上，进一步明确了"正本清源，突出中医药特色，弘扬中医药优势，优化知识结构，做好基础课程和专业核心课程衔接"的建设目标，旨在适应新时期中医药教育事业发展和教学手段变革的需要，彰显现代中医药教育理念，在继承中创新，在发展中提高，打造符合中医药教育教学规律的经典教材。

本套教材建设过程中，教材办还聘请中医学、中药学、针灸推拿学三个专业德高望重的专家组成编审专家组，请他们参与主编确定，列席编写会议和定稿会议，对编写过程中遇到的问题提出指导性意见，参加教材间内容统筹、审读稿件等。

本套教材具有以下特点：

1. 加强顶层设计，强化中医经典地位

针对中医药人才成长的规律，正本清源，突出中医思维方式，体现中医药学科的人文特色和"读经典，做临床"的实践特点，突出中医理论在中医药教育教学和实践工作中的核心地位，与执业中医（药）师资格考试、中医住院医师规范化培训等工作对接，更具有针对性和实践性。

2. 精选编写队伍，汇集权威专家智慧

主编遴选严格按照程序进行，经过院校推荐、国家中医药管理局教材建设专家指导委员会专家评审、编审专家组认可后确定，确保公开、公平、公正。编委优先吸纳教学名师、学科带头人和一线优秀教师，集中了全国范围内各高等中医药院校的权威专家，确保了编写队伍的水平，体现了中医药行业规划教材的整体优势。

3. 突出精品意识，完善学科知识体系

结合教学实践环节的反馈意见，精心组织编写队伍进行编写大纲和样稿的讨论，要求每门教材立足专业需求，在保持内容稳定性、先进性、适用性的基础上，根据其在整个中医知识体系中的地位、学生知识结构和课程开设时间，突出本学科的教学重点，努力处理好继承与创新、理论与实践、基础与临床的关系。

4. 尝试形式创新，注重实践技能培养

为提升对学生实践技能的培养，配合高等中医药院校数字化教学的发展，更好地服务于中医药教学改革，本套教材在传承历版教材基本知识、基本理论、基本技能主体框架的基础上，将数字化作为重点建设目标，在中医药行业教育云平台的总体构架下，借助网络信息技术，为广大师生提供了丰富的教学资源和广阔的互动空间。

本套教材的建设，得到国家中医药管理局领导的指导与大力支持，凝聚了全国中医药行业高等教育工作者的集体智慧，体现了全国中医药行业齐心协力、求真务实的工作作风，代表了全国中医药行业为"十三五"期间中医药事业发展和人才培养所做的共同努力，谨向有关单位和个人致以衷心的感谢！希望本套教材的出版，能够对全国中医药行业高等教育教学的发展和中医药人才的培养产生积极的推动作用。

需要说明的是，尽管所有组织者与编写者竭尽心智，精益求精，本套教材仍有一定的提升空间，敬请各高等中医药院校广大师生提出宝贵意见和建议，以便今后修订和提高。

国家中医药管理局教材建设工作委员会办公室

中国中医药出版社

2016 年 6 月

编写说明

本教材是根据国务院《中医药健康服务发展规划（2015—2020年）》《教育部等六部门关于医教协同深化临床医学人才培养改革的意见》（教研〔2014〕2号）的精神，在国家中医药管理局教材建设工作委员会宏观指导下，以全面提高中医药人才的培养质量为目标，积极与医疗卫生临床服务接轨，依据中医药行业人才培养规律和实际需求，由国家中医药管理局教材建设工作委员会办公室组织建设的，旨在正本清源，突出中医思维方式，体现中医药学科的人文特色和"读经典，做临床"的实践特点。

《中西医结合儿科学》是中西医临床医学专业的主干课程之一。通过本门课程的学习，要求学生掌握中西医结合儿科学基本知识和技能，并培养正确的中西医结合的思维方式。本教材总结了我国中医院校和部分西医院校多年来积累的中西医结合的临床诊疗和教学经验，力求在有所创新的同时，使中西医结合的诊疗规范化，为学生的知识、能力、素质协调发展创造条件。

《中西医结合儿科学》教材自2004年出版以来，在全国各高等医药院校被广泛应用，并受到了广大师生的欢迎和好评。本次教材的修订仍然本着继承性、科学性、权威性、时代性、简明性和实用性的特点，尤其注重学生正确的中西医结合临证思维的培养。本次修订的内容有：根据目前最新的西医诊疗指南，更新了部分疾病的诊断标准和治疗方法，以确保教材的先进性和权威性；根据临床实践经验，对上一版教材部分疾病的中医证型进行了调整，更符合临床实际，以保持其实用性的特点；对部分中西医结合有特色的疾病，在其后增加了临证思维与启迪，有助于培养学生的临床思维能力。

全国中医药行业高等教育"十三五"规划教材《中西医结合儿科学》数字化教学改革项目被列为国家中医药管理局中医药教育教学改革研究项目，由中国中医药出版社资助展开。该项目（编号GJYJS16056）由王雪峰负责，本教材的所有编委积极参与，使该项目顺利完成，将为学生学习中西医结合儿科学打开一个新的窗口。

本教材在前两版的编写过程中，承蒙中西医儿科界的各位专家的笔耕不辍，使其日臻完善。在这里，特别感谢前两版编写和修订的编委们付出的辛苦！

由于学科发展较快，不足之处在所难免，敬请各院校在使用过程中提出宝贵的意见和建议，以便再版时修订提高。

《中西医结合儿科学》编委会

2016年5月

目 录

第一章 绪 论

中西医结合医学与中医学、西医学是我国医学体系的三大主体部分。中西医结合儿科学是中西医结合医学的重要组成部分，它是在我国中西医结合的临床实践中产生和发展起来的一门新的临床学科。中西医结合儿科学是研究自胎儿至青少年这一时期生长发育、生理病理、预防保健与疾病诊治的医学科学。

一、中医儿科理论体系的形成和发展

中医儿科学是以中医学理论体系为指导，研究小儿生长发育、预防保健及儿科所属病证的病因病机和辨证论治的一门临床医学。中医儿科学的发展可划分为四个阶段。

（一）中医儿科学的萌芽期（远古～南北朝）

追溯中医儿科学起源，早在商代甲骨文中就有儿科病名的记载，如"龋"（龋齿）、"蛊"（寄生虫）。马王堆出土的《五十二病方》中除了记载"婴儿病痫""婴儿瘛"等疾病外，还简要介绍了治疗的药物和方法。《黄帝内经》对小儿生长发育、生理特点及多种儿科疾病（如腹泻、癫痫等）的病因、病机、证候和预后进行了论述。《史记·扁鹊仓公列传》记载："扁鹊……入咸阳，闻秦人爱小儿，即为小儿医。"这是我国历史上对儿科医生的最早记载。该书还记述了西汉名医淳于意（仓公）用下气汤治疗小儿气鬲病，为最早的儿科医案。张仲景《伤寒杂病论》创立的六经辨证、脏腑辨证学说，对后世儿科辨证理论体系的形成产生了重要的影响。葛洪《肘后备急方·治寒热诸疟方第十六》记载："青蒿一握，以水二升渍，绞取汁，尽服之。"这对后世开发中药治疗疟疾产生了重要影响。据《隋书·经籍志》记载，南北朝医药书中专门列出了儿科、产科等医事分科，同时也出现了有关儿科医学的专著，如王末钞的《小儿用药本草》2 卷、徐叔响的《疗少小百病杂方》37 卷等。

（二）中医儿科学的形成期（隋朝～宋朝）

隋唐时期，政府设立了太医署，由"医博士"教授医学，其中专设少小科，学制 5 年，促进了儿科专业的发展。这一时期，出现了许多以方书命名的医著，其中儿科内容开始以独立篇卷论述。巢元方《诸病源候论·小儿杂病诸候》6 卷，论述了小儿伤寒、时气、脏腑、外科等诸多病证的病因证候；唐代孙思邈《备急千金要方·少小婴孺方》2 卷，载方 300 余首，从小儿初生护养到伤寒、咳嗽等常见病的治疗，共分 9 门进行论述。

《颅囟经》是我国现存最早的儿科专著，现存的《颅囟经》是从明代《永乐大典》中辑出，据考可能是唐末宋初所著。书中提出了小儿为"纯阳之体"的观点，还对小儿脉法及惊、痫、疳、痢、火丹等疾病的证治进行了详细论述。

北宋钱乙，是中医儿科学术发展史上一位有杰出贡献的医家。现存《小儿药证直诀》3 卷，为其弟子阎季忠所编辑，刊于 1119 年。书中将小儿生理病理特点概括为"脏腑柔弱、易虚易实、易寒易热"。根据这一特点，钱乙用药时注重"柔润"原则，力戒妄攻和蛮补；对儿科四诊尤重望诊，总结了丰富的痘疹疾病的鉴别方法和面部望诊（如"目内证""面上证"）经验；在张仲景辨证论治思想的影响下，钱乙首创小儿五脏辨证体系，提出心主惊、肝主风、脾主困、肺主喘、肾主虚的辨证纲领；重视脾胃的调理，提出"疳皆脾胃病"的著名论点；在用药上，他善于化裁古方，创制新方，如六味地黄丸、异功散、泻白散、导赤散等，许多方剂不但广泛应用于儿科临床，也被其他学科广为采撷。由于钱乙对整个中医儿科学的发展产生了重大影响，因此后世称其为"儿科之圣"。

北宋时期，各地天花、麻疹等时行疾病流行。山东名医董汲擅用寒凉法治疗此类病证，撰写《小儿斑疹备急方论》，提出了用白虎汤、青黛等药物治疗痘疹的经验。南宋名医陈文中对痘疹的论治，宗钱乙而又有独创，提出用附、桂、丁香等温燥之药，以治痘疹由于阴盛阳虚而出迟或倒塌者。他不仅是痘疹专家，对小儿杂病论治也有丰富经验，著有《小儿痘疹方论》和《小儿病源方论》。在当时，以陈文中为代表的温补学派与以钱乙、董汲为代表的寒凉派之间的学术争鸣，促进了中医儿科学的发展，为中医儿科理论体系的形成和辨证论治方法的完善奠定了基础。

南宋刘昉等编著的《幼幼新书》40卷，整理、汇集了宋代以前的儿科学术成就，是当时世界上内容最完备的儿科专著，成为后人研究宋代以前儿科文献的主要著作。同时期还有《小儿卫生总微论方》20卷问世，从初生至年长儿，内外五官诸多疾病的证治，分门论述，如认为新生儿脐风撮口是由于断脐不慎所致，与成人破伤风为同一疾病，主张用烧灼断脐法预防该病。

总之，宋代对小儿的生长发育、喂养保健、生理病理特点及儿科疾病的认识已经比较系统全面，形成了儿科独特的学科体系。

（三）中医儿科学的发展期（元朝～中华人民共和国成立前）

中医药学在金元时代进入了一个百家争鸣的新时期，以金元四大家为首的名家各有所长，对中医儿科学发展起到了极大的推动作用。

元代名医曾世荣，编著《活幼心书》3卷、《活幼口议》20卷，将小儿病因、病机、诊治等编成七言四句歌诀，并加以注释，以便初学者理解和记诵。对惊风抽搐一证的辨证论治有独到之处，将急惊风归纳为四证八候，提出镇惊、截风、退热、化痰的治法，所拟琥珀抱龙丸沿用至今。

明代儿科医家鲁伯嗣所著的《婴童百问》，将儿科病证设为百问，分条论述，详述病源、证候和治法，所附方剂800余首，多为常用良方。

明代薛铠、薛己父子精于儿科，《保婴撮要》为其儿科代表作，论儿科病证221种，附有很多验案、验方，薛己对小儿疾病的辨治是以钱乙的五脏辨证为依据，尤重视温补脾肾，对儿科临床参考价值很大。

明代世医万全，著有《育婴家秘》《幼科发挥》《片玉心书》等。在详尽阐述钱乙五脏辨证基础上，系统地提出"阳常有余，阴常不足""肝常有余，脾常不足""心常有余，肺常不足""肾常虚"等观点，对后世探讨小儿生理、病理特点有重要指导意义。他十分重视小儿护养，提出"预养以培其元，胎养以保其真，蓐养以防其变，鞠养以慎其疾"的育婴四法；在痘疹治疗方面，他勇于摒弃以往医家的偏见，主张"温补凉泻，各附所宜"；在处方用药方面，注重固护胃气，提出"五脏有病，或泻或补，慎勿犯胃气"。万全的学术见解和临证经验，对儿科学的发展起到了积极的推动作用。

清代儿科医家夏禹铸著《幼科铁镜》，重视望面色，审苗窍，以辨脏腑寒热虚实；运用"灯火十三燋"法治疗脐风、惊风等证；重视推拿疗法在儿科的应用。谢玉琼《麻科活人全书》详细阐述了麻疹各期及并发症的辨证和治疗，是一部有影响的麻疹专书。陈复正《幼幼集成》，将繁杂的指纹望诊概括为"浮沉分表里、红紫辨寒热、淡滞定虚实"，并以三关测轻重，即"风轻、气重、命危"，至今为临床所采用。

吴瑭不仅是温病大家，也是一位儿科专家。其所著《温病条辨·解儿难》提出了小儿稚阳未充，稚阴未长的生理特点；易于感触，易于传变的病理特点；稍呆则滞，稍重则伤，稍不对证，则莫知其乡的用药特点；并详述痉（惊）、疳、痘、麻四证的病因与治法，对儿科临证具有指导意义。

明清两代都进行了大规模的图书收集和编辑，儿科内容为其重要组成部分。明代国家组织编著的《普济方·婴孩》一册，共51卷。王肯堂《证治准绳·幼科》集众书之长，又参以己见，审证论治，条理清晰。张介宾《景岳全书》中"小儿则"等专论儿科8卷，提出小儿"阳非有余"而"阴常不足"的观点，临证用药常注重甘温扶阳。清代《医宗金鉴·幼科心法》由清代官方编写，将清以前的儿科学做了一次全面的整理和总结，内容极为丰富。陈梦雷《医部全录·儿科》分上、下两册，共100卷，收录了历代儿科医学文献120余种，内容丰富，影响甚广。

明清时期，麻疹、天花等时行疾病的流行对小儿危害很大，在400多年（1368～1840）间的儿科专著中，目前可考查的约200余种、600余卷，其中120余种、320余卷为痘疹专书，从此可窥见明清医家对痘疹防治十分重视。较为著名的有胡璟《秘传痘疹寿婴集》、徐谦的《仁端录》等。郭子章《博集稀痘方论》载有"稀痘方"，《三冈识略》载有痘衣法，是牛痘接种发明以前预防天花的方法。这些原始的人痘接种法，在明·隆庆年间（1567～1572）已经盛行各地。至17世纪，人痘接种法先后流传至土耳其、英国、俄罗斯等国。我国人痘接种法较英国琴纳发明的牛痘接种（1796年）早200多年，是世界免疫学发展的先驱。

（四）中医儿科学发展的新时期（中华人民共和国成立后）

中华人民共和国成立以后，中医儿科学有了迅速发展。在儿科基础理论方面，对稚阴稚阳、纯阳学说、五脏"有余""不足"及变蒸学说等进行了深入探讨，认识趋于一致；在儿科学基础研究方面，引入现代科学技术方法，丰富、发展了诊断学、辨证学，如光电血流容积诊疗仪用于面部望诊及舌诊的判读，闻诊声音分析，脉象仪信号检测等，都为四诊客观化积累了资料；在传统宏观辨证的基础上，运用现代医学影像学、病理组织学检查、基因检测等技术，从器官、组织、细胞、分子、基因水平等方面提供微观辨证依据，从而提高了对"证"的认识水平及层次的深度，为儿科常见证候诊断的客观化、规范化提供了依据。在辨证论治方面，采用循证医学的思维和方法对儿科常见病（如反复呼吸道感染、肺炎喘嗽、儿童多发性抽动障碍、小儿肥胖症、性早熟、肾病综合征等）的中医诊疗方法进行了系统的标准化和规范化研究，并形成了系列诊疗指南、诊疗方案及临床路径，对指导临床实践，促进中医儿科向标准化和规范化方面发展起到了重要作用。近几年，有关小儿病毒性疾病和免疫性疾病的中医治疗、小儿体质中医分型、中医预防保健、中医儿科外治法等研究成为中医儿科专家的关注热点，其研究成果将进一步推进中医儿科学术的发展。

中医儿科学教育也取得长足的发展。全国各地建立了中医院校，招收了专科、本科、研究生等各个不同层次的学生，同时也编写了适用于不同层次教育的中医儿科学教材和参考资料，大量中医儿科学术著作问世。20 世纪 80 年代，王伯岳、江育仁主编的《中医儿科学》集古今儿科之所长，系统论述了中医儿科学基础理论和临床常见病的辨证论治。江育仁、张奇文主编的《实用中医儿科学》，分基础篇、临床篇、治法篇，是一部紧密结合临床、具有实用价值的学术著作。

二、西医儿科学的传入及在我国的发展

西医儿科学是根植于西方文化，应用现代科学技术的各种先进手段研究自胎儿至青少年这一时期小儿生长发育、保健及疾病防治的医学科学。西医儿科学的传入，最早应追溯到清代。1843 年英国人 Hobson 在香港教授医学，其中《妇婴新说》是一部叙述小儿看护法及小儿疾病的专著，是西医儿科学较早的译本。清代成立了教育委员会，设立了儿科学专业，创办了多所以西医方法诊治小儿疾病的儿童医院。1943 年诸福棠等编写了《实用儿科学》，自此，我国开始有了比较完备的西医儿科参考书。

新中国成立之后，西医儿科学在我国发展迅速。政府成立了各级的妇幼保健院，形成了健全的儿童保健网。自 20 世纪 50 年代，提倡科学接生、科学育儿，降低了新生儿的死亡率。20 世纪 70 年代开始，全国推行儿童基础免疫，免费接种疫苗，使传染病的发病率大幅度下降。比如天花、鼠疫等对小儿危害性极大的传染性疾病基本扑灭。先天性心脏病的早期诊断和手术治疗，提高了对该病的诊治质量。20 世纪 90 年代以来，循证医学的发展使儿科医生能更好地运用临床研究中得到的最新、最有力的科学信息诊治病人，保证患儿可以得到最好的、最适宜的临床处理。

自 20 世纪 50 年代起至今，西医院校建立了儿科系，出版了系列的西医《儿科学》教材，培养了一大批从事西医儿科的专业人才。全国各大城市建立了几十所儿童医院，西医儿科医师的数量也不断增长，同时各种专业书籍不断再版完善，如《实用儿科学》已修订第八版。总之，西医学的引入对我国儿童的医疗及预防保健工作的提高起了十分重要的作用。

三、中西医融会贯通，创立中西医结合儿科学

医学理论和医学技术在很大程度上取决于当时的生产力发展水平及其提供的认识手段，每一种医学都是当时科学背景和社会条件下人们认识能力和认识水平的反映。中医儿科学的形成与发展是根植于中国古代哲学"天人合一"的整体观，以辨证论治为其主要诊疗特点，其思维模式是宏观的，是哲理与医理的统一。而西医儿科学的形成则是根植于近代自然科学的唯物辩证观，充分利用了现代科学技术的发展成果，其思维模式偏重于微观，并受到近代还原论的较深影响。随着西医儿科学在我国的不断发展及中西医儿科学在临床实践中的结合应用，形成了一门新兴的学科——中西医结合儿科学。

中西医儿科学虽然有完全不同的理论体系，但是它们却有着共同的研究对象和研究目标。这就决定了两种医学在价值标准、发展方向和学科属性上必然相通。这种相通就是中西医结合儿科学得以兼容的前提和基础。中西医儿科学在诊治疾病时各有所长，两者的结合将取长补短，有效提高诊疗质量。比如治疗儿童哮喘，西医在缓解期吸入糖皮质激素治疗，可减少喘促的反复发作，但是仅仅是控制临床症状，而长期吸入糖皮质激素也会带来不同程度的副作用，

部分患儿停药后还会出现病情反复。如果同时采用中医辨证论治，从整体上调整肺脾肾功能，祛除生痰之源，则可有效缩短激素的疗程，提高疾病的疗效。因此，两种医学的不同是并蓄的基础，也是其发挥优势的前提。

新中国成立以来，中西医儿科学在临床实践及科学研究方面广泛结合，取得了丰硕的成果。

（一）辨病与辨证结合，加深了对疾病的认识和对疗效评价的客观性

"病证结合"已成为目前公认的中西医结合的诊断和疗效评价模式。西医的辨病能从微观角度了解疾病的病因、病机及病理演变情况，但缺乏整体性和个体化；而中医辨证则反映小儿患病后的整体状态，但缺乏精确性。比如，同样是小儿肺炎，在不同时期和不同个体中体现的中医证型可能是不同的，只有结合中医辨证才可能更好地实现真正个体化的治疗。再如，同样是血热妄行之紫癜，可能是过敏性紫癜，也可能是免疫性血小板减少症。因此，明确患儿所患疾病及疾病的中医证型是同样重要的，它是制订中西医结合治疗方案的前提和关键。近十年来，我国儿科界对小儿肺炎、支气管哮喘、小儿腹泻、癫痫、病毒性心肌炎、儿童多动综合征、肾病综合征等常见疾病的中医辨证分型进行了规范，并制订了相应的疗效评价标准，使辨病与辨证结合得以实现，并被广泛应用于临床和新药开发领域。

（二）中西医儿科学治疗手段的结合，提高了临床疗效

西医辨病和中医辨证的较好结合，使中西医治疗手段的结合成为可能。中医和西医治疗手段在临床上结合应用，可取长补短，优势互补，极大地提高临床疗效。比如，对小儿肺炎后期，肺部湿啰音不消散者，应用中药外敷，可促进湿啰音的吸收，缩短疾病疗程；又如，在采用激素、免疫抑制剂治疗肾病综合征的同时，根据不同时期临床特点结合中药辨证施治，则可减少西药副作用，提高临床疗效。尤其是中医治疗手段的不断丰富，中药剂型的不断改进，产生了颗粒剂、口服液、滴鼻剂、栓剂、膜剂、注射剂、纳米乳剂等，更方便了临床应用，使中西医结合更加普遍。

（三）中西医结合儿科学的科研工作不断深入

中西医结合儿科学在临床上的广泛应用也极大地推动了中西医结合儿科学的科研工作。临床采用大样本、多中心、随机和对照的研究方法，对单纯中医治疗或单纯西医治疗病例与中西医结合治疗病例的疗效进行客观评价，结果表明中西医结合治疗某些疾病可明显提高总体疗效或改善临床症状和体征，提高患者的生存质量。与此同时，病证结合动物模型的建立，使应用现代科学技术探讨中医药或中西医结合的治疗机理研究也不断深入，为中西医结合的科学研究工作奠定了坚实的实验基础。比如大量临床及实验研究表明：活血化瘀药能改善微循环障碍，对血小板黏附、聚集及释放有抑制作用。清热解毒药物不仅具有抑菌、抗病毒作用，而且能改善机体的免疫状态。

目前，中西医儿科学虽然没有达到完全的融汇贯通，但其结合在临床实践中的优势已越来越引起医学界的重视。国家已经将中西医结合专业教育定位在高层次教育上，许多中西医院校都相继开设了中西医结合五年制专业，并设立了中西医结合硕士研究生和博士研究生学位点。随着西医学的不断发展，在对人类基因全序列的解读和研究过程中，西医学专家已经认识到了生命网络调控的复杂性，他们也力图摆脱还原论的束缚，开始重视用系统的观点（整体观点）研究人体和自然界，相信不久的将来，中医学和西医学会在一个更高的层次实现真正的有机结合，这需要我们的共同努力。

NOTE

第二章　儿科学基础

第一节　小儿年龄分期与生长发育

小儿生命活动的开始，起于胚胎。新生命诞生之后，便处在不断的生长发育过程中。由于不同年龄小儿发育成熟的程度不同，在生理、病理、形体、功能活动、心理方面各有特点。受不同环境、气候、生活条件的影响，在养育保健、发病特点、疾病防治等方面上也各有差异。随着年龄的增长，儿童的解剖、生理和心理等功能在不同的阶段表现出与年龄相关的规律性。

一、小儿年龄分期

为了更好地指导教养和防治疾病，可将小儿年龄划分为胎儿期、新生儿期、婴儿期、幼儿期、学龄前期、学龄期和青春期七个阶段。各期之间既有区别，又相互联系，不能截然分开。

（一）胎儿期

从受精卵形成，直到小儿出生统称为胎儿期，从孕妇末次月经的第一天算起共40周。胎儿期完全依靠母体而生存，以组织与器官的迅速生长和功能渐趋成熟为其主要特点，尤其妊娠早期是机体各器官形成的关键时期。此时如受到各种不利因素的影响，便可影响胎儿各器官的正常分化，从而造成流产或各种畸形。因此孕期保健必须从妊娠早期开始。

（二）新生儿期

自出生后脐带结扎时起至生后28天内称为新生儿期。胎儿出生后生理功能需要进行有利于生存的重大调整，因此必须很好掌握新生儿的特点和护理，保证新生儿健康成长。此期小儿的发病率高，常有产伤、感染、窒息、出血、溶血及先天畸形等疾病发生。新生儿期保健重点强调合理喂养、保暖及预防感染等。

围生期又称围产期，是指胎龄满28周至生后7足天。这一时期包括了胎儿晚期、分娩过程和新生儿早期，是小儿经历巨大变化、生命遭受最大危险的时期。重视做好围产期保健可降低婴儿及母亲的发病率和死亡率。

（三）婴儿期

从生后满28天至1周岁为婴儿期。此期是小儿生长发育最迅速的时期，需要摄入的热量和营养素（尤其是蛋白质）特别高，但由于其消化和吸收功能尚不够完善，因此容易发生消化紊乱和营养不良；出生6个月以后，因来自母体获得的被动免疫力逐渐消失，而自身免疫功能尚未成熟，易患感染性疾病，故应提倡母乳喂养，科学育儿，同时应做好计划免疫。

（四）幼儿期

1 周岁到满 3 周岁称为幼儿期。此期小儿生长速度稍减慢，但活动范围增大，接触周围事物增多，故智能发育较前突出，语言、思维和交往能力增强，但对危险事物的识别能力差，应注意防止意外创伤和中毒。断乳和添加其他食物须在幼儿早期完成，因此要注意保证营养，防止营养不良和消化功能紊乱。

（五）学龄前期

3 周岁以后（第 4 年）到 6~7 岁入小学前为学龄前期。此期体格生长速度减慢，但智能发育更趋完善，好奇多问，求知欲旺，模仿性强，具有较大的可塑性，因此要注意培养其良好的道德品质和生活习惯，为入学做好准备。学龄前期儿童易患肾炎、风湿热等疾病，应注意防治。

（六）学龄期

从 6~7 岁入学起到 12~14 岁进入青春期之前称为学龄期。此期体格生长稳步增长，除生殖系统外其他器官的发育到本期末已接近成人水平。脑的形态发育基本完成，智能发育进一步成熟，控制、理解、分析和综合能力增强，是接受科学文化教育的重要时期。发病率较前有所降低，但要注意预防近视和龋齿，端正坐、立、行的姿势，安排有规律的生活和学习，保证充足的营养和睡眠。

（七）青春期

青春期年龄范围一般从 10~20 岁，女孩的青春期开始年龄和结束年龄都比男孩早两年左右，青春期的进入与结束的年龄存在较大的个体差异性，可相差 2~4 岁。青春期的主要特点为体格生长再度加速，出现第 2 个高峰，继而生殖系统发育渐趋成熟，性别差异显著，女孩出现月经，男孩发生遗精，第二性征逐渐明显。此时由于神经内分泌调节不稳定，常出现心理、行为和精神方面的不稳定。此期疾病多与内分泌及自主神经系统的功能紊乱有关，如甲状腺肿，女孩出现月经不规则、痛经等。在保健方面，除保证供给足够的营养以满足生长发育迅速增加所需外，尚应根据其心理和生理上的特点，加强教育和引导，使之树立正确的人生观。

二、小儿生长发育规律

生长是指小儿身体各器官、系统的长大和形态变化，可以用相应测量值表示，是量的变化；发育是指细胞、组织和器官的分化、完善与功能上的成熟，是质的改变。两者紧密相关，不能截然分开。人体各器官、系统生长发育的速度和顺序都遵循一定规律进行。

（一）生长发育是连续的、有阶段性的过程

生长发育在整个小儿时期不断进行，但各年龄阶段生长发育并非等速进行。体格的生长基本上是年龄越小增长越快，体重、身长在生后第一年，为生后的第一个生长高峰，尤其是生后最初 6 个月增长很快，后半年逐渐减慢；但至青春期生长速度又猛然加快，出现第二个生长高峰。

（二）各系统、器官发育不平衡

小儿各系统的发育顺序，各器官的生长速度有其阶段性。神经系统发育较早；淋巴系统在儿童期生长迅速，于青春期前达到高峰，此后逐渐降至成人水平；其他器官如心、肝、肾和肌肉等增长基本与体格生长平行；生殖系统发育较晚。

（三）生长发育的一般规律

生长发育遵循：由上到下、由近到远、由粗到细、由简单到复杂、从低级到高级的规律。如先抬头、后抬胸，再会坐、立、行；从臂到手，从腿到脚的活动；从全掌抓握到手指拾取；先画直线后画圆圈；先从看、听等感性认识发展到记忆、思维等理性认识。

（四）生长发育的个体差异

小儿生长发育虽按一定的规律发展，但在一定范围内受遗传、营养、性别、疾病、教养、环境的影响而存在相当大的个体差异。因此，每个人的生长发育水平不会完全相同，在一定范围内的正常值也不是绝对的，必须结合考虑影响个体的不同因素，才能作出正确的判断。

三、影响小儿生长发育的因素

1. 遗传因素　人体生长发育的特征、潜力、趋向等都受到父母双方遗传因素的影响；种族和家族的遗传信息影响深远，如身材的高矮、性成熟的迟早、对营养的需要量、对传染病的易感性等；遗传性代谢性疾病、内分泌障碍、染色体畸变等严重影响生长发育。

2. 环境因素

（1）营养　充足的营养素可使生长潜力得到最好的发挥；宫内营养不足不仅影响体格生长，还严重影响脑的发育；出生后营养不良，可影响体格生长，同时身体的免疫、内分泌和神经调节功能低下。

（2）疾病　对小儿的生长发育有明显的影响。急性感染后可使体重减轻；长期慢性疾病会影响小儿的体重与身长的增长；内分泌疾病可引起骨骼生长和神经系统发育迟缓；先天性疾病，如先天性心脏病、肾小管酸中毒、糖原累积病等均可造成生长迟缓。

（3）性别　男、女孩生长发育各有其规律与特点；男孩青春期开始较晚，但其持续时间较长，故最终体格发育明显超越女孩。评估或评价发育水平时应分别按男、女标准进行。

（4）孕母情况　母亲妊娠早期病毒感染可导致胎儿先天畸形，妊娠期营养不良可导致流产、早产和胎儿体格及脑的发育迟缓；妊娠母亲接触某些药物、X 线照射、环境中毒物及精神创伤均可影响胎儿的发育。

（5）生活环境　良好的生活环境包括阳光充足、空气新鲜、水源清洁、无噪音、住房宽敞等；另外，健康的生活习惯、科学的体育锻炼、完善的医疗保健服务等都关系到儿童的正常生长发育。

四、小儿体格生长

（一）体重

体重为各器官、系统和体液的总重量，是衡量小儿生长发育和营养状况的灵敏指标，也是计算用药剂量及输液量的依据。体重测量最佳时间在清晨空腹排尿后。小儿体重随着年龄增长，增长速度减慢。正常新生儿出生时的体重平均为 3kg，生后 3 月龄的婴儿体重约为出生时 2 倍；12 月龄时婴儿体重约为出生时 3 倍，是生后体重增长最快的时期；2 岁时体重约为出生时 4 倍；2 岁后到 11～12 岁前每年体重增长约 2kg。为便于临床应用，可按公式粗略估计体重：

　　≤ 6 月龄婴儿体重（kg）= 出生时体重 +0.7× 月龄

　　7～12 月龄婴儿体重（kg）=6+0.25× 月龄

1 岁至青春前期体重（kg）=8+2×年龄

正常同年龄、同性别儿童的体重存在个体差异，一般在 10% 左右，发现体重增长过多或不足，均应查找原因。

（二）身高（长）

身高（长）是指头顶到足底的全身长度；<3 岁的儿童立位测量不易准确，应仰卧位测量，称身长；3 岁以后用站立测量为身高，立位与仰卧位测量值相差 1～2cm。身高（长）的增长规律与体重相似，与种族、遗传、营养、内分泌、运动和疾病等因素有关，年龄越小增长越快。正常新生儿出生时的身长平均约 50cm；第 1 年内增长最快，约 25cm；第 2 年增长稍慢，约 10cm，2 岁时身长约 85cm。身高在进入青春早期时出现第二次增长高峰，速度达儿童期的 2 倍，持续 2～3 年。2～12 岁身高（长）的估算公式为：

身高（cm）=7×年龄 +75。

坐高是指头顶到坐骨结节的高度。青春期身高增长主要是下肢的增长，因此坐高占身高的百分数随年龄增长而下降。

（三）头围

用软卷尺齐双眉上缘，后经枕骨结节绕头一周的长度为头围，头围大小与脑的发育密切相关。胎儿期脑发育居全身各系统的领先地位，新生儿头围平均 34cm，在第一年的前 3 个月和后 9 个月头围都约增长 6cm，故 1 岁时头围为 46cm；生后第 2 年头围增长减慢，约为 2cm，2 岁时头围 48cm，5 岁时为 50cm，15 岁时接近成人为 54～58cm。头围测量在 2 岁前最有价值，头围过大常见于脑积水和佝偻病后遗症，头围过小提示脑发育不良。

（四）胸围

用软尺由乳头向后背经肩胛角下缘绕胸一周的长度为胸围，取呼气和吸气时测得的平均值。胸围的大小与肺和胸廓的发育有关。出生时胸围平均为 32cm，比头围小 1～2cm，1 周岁左右头、胸围相等，以后胸围逐渐大于头围，头、胸围增长曲线形成交叉。其交叉时间与儿童营养和胸廓发育有关，发育较差者头、胸围交叉延后。佝偻病和营养不良则胸围较小。

五、骨骼和牙齿的发育

（一）颅骨

根据头围大小，骨缝和前、后囟闭合迟早来衡量颅骨的发育。前囟为顶骨和额骨边缘形成的菱形间隙，其大小以对边中点连线长度进行衡量，出生时为 1.0～2.0cm，以后随颅骨发育而增大，6 个月后逐渐骨化而变小，在 1～1.5 岁时闭合。后囟在出生时即很小或已闭合，最迟于生后 6～8 周闭合。颅骨缝在生后 3～4 个月闭合。检查前囟门对儿科临床很重要。囟门早闭或过小见于小头畸形；囟门迟闭或过大见于佝偻病、先天性甲状腺功能低下症等；前囟饱满常提示颅内压增高，见于脑积水、脑炎、脑膜炎和脑肿瘤等疾病；前囟凹陷则见于脱水或极度消瘦者。

（二）脊柱

脊柱的变化反映椎骨的发育。生后第一年脊柱增长快于四肢，以后减慢。新生儿时脊柱弯曲不明显，呈轻度后凸；3 个月左右随着抬头动作的发育出现颈椎前凸；6 个月后会坐时，出现向后凸的胸曲；1 岁会走时出现腰椎前凸，至 6～7 岁时这 3 个脊柱自然弯曲才被韧带所固定，脊柱的生理弯曲使身体姿势得到平衡。

（三）长骨发育

长骨干骺端的骨化中心随年龄的增加而按一定的顺序和部位有规律地出现，依此可反映骨的发育成熟程度。用 X 线检查测定不同年龄儿童长骨干骺端骨化中心出现时间、数目、形态的变化，并将其标准化，即为骨龄（bone age）。临床上，婴儿早期应摄膝部 X 线片，年长儿摄左手腕骨的正位片，以了解骨的发育，判断骨龄。腕部出生时无骨化中心，其出现的时间次序为：3 个月左右有头状骨、钩骨；约 1 岁时出现下桡骨骺；2～2.5 岁有三角骨；3 岁左右有月骨；3.5～5 岁出现大、小多角骨；5～6 岁时有舟骨；6～7 岁有下尺骨骺；9～10 岁时出现豆状骨。10 岁时出全，共 10 个。1～9 岁腕部骨化中心的数目约为其岁数加 1。临床常测定骨龄以协助诊断某些疾病，如生长激素缺乏症和甲状腺功能低下症、肾小管酸中毒等骨龄明显延后；中枢性性早熟和先天性肾上腺皮质增生症则骨龄常超前。

（四）牙齿的发育

牙齿可分为乳牙和恒牙两种，乳牙 20 个，恒牙 28～32 个。约自 6 个月起（4～10 个月）乳牙开始萌出，12 个月尚未出牙者可视为异常，乳牙最晚 2 岁半出齐。2 岁以内乳牙的数目约为月龄减 4（或 6）。6～7 岁乳牙开始脱落换恒牙。出牙为生理现象，但个别小儿可有低热、流涎及睡眠不安、烦躁等症状。较严重的营养不良、佝偻病、甲状腺功能减低症和先天愚型等患儿可有出牙迟缓、牙质差等表现。

六、呼吸、脉搏、血压

（一）呼吸、脉搏

应在小儿安静时进行呼吸和脉搏的测量。小儿呼吸频率可通过肺部听诊或观察腹部起伏获得，但应注意呼吸节律及深浅。检查脉搏时应选较浅的动脉，婴幼儿最好检查股动脉或通过心脏听诊检测，应注意脉搏的速率、节律和强弱。各年龄小儿呼吸、脉搏比较，见表 2-1。

表 2-1　各年龄小儿呼吸、脉搏正常值比较

年龄分期	呼吸（次/分）	脉搏（次/分）	呼吸：脉搏
新生儿期	45～40	140～120	1:3
婴儿期	40～30	130～110	1:3～1:4
幼儿期	30～25	120～100	1:3～1:4
学龄前期	25～20	100～80	1:4
学龄期	20～18	90～70	1:4

（二）血压

测量血压时应根据不同年龄选择不同宽度的袖带，应为上臂长度的 1/2～2/3，袖带过宽时测得血压值较实际为低，过窄时则较实际为高。新生儿和小婴儿可用多普勒血压测量仪测定收缩压，或用简易的潮红法测量。小儿年龄愈小血压愈低。

儿童时期正常血压可用公式推算：收缩压（mmHg）＝2×年龄（岁）＋80；舒张压（mmHg）＝收缩压×2/3。（kPa 值＝mmHg 测定值÷7.5）

七、生殖系统发育

生殖系统的发育受内分泌系统下丘脑 – 垂体 – 性腺轴的控制。从出生到青春前期，小儿生殖系统发育处于静止期。进入青春期，性腺才开始发育，并出现第二性征。因此，在各系统中生殖系统发育最迟。

（一）女性生殖系统的发育

包括女性生殖器官的形态、功能发育和第二性征发育。女性生殖器官包括卵巢、子宫、输卵管、阴道。青春前期卵巢发育非常缓慢，月经初潮时卵巢尚未完全成熟，随卵巢成熟性功能才能逐渐完善。第二性征发育顺序一般是乳房、阴毛、初潮、腋毛。

（二）男性生殖系统的发育

出生时睾丸大多已降至阴囊，10 岁前睾丸发育很慢，进入青春期开始迅速生长发育，附睾、阴茎也同时发育。开始分泌的男性激素包括由睾丸分泌的睾酮和肾上腺皮质分泌的雄酮，随即出现阴囊增长，阴茎增长、增粗，继而出现阴毛、腋毛、胡须、喉结和声音低沉等男性第二性征。

八、神经心理发育

（一）感觉发育

1. 视觉　新生儿已有视觉感应功能，但视觉不敏锐，只能短暂注视较近处（15 ~ 20cm 内）缓慢移动的物体，可出现一时性斜视和眼球震颤，3 ~ 4 周内消失。新生儿后期视觉感知发育迅速，2 个月可凝视光源，开始有头眼协调；3 ~ 4 个月看自己的手；4 ~ 5 个月认识母亲面容，初步分辨颜色，喜欢红色；1 ~ 2 岁喜看图画，能区别形状；6 岁视深度已充分发育。

2. 听觉　出生时中耳鼓膜有羊水潴留，听力较差；3 ~ 7 日后羊水逐渐吸收，听觉已相当好；3 ~ 4 个月时头可转向声源，听到悦耳声时会微笑；7 ~ 9 个月时能确定声源，开始区别语言的意义；1 岁时听懂自己的名字；2 岁后能区别不同声音；4 岁听觉发育完善。

（二）运动发育

运动发育或称神经运动发育，可分为大运动（包括平衡）和细运动两大类。运动的发育既依赖于感知等的参与，又反过来影响其他功能区及情绪的发育。发育规律是：自上而下、由近到远、由不协调到协调、先正向动作后反向动作。

1. 平衡与大运动　如抬头、翻身、坐、爬、站立、走、跑、跳等。一般小儿 3 个月抬头较稳，6 个月时能双手向前撑住独坐，8 ~ 9 个月可用双上肢向前爬，1 岁能走，2 岁会跳，3 岁才能快跑。

2. 细动作　是指手指的精细动作。新生儿两手紧握拳，生后 3 个月时能有意识地握物，3 ~ 4 个月时能玩弄手中物体，6 ~ 7 个月时出现换手、捏与敲等探索性动作，9 ~ 10 个月能用拇、食指取细小物品，12 ~ 15 个月时能用匙取食、乱涂画，2 ~ 3 岁会用筷子，4 岁能自己穿衣、绘画及书写。

（三）语言发育

语言是人类特有的高级神经活动，通过语言以表达思维活动，是衡量智能发育的重要指标。语言能力分为理解和表达两方面。语言发育必须具备正常的发音器官、听觉和大脑语言中

NOTE

枢，并要与周围人经常有语言交往才能促进其发育。小儿学语，先理解后表达，先学发音，然后才能用词法和句法。新生儿啼哭是语言的开始，然后咿呀作语；6个月时能发出个别音节；1岁时能连说两个重音的字，会叫"妈妈"，先单音节、双音节，后组成句子；4岁时能清楚表达自己的意思，能叙述简单事情；6岁时说话完全流利，句法基本正确。

（四）心理活动的发展

人的心理活动包括感觉、记忆、思维、想象、意志、情感情绪和性格等众多方面。

1. 注意的发展　注意可分无意注意和有意注意。无意注意是自然产生的，没有自觉目的，而有意注意为自觉的、有目的的注意。婴儿期以无意注意为主，随着年龄的增长、语言的丰富和思维能力的发展，逐渐出现有意注意。5～6岁后儿童能较好地控制自己的注意力。自婴幼儿起即应培养注意力，激发小儿兴趣，加强注意的目的性。

2. 记忆的发展　记忆是将所学得的信息贮存和"读出"的神经活动过程，是人脑对过去认识的反映，凡是见过、听过、吃过、读过、做过和学过的等等，都会在大脑留下痕迹，并在一定条件下可以恢复，即是记忆。记忆分为形象记忆、逻辑记忆、情绪记忆和动作记忆。婴幼儿期记忆特点是短暂且内容少，对欢乐、惊恐、愤怒的事情易记忆，随着年龄增长虽有进步，但易受暗示，精确性差，常被误认为说谎，当思维、理解、分析能力的发展成熟时，才有逻辑记忆，一般是在学龄期后。

3. 思维的发展　思维是应用理解、记忆和综合分析能力来认识事物的本质和掌握发展规律的一种精神活动，是心理活动的高级形式。思维的发展可分为4个阶段：感知动作思维、具体形象思维、抽象逻辑思维和辩证逻辑思维。小儿3岁前只有最初的形象思维，随着年龄的增长，逐渐学会了综合、分析、分类、比较和抽象等思维方法，使思维具有目的性、灵活性和判断性，最后发展成独立思考的能力。

4. 早期的社会行为　儿童的社会行为是各年龄阶段相应的心理发展的综合表现，与家庭经济、文化水平、育儿方式及小儿的性格、性别、年龄等有关。智能的判断很多基于社会行为的成熟状况。

九、变蒸学说

我国古代医家阐述婴幼儿生长发育规律时提出"变蒸"学说。西晋王叔和的《脉经》云："变者，变其情态；蒸者，蒸其血脉。"历代许多儿科医家对"变蒸"均有专门论述，至于变蒸周期，提出以生后32日为一变，两变为一小蒸，十变五小蒸，小蒸毕，共320日。小蒸后是大蒸，前两次各为64日，第3次为128日。大、小蒸共576日。变蒸中脏腑功能随之变化，也可出现轻重不同的发热等证候。变蒸学说曾在一个很长的时期内是解释小儿生长发育的理论根据。

变蒸学说的具体内容及使用价值，历来争议颇多。陈飞霞在《幼幼集成·变蒸辨》中提出以其40余年的临证经验证明"未见一小儿依期作热而变者"。尽管婴幼儿以32天为一周期作热而变并未被后人证实和接受，但变蒸学说揭示的婴幼儿生长发育规律是符合实际的，对于认识小儿生长发育特点，研究当代儿童的生长发育规律有重要的借鉴价值。

第二节 小儿生理病理特点

小儿从出生到成人，处于不断生长发育过程中，在形体和生理、病因、病理、对药物治疗的反应等多方面，都与成人有着显著的不同，不能简单地将小儿看成是成人的缩影，而且在不同的年龄阶段的小儿也有不同的生理和病理特点。掌握小儿的生理、病理特点对指导儿科临床的诊疗及保健工作有着重要的意义。

一、小儿的生理特点

（一）脏腑娇嫩，形气未充

脏腑，即五脏六腑；娇嫩，即娇气、嫩弱之意；形，指形体结构，即四肢百骸，筋肉骨骼，精血津液等；气，指生理功能活动，如肺气、脾气、肾气等；充，即充实、完善之意。所谓脏腑娇嫩，形气未充，即小儿时期机体各系统和器官的形态发育及生理功能均未发育完善，处在不断成熟和不断完善的过程中，且年龄越小，这种特点表现越突出。

历代医家对此特点的论述颇多，如《灵枢·逆顺肥瘦》曰："婴儿者，其肉脆、血少、气弱。"《小儿药证直诀·变蒸》说："五脏六腑，成而未全……全而未壮。"该书原序中也说："骨气未成，形声未正，悲啼喜笑，变态无常。"《小儿病源方论·养子十法》说："小儿一周之内，皮毛、肌肉、筋骨、脑髓、五脏六腑、营卫、气血，皆未坚固。"《育婴家秘·发微赋》说："小儿血气未充……肠胃脆弱……神气怯弱。"这些论述精辟地阐明了小儿，尤其是初生儿和婴儿，具有脏腑娇嫩，形气未充的生理特点。

从脏腑娇嫩的具体内容来看，五脏六腑的形和气皆属不足，其中尤以肺、脾、肾三脏更为突出，故曰小儿"肺常不足""脾常不足"及"肾常虚"。

"肺常不足"是指小儿在生理情况下，肺脏发育未臻完善，腠理不密，卫外不固，易为邪气所犯。肺常不足主要表现为：①小儿呼吸功能发育未完善。小儿肺泡数量少且面积小，弹力纤维发育较差，胸廓小而肺脏相对较大，呼吸肌发育差，导致小儿呼吸功能未完善，呼吸储备量较小，表现为呼吸频率快，节律不齐，而且年龄越小，表现越明显。②小儿的呼吸道免疫功能低下。小儿呼吸道短且比较狭窄，黏膜薄嫩，支气管黏膜纤毛运动较差；肺内含血量多，含气量少；血中 IgG、IgA 及呼吸道的分泌型 IgA 均较低；同时，婴儿期由于从母体获得的先天免疫抗体逐渐消失，后天免疫抗体尚未产生，因此，小儿呼吸道的非特异性和特异性免疫功能均较差，易患呼吸道感染。

"脾常不足"是指小儿在生理情况下脾胃功能发育未完善，运化能力比较薄弱。脾常不足主要表现为：①小儿脾胃运化功能发育未完善。小儿消化道的腺体（如唾液腺、胃腺、胰腺等）发育不足，消化酶分泌量少，导致对食物的消化力弱；而消化道的弹力组织和肌肉纤维发育差，食物的传导功能也弱。另外，肠黏膜薄，屏障功能较弱，肠毒素、消化不全物、过敏原等易于经肠黏膜进入人体而引起疾病。②小儿脾胃的运化功能相对不足。由于小儿生长发育迅速，对水谷精微营养的需求相对较多，胃肠负担过重，脾胃功能相对不足。

"肾常虚"是指小儿之肾阴肾阳均未充盈、成熟。《素问·上古天真论》云："丈夫二八肾气盛，天癸至，精气溢泻，阴阳和，故能有子……女子二七而天癸至，任脉通，太冲脉盛，月事以时下。"万全云："肾主虚，亦不足也。"故曰："肾常虚。"小儿肾常虚主要表现为：①小儿肾主生长发育的功能尚不足。小儿时期肾的气血未充，骨骼未坚，齿未长或长而未坚。②小儿肾主生殖繁衍的功能不足。青春期前的女孩无"月事以时下"，男孩无"精气溢泻"。小儿生殖系统到青春期才开始迅速发育并逐渐成熟，具备生殖能力。③小儿肾主二便的功能不足。婴幼儿二便不能自控或自控能力弱等。肾中精气不充盛，肾脏对膀胱的开阖约束力弱，临床表现年龄越小，对二便的控制力越弱。肾为先天之本，主藏精，主水，主纳气。"肾气"的生发是推动小儿生长发育、脏腑功能成熟的根本动力。随着小儿年龄的不断增长，至女子"二七"、男子"二八"左右才能逐渐成熟完善起来。

古代儿科医家将小儿脏腑娇嫩，形气未充的特点，概括为"稚阴稚阳"。所谓"阴"，是指体内的精、血、津液等物质；"稚阴"指的是精、血、津液，也包括脏腑、筋骨、脑髓、血脉、肌肤等有形之质，皆未充实、完善。所谓"阳"，是指体内脏腑各种生理功能活动；"稚阳"指的是各脏腑功能活动均属幼稚不足和处于不稳定状态。"稚阴稚阳"是说明小儿在物质基础与生理功能上都是幼稚和不完善的，需要不断地生长发育，充实完善。

（二）生机蓬勃，发育迅速

生机，指生命力，活力。生机蓬勃，发育迅速，是指小儿在生长发育过程中，无论在机体的形态结构方面，还是各种生理功能方面，都在迅速地、不断地向着成熟完善的方面发展，年龄越小，这种发育的速度愈快。以小儿的体格生长为例，新生儿出生时平均体重为3kg，生后前半年每月增长0.7kg，后半年平均每月增长0.4kg，2岁以后每年增长2kg；身长出生时平均为50cm，第一年身高平均增加约25cm，上半年比下半年快，第二年增长速度减慢，平均为10cm，到2岁时身高约85cm，2岁以后身高稳步增长。

古代医家把小儿生机蓬勃、发育迅速的特点概括为"纯阳之体"或"体禀纯阳"。如《颅囟经·脉法》说："凡孩子三岁以下，呼为纯阳，元气未散。"所谓"纯"，指小儿未经情欲克伐，胎元之气尚未耗散；所谓"阳"，即以阳为用，说明小儿生机旺盛，发育迅速，好比旭日之初升，草木之方萌，蒸蒸日上、欣欣向荣的蓬勃景象。因此"纯阳"并不等于"盛阳"，更不是有阳无阴或阳亢阴亏。

"稚阴稚阳"和"纯阳之体"的理论，概括了小儿生理特点的两个方面：前者是指小儿机体柔弱，阴阳二气幼稚不足；后者是指小儿在生长发育过程中，生机蓬勃，发育迅速的生理特点。

二、小儿的病理特点

小儿的病理特点是由其生理特点决定的。小儿脏腑娇嫩，形气未充，抗病能力也较弱，故发病容易、传变迅速；小儿生机蓬勃，发育迅速，故脏气清灵、易趋康复。关于小儿的病理特点，古代儿科医家从各个不同的侧面作了论述，归纳起来有"十易"：即隋代《诸病源候论》的"易虚易实"；宋代《小儿药证直诀》的"易寒易热"；金元《儒门事亲》的"易饥易饱"；清代《解儿难》的"易于传变，易于感触"；《医源》的"易于伤阴"；明代《小儿则》的"一药可愈"（易于康复）。后人将其归纳为"发病容易、传变迅速，脏气清灵、易趋康复"。

（一）发病容易，传变迅速

由于小儿脏腑娇嫩，形气未充，形体和功能均较脆弱，对疾病的抵抗力较差，加之寒暖不能自调，乳食不能自节，一旦调护失宜，则六淫易犯、乳食易伤，故病理上表现为易于发病，易于传变，年龄越小则越显突出。

小儿疾病的发生，病因和临床表现与成人相比均有明显差别，这是由小儿的生理特点所决定的，主要包括了两个方面：一是机体正气不足，御邪能力低下；二是对某些疾病有易感性。

1. 从发病原因来看　小儿肌肤疏薄，腠理不密，藩篱至疏，寒暖衣着不能自理，因此风、寒、暑、湿、燥、火之邪易从皮毛而入，侵犯肺卫，而致肺气失宣，外感疾病较多，故有六淫易犯的特点；小儿元气不足，抗病能力较差，尤其是半岁后，从母体所获的免疫抗体逐渐下降，自身免疫抗体又尚未形成，时疫疠气易从口鼻而入，发生多种传染性疾病，故有疫疠易染的特点；小儿脾胃不足，运化功能尚不健全，加之乳食不知自节，易发生多种胃肠道疾病，故有易伤乳食的特点；小儿神志发育未臻完善，心脑功能不全，胆怯神弱，不能忍受外界的强烈刺激，若目触异物，耳闻异声，易发生惊恐、客忤或卒发惊搐等症；若反复惊恐或缺乏安全感，易发生心理行为异常等病证，故有易受惊恐的特点；小儿年少无知，缺乏自控能力，不知利害关系，容易发生跌仆落水、汤火烧伤等意外事故，故有易发生意外伤害的特点。此外，小儿的发病还与先天禀赋因素及胎产损伤有关。

2. 从常见病证来看　除先天禀赋不足（如解颅、五迟、五软）和新生儿特有疾病外，小儿外感疾病和脾胃疾病更为多见。小儿肺常不足，肌肤疏薄，腠理不密，加之寒暖不知自调，护理失当，外邪易从口鼻而入，以致肺气失宣，发生感冒、咳嗽、肺炎喘嗽等肺系病证；小儿脾常不足，运化力弱，由于生长发育的需要，力求多摄取营养以供其所需，胃肠负担相对较重，加之小儿乳食不知自节，若稍有调护不当，内伤饮食，易发生呕吐、泄泻、积滞、疳证等脾胃系病证；小儿脏腑经络柔嫩，内脏阴精不足，感邪后邪气易于枭张，从阳化热，由温化火，易致热极生风、邪陷心肝而发生惊搐、昏迷等心肝系统病证；小儿肾常虚，精髓未充、骨气未成，先天肾气虚弱，若后天失于调养，影响小儿生长发育，易患五迟、五软、鸡胸、龟背等；肾阳不足、下元虚寒，不耐寒凉攻伐，若用药不慎，易患遗尿、虚损等病证。总之，小儿有"肺娇易病、脾弱易伤、心热易惊、肝胜易搐、肾虚易损"的特点。

3. 从疾病的传变来看　小儿患病后传变迅速，疾病的寒热虚实容易相互转化或同时并见，概括而言，即"易虚易实，易寒易热"。

（1）**易虚易实**　是指小儿一旦患病，则邪气易实而正气易虚。实证往往可迅速转化为虚证，或者转为虚实并见之证；虚证往往兼见实象，出现错综复杂的证候。如感受外邪，化热化火，灼伤肺津，炼液为痰，痰热闭肺，发生肺炎喘嗽（实证）；肺气闭阻，气滞血瘀，心血运行不畅，出现心阳虚衰、阳气外脱之证（虚证）；又如内伤乳食，发生泄泻（实证），但若暴泻或久泻，津伤液脱，则出现伤阴或阴损及阳、阴阳两伤之证（虚证）。

（2）**易寒易热**　是由于小儿具有"稚阴稚阳"的特点，患病之后不但寒证易于转化为热证，也容易从热证转化为寒证，尤以寒证转化为热证更为突出。因为小儿体属"纯阳""稚阴"，所以在病机转化上寒易化热表现尤为突出。如表寒证不及时疏解，风寒可迅速化热入里，或致阳热亢盛，热盛生风。另外，小儿的生理特点又是"稚阳"，虽然生机旺盛，但其阳气并不充备，因此病理变化上也易于阳虚转寒。如急惊风（实热证），可因正不胜邪瞬即出现面色苍白、脉微肢冷等虚寒危象；实热证误用或过用寒凉清下，也可导致下利厥逆之证（里寒证）。

临床上小儿病证的寒、热、虚、实的相互转化特别迅速，是小儿病理变化的特点；寒热互见，虚实并存，或寒热虚实错综复杂，是儿科病证的表现特点。故临床上用药需根据辨证，必要时寒温并用，攻补兼施。

（二）脏气清灵，易趋康复

虽然小儿发病容易，传变迅速，但小儿活力充沛，对药物的反应灵敏，病因单纯，忧思较少，精神乐观。只要诊断正确、辨证准确、治疗及时、处理得当、用药适宜，疾病就容易很快康复，正如张景岳《小儿则》云："其脏气清灵，随拨随应，但能确得其本而撮取之，则一药可愈。"

第三节　小儿喂养与保健

合理的喂养和科学的儿童保健，是保证小儿营养供给、促进其健康成长的重要因素。

一、营养基础

营养是保证小儿正常生长发育和身心健康的重要物质基础。胎儿依靠孕母供给营养，出生后的营养素则主要来自所摄取的食物。小儿营养与成人不同之处，在于其提供的各种营养素和能量要保证不断的生长发育所需，故良好的营养供给可促进生长发育；营养不足则可导致生长发育迟缓，甚至引起营养不良。

（一）能量的需要

机体的新陈代谢需要能量维持，能量由食物中的营养素（糖类、脂肪、蛋白质）供给。其产生热能如下：1g 糖类可供能量 16.8kJ（4kcaL）；1g 蛋白质可供能量 16.8kJ（4kcaL）；1g 脂肪可供能量 37.8kJ（9kcaL）。小儿能量的需要分 5 个方面：

1. 基础代谢率　在清醒安静状态下，维持人体功能的最低能量。包括维持体温、肌肉张力、循环、呼吸、肠蠕动和腺体活动等基本生理活动的代谢所需。婴幼儿期基础代谢所需能量约占总能量60%。1 岁以内：每日 230kJ/kg（55kcaL/kg）；7 岁：每日 184kJ/kg（44kcaL/kg）；12 ~ 13 岁：每日 126kJ/kg（30kcaL/kg），与成人相仿。

2. 生长发育　为小儿能量的特殊需要，生长发育越迅速，需要量越大，此项需要量与生长速率成正比。1 岁以内婴儿增长最快，这项所需能量占总能量的 25% ~ 30%，以后逐渐减少。如饮食所供能量不能满足需要，则生长发育便会迟缓，甚至停止。

3. 食物的热力作用　人体摄取食物而引起机体能量代谢的额外增多，称食物的热力作用。可因各种食物的性质、成分不同而消耗量也不同，如蛋白质较高，糖类和脂肪较低，婴儿摄取蛋白质较多，故此项能量消耗占总热量的 7% ~ 8%，较大儿童一般不超过 5%。

4. 活动消耗　用于肌肉活动所需要的能量。不同小儿根据活动量大小所需能量极不一致。如1 岁以内小儿活动每日所需为 63 ~ 84kJ/kg（15 ~ 20kcaL/kg）。多动好哭者比安静的小儿需要的能量可高出 3 ~ 4 倍。随年龄增长，需要量渐增，到 12 ~ 13 岁每日约为 126kJ/kg（30kcaL/kg）。

5. 排泄消耗　食物中一部分未经消化吸收的食物随粪便排出体外，主要为脂肪和蛋白质，一般不超过食物所含能量的 10%。如腹泻及其他消化功能紊乱时，该部分能量的丢失会明显增加。

以上五方面所需能量的总和，称为能量需要的总量。小儿能量需要的总量相对比成人多，年龄越小，需要量相对也越大。1 岁以内婴儿能量需要的总量每日 460kJ/kg（110kcaL/kg）；以后每增加 3 岁每日减去 42kJ/kg（10kcaL/kg）；到 15 岁每日约为 250kJ/kg（60kcaL/kg）。

（二）营养素的需要

营养素包括蛋白质、脂肪、糖类、维生素、矿物质、水等。

1. 蛋白质　是构成人体组织细胞的重要组成部分，能促进机体生长，补充机体的消耗，供给部分热能。婴儿蛋白质每日需要量为 1.5～3g/kg，其供能占总能量的 8%～15%；1 岁以后蛋白质需要量逐渐减少，直到成人的每日 1.1g/kg。长期缺乏蛋白质，可致营养不良、生长发育停滞、贫血、水肿等；进食过多蛋白质，可致消化不良、便秘。

2. 脂肪　是体内重要的供能物质，并有利于脂溶性维生素的吸收，防止体热散失，保护脏器不受损伤。婴儿脂肪每日需要量约 4g/kg，>6 岁儿童每日需 2.5～3g/kg。饮食中脂肪供给的能量占总能量的 35%～50%，年长儿为 25%～30%。长期缺乏脂肪，可致营养不良，生长迟缓；供给过多脂肪，可致消化不良，食欲不振或酸中毒。

3. 糖类　是供给机体热能的主要来源，其供能量占总能量的 50%～60%。另外，糖类还可与脂肪酸或蛋白质结合成糖脂、糖蛋白和蛋白多糖，参与细胞多种生理活动。1 岁以内每日约需糖 12g/kg，2 岁以上每日约需糖 10g/kg。食物中糖类过多，发酵过盛，过分刺激肠蠕动，可引起腹泻。糖类摄入不足，可引起低血糖，机体将脂肪和蛋白质分解产生酮体而致酸中毒。

糖类、脂肪、蛋白质三种营养素，除其特有的生理作用外，均可产生热能（也叫产能营养素），在总能量供应中，应有一定的比例，以适应不同年龄小儿生理所需。故在膳食安排时必须合理处理三种供能营养素，使其发挥最佳作用，提高热能的生物学价值。

4. 维生素与矿物质　维生素是维持机体正常代谢和生理功能所必需的一大类有机化合物的总称。其不产生能量，人体需要量甚微，但体内不能合成或合成量不足，必须由食物供给。维生素的种类很多，根据其溶解性可分为脂溶性和水溶性两大类。

（1）脂溶性的维生素　包括维生素 A、D、E、K，其共同特点为：主要改变复合分子及细胞膜的结构，为高度分化组织的发育所必需；分子特异性不高，均有前体；易溶于脂肪，大部分贮存于脂肪组织，不需每日供给；排泄缓慢，缺乏时症状出现较迟，但过量易致中毒。

（2）水溶性的维生素　包括 B 族维生素（B$_1$、B$_2$、B$_6$、B$_{12}$、PP、叶酸）和维生素 C，其共同特点为：主要参与辅酶的形成，有高度的分子特异性，没有前体，除碳、氢、氧外，还常含有氮、硫、钴等元素；因易溶于水，其多余部分可迅速从尿中排泄，不易贮存，故需每日供给；缺乏后症状迅速出现，过量时一般不易发生中毒。各种维生素和矿物质的作用及来源见表 2-2。

表 2-2　各种维生素和矿物质的作用及来源

维生素和矿物质种类	作用	来源
维生素 A	促进生长发育和维持上皮组织的完整性；构成视觉细胞内的感光物质；是免疫刺激剂	肝、脂肪、牛乳、蛋黄、鱼肝油；维生素 A 源：黄红色蔬菜如胡萝卜、番茄、南瓜等
维生素 D	调节钙磷代谢，促进肠道对钙、磷的吸收和骨骼、牙齿的正常发育	肝、蛋黄、鱼肝油，人体皮肤内 7- 脱氢胆固醇经日光紫外线照射形成

NOTE

维生素和矿物质种类	作用	来源
维生素 K	催化凝血酶原前体转化或合成凝血酶原	肝、蛋、豆类、青菜；一部分维生素 K 由肠内细菌合成
维生素 B_1	是构成脱羧辅酶的主要成分，为糖类代谢所必需，维持神经和心肌的活动机能，调节胃肠蠕动，促进生长发育	米糠、麦麸、豆类、花生；肠内细菌和酵母可合成一部分
维生素 B_2	为辅黄酶主要成分，参与体内氧化过程，维持皮肤、口腔和眼的健康，防止其病变	蛋黄、乳类、肝、绿色蔬菜
维生素 PP	是辅酶 I 及 II 的组成成分，为体内氧化过程所必需；维持皮肤、黏膜和神经的健康，防止癞皮病，促进消化系统功能	肉、肝、花生、酵母
维生素 B_6	为转氨酶和氨基酸脱羧酶的组成成分，参与神经、氨基酸及脂肪代谢	各种食物中，亦由肠内细菌合成
维生素 B_{12}	参与核酸的合成、促进四氢叶酸的形成等，促进细胞及细胞核的成熟，对生血和神经组织的代谢有重要作用	动物食品如肝、肾、肉等
叶酸	叶酸的活性形式四氢叶酸是体内转移"一碳基团"的辅酶，参与核苷酸的合成，特别是胸腺嘧啶核苷酸的合成，有生血作用；胎儿期缺乏，引起神经畸形	绿色蔬菜、肝、肾、酵母较丰富；肉、鱼、乳类次之；羊乳含量甚少
维生素 C	参与人体的羟化和还原过程，对胶原蛋白、细胞间黏合质、神经递质（如去甲肾上腺素等）的合成，类固醇的羟化，氨基酸的代谢，抗体及红细胞的生成等均有重要作用；防止坏血病	各种水果及新鲜蔬菜中
钙	维持神经和肌肉的兴奋性；是构成骨骼和牙齿的主要成分；维持细胞膜的渗透性，保持其正常功能；为凝血因子；促进酶活性及激素分泌	乳类、蛋类含量多，豆浆中含量较牛奶为少
铁	是血红蛋白、肌红蛋白、细胞色素和其他酶系统的主要成分，运输氧和二氧化碳	肝、蛋黄、血、豆类、瘦肉、绿色蔬菜、杏、桃中；乳类含量较少，羊乳尤少
锌	参与 200 种酶的合成，可激活 80 多种酶；缺乏时胸腺萎缩，免疫力低下，发育受阻，矮身材，食欲差，有贫血、皮炎、肠炎等，性发育差，男性需要量高于女性	鱼、蛋、肉、禽、全谷、麦胚、豆、酵母等，动物性食物利用率高

5. 水　是机体必不可少的物质，是体液的重要组成部分。水参与机体的一切代谢和生理功能，对维持体内环境起着重要作用。水的需要量取决于能量的需要，并与饮食的质和量及肾脏浓缩功能有关。如小儿年龄越小，总能量越大，需水量也多；进食量大，摄入蛋白质和无机盐多，水的需要量就增多。

二、婴儿喂养

主要有母乳喂养、部分母乳喂养和人工喂养三种形式。

（一）母乳喂养

1. 母乳喂养优点

（1）满足营养需要　母乳中含有最适合婴儿生长发育的各种营养素，易于消化和吸收，是婴儿期前 4~6 个月最理想的食物和饮料。如母乳中所含酪蛋白为 β-酪蛋白，凝块小；白蛋白为乳清蛋白，均易于消化吸收。另外，母乳含不饱和脂肪酸较多，有利于脑发育。

（2）增强抗病能力　母乳中含有丰富的抗体、活性细胞和其他免疫活性物质，可增强婴儿抗感染能力。初乳中含丰富的 SIgA，在胃中不被消化，在肠道中发挥免疫防御作用；母乳中含丰富的乳铁蛋白，可发挥抑制细菌生长的作用。

（3）哺喂经济方便　母乳温度及泌乳速度适宜，新鲜无细菌污染，直接喂哺，省时省力，十分经济。

（4）促进心理发育　母乳喂养可密切母亲和子女的感情，有利于婴儿早期智力开发和今后身心健康的发展。

（5）有利母亲健康　母亲产后哺乳可刺激子宫收缩，促进母亲早日恢复；哺乳期推迟月经复潮，不易怀孕，有利于计划生育。并且，母乳喂养还能减少乳母患乳腺癌和卵巢肿瘤的可能性。

2. 保证母乳喂养成功的措施

孕母产前应做好身、心两方面的准备和积极的措施，加强进行母乳喂养优点的宣传和增强信心的教育；婴儿出生后，尽早开奶；最好母婴同室，按需喂哺婴儿。乳母的营养状况、精神状态及是否有效刺激和排空乳房是维持乳量的主要因素。

3. 添加辅食

添加辅食时应根据婴儿的实际需要和消化系统成熟程度，遵照循序渐进的原则进行。添加辅食的原则有：①从少到多，使婴儿有一个适应过程。②由稀到稠，如从米汤开始到稀粥，再增稠到软饭。③由细到粗，如从菜汁到菜泥，乳牙萌出后可试食碎菜。④由一种到多种，习惯一种食物后再加另一种，不能同时添加几种；如出现消化不良时应暂停喂食该种辅食，待恢复正常后，再从开始量或更小量喂起。⑤天气炎热或婴儿患病时，应暂缓添加新品种。各种辅助食品的添加顺序见表 2-3。

表 2-3　添加辅食的顺序

月龄	食物性状	引入的食物	餐数		进食技能
			主餐	辅餐	
4~6 个月	泥状食物	含铁配方米粉、配方奶、蛋黄、菜泥、水果泥	6 次奶	逐渐加至 1~2 次	用勺喂
7~9 个月	末状食物	粥、烂面、烤馒头片、饼干、鱼、全蛋、肝、肉末	4 次奶	1 餐饭 1 次水果	学用杯
10~12 个月	碎食物	稠粥、软饭、面条、馒头、碎菜、碎肉、豆制品、带馅食物	3 餐饭	2~3 次奶 1 次水果	断奶瓶 抓食 自用勺

4. 断乳

随着婴儿逐渐长大，母乳已不能完全满足其生长发育的需要，同时婴儿的消化功能也逐渐完善，乳牙开始萌出，咀嚼功能加强，可逐步适应非流质饮食。自生后 4~6 个月起应逐渐添加辅食，当婴儿长到 8~12 个月时可以完全断乳。从添加辅食到完全断奶的一段时期称为转奶期，在此期间应逐渐减少哺乳次数，增加辅助食品，并试用奶瓶或杯匙喂食。如婴儿患病或遇酷暑、严冬，断奶可延至婴儿病愈、秋凉或春暖季节。

（二）部分母乳喂养

因母乳不足或因其他原因加用牛乳、羊乳或配方乳补充，即为部分母乳喂养。部分母乳喂养时如母乳哺喂时间不变，每次先哺母乳，将乳房吸空，然后再补充其他乳品，此为补授法。如每日用其他乳品代替 1 至数次母乳喂养，称为代授法。部分母乳喂养时最好采用补授法，每次先尽量吸空乳房，不足时再添加其他食品，这样可使婴儿多得母乳，且刺激乳腺，促进乳汁分泌。不得已采用代授法时，每日母乳次数最好不少于 3 次，否则泌乳量会进一步减少，以致最后只能完全改用人工喂养。

（三）人工喂养

由于各种原因母亲不能喂哺婴儿时，可选用牛、羊乳等，或其他代乳品喂养婴儿，称为人工喂养。人工喂养不如母乳喂养，但如能选用优质乳品或代乳品，调配恰当，供量充足，注意消毒，也能满足小儿营养需要，使生长发育良好。

牛乳是最常用的代乳品，所含蛋白质虽然较多，但以酪蛋白为主，酪蛋白易在胃中形成较大的凝块，不易消化；另外，牛乳中含不饱和脂肪酸少，明显低于人乳，牛乳中乳糖含量亦低于人乳。奶方的配制包括稀释、加糖和消毒 3 个步骤。稀释度与小儿月龄有关，生后不满 2 周采用 2:1 奶（即 2 份牛奶加 1 份水）；以后逐渐过渡到 3:1 或 4:1 奶；满月后即可进行全奶喂养。加糖量为每 100mL 加 5~8g；婴儿每日约需加糖牛奶 110mL/kg，需水每日 150mL/kg（包含牛乳量）。目前，常用的乳制品还有全脂奶粉、配方奶粉、鲜羊乳等。在不易获得乳制品的地区或对牛奶过敏的婴儿，还可选用大豆类代乳品进行喂养。

三、小儿保健

小儿保健是针对小儿生长发育过程中的影响因素，采取有效措施，加强有利条件，防治不利因素，促进和保证小儿健康成长的综合性防治医学。其目的是增强小儿体质，降低小儿发病率和死亡率。各年龄分期的保健侧重点不同。

（一）胎儿期及围生期保健重点

胎儿完全依靠母体而生存，孕母的饮食营养、起居劳逸、情绪环境等都影响着胎儿的生长发育，故要特别强调做好胎儿期与围生期的保健。

1.预防遗传性疾病与先天畸形　父母婚前需做遗传性咨询，禁止近亲结婚，可减少先天性遗传性疾病患儿的出生；增加孕母抵抗力，降低孕期病毒感染率；避免接触放射线、烟、酒，以及铅、苯、汞、有机磷农药等化学毒物；孕母患病应在医生指导下用药。

2.养胎、护胎与胎教　保证孕母的充足营养，妊娠后期应加强铁、锌、钙、维生素 D 等重要营养素的补充，注意孕母精神、情操、道德的修养，要"目不视恶色""耳不闻淫声"，让自己所感受的一切均十分美好，这样"外象内应"，给胎儿一个良好的生长发育外环境。

3.定期做好产前检查　特别是对高危产妇需做产前筛查，异常者终止妊娠，减少妊娠并发症，预防流产、早产、异常产的发生。

4.预防与处理　预防并及时处理围生期缺氧、窒息、低体温、低血糖、低血钙和颅内出血等疾病。

5. 预防与监护　预防产时感染，对早产儿、低体重儿、宫内感染、产时异常等高危儿应予以特殊监护。

（二）新生儿期的保健重点

新生儿期是胎儿出生后生理功能进行有利于生存的重大调整时期。因此，必须很好地掌握新生儿的特点和护理，保证新生儿健康成长。

1. 新生儿出生时的护理　出生时应注意保暖，产房室温宜为 25℃～28℃，新生儿娩出后迅速清理口腔内黏液，保证呼吸道通畅；保暖及严格消毒，结扎脐带；记录出生时评分、体温、呼吸、心率、体重与身长；除高危新生儿外，应做到婴儿与母亲的早接触、早开奶，并应母婴同室，按需喂母乳。

2. 新生儿保健　新生儿居室内温度宜保持在 22℃左右，湿度为 55%左右。指导母亲维持良好的乳汁分泌，以满足新生儿生长所需，确实母乳不足或无法进行母乳喂养的婴儿，应正确指导母亲进行科学的人工喂养。保持皮肤清洁。选择柔软的衣服与尿布。进行早教，开展婴儿抚触。

（三）婴儿期的保健重点

婴儿期是生长最迅速的时期，需要丰富的营养物质来满足生长发育的需要，而婴儿期消化功能尚未健全，消化道负担较重，需要合理喂养。应提倡婴儿纯母乳喂养至 4～6 个月，如母乳不足可根据需要选择适合年龄段的配方奶；4～6 个月开始添加辅食；每 3 个月体检一次，早期筛查缺铁性贫血、佝偻病、发育异常等疾病；训练婴儿被动体操，促进感知觉发育；出生 5～6 个月后，来自母体的被动免疫已告结束，自身免疫能力虽有一定程度增长，但是仍然比较低下，所以容易发生各种传染病，需按计划免疫程序接受基础免疫。

（四）幼儿期的保健重点

幼儿期的儿童体格发育较前减慢，而与周围环境接触增多，语言、动作及思维活动发展迅速。20 个乳牙逐渐出齐，断乳后食物种类明显转换，脾胃功能较薄弱，易发生脾胃功能紊乱等疾病。随着小儿年龄的增加，户外活动、接触外人的机会增多，容易发生各种急性传染病。本时期的保健重点是要注意断奶前后的合理喂养，培养小儿良好的生活习惯，并重视幼儿的早期教育，预防疾病，同时也要注意防止异物吸入、烫伤、跌伤等意外事故的发生。

（五）学龄前期的保健重点

学龄前期的儿童大脑皮层功能迅速发育，较前更为完善，智力发育快，理解能力逐渐增强，并具有不少抽象的概念，如数字、时间等。开始能用较复杂的语言表达自己的思维和感情，求知欲强，好奇，好问，好模仿。随着小儿脏腑功能的逐渐发育，抗病能力明显增强。但接触外界机会较前明显增多，感染机会增多。保健方面应逐步、正确地引导其认识客观世界，加强看护、教育，并继续做好预防保健工作。

（六）学龄期的保健重点

学龄期儿童求知欲强，除保证营养，注意上述的养护要点外，应培养良好的学习习惯；加强素质教育；开展体育锻炼，不仅可增强体质，同时也能培养儿童的毅力和奋斗精神；合理安排生活，预防屈光不正、龋齿等的发生；进行法制教育，学习交通规则，减少意外事故的发生。

（七）青春期的保健重点

青春期为体格发育的第二个高峰期。不仅体重、身高有较大幅度的增长，且第二性征逐渐明显。"肾气盛，天癸至"，生殖器官迅速发育，女孩开始有月经，男孩可发生遗精等。因此，应进行正确的性教育，培养良好的性格和道德情感，树立正确的人生观。同时，更要注意心理及行为的教育，以保证青少年时期身心的健康成长。

四、计划免疫的实施

计划免疫是根据免疫学原理、儿童免疫特点及传染病发生情况给儿童规定免疫程序，有计划地使用生物制品，进行预防接种，以提高小儿免疫水平，达到控制和消灭传染病的目的。应注意按期完成各种预防接种，建立预防接种档案。

目前我国现行的免疫程序（基础免疫）是：1岁内婴儿需完成卡介苗、脊髓灰质炎三型混合疫苗，百日咳、白喉、破伤风类毒素混合制剂，麻疹减毒疫苗及乙型肝炎病毒疫苗等预防接种。此外，根据流行地区、季节进行乙型脑炎疫苗、流行性脑脊髓膜炎疫苗、风疹疫苗、流感疫苗、腮腺炎疫苗、甲型肝炎病毒疫苗等的接种。

第四节　儿科诊法概要

诊法是收集临床症状、体征及有关实验室检查资料对疾病作出诊断的基本方法。中医诊法包括望、闻、问、切4个主要内容，称为四诊。西医的病史采集、体格检查及各种理化检测等现代诊断技能是儿科临证的基础，也是中西医辨病、辨证的主要依据。小儿疾病的诊断，虽然与临床其他各科有类似之处，但由于小儿在生理、病理及疾病的演变过程中具有特殊的表现，小儿疾病的诊察方法也与成人不尽相同，因此要重点掌握好儿科诊法的特点。

一、儿科病史采集的特点

病史采集主要通过问诊来实现，问诊是了解病情的重要手段。近代医家何廉臣在《儿科诊断学》中列出"十问歌"，可作为临床参考："一问寒热，二问其汗，三问头身，四问胸间，五问饮食，六问睡眠，七问饥渴，八问溲便，九问旧病，十问遗传。"儿科问诊对诊断疾病和治疗用药均有十分重要的意义。儿科问诊有以下特点：

1. 小儿"多未能言，言也未足取信"　小儿的病史一般由家长、保育员或老师等提供，因此，儿科病史的询问较成人困难，提供的资料往往不全面、不可靠。在病史询问时，更需要耐心并具有同情心地倾听代述人对病情的描述，不宜轻易打断。年长儿童可让他自己叙述病情，但儿童有时会害怕各种治疗或因表达能力欠缺而误说病情，应注意分辨真伪。

2. 儿科问诊中首先要紧紧围绕主要症状、体征发生的部位及持续的时间进行询问　如主诉为咳嗽，要围绕咳嗽进行询问，包括咳嗽发生或加剧的时间、咳时伴随的症状、咳痰的情况、咳嗽的声音等。

3. 在现病史采集中注意问诊的技巧　询问现病史时，应详细询问从发病到就诊前疾病的发生、发展及诊治的全过程。由于大多数小儿不能直接描述主观症状的性质、程度、特点及伴随症状等，因此，需要掌握一定的问诊技巧。如有无恶寒，可询问是否蜷缩而卧、喜人拥抱等表现；是否有里急后重，可通过询问是否有临厕欲解不遂；有无便前腹痛，可询问有否便前哭闹，便后哭止的表现。尽量使用儿童熟悉的语言，态度和蔼，争取患儿与家长的配合，反复多次地询问等。

4. 详细询问确切的年龄、月龄或日龄　小儿的年龄不同则四诊的内容有不同，并可作为疾病诊断与鉴别诊断的参考。如婴幼儿需诊查囟门；正常 1 岁以下小儿可在腹部触诊时触及肝脏的边缘；新生儿出生后 24 小时内出现黄疸应视为病理性黄疸，24 小时后出现的黄疸须分辨是生理性黄疸还是病理性黄疸。

5. 个人史　应详细询问出生史、喂养史和生长发育史，在询问时针对不同年龄和不同疾病应有所侧重。①出生史：记录胎次、胎龄，分娩方式及过程，出生时有无窒息、产伤，Apgar 评分，出生体重。对有神经系统症状、智力发育障碍和疑有先天性畸形的患儿，尤其应详细询问生产史，还应询问母亲孕期的健康和用药史。新生儿病历应将出生史写在现病史的开始部分。②喂养史：对婴幼儿要询问喂养方式，人工喂养儿要了解乳品种类、调制方式和量，辅食添加情况，年长儿要询问食欲、饮食习惯、有否偏食等。③生长发育史：应详细询问其体格和智力发育过程。婴幼儿着重了解何时会抬头、会笑、独坐、站立、行走、说话等，前囟门闭合及出牙时间等。年长儿应了解学习成绩、性格、与家人和同学相处关系等。④预防接种史：曾接种过的疫苗种类、时间和次数，是否有不良反应。

6. 既往史　一般不需要对各系统疾病进行回顾，只需询问一般健康情况和有关疾病史。既往患过哪些疾病，患病的年龄，诊断肯定者可用病名，诊断不肯定者则简述其症状，过去疾病的治疗情况。既往手术情况，是否有后遗症，有无食物或药物过敏史。是否患过小儿常见的传染病（如麻疹、水痘、流行性腮腺炎、菌痢、百日咳等）。传染病流行季节，还当认真询问有无传染病的密切接触史。曾接种过的疫苗种类、时间和次数，是否有不良反应。

7. 家族史　询问家庭中有无其他人员患有类似疾病；家族中有无遗传疾病、过敏性疾病及急慢性传染性疾病的病史；父母年龄、职业和健康状况，是否近亲结婚；母亲历次妊娠及分娩情况等。

二、小儿体格检查特点

体格检查是临床医生的基本诊断技术，儿科体格检查较成人困难。为了获得准确的体格检查资料，儿科医师在检查时应当注意：

1. 注意与患儿建立良好的关系，态度要和蔼，消除患儿的恐惧感。冬天要将手温暖后再触摸患儿。要顾及年长儿的害羞心理和自尊心。对十分不合作的患儿，可待其入睡后再检查。

2. 检查时的体位不必强求，婴幼儿可让其在家长的怀抱中进行，能使其安静为原则；检查顺序可灵活掌握，一般可先检查呼吸频率、心肺听诊和腹部触诊等；口腔、咽部、眼等易引起小儿反感的部位及主诉疼痛的部位应放在最后检查。

3. 检查者宜勤洗手，听诊器等检查用具要经常消毒，以防交叉感染。

4. 对病情危重的患儿，宜边抢救边检查，或先检查生命体征和与疾病有关的部位，待病情稳定后再进行全面体格检查。

三、中医望、闻、切诊与西医体格检查

(一) 望诊

小儿处在生长发育时期，肌肤薄嫩，反应灵敏，一旦患病，内在的病理变化必然比成人更明显地反映在体表，使神色形态等发生异常变化，而望诊又不受各种条件的限制，反映的病情较为客观。因此，望诊在儿科疾病的诊断上显得尤为重要，历代儿科医家都把望诊列为四诊之首。

儿科望诊主要包括望神色、望形态、审苗窍、察指纹、辨斑疹、察二便等 6 个方面的内容。

1. 望神色　望神色即观察小儿的精神状态和面部气色。这是儿科临床上整体望诊的重要内容。五脏六腑之气，皆上应于面，而面部又是十二经络汇聚之所，故察面部神色，可了解脏腑气血的病变。

神有广义与狭义之分。广义的神是指人体生命活动总的外在表现，即人的生机和动态；狭义的神是指人的精神意识和思维活动。《灵枢·平人绝谷》曰："神者，水谷之精气也。"即神以阴精为物质基础，故又称"精神"。望神可以判断精气的盈亏，从而测知脏腑的功能状态、病情的轻重及预后。望神应主要从目光的变化、意识是否清楚、反应是否敏捷、躯体动作是否灵活协调等方面去判断患儿有神、失神等不同情况。目光炯炯，意识清楚，反应敏捷，躯体动作灵活协调为有神，反之则为失神。

望色主要是望面部皮肤的颜色和光泽。皮肤颜色分红白黄青黑五种，简称五色；皮肤的光泽是指皮肤的荣润与枯槁。色泽的异常变化，是机体的病理反映，不同的病色反映着不同性质和不同部位的病证。正常小儿的面色，不论肤色如何，均应红润有光泽，略带黄色，或虽肤色较白，但白里透红，是气血调和、无病的表现。新生儿面色嫩红，也为正常肤色。若病邪侵入机体而发生了疾病，小儿的面色就会随疾病性质的不同而发生相应的变化。

(1) 面呈红色，多主热证　小儿面红目赤，咽部红肿者，多为外感风热；面红，伴高热，口渴引饮，汗多尿赤者，多为里热炽盛；午后颧红，伴潮热盗汗者，多为阴虚内热；夜间面颊潮红，伴腹胀者，多为食积郁热；重病患儿两颧艳红如妆，伴面色苍白，肢厥，冷汗淋漓者，多为虚阳上越的危重征象。

(2) 面呈白色，多主寒证、虚证　外感初起小儿面色苍白，无汗者，多为风寒外束；突然出现面色苍白，伴四肢厥冷，汗出淋漓者，多为阳气暴脱；面色淡白，面容消瘦者，多为营血亏虚；面白而虚浮者，多为阳虚水泛；面白而晦滞，伴有出血者多为气虚血脱。

(3) 面呈黄色，多为脾虚证或有湿浊　小儿面色萎黄，伴形体消瘦，纳呆腹胀者，多为脾胃气虚；面黄无华，兼有面部虫斑者，多为虫积；面目身黄者，则为黄疸。若黄色鲜明如橘色者，多为湿热熏蒸的阳黄；黄色晦暗如烟熏者，多为寒湿内阻的阴黄。面呈枯黄色多为气血枯竭。新生儿在出生不久出现面目黄染，为胎黄，有生理性和病理性之区别。

(4) 面呈青色，主寒证、痛证、瘀血及惊痫　小儿面色时青时白，愁眉苦脸者，多为里寒腹痛；面唇青紫，伴呼吸气促者，多为肺气闭郁，气滞血瘀；面色青而晦暗，以鼻梁、两眉间及口唇四周尤为明显者，多为惊风之先兆，或癫痫发作之时。

(5) 面呈黑色，主肾虚、寒证、痛证、瘀证、水饮　面色灰黑晦暗者，多为肾气虚衰；小

儿面色青黑，伴四肢厥冷者，多为阴寒内盛；面色黧黑，肌肤甲错，多为血瘀日久所致；两颊黯黑者，多为肾虚水浊之气上泛。

2. 望形态　形，指形体；态，指动静姿态和特殊体位。望形态包括望全身形态和局部形态两个方面。

望全身形态即了解患儿全身的一般状态，包括发育、营养等。若小儿全身形态正常，则表现出发育正常、筋骨坚强、肌肉丰满、肤润发泽、姿态活泼，反之则为异常病态。小儿的动静姿态和特殊体位，是小儿健康状况的外在表现。不同的疾病，往往会出现不同的动静姿态与体位。一般来说，"阳主动，阴主静"。凡小儿喜伏卧者，多为内伤饮食；喜蜷卧者，多为内寒盛，或腹痛；仰卧少动，两目无神者，多为重病、久病，体质极虚；端坐呼吸，喉中痰鸣者，多为痰涎壅盛；两目上翻，牙关紧闭，颈项强直，四肢抽搐，角弓反张者，多为肝风内动；一侧或两侧肢体细软无力，活动障碍者，多为气血两虚，肌肉筋脉失养；头摇不能自主者，多为肝风内动的先兆。蹙眉，以手抱头，多为头痛。

望局部形态包括望颅囟、头、项、躯体、四肢、肌肤、毛发、指（趾）甲等部位。注意观察头颅的大小和有无畸形，囟门大小及闭合的早迟和有无凸凹等情况；观察颈项的软、硬、斜、正及活动是否正常、颈部脉络是否显现等；观察胸背、腹（包括脐）、腰各部的外形，皮肤状态、肌肉发育等情况，并注意呼吸时患儿胸、腹形态的变化；观察皮肤、肌肉情况及四肢的外形和活动情况；观察肌肤的色泽、状态、有无皮疹等，同时结合不同部位肌肤的情况来判别不同的临床意义；观察毛发的色泽及分布的稀密；观察指（趾）甲的外形与色泽等。

3. 审苗窍　苗窍是指目、耳、鼻、口、舌及前后二阴。因舌为心之苗，肝开窍于目，肺开窍于鼻，脾开窍于口，肾开窍于耳及二阴，故苗窍为五脏的外候。审苗窍可测知对应脏腑的病变。正如《幼科铁镜·望形色审苗窍从外知内》曰："故小儿病于内必形于外，外者内之著也。望形审窍，自知其病。"

（1）察目　注意眼窝有无凹陷，眼睑有无浮肿、下垂、红肿或瘀黑，结膜是否充血、是否有分泌物、有无干燥征（Bitot 斑），巩膜有无黄染，角膜有无溃疡及混浊，检查瞳孔大小、形状和对光反射。

（2）察耳　注意外耳形状，外耳道有无分泌物，提耳时是否疼痛，必要时耳镜检查鼓膜。

（3）察鼻　注意鼻翼有无翕动、鼻腔分泌物及通气情况。

（4）察口　注意口唇有无苍白、发绀、干燥、口角糜烂，黏膜、牙龈有无充血、溃疡，麻疹黏膜斑（Koplik 斑），白膜，腮腺管开口处有无红肿及分泌物，口腔内有无异常气味。牙齿的数目和排列，有无龋齿。咽部有无充血、溃疡、疱疹；咽后壁有无脓肿；扁桃体是否肿大，有无充血、分泌物和伪膜。

（5）察舌　儿科察舌的内容与《中医诊断学》基本相同，但不同年龄小儿的正常舌象有差异，如新生儿舌红无苔，哺乳婴儿可有乳白苔。同时应注意舌体的大小、有无颤动、是否经常外伸，舌系带是否过短、有无溃疡。舌质和舌苔的病理改变具体内容参见《中医诊断学》。

（6）前后二阴　注意有无畸形，女孩注意阴道有无分泌物；男孩注意有无包皮过长、阴囊鞘膜积液及腹股沟疝等。

4. 察指纹　观察指纹是儿科的特殊诊法，适用于 3 岁以下小儿。指纹是从虎口沿食指内侧（桡侧）所显现的脉络（浅表静脉）；以食指三指节横纹分风、气、命三关，食指根（连掌）的

第一指节为风关，第二指节为气关，第三指节为命关（图 2-1）。诊察指纹的方法是：先令家长抱患儿于光线充足处。若先诊患儿右手，医生即以对侧即左手的拇、食二指握住患儿右手的食指尖，将患儿右手的中指、无名指、小指贴近医生左手的掌心，然后用医生右手的拇指桡侧，从命关到风关，用力适中地反复推按。正常小儿的指纹隐约可见，色泽淡紫，纹形伸直，不超过风关。临床根据指纹的浮沉、色泽、推之是否流畅及指纹到达的部位来辨证，并以"浮沉分表里、红紫辨寒热、淡滞定虚实、三关测轻重"作为辨证纲领。

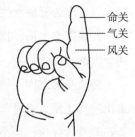

图 2-1　指纹三关图

浮沉分表里，浮，为指纹显露；沉，为指纹深隐。即以指纹显隐来分辨疾病的表里。红紫辨寒热，红，为红色，即指纹显红色，主寒证；紫，紫色，指纹显紫色，主热证。淡滞定虚实，淡，为推之流畅，主虚证；滞，为推之不流畅，复盈缓慢，主实证。三关测轻重，根据指纹所显现的部位判别疾病的轻重，达风关者病轻，达气关者稍重，达命关者病重。若"透关射甲"即指纹穿过了风、气、命三关达到指甲的部位，则病情危笃。指纹诊法在临床有一定的诊断意义。但若纹证不符时，当"舍纹从证"。

5. 辨斑疹　斑与疹是全身性疾患反映于体表的征象，在儿科较为常见。辨斑疹不仅有助于对疾病的诊断及鉴别诊断，同时对判断病情的轻重、顺逆也有重要的意义。斑为出血性皮疹，一般不高出皮肤，按之不退色，其色泽鲜红者多见于温热病。斑色紫暗，面白肢冷，多为气不摄血、血溢脉外。疹为充血性皮疹，高出皮面，扪之碍手，按之退色。不同疾病的皮疹可在分布部位、出没时间及出没顺序规律等方面有不同特点。儿科常见的出疹性疾病有麻疹、风痧、丹痧、奶麻等。

6. 察二便　主要观察二便的次数、量、颜色、气味、形态等。婴幼儿时期因喂养方式不同，正常粪便的特点不一。如母乳喂养儿大便次数每日 2 ~ 4 次，颜色金黄，粪质如糊状，便中可有少许不消化的乳凝块，有酸臭味；牛乳或羊乳喂养儿的粪便偏干，粪色淡黄，便中可有不消化的乳凝块，有腐臭味等。了解婴幼儿正常粪便的特点，是儿科临床判断异常粪便的基础。

（二）闻诊

闻诊包括听声音和嗅气味两个方面。

1. 听声音　包括听小儿啼哭声、语言声、咳嗽声、呼吸声等。声音与五脏有密切的关系，闻声音也可以帮助诊察脏腑的病变。《素问·阴阳应象大论》云："五脏不和则五声不顺。""闻声音而知所苦。"儿科听声音的基本内容与成人相一致，而以闻啼哭声与呼吸声最为重要。

啼哭是小儿的语言，由于饥饿思食、尿布浸湿、包扎过紧等护理不当时小儿常以啼哭表示不适，故小儿啼哭并非一定有病。健康小儿啼哭有泪，声音洪亮，属正常。但若啼哭声尖锐，忽然惊啼，哭声嘶哑，大哭大叫不止，或常啼无力，声慢而呻吟者，当详察原因。

闻语言声、咳嗽声、呼吸声的强弱可判断患儿疾病的寒热虚实，有关内容将在咳嗽及肺炎章节中阐述。

此外，听声音应借助现代仪器设备，如用听诊器听诊可以比较客观地了解心、肺及腹部的情况。肺部听诊应注意双侧呼吸音强弱是否对称，呼吸的节律、快慢、深浅有无异常，判断有无异常呼吸音，如啰音及摩擦音等。肺炎可闻及湿啰音，哮喘发作时可闻及哮鸣音等。小儿不合作，可利用啼哭后出现深呼吸时进行听诊，注意听腋下、肩胛间区和肩胛下区这些容易出现啰音的部位。心脏听诊应在安静时进行，注意心率的快慢，心音的强弱与节律，有无心脏杂音及心包摩擦音。腹部听诊应注意肠鸣音是否存在、是否有亢进或减弱。

2. 嗅气味　气味包括患儿口中气味、二便气味、呕吐物及分泌物所发出的气味。很多疾病都可有一些特殊的气味，闻之可帮助诊断。如口中嗳腐酸臭，多为乳食积滞；口气臭秽，多为脾胃积热；脓涕腥臭，多为鼻渊；呼出气味如烂苹果味，可见于糖尿病酮症酸中毒；呼出气味呈苦杏仁味，可见于氰化物中毒；呼出气味如蒜臭，可见于有机磷中毒等。

（三）切诊

包括脉诊和按诊两部分。

1. 脉诊　小儿脉诊与成人脉诊不同，3岁以下小儿由于其手臂短，难分三部，加之诊病时小儿多有哭闹，影响脉象的真实性，故一般以察指纹诊法代替切脉。3岁以上小儿用"一指定三关"的方法诊脉，也称作"寸口一指脉"，即一般以一指正按定关脉，向前辗定寸脉，向后辗定尺脉。正常小儿脉象平和，较成人细软而快。小儿平脉次数，年龄越小，脉搏越快（参见本章第一节小儿年龄分期与生长发育）。小儿病脉一般不必细分28脉，而以浮、沉、迟、数、无力、有力6种基本脉象为纲，以辨疾病的表里、寒热、虚实。对脉诊的临床意义要根据不同年龄的不同情况区别对待，当"脉证不符"时，可"舍脉从证"。

2. 按诊　按诊亦称触诊，是用手按压或触摸颅囟、颈腋、四肢、皮肤、胸腹等，以察其冷、热、软、硬、突、陷、有无癥瘕痞块等情况，从而协助诊断病情。儿科触诊除与成人的方法类似外，还应特别注意以下几个方面：

（1）小婴儿须触摸顶部及枕部颅骨，了解前后囟的大小与闭合的情况，注意有无隆起或凹陷，颅骨有无软化呈乒乓球样的感觉等。

（2）小儿腹部的按诊，应尽量在小儿安静时，或在婴儿哺乳时进行，如啼哭不止时，可利用吸气时作快速按诊。腹部按诊要注意肝、脾的大小，婴幼儿有时肝边缘在肋下1~2cm处扪及属正常，小婴儿有时也可触及脾脏，但肝脾均质软无压痛，6~7岁后不应再摸到。

（3）要根据年龄特点以判断按诊所得资料的临床意义，如小儿年龄小，按诊时往往啼哭，使检查不易准确；判断有无压痛时，主要观察小儿的表情变化，而不能完全依靠小儿的回答。

第五节　儿科辨病辨证概要

辨病就是辨析疾病，以确立疾病的诊断为目的，是根据某种疾病自身生理病理变化的特点和规律，结合主要临床表现及辅助检查，将机体诊断为某一种疾病。辨病是中西医临床共有的诊疗特点。辨证就是在综合分析中医四诊资料的基础上，辨清疾病的病因、病机、病性、病位，判断邪正消长，观察疾病动态变化等，概括判断为某种性质的证。辨证论治是中医认识疾病和治疗疾病的基本原则，是中医学的基本特征之一。辨病与辨证相结合，就是在明确诊断某种疾病的同时，分析中医证候特点及演变规律，将两者有机结合，是指导中西医结合治疗的基础和关键环节。

NOTE

一、辨病概要

1. 西医病名与中医病名　疾病是机体在一定的条件下，受病因损害作用后，因自稳调节紊乱而发生的异常生命活动过程。西医的病名，多取决于物理诊断和实验诊断。比如支气管肺炎、病毒性心肌炎、急性肾小球肾炎等。西医的疾病大多从微观角度加以认识，而且大多有国内、国际通用的标准。而中医的病名，或以病因的性质而命名，或以突出的症状而命名，或从病机的所在而命名，比如风温、水肿、血虚等。中医的一个病名可能涉及多个西医疾病，如中医小儿惊风可涉及高热惊厥、化脓性脑膜炎、病毒性脑炎等多个西医疾病。

2. 西医辨病与中医辨病　西医主要是借助先进可靠的现代化诊断技术辨识疾病，临床上尚可根据一些特殊检查的结果，对辨病的结论进行进一步验证和核实，这是西医辨病的优势。但辨病也是中医学的基本特征之一。目前临床实践中大多将中医的辨病和西医辨病相结合，即进行中医和西医疾病的双重诊断，以便能更全面了解疾病的发生、发展和预后情况。辨病时需要掌握疾病诊断与鉴别诊断的依据，依据不充分时不能排除诊断，需进一步完善有关检查或进行必要的诊断性治疗以明确或排除诊断。

3. 先辨病、后辨证　辨病是确立临床治疗疾病总体方案的依据，在中医辨证前应先辨病。辨病可掌握疾病过程的本质和全局，有利于确定正确的治疗原则，再运用辨证思维，确立其当时的证候，然后根据"证候"来确定治则治法和处方遣药，使其后的辨证及选方用药更具针对性。此即通常所说的"以辨病为先，以辨证为主"的临床诊治思维。如儿科临床多种疾病可出现风热表证，若该证在感冒疾病中出现，则治疗以疏风清热解表；若在咳嗽中出现，则治疗以疏风清热止咳；若紫癜中出现，则治疗以疏风散邪，清热凉血。因此，辨证前正确辨病十分重要。

二、辨证概要

中医儿科的辨证方法在临床实践中多采用八纲辨证、脏腑辨证等方法，对于儿科急性热病、传染病等疾病，多采用卫气营血辨证和三焦辨证等温病辨证方法。

1. 八纲辨证　各种疾病都具有错综复杂的病史、症状和体征。通过四诊收集的资料，再归纳、分析而概括为表、里、寒、热、虚、实、阴、阳八类证候，用以表示疾病的部位、性质及小儿体质强弱和病势的盛衰，这种分析疾病的方法就叫作八纲辨证。表里是辨别疾病病位的纲领；寒热是辨别疾病性质的纲领；虚实是辨别人体正气强弱和病邪盛衰的纲领；而阴阳是辨别疾病性质的总纲领。八纲辨证的前列六纲，都可以分别归入阴阳，表、热、实证属于阳证范畴；里、寒、虚证属于阴证范畴。由于小儿生长发育快，新陈代谢旺盛，故患病后，病情发展变化均较迅速，传变也较复杂。因此，必须结合证候仔细辨别。

2. 脏腑辨证　脏腑辨证是按中医五脏六腑的生理功能和病理表现，来分析内脏病变的部位和性质。《素问·至真要大论》已建立了五脏辨证的基础，《金匮要略》创立了根据脏腑病机进行辨证的方法，《小儿药证直诀》则就儿科疾病五脏证治创立了系统的小儿脏腑辨证体系。中医脏腑的名称与西医学中的脏器名称相同，但它们的生理功能和病理变化方面的意义却不完全相同，甚至完全不同。如中医所指的肺，除指呼吸系统的功能外，对体液、血液循环和水盐代谢也有调节作用。肺与大肠通过经络联系，构成表里关系，肺气肃降则大肠功能正常；大肠功能不正常可影响肺气的肃降。因此，在儿科临床上，脏腑辨证是杂病辨证的基本方法，即使在外感病辨证中也时常应用，被认为是儿科辨证最为重要的辨证方法之一。

3. 三焦辨证和卫气营血辨证　温病即热性病，大多属于感染性疾病的范围，以发病急，进展快，变化多为特点。这类疾病的辨证施治，根据病情发展的规律，多运用三焦辨证和卫气营血辨证进行辨证论治。三焦辨证是以三焦所属部位，将外感温热病的病理变化归纳为上、中、下三焦证候，以区分病程阶段、识别病情传变、明确病变部位、归纳证候类型、分析病机特点、确立治疗原则并推测预后转归的辨证方法；卫气营血辨证是根据外感温病由浅入深或由轻而重的病理过程分为卫分、气分、营分、血分 4 个阶段，说明病位深浅、病情轻重和传变规律的辨证方法，《温病条辨》中的银翘散、桑菊饮、犀角地黄汤等被儿科临床广泛应用。这两种辨证方法在温病辨证中相辅相成。

4. 六经辨证　六经辨证始见于《伤寒论》，是东汉医学家张仲景在《素问·热论》等篇的基础上，结合伤寒病证的传变特点所创立的一种论治外感病的辨证方法。小儿脏腑娇嫩，卫外不固，易受六淫之邪侵袭而发生外感疾病，《伤寒论》中麻黄杏仁甘草石膏汤证、葛根芩连汤证等均在儿科外感疾病中被广泛应用。

三、辨病与辨证相结合

近十几年来，随着科技的进步，中医儿科学术界在坚持中医辨证论治的同时，对辨病与辨证进行了重新审视，与西医学相交融的辨病与辨证相结合，从不同程度上提高了临床辨证的准确性及用药的针对性。辨病与辨证相结合论治的表现形式有两种。

1. 中医辨病与辨证相结合　病与证是中医基础理论中两个最基本的概念，辨病与辨证均为中医学的重要组成部分。辨病有助于提高辨证的准确性，重点在全过程；辨证又有助于辨病的具体化，重点在阶段性，故辨病与辨证可以相互补充。只有通过辨病认识到疾病的整体特征，才能逐步分析了解疾病在某个阶段的特性。

辨证论治和辨病论治没有层次上的高低之分。他们各有优势，也各有局限。辨病论治对疾病的本质的特殊性具有全面深刻的认识，而辨证论治对疾病发展过程中病理层次本质联系的认识却远比辨病论治要更深刻，从而在针对疾病每一个发展阶段的具体治疗上，更能抓住主要矛盾。如泄泻患儿，我们只有先确定他患的是泄泻，然后根据他的临床症状，再辨出是风寒泻还是湿热泻，在此基础上立法处方，获取疗效。由此可见，中医临证时既要辨证，亦要辨病。

2. 西医辨病与中医辨证相结合　中医和西医是在不同历史条件和文化背景下形成和发展起来的两种医学理论体系，随着中西医结合研究工作的不断深入，取中西医在理论上与方法上之所长，优势互补，有机结合，达到源于中西医又高于中西医的境界，是医学发展的自然趋势，成为一种常用的临床模式。

疾病的发生与发展都具有阶段性，不同的阶段各有其主要的矛盾，针对不同的矛盾应该采取不同的方法解决，故辨病与辨证必须根据具体情况加以运用，立足中医，结合西医，辨证不忘辨病，辨病不离辨证，切实做到病、证、治相统一，只有这样，才能促进临床医学的发展，提高中西医临床研究的质量和水平。医学的发展既需要向微观深入，也需要向宏观扩展，儿科领域的中西医结合，不仅是传统与现代的结合，也是宏观辨证与微观辨病的互补和统一，是两种优势的兼容，随着中医学与西医学的相互交流，儿科临床的辨病与辨证结合也将取得更加丰硕的成果。

第六节　儿科治疗概要

小儿在解剖、生理、病理和疾病恢复过程等方面都有明显的年龄特点。因此，在治疗方面，在药物剂量、剂型选择、给药方法和途径等方面均与成人不同。中医、西医在小儿疾病的治疗方面各有所长，中西医结合有更明显的优势。

一、治疗原则

1. 发挥中西医优势，取长补短　在儿科疾病的防治中，中药、西药各有所长，中西医结合，优势互补，更有利于患儿的治疗与康复。如小儿急惊风是小儿常见的急重症，在神昏、抽搐发作时，中医采用针刺人中、合谷、十宣等穴位以醒神开窍，口服安宫牛黄丸清热开窍，豁痰息风；西医应用镇静药物静脉注射或灌肠给药以抗惊厥，中西医结合进行急救，其疗效优于单用中医或单用西医。又如治疗小儿免疫性血小板减少症，在应用免疫抑制剂的同时，采用补益气血的中药，可减少药物的不良反应，提高疗效。

2. 治疗要及时、正确和审慎　小儿属于稚阴稚阳之体，脏腑娇嫩，形气未充；发病时有变化迅速、易虚易实、易寒易热的特点。例如，小儿肺炎发病时，若治疗不及时或治疗不恰当，可转变为变证，合并心力衰竭、呼吸衰竭和感染性休克等危重症。因此，掌握有利治疗时机，及时采取有效治疗措施十分重要。

3. 中病即止，顾护脾胃　小儿脏腑柔弱，对药物反应敏感，在疾病治疗过程中，应慎用大苦、大寒及峻下攻伐之品，以免损伤脾胃，故用药应中病即止。另一方面，小儿的生长发育、疾病的恢复均依赖后天脾胃气血之滋养。因此，在疾病后期，应注重调理脾胃，以利疾病恢复。

4. 注重整体治疗，合理调护　随着医学模式的转变和儿童心理疾病的发病率日益增高，情志因素在小儿疾病中的重要作用日益显著。小儿心神怯弱，心理承受能力差，更应注重身、心两方面的治疗。在疾病治疗过程中，应给以更多的耐心和爱心，促进小儿身心健康的顺利发展。

二、小儿用药特点

（一）慎重选择药物

选择用药的主要依据是小儿年龄、病种和病情，同时要考虑小儿对药物的特殊反应和药物在体内的代谢过程及对生长发育的远期影响。无论中药、西药，都应慎重选择。几种药物合并使用时，应注意在体内的相互作用而产生的毒副反应和药效削弱问题。

1. 抗生素　小儿容易患感染性疾病，故常用抗生素等抗感染药物。但是，它同时也带来了很多严重的不良后果，如细菌耐药性、菌群失调而引起的二重感染、毒性反应和过敏反应等。目前常用的抗生素均有不同程度的副作用，滥用抗生素造成的耐药性疾病也日益引起重视。因此，必须强调合理使用抗生素。

2. 镇静药　小儿在高热、过度兴奋、烦躁不安、抽搐及频繁呕吐等情况下可适当选用镇静药，使小儿得到休息，以利病情恢复。常用的药物有苯巴比妥、氯丙嗪、地西泮等。但要注意其对呼吸有一定抑制作用，应谨慎使用。

3. 肾上腺皮质激素　糖皮质激素类药物有抗感染、抗过敏、抗休克及免疫抑制等作用，广泛应用于结缔组织疾病、过敏性疾病及自身免疫性疾病、感染性疾病，但该药物可使机体免疫力、反应性降低，应用后又往往掩盖原发病的性质，虽自觉症状好转但病情却在发展。若较长期使用，对水、盐、蛋白质、脂肪代谢均有影响，影响小儿生长发育，故应谨慎使用。

4. 其他药物的选用　某些药物对成人和儿童是安全的药物，但对某些新生儿和早产儿则不一定安全。例如早产儿、新生儿应用维生素 K_3、磺胺类、新霉素等可致高胆红素血症，甚至引起核黄疸；婴儿腹泻时不宜首选止泻药，应采用饮食疗法、控制感染及液体疗法等，因应用止泻药后腹泻虽可减轻，但因肠道毒素吸收增加可使全身中毒症状加重；因部分药物可通过乳汁影响小儿，乳母用药尤须慎重。在中药选择应用上，处方宜轻巧灵活，对大苦、大寒、大辛、峻下、过于滋腻及有毒之品，应谨慎应用，中病即止，时时注意顾护脾胃之气；同时切不可乱投补益之品，影响小儿的生长发育，甚至导致性早熟。

（二）常用给药方法

1. 口服法　是最常用的给药方法。应根据年龄、病情选用合适剂型。幼儿用汤剂、散剂、颗粒剂、糖浆等较适合；年长儿可选用片剂或丸剂。小儿口服药物易引起恶心、呕吐，应注意喂药方式、方法，避免呛入气管。应鼓励小儿自己服药，服药困难者或较小的婴儿给予喂服。喂服时可采取少量多次，半卧位，用小勺将药液自嘴角慢慢喂入，待咽下后再喂，切勿捏鼻强灌。如药物酸苦，可加白糖、冰糖调味。

2. 注射法　常用肌肉注射、静脉注射和静脉滴注。静脉给药吸收最快，药效亦最可靠，对急症、重症或有呕吐者多用此法。肌肉注射对小儿刺激大，注射次数过多可造成臀部肌肉挛缩，影响下肢功能，故小儿非病情必需不宜采用。

3. 其他途径　如雾化吸入法、鼻饲法、直肠给药和外用药等。雾化吸入法常用于咽喉、口鼻、呼吸道疾病；昏迷患儿可用胃管鼻饲法灌入；直肠给药如运用栓剂，常用于高热、惊厥、某些肠道疾病和肾脏疾病的治疗；外用药以膏剂为多，也可用水剂、混悬剂、粉剂等。

（三）药物剂量计算

小儿用药剂量较成人更须准确，计算方法有多种，按体重、体表面积、年龄或按成人剂量折算。

1. 按体重计算　是西医最常用、最基本的计算方法。应以实际测得体重为准，或按公式（小儿生长发育章节）计算获得。每日（次）剂量 = 病儿体重（kg）× 每日（次）每千克体重需要量。年龄愈小，每千克体重剂量相对稍大，年长儿按体重计算剂量超过成人量时，以成人剂量为限。

2. 按体表面积计算　此法较按年龄、体重计算更为准确。近年来多主张按体表面积计算。小儿体表面积计算公式为：<30kg 小儿体表面积（m^2）=0.035× 体重（kg）+0.1；>30kg 小儿体表面积（m^2）=0.02×[体重（kg）–30]+1.05。小儿剂量 = 剂量 /（m^2）× 小儿体表面积（m^2）。

3. 按年龄计算　适用剂量幅度大，不需十分精确的药物，如营养类药物可按年龄计算，比较简单易行。

4. 按成人量折算　小儿剂量 = 成人剂量 × 小儿体重（kg）/50，此法仅用于未提供小儿剂量的药物，所得剂量一般偏小，故不常用。

5. 小儿中药用量　新生儿用成人量的 1/6，乳婴儿为成人量的 1/3，幼儿为成人量的 1/2，学龄儿童为成人量的 2/3 或接近成人量。

三、常用中医内治法

1. 疏风解表法　主要适用于外邪侵袭所致的表证。使用时需辨明风寒、风热。辛温解表常用荆防败毒散、葱豉汤；辛凉解表常用银翘散、桑菊饮；解暑透表常用新加香薷饮；透疹解表常用宣毒发表汤。小儿应用发汗剂要慎重，不宜量大，不宜反复使用。

2. 止咳平喘法　主要适用于邪郁肺经所致的咳喘证。寒痰内伏，治以温肺散寒，化痰平喘，常用小青龙汤、射干麻黄汤；痰热闭肺，治以清热化痰，宣肺平喘，常用定喘汤、麻杏石甘汤。咳喘久病，多累及于肾，常在止咳平喘方剂中加温肾纳气的药物，如蛤蚧等。

3. 清热解毒法　主要适用于邪热炽盛的实热证。按邪热之在表在里，属气属血，入脏入腑分别选方。如病邪由表入里，常用清热解毒透邪的栀子豉汤、葛根芩连汤；阳明里热者，常用清热生津的白虎汤；湿热滞留胃肠，常用清热解毒化湿的白头翁汤、茵陈蒿汤；热入营血常用清热解毒凉血的清营汤、犀角地黄汤、神犀丹；痈、毒、疔、疮常用清火解毒的黄连解毒汤、泻心汤；肝胆火旺时常用清肝解毒泻火的龙胆泻肝汤。

4. 消食导滞法　主要适用于小儿饮食不节、乳食内滞之证，如积滞、疳证等。消乳化积常用消乳丸，消食化积常用保和丸，通导积滞常用枳实导滞丸，健脾消食常用健脾丸等。

5. 镇惊开窍法　主要用于小儿抽搐、惊痫等病证。热极生风，项强抽搐，选羚角钩藤汤等清热镇惊息风；热入营血而神昏、惊厥，可选用安宫牛黄丸、至宝丹等镇惊开窍，清热解毒；痰浊上蒙，惊风抽搐可用苏合香丸、小儿回春丹等豁痰开窍。

6. 凉血止血法　主要用于各种急慢性出血病证属于血热妄行者。以血热为主者，常用犀角地黄汤、小蓟饮子、十灰散、玉女煎。

7. 利水消肿法　主要适用于水湿停聚，小便短少而致水肿者。阳水常用五苓散、越婢加术汤。阴水常用防己黄芪汤、实脾饮、真武汤等。

8. 益气健脾法　主要适用于脾胃虚弱之病证。如小儿泄泻日久、疳证及病后体虚等，常用七味白术散、四君子汤、参苓白术散、补中益气汤等。

9. 培元补肾法　主要适用于胎禀不足、肾气亏虚及肾不纳气之证。如解颅、五迟、五软、遗尿、维生素 D 缺乏性佝偻病、哮喘等。常用六味地黄丸、河车大造丸、菟丝子散、金匮肾气丸等。

10. 回阳救逆法　主要适用于阳气虚脱之危重症，常用生脉注射液、四逆汤、回阳救逆汤、参附龙牡救逆汤等。

11. 活血化瘀法　主要用于各种血瘀之证。临床可见口唇青紫，肌肤瘀斑，痛有定处，舌质暗有瘀点等。常用方剂如桃红四物汤、血府逐瘀汤、少腹逐瘀汤等。

四、常用中医外治法

1. 推拿疗法　推拿疗法是小儿常用的一种外治疗法。它根据经络腧穴、营卫气血的原理，结合西医学神经、循环、消化、代谢、运动等解剖生理知识，用手法物理刺激经穴和神经，以达到促进气血运行、经络通畅，调节神经功能，增强体质和调和脏腑的作用。常用手法有按法、摩法、推法、拿法、揉法、搓法等。手法应轻快柔和。小儿推拿治疗范围广泛，主要用于治疗小儿泄泻、厌食、疳证、便秘、腹痛、遗尿、肌性斜颈、脑性瘫痪等病证。

捏脊疗法是通过对督脉和膀胱经的捏拿，调整阴阳、通理经络、调和气血、恢复脏腑功能以防治疾病的一种疗法。常用于治疳证、婴儿泄泻及脾胃虚弱的患儿。对脊背皮肤感染及有紫癜病患儿禁用此法。

2. 针灸疗法　是针刺或温灸一定的穴位或部位，达到通经脉、调气血的目的，使人体阴阳平衡，以治疗疾病的一种外治法。小儿针灸循经取穴基本与成人相同，但一般采用浅刺、速刺、不留针的针法；小儿灸法常适用于慢性虚弱性疾病及以风寒湿邪为患的病证。

打刺疗法也称皮肤针刺法（梅花针、七星针）。目前研究认为，用皮肤针打刺大脑皮层控制区（运动区、感觉区）或脊柱两侧，可改善其血流，刺激大脑皮层，用于治疗脑瘫后遗症。

刺四缝疗法，四缝是经外奇穴，位于食、中、无名及小指四指中节横纹中点，是手三阴经所过之处。针刺四缝有解热除烦、通畅百脉、调和脏腑的功效，常用于治疗疳证、厌食。操作方法：皮肤局部消毒后，用三棱针或粗毫针针刺约 1 分深，刺后用手挤出黄白色黏液少许，每日 1 次。

3. 拔罐疗法　本法可促进气血流畅、营卫运行，也有祛风散寒、宣肺止咳、舒筋活络的作用，常用于治疗肺炎喘嗽、哮喘、腹痛、遗尿等病证。适用于 3 岁以上的小儿。小儿常用口径 4～5cm 的竹罐或玻璃罐。操作方法：先在局部涂上凡士林，将酒精棉球点燃，置罐内数秒，迅速取出，将罐紧罩在选定的皮肤上，5 分钟左右后取下。

五、常用药物外治疗法

1. 吸入疗法　是应用超声雾化器的超声波或加压泵吸入，将药液变成微细气雾，随病人吸气而进入呼吸道，以达到治疗的目的。主要用于哮喘、肺炎喘嗽、咳嗽、感冒等病证。

2. 滴药疗法　是将药液或新鲜药汁点滴于患处。可使用的中、西药较多。主要用于耳、鼻、眼等五官科疾病。

3. 穴位注射法　又称水针法。将药液注入腧穴内，以充分发挥腧穴和药物对疾病的综合作用，从而达到二者发生协同治疗疾病的目的。但对月龄较小而体质又弱的婴儿应慎重使用。常用药物有丹参注射液、柴胡注射液等。

4. 涂敷法与离子导入法　针对不同病证将药物制成药液，加工调制成糊、泥膏涂于布上，湿敷于体表局部及穴位上，为涂敷法。若应用中频感应电疗机，药物通过皮肤或汗腺而被导入人体，以达到治疗的目的则为离子导入法。常用具有清热解毒、温中止泻、活血消肿等各种功效的药物，离子导入可使用提纯的药物以提高疗效。

5. 热熨法　是将药物或用具经加热处理后，对机体局部进行熨敷的一种外治法。具有祛风散寒、温经通络、镇痛消肿等作用。可使局部血管扩张，促进血液循环，加强新陈代谢，改变局部营养状态，增强局部机体抵抗力，从而促进疾病好转。主要用于治疗腹痛、疝气、痹证等疾病。

6. 敷贴法　亦称贴敷疗法，是将药物熬制成膏药、油膏后，做成药饼、药膜或将药物研成粉，撒于普通膏药上，敷于局部的一种外治法。具有清热解毒、理气活血、止咳平喘、散寒止痛、祛风除湿等功效，常用于发热、咳嗽、哮喘、惊风、疳证、痄腮等病证。

7. 熏洗疗法 是将药物煎成药液，熏蒸、浸泡、洗涤、沐浴患者局部或全身的治疗方法。如夏日高热无汗，可用香薷煎汤熏洗，发汗退热；麻疹发疹初期，用生麻黄、浮萍、芫荽子、西河柳煎汤后，加黄酒擦洗头部和四肢，以助透疹。

六、其他疗法

1. 纤维支气管镜术 通过将纤维气管镜进入支气管以下肺段或亚肺段水平，对其局部进行检测和分析，从而获得下呼吸道病变的特点和活动程度，同时通过钳取、灌洗等技术也对病变部位进行干预治疗。因此，纤维支气管镜术在儿科呼吸系统疾病的诊断和治疗方面均发挥了重要作用。支气管镜在治疗方面主要用于取出异物，支气管肺的局部灌洗治疗，气道的局部止血治疗及气道局部成形治疗等。

2. 透析疗法 是利用半渗透膜技术去除血液中的代谢废物和多余水分并维持酸碱平衡的一种治疗方法，主要包括腹膜透析和血液透析两种。其适应证有：①急性肾功能衰竭；②急性药物或毒物中毒；③慢性肾功能衰竭；④严重水电解质紊乱经一般治疗无效者；⑤肾移植前后（等待移植或排异）、肝昏迷或 Reye 综合征等。腹透和血透均为血液净化疗法，在肾衰治疗过程中常需互相依靠，互相补充，且在治疗过程中还可交替使用。与血透相比，腹透更具有操作简便、不需复杂设备、费用低、安全和更适合小儿等优点。对年龄 <5 岁，血管通路制作及保持有困难，血 HBsAg 阳性及等待肾移植者，应首选腹透。但在腹透过程中如反复发生腹膜炎、腹膜粘连或被分隔，透析效果不佳时，应及时改为血透。特别对各种药物中毒及毒物中毒及高分解代谢的肾功能衰竭，血透能更快缓解症状，透析效果更好。

第七节 小儿体液平衡的特点和液体疗法

体液是人体的重要组成部分，保持其生理平衡是维持生命的重要条件。体液中水、电解质、酸碱度、渗透压是维持正常生命功能的重要保证。它们在肺、肾及神经、内分泌等系统的正常调节下，保持相对的稳定。由于小儿处于生长发育阶段，代谢旺盛，对水和电解质的需求相对较多，而调节水、电解质和酸碱平衡的机制尚未发育完善，小儿体液平衡易受疾病和外界环境影响而发生紊乱。因此，水、电解质和酸碱平衡紊乱在儿科临床中极为常见，重者可危及生命。

一、小儿体液平衡的特点

（一）小儿体液的总量及分布特点

体液分布于 3 个区域，即血浆、间质和细胞内。血浆和间质液合称为细胞外液。小儿主要是间质液，所占比例较成人高，血浆和细胞内液量的比例则与成人相近，年龄愈小，体液占体重的比例愈高（表 2-4）。

表 2-4 不同年龄的体液分布（占体重的 %）

体液	足月新生儿	1 岁	2~14 岁	成人
体液总量	78	70	65	55~60
细胞内液	35	40	40	40~45
间质液	37	25	20	10~15
血浆	6	5	5	5

（二）体液中的电解质成分

细胞内液和细胞外液的电解质组成有显著的差别。细胞外液的电解质以 Na^+、Cl^-、HCO_3^- 等为主，其中 Na^+ 占细胞外液阳离子总量的 90% 以上，对维持细胞外液的渗透压起主导作用；细胞内液以 K^+、Mg^{2+}、HPO_4^{2-} 和蛋白质等为主，K^+ 大部分处于解离状态，占细胞内液阳离子总量的 78%，维持着细胞内液的渗透压。小儿体液内的电解质组成与成人相似。新生儿在生后数日内血钾、氯偏高，血钠、钙和碳酸氢盐偏低。

（三）小儿水代谢的特点

1. 水的需要量大，交换率高 人体水的需要量与新陈代谢、摄入热量、经肾排出溶质量、不显性失水及环境温度等多种因素有关。小儿生长发育快，机体新陈代谢旺盛，摄入热量、蛋白质和经肾排出的溶质量均较高；另外小儿体表面积大，呼吸频率快，不显性失水多（约为成人的 2 倍）；故按体重计算，年龄愈小，每日需水量愈多。不同年龄每日所需水量见表 2-5。

表 2-5 不同年龄每日水的需要量

年龄	mL/kg
<1 岁	120~160
1~3 岁	100~140
4~9 岁	70~110
10~14 岁	50~90

水的排出主要经肺、皮肤、汗液、大小便，其中皮肤和肺蒸发的水分为"不显性失水"，是调节人体体温的一项重要措施。小儿排泄水的速度较成人快，年龄越小，交换率越高，婴儿每日水的交换量为细胞外液量的 1/2，而成人仅为 1/7，故婴儿体内水的交换率比成人快 3~4 倍。婴儿肾脏浓缩功能有限，对缺水的耐受力差，在病理情况下如果进水不足或有水分继续丢失，将更易脱水。

2. 体液平衡的调节功能不成熟 小儿神经、内分泌、肺、肾等器官功能未成熟，年龄愈小，对水、电解质和酸碱平衡的调节作用愈差。正常情况下水分排出主要靠肾脏的浓缩和稀释功能调节，新生儿和婴幼儿肾脏浓缩功能差，因此，小儿在排泄同量溶质时所需水量较成人为多，尿量相对较多。当入水量不足或失水量增多时，超过肾脏浓缩能力的限度，易发生代谢产物潴留和高渗性脱水。肾脏稀释能力虽可达成人水平，但由于肾小球滤过率低，水的排泄速度较慢，若摄入过多，易发生水肿或低钠血症。

NOTE

二、临床常见的水、电解质和酸碱平衡紊乱

（一）脱水

脱水是指水分摄入不足或丢失过多所引起的体液总量，尤其是细胞外液量的减少，脱水时除丧失水分外，尚有钠、钾和其他电解质的丢失。

1.脱水程度　反映患病后累积的体液丢失量，一般根据精神、神志、皮肤弹性、循环情况、前囟、眼窝、尿量及就诊时体重等综合分析判断。常将其分轻、中、重三度。

（1）轻度脱水　失水量占体重3%～5%（30～50mL/kg）。患儿精神正常或稍差；皮肤稍干燥，弹性尚可；眼窝、前囟轻度凹陷；哭时有泪；口唇黏膜稍干；尿量稍减少。

（2）中度脱水　失水量占体重的5%～10%（50～100mL/kg）。患儿精神萎靡或烦躁不安，皮肤干燥、弹力差；眼窝、前囟明显凹陷；哭时泪少；口唇黏膜干燥；四肢稍凉，尿量明显减少，脉搏增快，血压稍降或正常。

（3）重度脱水　失水量占体重的10%以上（100～120mL/kg）。患儿呈重病容，精神极度萎靡，表情淡漠，昏睡甚至昏迷；皮肤灰白或有花纹，干燥，失去弹性；眼窝、前囟深度凹陷，闭目露睛；哭时无泪；舌无津，口唇黏膜极干燥；因血容量明显减少可出现休克症状，如心音低钝，脉细而快，血压下降，四肢厥冷，尿极少或无尿等。

2.脱水性质　指现存体液渗透压的改变，常用血清钠含量来判定细胞外液的渗透压。脱水时，由于水和电解质（主要是钠）丢失的比例不同，据此将脱水分为等渗、低渗和高渗3种类型。等渗性脱水最为常见，其次为低渗性脱水，高渗性脱水少见。

（1）等渗性脱水　水和电解质（主要是Na^+）以血浆含量浓度成比例丢失，脱水后血浆渗透压在正常范围内，血清钠浓度为130～150mmol/L。临床上多由呕吐、腹泻、进食不足等原因所致。损失的体液主要为循环血容量和间质液，细胞内液无明显改变。由于肾脏可以调节水和电解质的平衡，使体液维持在等渗状态，因此临床所见的脱水多属等渗性。

（2）低渗性脱水　电解质的损失量比水多，脱水后血浆渗透压较正常低，血清钠<130mmol/L，细胞外液呈低渗状态。临床上多见于营养不良伴慢性腹泻、补液时输入大量非电解质溶液、慢性肾脏疾病、充血性心力衰竭病儿长期禁盐并反复应用利尿剂，以及大面积烧伤损失血浆过多者。由于细胞外液渗透压低，水向细胞内转移，造成细胞外液容量减少更明显，同时出现细胞内水肿（包括神经细胞水肿）。临床特点为脱水症状比其他两种类型严重，更易发生休克。患儿可有脑细胞水肿、颅内压增高的表现，如烦躁不安、嗜睡、昏迷或惊厥等神经系统症状。

（3）高渗性脱水　电解质损失量比水少（失水比例大于失钠），脱水后血浆渗透压高于正常，血清钠>150mmol/L，细胞外液呈高渗状态。临床上多见于病程较短的呕吐、腹泻伴高热、不显性失水增多而给水不足（如昏迷、发热、高温环境、呼吸增快）、口服或静脉注入过多的等渗或高渗液、垂体性或肾性尿崩症、使用大剂量脱水剂等患儿。由于细胞外液量减少，其渗透压增高，水自细胞内向细胞外转移，使细胞外液量减少得到部分补偿，故在失水量相等的情况下，脱水征较上述两种脱水为轻，循环障碍症状也不明显，但在严重脱水时亦可发生休克。由于细胞外液渗透压增高和细胞内脱水，患儿呈现黏膜和皮肤干燥明显，烦渴、高热、烦躁不安、肌张力增高，甚至惊厥；严重者出现神经细胞脱水、皱缩，脑脊液压力降低，脑血管

破裂出血，亦可发生脑血栓。

（二）酸碱平衡紊乱

酸碱平衡是指正常体液保持一定的［H⁺］浓度，以维持机体正常的生命功能。机体在代谢过程中不断产生酸性和碱性物质（主要是前者）。机体必须通过缓冲系统及肺、肾的调节功能来保持机体正常的 pH 值，以保证机体的正常代谢和生理功能。健康人的血浆呈微碱性，pH 为 7.4（7.35 ~ 7.45）。pH<7.35 称为酸中毒，pH>7.45 称为碱中毒。

血浆 pH 值主要取决于血液中最主要的一对缓冲物质，即碳酸氢盐缓冲对［HCO_3^-］和［H_2CO_3］，两者含量的比值正常为 20∶1。当肺呼吸功能障碍导致 CO_2 排出过少或过多，使血浆中［H_2CO_3］的量增加或减少所引起的酸碱平衡紊乱，称为呼吸性酸中毒或碱中毒。若因代谢紊乱使血浆中［HCO_3^-］的量减少或增加而引起的酸碱平衡紊乱，则称为代谢性酸中毒或碱中毒。出现酸碱平衡紊乱时，如果机体通过缓冲系统及肺、肾调节，使血液 pH 值仍保持在正常范围内时则称为代偿性酸中毒或碱中毒。如果［HCO_3^-］和［H_2CO_3］比值不能维持在 20∶1，pH 低于或高于正常范围，则称为是失代偿性代谢性（或呼吸性）酸中毒或碱中毒。小儿常见酸碱失调类型见表 2-6。

表 2-6 各种类型酸碱平衡紊乱的血气分析和 pH 改变

酸碱平衡紊乱的类型			［HCO_3^-］/［H_2CO_3］	pH	HCO_3^-（mmoL/L）	PaCO₂（mm/Hg）	BE（mmoL/L）	CO₂CP（mmoL/L）
正常			20/1	7.4（7.35 ~ 7.45）	24（22 ~ 27）	40（34 ~ 45）	±3	22（18 ~ 27）
酸中毒	代谢性	代偿性	=	=	↓	↓	-↑	↓
		失代偿性	<20/1	↓	↓↓	↓	-↑	↓↓
	呼吸性	代偿性	=	=	↑	↑	+↑	↑
		失代偿性	<20/1	↓	=↓	↑↑	=或+↑	=↑
	呼吸性合并代谢性		<20/1	↓↓	=↓	↓	=或-↑	=↓
碱中毒	代谢性	代偿性	=	=	↑	↑	+↑	↑
		失代偿性	>20/1	↑	↑↑	↑	+↑	↑↑
	呼吸性	代偿性	=	=	↓	↓	-↑	↓
		失代偿性	>20/1	↑	=↓	↓↓	=或-↑	=↓
呼吸性酸中毒合并代谢性碱中毒			=或>20/1	=或↑	↑	↑	+或-↑	↑

注：PaCO₂ 为动脉二氧化碳分压；BE 为碱剩余

CO₂CP 为二氧化碳结合力；↑升高；↓下降；=接近正常；+正值；－负值

1. 代谢性酸中毒 为最常见的一种酸碱平衡紊乱，由于细胞外液中［H⁺］增高或［HCO_3^-］降低所致。

（1）病因 ①体内碱性物质丢失过多，常见于腹泻、肠道造瘘、肾小管酸中毒等；②酸性物质摄入过多，如长期服用氯化钙、氯化铵、水杨酸等；③体内酸性代谢产物产生过多或排出障碍，如饥饿性、糖尿病性酮症酸中毒，脱水、缺氧、休克、心搏骤停所致的高乳酸血症，肾功能障碍等。在区别单纯性或混合性酸中毒时，测定阴离子间隙值有助于诊断。

（2）临床表现　根据［HCO_3^-］测定值可将酸中毒分为轻度（18～13mmoL/L）、中度（13～9mmoL/L）、重度（<9mmoL/L）。轻度酸中毒的症状不明显，常被原发病所掩盖。较重酸中毒表现为呼吸深而有力，唇呈樱桃红色，精神萎靡，嗜睡，恶心，频繁呕吐，心率增快，烦躁不安，甚则出现昏睡、昏迷、惊厥等。严重酸中毒，血浆 pH 值<7.20 时，心肌收缩无力，心率转慢，心输出量减少，周围血管阻力下降，致低血压、心力衰竭和室颤。酸中毒时血浆［HCO_3^-］和pH值降低，［H^-］进入细胞与［K^+］交换，导致细胞内液的［K^+］降低和细胞外液的［K^+］增高，可促使心律失常。酸中毒时血浆游离钙增高，在酸中毒纠正后下降，使原有低钙血症的患儿发生手足搐搦或惊厥。半岁以内小婴儿呼吸代偿功能差，酸中毒时其呼吸改变可不典型，往往仅有精神萎靡、面色苍白等。

（3）治疗

①积极治疗原发病，除去病因。轻度酸中毒经病因治疗，通过机体的代偿可自行恢复，如脱水酸中毒经过补液后，循环和肾功能得以改善，酸中毒即可纠正。

②应用碱性药物。对中、重度酸中毒，可用碱性溶液治疗，一般主张 pH<7.3 时可用碱性液。碳酸氢钠液为碱性药物首选，可口服或静脉给药，能直接增加碱储备，中和［H^+］。在无条件测定血气或测定结果尚未出来之前，可先暂按提高血浆［HCO_3^-］5mmoL/L 计算（1.4%$NaHCO_3$3mL/kg 可提高［HCO_3^-］约 1mmoL/L）必要时 2～4 小时可重复。有血气测定结果时可按公式计算：所需补充的碱性溶液毫摩尔数 = 剩余碱（BE）负值 ×0.3× 体重（kg），因 5% 碳酸氢钠 1mL=0.6mmoL，故所需 5% 碳酸氢钠量（mL）=（−BE）×0.5× 体重（kg）。一般将 5% 碳酸氢钠稀释成 1.4% 碳酸氢钠溶液静脉输入，先给计算总量的 1/2，然后根据治疗后的反应决定是否需要继续用药。由于机体的调节作用，大多数患儿无需给足量即可恢复。纠正酸中毒过程中，钾离子进入细胞内使血清钾浓度下降，故应注意及时补钾。酸中毒纠正后，游离钙减少而出现抽搐者，应注意补钙。

2. 代谢性碱中毒　是由于体内［H^+］丧失或［HCO_3^-］增加所致，儿科临床比较少见。

（1）病因　①机体内酸性物质大量丢失，如剧烈呕吐或胃管引流丢失大量盐酸引起的低氯性碱中毒；②用碱性药物过量；③由于血钾降低，肾脏碳酸氢盐的重吸收增加，如原发性醛固酮增多症、Cushing's 综合征；④呼吸性酸中毒时，肾脏代偿性分泌 H^+，增加 HCO_3^- 重吸收，使酸中毒得到代偿，当应用机械通气后，血 $PaCO_2$ 能迅速恢复正常，而血中 HCO_3^- 含量增高，导致代谢性碱中毒；⑤细胞外液减少及近端肾小管 HCO_3^- 的重吸收增加。

（2）临床表现　轻症除原发病外可无其他明显症状；重症表现为呼吸慢而浅或暂停，头晕、躁动、手足麻木；当失代偿时，血中游离钙减少，出现低钙性手足搐搦，伴低钾者出现低钾症状。

（3）治疗

①病因治疗：治疗原发病，停用碱性药物，纠正脱水，补钾、氯、钙。

②轻症：静滴 0.9% 氯化钠注射液，可得到纠正。

③重症：pH>7.6，［HCO_3^-］>40mmoL/L，血［Cl^-］<85mmoL/L 可给予氯化铵治疗，肝、肾功能不全者和呼吸性酸中毒合并代谢性碱中毒者禁用。有低钾、低钙者须相应补给钾、

钙剂。

3. 呼吸性酸中毒 是由于通气障碍导致体内 CO_2 潴留、H_2CO_3 增高所致，儿科亦较多见。

（1）病因

①急慢性肺部疾患：肺炎、支气管哮喘、肺水肿、喉头水肿、呼吸道异物、分泌物堵塞、肺不张、肺萎缩、呼吸窘迫综合征等。

②胸腔和胸廓病变：如气胸、胸腔积液、创伤和手术等。

③呼吸中枢功能减退或受抑制：如因呼吸抑制药物过量、缺氧缺血性脑病、颅脑外伤、脑炎、脑膜炎等。

④呼吸肌麻痹或痉挛：多发性神经根炎、脊髓灰质炎、低血钾、破伤风等引起呼吸肌麻痹，换气不足。

⑤人工呼吸机使用不当，吸入 CO_2 过多导致 CO_2 潴留。

（2）临床表现 除原发病表现外，缺氧为突出症状。高碳酸血症可引起血管扩张，颅内血流增加，致头痛及颅内压增高。

（3）治疗 主要是治疗原发病，改善通气和换气障碍，解除呼吸道阻塞，给予低流量氧气吸入，必要时用人工呼吸机以改善缺氧和高碳酸血症，对重症失代偿性呼吸性酸中毒患儿，应行气管插管或气管切开，有呼吸中枢抑制者酌情应用呼吸兴奋剂，一般禁用镇静剂。

4. 呼吸性碱中毒 由于通气过度导致体内 CO_2 过度减少，血浆中 H_2CO_3 降低所致。

（1）病因 呼吸性碱中毒是由于肺泡通气过度增加致二氧化碳分压降低。其原发病因可为心理因素所致呼吸过度，呼吸机使用不当等导致的 CO_2 排出过多，呼吸系统疾病如肺炎、肺水肿、高山病等所致缺氧；神经系统疾病如脑炎、脑肿瘤、颅脑外伤或呼吸兴奋药物过量导致呼吸中枢兴奋，过度呼吸。另外，低氧、严重贫血、CO 中毒时呼吸加快，水杨酸中毒（早期）也能出现呼吸性碱中毒。

（2）临床表现 主要为呼吸深快，其他症状与代谢性碱中毒相似。

（3）治疗 治疗原发病为主，改善呼吸功能后碱中毒可逐渐恢复。纠正电解质紊乱，有手足搐搦者给予钙剂。

（三）电解质紊乱

低钾血症

正常血清钾浓度为 3.5 ~ 5.5mmol/L。当血清钾 <3.5mmol/L 时，为低钾血症。钾缺乏时，血清钾常降低，但脱水、酸中毒、组织细胞破坏等因素常能影响细胞内外钾的分布，故血钾高低不与机体钾总量呈绝对相关，细胞外液钾含量也不能完全代表体内钾的量。

（1）病因

①钾摄入量不足：如长期不能进食或进食少，静脉补液内不加或少加钾盐。

②经消化道丢失钾过多：如频繁呕吐、腹泻或胃肠造瘘、引流。

③经肾脏排钾过多：如长期使用排钾利尿药、肾上腺皮质激素，肾小管酸中毒，原发或继发性醛固酮增多症等。

④钾分布异常：纠正酸中毒过程中，钾由细胞外过多转移入细胞内导致血清钾降低，如家族性周期性低钾麻痹症、胰岛素治疗、碱中毒等。

（2）临床表现 取决于失钾的速度、程度，以及血内其他电解质成分的改变。一般血清钾低于 3mmoL/L 时，可出现临床症状。

①心血管系统：心脏对缺钾敏感，低钾对心肌的影响最明显，导致心肌收缩无力。表现为心动过速，第一心音低钝，心律失常，心衰，猝死。心电图显示 ST 段下移、T 波增宽、出现 U 波、Q-T 间期延长、室性或室上性心动过速、室颤。

②神经肌肉系统：神经肌肉兴奋性降低，表现肌无力，腱反射减弱或消失，严重者发生弛缓性瘫痪，呼吸肌麻痹，肠鸣音减弱，腹胀，甚至肠麻痹。

③泌尿系统：低血钾使肾脏浓缩功能下降，出现多尿，重者有碱中毒症状；长期低钾可导致肾单位硬化、间质纤维化。

④其他：缺钾还可使胰岛素分泌受抑制、糖原合成障碍，易发生高血糖症。

（3）治疗

①积极治疗原发病，防止钾的继续丢失，尽早恢复正常饮食。

②轻度低钾血症可多进含钾丰富的食物，可口服氯化钾，剂量按每日 200～300mg/kg，分 4～6 次。

③重度低钾血症需静脉补钾，全日总量为 100～250mg/kg（10%KCL1～2.5mL/kg），均匀分配于全日静脉输液中，浓度为 27mmoL/L（0.2%），不超过 40mmoL/L（0.3%），新生儿浓度为 0.15%～0.2%，每日补钾总量静滴时间不少于 8 小时，治疗期间要严密观察临床症状和体征变化，监测血清钾和心电图，随时调整输入含钾溶液的浓度和速度。由于细胞内钾恢复较慢，治疗低钾血症须持续补钾 4～6 日或更长时间，才能逐步纠正。肾功能损害无尿时影响钾的排出，此时补钾有引起高血钾的危险，故必须有尿补钾，膀胱内有潴留尿即可视为有尿。

三、儿科液体疗法常用溶液

（一）非电解质溶液

5% 和 10% 葡萄糖液，输入人体后很快被氧化为水和 CO_2，同时供给能量或转变成糖原贮存体内，故为无张力溶液，仅用于补充水分和部分热量，不能起到维持渗透压的作用。

（二）电解质溶液

用于补充液体容量、纠正电解质和酸碱平衡失调。

1. 氯化钠溶液

（1）0.9% 氯化钠溶液（生理盐水）　为等渗电解质液，Na^+ 含量与血浆相仿，可用于扩张血容量，补充电解质，但 Cl^- 含量比血浆含量（103mmoL/L）高 1/3，大量输入可使血氯升高，血［HCO_3^-］被稀释而加重酸中毒。故酸中毒时应配碱性电解质溶液使用。

（2）3% 氯化钠　每 mL 含 Na^+0.5mmoL，用于纠正低钠血症。

2. 碱性溶液　用于纠正酸中毒。

（1）碳酸氢钠　制剂为 5% 的高渗液（1mL=0.6mmoL），使用时为 1.4% 溶液，为等渗液（详见酸中毒治疗节）。有呼吸性酸中毒 CO_2 潴留者慎用。使用时应注意防止注入血管外造成组织坏死或反复使用使细胞外液渗透压增高。

（2）乳酸钠　需在有氧条件下经肝脏代谢产生［HCO_3^-］而起缓冲作用，显效较缓慢，在休克、缺氧、肝功能不全、新生儿期或乳酸潴留性酸中毒时不宜使用。制剂为 11.2%，其等渗液为 1.87%（11.2% 乳酸钠稀释 6 倍为 1.87% 等张液）。

3. 氯化钾 制剂为 10% 的溶液。用于补充钾，使用时要严格掌握稀释浓度（见低血钾治疗节），不能直接静脉推注，否则有发生心肌抑制和死亡的危险。

4. 混合溶液 根据病情为适应治疗需要，将上述溶液，按一定比例，可配制成不同成分和张力的混合液，可避免或减少单一成分的缺点，以适用于不同补液阶段中不同情况的需要。儿科常用的几种混合液的简易协定配制见表 2-7。

表 2-7 常用溶液成分

溶液	每 100mL 中含	阳离子（mmoL/L）		阴离子（mmoL/L）		Na : Cl	张力（张）
		Na^+	K^+	Cl^-	HCO_3^-		
血浆		142	5	103	24	3 : 2	1
① 0.9% 氯化钠	0.9g	154		154		1 : 1	1
② 5% 或 10% 葡萄糖	5 或 10g						0
③ 5% 碳酸氢钠	5g	595			595		3.5
④ 1.4% 碳酸氢钠	1.4g	167			167		1
⑤ 11.2% 乳酸钠	11.2g	1000			1000		6
⑥ 1.87% 乳酸钠	1.87g	167			167		1
⑦ 10% 氯化钾	10g		1342	1342			8.9
⑧ 0.9% 氯化铵	0.9g	NH_4^+167		167			1
1 : 1 含钠液	①50mL：②50mL	77		77		1 : 1	1/2
1 : 2 含钠液	①35mL：②65mL	54		54		1 : 1	1/3
1 : 4 含钠液	①20mL：②80mL	30		30		1 : 1	1/5
2 : 1 含钠液	①65mL：④/⑥35mL	158		100	58	1 : 2	1
2 : 3 : 1 含钠液	①33mL：②50mL：④/⑥17mL	79		51	28	1 : 2	1/2
4 : 3 : 2 含钠液	①45mL：②33mL：④/⑥22mL	106		69	37	1 : 2	2/3

注：血浆渗透压正常范围为 280 ~ 320mmoL/L（简记为 300mmoL/L），溶液渗透压在此范围内者称等张（或等渗）。

5. 口服补液盐（oral rehydration salts，ORS） 是世界卫生组织（WHO）1971 年推荐用以治疗急性腹泻合并脱水的一种溶液。其理论基础是小肠微绒毛上皮细胞上存在 Na^+- 葡萄糖的共同载体。此载体上有 Na^+ 和葡萄糖两个结合位点：只有 Na^+ 和葡萄糖同时与载体结合，才能转运，并显著增加钠和水的吸收。世界卫生组织 2004 年推荐的低渗口服补液盐（口服补液盐Ⅲ）配方为氯化钠 2.6g，枸橼酸钠 2.9g，氯化钾 1.5g，无水葡萄糖 13.5g，加温开水 1000mL。制成溶液的电解质浓度为 Na^+75mmoL/L，K^+20mmoL/L，Cl^-65mmoL/L，枸橼酸根 10mmoL/L，其电解质的渗透压为 170mmoL/L（约 1/2 张）。具有纠正脱水、酸中毒及补钾的作用。在用于补充继续损失量和生理需要量时，ORS 需适当稀释。

四、液体疗法

液体疗法是纠正水、电解质和酸碱紊乱，恢复和维持血容量及机体的体液平衡，以保证机体的正常生理功能的重要措施。在补液前要全面掌握患儿的情况，包括病史、症状、体征及必要的实验室检查，进行综合分析。正确判断病人脱水和电解质紊乱的性质、程度，并在此基础上制定出合理有效、切实可行的补液计划。包括补液量、液体成分（其中包括各阶段成分）、步骤和给液速度等。由于体液成分失衡的原因和性质非常复杂，在输液过程中要密切观察病情变化，并根据病情随时调整。液体疗法包括补充累积损失量（治疗前水、电解质总损失量）、继续损失量（治疗过程中，由于病因未完全解除，而造成体液继续异常丢失量）和生理需要量（维持基础代谢所需）3个部分。

（一）补充累积损失量

1.定量　补液量根据脱水的程度决定：婴幼儿轻度脱水30～50mL/kg，中度脱水50～100mL/kg，重度脱水100～120mL/kg。先给计算总量的1/2～2/3，学龄前期及学龄期小儿体液组成已接近成人，补液量应酌减1/4～1/3。

2.定性　给液种类根据脱水性质决定。原则先盐后糖，即先补充电解质后补充糖液。通常对低渗脱水应补给2/3张含钠液，等渗脱水补给1/2张含钠液，高渗脱水补给1/3～1/5张含钠液。若临床上判断脱水性质有困难时，可先按等渗脱水补充。

3.定速　补液速度取决于脱水程度，原则上先快后慢。如重度脱水，尤其对于有明显血容量和组织灌注不足的患儿，应首先快速应用等张含钠液（生理盐水或2∶1含钠液），按20mL/kg（总量不超过300mL）于30分钟至1小时内静脉输入，以迅速改善循环血量和肾功能；其余累积损失量于8～12小时内输完。但对高渗性脱水患儿的输注速度宜稍慢，因为低渗液体输入过快，水分易进入细胞引起脑细胞水肿，甚至发生惊厥，使病情突然恶化。

4.纠正酸中毒　严重酸中毒需补给碱性溶液（见酸中毒治疗节），待循环改善、酸中毒纠正、见尿后应及时补钾，出现低钙、低镁症状者亦需相应补充。

（二）补充继续损失量

在开始补液时，原发造成脱水的原因大多继续存在，如腹泻、呕吐、胃肠引流等，以致体液继续丢失，如不予以补充又成为新的累积损失，应给予补充。此种丢失量依原发病而异，且每日有变化，必须根据实际损失量用类似的溶液补充。如临床常见的婴儿腹泻，在早期严格禁食的情况下，体液继续损失量一般每日10～40mL/kg之间，可选用1/3～1/2张含钠液。各种损失成分见表2-8。

表2-8　各种损失液成分

	Na$^+$（mmoL/L）	K$^+$（mmoL/L）	Cl$^-$（mmoL/L）	蛋白（g/dL）
胃液	20～80	5～20	100～150	—
胰液	120～140	5～15	90～120	—
小肠液	100～140	5～15	90～130	—
胆汁液	120～140	5～15	50～120	—

续表

	Na$^+$（mmoL/L）	K$^+$（mmoL/L）	Cl$^-$（mmoL/L）	蛋白（g/dL）
回肠造瘘口损失液	45～135	5～15	20～115	—
腹泻液	10～90	10～80	10～110	—
出汗（正常）	10～30	3～10	10～25	—
烫伤	140	5	110	3～5

（三）补充生理需要量

包括热量、水和电解质 3 个方面的需要量。每日摄入的液量要供给肺和皮肤挥发的不显性失水量或由汗、尿、大便等损失的水量，一般按每消耗 418kJ（100kcaL）热量需要 120～150mL 水计算；在禁食情况下，为了满足基础代谢需要，每日供给热量为 60～80kcaL/kg，每日正常大小便、出汗而损失的电解质不多，平均为 2～3mmoL/100kcaL。尽量口服补充，不能口服或口服量不足者可静脉滴注 1/5～1/4 张含钠液，同时给予生理需要量的钾。长期输液或合并营养不良者，应注意蛋白质的补充。

各种疾病导致的脱水、电解质紊乱和酸碱失衡对以上 3 部分的需要量稍有不同，其中生理需要量是共同的。如一般疾病不能进食者只需补充生理需要量，而婴儿腹泻则 3 项均需补充。

（四）其他处理

1. 补钙　补液过程中出现抽搐、手足搐搦者，可用 10% 葡萄糖酸钙 5～10mL，用等量葡萄糖液稀释后静脉滴注。心衰患儿在用洋地黄制剂时慎用。

2. 补镁　在补钙后手足搐搦不见好转或反而加重时要考虑低镁血症，可测定血镁浓度，同时用 25% 硫酸镁，每次 0.2～0.4mL/kg，深部肌肉注射，每日 2～3 次，症状消失后停用。

第 2 天的补液需根据病情重新估计脱水情况来决定补液量，一般只需补充继续损失量和生理需要量。能口服者应尽量口服。

第三章　新生儿与新生儿疾病

第一节　新生儿分类、特点与护理

新生儿（neonate，newborn）系指从脐带结扎到生后 28 天内的婴儿。研究新生儿生理、病理、疾病防治及保健等方面的学科称为新生儿学（neonatology）。

一、新生儿分类

1. 根据胎龄分类　胎龄（gestational age，GA）是从末次月经第 1 天起到分娩时为止，通常以周表示。①足月儿：37 周 ≤ GA<42 周（259～293 天）的新生儿；②早产儿：GA<37 周（<259 天）的新生儿；③过期产儿：GA ≥ 42 周（≥ 294 天）的新生儿。

2. 根据出生体重分类　出生体重（birth weight，BW）指出生 1 小时内的体重。①正常出生体重儿：BW 为 2500～4000g；②低出生体重儿：BW<2500g，其中 BW<1500g 称为极低出生体重儿，BW<1000g 称为超低出生体重儿；③巨大儿：BW>4000g。

3. 根据出生体重和胎龄的关系分类　①小于胎龄儿：BW 在同胎龄儿平均体重的第 10 百分位数以下；②适于胎龄儿：BW 在同胎龄儿平均体重的第 10 至第 90 百分位数之间；③大于胎龄儿：BW 在同胎龄儿平均体重的第 90 百分位数以上。

4. 根据出生后周龄分类　①早期新生儿：生后 1 周以内的新生儿，也属于围生儿；②晚期新生儿：出生后第 2 周开始至第 4 周末的新生儿。

5. 高危儿　指已经发生或可能发生危重疾病而需要监护的新生儿。常见于以下情况：①母亲有糖尿病史、感染、吸烟、吸毒或酗酒史，母亲为 Rh 阴性血型，母亲过去有死胎、死产或性传播病史等；②母孕史：母亲年龄 >40 岁或 <16 岁，母亲患妊娠高血压综合征，孕期有阴道流血、先兆子痫、子痫、羊膜早破、胎盘早剥、前置胎盘等；③分娩史：各种难产（高位产钳、胎头吸引、臀位产）、分娩过程中使用镇静和止痛药物史等；④新生儿窒息、多胎儿、早产儿、小于胎龄儿、巨大儿、宫内感染、先天畸形等。

二、正常足月儿和早产儿的特点

正常足月儿是指出生时 37 周 ≤ GA<42 周，2500g ≤ BW ≤ 4000g，无畸形或疾病的活产婴儿。早产儿又称未成熟儿，母亲孕期疾病、外伤、生殖器畸形、过度劳累、胎盘异常、多胎及胎儿畸形等均是引起早产的原因。

1. 正常足月儿和早产儿外观特点　正常足月儿与早产儿在外观上各具特点，见表 3-1。

表 3-1　正常足月儿与早产儿外观特点

部位	早产儿	足月儿
皮肤	绛红、水肿和毳毛多	红润、皮下脂肪丰满和毳毛少
头发	细、乱而软	头发分条清楚
耳壳	软、缺乏软骨、耳舟不清楚	软骨发育好、耳舟成形、直挺
指、趾甲	未达到指、趾端	达到或超过指、趾端
跖纹	足底纹理少	足纹遍及整个足底
乳腺	无结节或结节 <4mm	结节 >4mm，平均 7mm
外生殖器（男婴）	睾丸未降或未完全降至阴囊	睾丸已降至阴囊
（女婴）	大阴唇不能遮盖小阴唇	大阴唇遮盖小阴唇

2. 正常足月儿和早产儿生理特点

（1）呼吸系统　胎儿肺内充满液体，足月儿为 30～35mL/kg，出生时经产道挤压，约 1/3 肺液由口鼻排出，其余在建立呼吸后被肺间质内毛细血管和淋巴管吸收。新生儿呼吸频率较快，安静时为 40～60 次 / 分，呼吸主要靠膈肌运动，呈腹式呼吸。早产儿呼吸中枢发育未成熟，呼吸浅表且节律不规整，常出现周期性呼吸及呼吸暂停。呼吸停止 <20 秒，不伴有心率减慢及发绀者称为周期性呼吸；呼吸停止 >20 秒，伴心率 <100 次 / 分及发绀者称为呼吸暂停。早产儿因肺泡表面活性物质少，易发生呼吸窘迫综合征。

（2）循环系统　出生后血液循环变化主要有：①脐带结扎后，胎盘 - 脐血循环终止；②随着呼吸建立和肺膨胀，肺循环阻力下降，肺血流增加；③由于肺血管阻力降低后右心压力降低而左心压力增高的原因，使卵圆孔关闭；④由于动脉氧分压的增高，动脉导管收缩，继而关闭，完成胎儿循环向成人循环的转变。新生儿心率波动范围较大，通常为 90～160 次 / 分。足月儿血压平均为 70/50mmHg（9.3/6.7kPa）。早产儿心率偏快，血压较低，部分可伴有动脉导管开放。

（3）消化系统　足月儿吞咽功能已经完善，但食管下部括约肌松弛，胃呈水平位，幽门括约肌较发达，易溢乳。肠管壁较薄、通透性高，有利于吸收乳汁中的营养物质，但肠腔内毒素和消化不全产物也容易进入血循环，引起中毒症状。消化道已能充分分泌大部分消化酶，但淀粉酶在生后 4 个月才能达到成人水平，因此不宜过早喂淀粉类食物。生后 10～12 小时开始排胎便，2～3 天排完。胎便由胎儿肠道分泌物、胆汁及咽下的羊水等组成，呈糊状，为墨绿色。若生后 24 小时仍不排胎便，应检查是否有肛门闭锁或其他消化道畸形。因肝内尿苷二磷酸葡萄糖醛酸基转移酶的量及活力不足，多数生后出现生理性黄疸，同时对多种药物处理能力（葡萄糖醛酸化）低下，易发生药物中毒。

早产儿吸吮力差，吞咽反射弱，贲门括约肌松弛，胃容量小，更易发生溢乳。消化酶含量接近足月儿，但胆酸分泌少，脂肪的消化吸收较差。肝内酶的量及活力比足月儿更低，生理性黄疸较重，持续时间较长。肝脏合成蛋白能力差，常发生低蛋白血症和水肿，白蛋白减少也可使血清游离胆红素增加，易引起核黄疸。糖原储备少，易发生低血糖。

（4）泌尿系统　足月儿出生时已具有与成人相同数量的肾单位，但其肾小球滤过功能低

NOTE

下。肾稀释功能虽与成人相似，但其浓缩功能很差，故对浓缩乳或牛乳喂养的新生儿应补足水分。新生儿一般在生后 24 小时内开始排尿，少数在 48 小时内排尿，如 48 小时仍不排尿应进一步检查。

早产儿肾浓缩功能更差，葡萄糖阈值低，易发生糖尿。由于碳酸氢根阈值低和肾小管排酸能力差，加之普通牛乳中蛋白质含量和酪蛋白比例高使内源性氢离子增加，故牛乳喂养儿易患晚期代谢性酸中毒，表现为面色苍白、反应差、体重不增和代谢性酸中毒。因此，人工喂养者应采用早产儿配方奶粉。

（5）血液系统　足月儿血容量平均为 85mL/kg（80 ~ 100mL/kg）。出生时红细胞、网织红细胞和血红蛋白含量较高，血红蛋白中胎儿血红蛋白占 70% ~ 80%，5 周后降到 55%，随后逐渐被成人型血红蛋白取代。白细胞数生后第 1 天为 15 ~ 20 × 10^9/L，3 天后明显下降，5 天后接近婴儿值；分类中以中性粒细胞为主，4 ~ 6 天与淋巴细胞相近，以后淋巴细胞占优势。血小板出生时已达成人水平。由于胎儿肝脏维生素 K 储存量少，凝血因子 II、VII、IX、X 活性低，故生后常规肌注维生素 K_1。

早产儿血容量为 85 ~ 110mL/kg，周围血有核红细胞较多，白细胞和血小板稍低于足月儿。由于早产儿红细胞生成素水平低下、先天性铁储备少、血容量增加迅速，"生理性贫血"出现早，而且胎龄越小，贫血持续时间越长，程度越重。

（6）神经系统　足月儿大脑皮层兴奋性低，睡眠时间长，觉醒时间一昼夜仅为 2 ~ 3 小时。大脑皮层对下级中枢抑制较弱，且锥体束、纹状体发育不全，常出现不自主和不协调动作。新生儿出生时已具备多种暂时性的原始反射，常用的原始反射如下：①觅食反射：用手指触摸新生儿口角周围皮肤，头部转向刺激侧并张口将手指含入。②吸吮反射：将乳头或奶嘴放入新生儿口内，出现有力的吸吮动作。③握持反射：将物品或手指放入新生儿手心中，立即将其握紧。④拥抱反射：新生儿仰卧位，检查者拍打床面后新生儿双臂伸直外展，双手张开，然后上肢屈曲内收，双手握拳呈拥抱状。上述反射生后数月自然消失，如新生儿期这些反射减弱或消失常提示有神经系统疾病。此外，正常足月儿也可出现年长儿的病理性反射如 Kernig 征、Babinski 征和 Chvostek 征等，腹壁和提睾反射不稳定，偶可出现阵发性踝阵挛。由于前囟和颅缝尚未闭合，有颅内病变时脑膜刺激征多不明显。新生儿脑相对大，脊髓相对长，其末端约在3、4 腰椎下缘，故腰穿时应在第 4、5 腰椎间隙进针。

早产儿觉醒时间更短，胎龄愈小，原始反射愈难引出或反射不完全，肌张力低。此外，早产儿尤其极低出生体重儿脑室管膜下存在着发达的胚胎生发层组织，易发生脑室管膜下出血及脑室周围白质软化。

（7）体温　足月儿体温调节中枢功能尚不完善，皮下脂肪薄，体表面积相对较大，容易散热。寒冷时无寒战反应，主要靠棕色脂肪代偿产热。生后环境温度显著低于宫内温度，散热增加，因此适宜的环境温度（中性温度）对新生儿至关重要。所谓中性温度是机体维持正常所需的代谢率和耗氧量最低时的最适宜环境温度。新生儿出生体重、生后日龄不同，中性温度也不同。如环境温度过低，可发生低体温、低氧、低血糖和代谢性酸中毒等；如环境温度高、进水少及散热不足，可使体温升高，发生脱水热。适宜的环境湿度为 50% ~ 60%。

早产儿体温调节中枢功能更不完善，皮下脂肪更薄，并且胎龄越小，棕色脂肪越少，代偿产热的能力也越差，如环境温度低时，更易发生低体温。因汗腺发育差，如环境温度高时，体温也易升高。

（8）免疫系统 足月儿非特异性和特异性免疫功能均不成熟。皮肤黏膜薄嫩易擦破；脐部开放，细菌易进入血液。由于血中补体水平低，缺乏趋化因子，IgA和IgM不能通过胎盘，因此易患细菌感染，尤其是革兰阴性杆菌；分泌型IgA缺乏，易患呼吸道和消化道感染。早产儿非特异性和特异性免疫功能更差，且胎龄愈小，通过胎盘到达体内的IgG含量愈低，故更易患感染性疾病。

（9）能量及体液代谢 足月儿每日基础热量消耗为209kJ/kg（50kcaL/kg），每日共需热量为418～502kJ/kg（100～120kcaL/kg）。体内含水量占体重的70%～80%，随日龄增加逐渐减少。生后头几天生理需水量为每日60～100mL/kg，但由于体内水分丢失较多，生后1周内可有生理性的体重下降，一般约10天后恢复到出生体重。

（10）常见的几种特殊生理状态

①生理性黄疸：参见本章第二节。

②"马牙"和"螳螂嘴"：在上腭中线和齿龈部位，由上皮细胞堆积或黏液腺分泌物积留形成的黄白色小颗粒，俗称"马牙"，数周后可自然消退。新生儿两侧颊部各有一隆起的脂肪垫，俗称"螳螂嘴"，有利于吸吮乳汁。不可擦拭及挑破"马牙"和"螳螂嘴"，以免发生感染。

③乳腺肿大或假月经：男女新生儿生后4～7天均可有乳腺增大，如蚕豆或核桃大小，2～3周消退；部分女婴生后5～7天阴道流出少许血性分泌物，可持续1周，俗称"假月经"。二者均因来自母体的雌激素中断所致。

④新生儿红斑及粟粒疹：生后1～2天，在头部、躯干及四肢常出现大小不等的多形性斑丘疹，称为"新生儿红斑"，1～2天后可自然消失。因皮脂腺堆积在鼻尖、鼻翼、颜面部形成小米粒大小黄白色皮疹，称为"新生儿粟粒疹"，几天后亦可自然消失。

三、足月儿及早产儿护理

1. 保温 新生儿生后应注意保温，采取各种保温措施，使婴儿处于中性温度中，尤其是低出生体重儿或伴低体温者，应置于自控式开放式抢救台上或温箱中，并根据体重、日龄选择中性环境温度，使腹壁温度维持在36.5℃左右。

2. 喂养 足月儿生后半小时即可哺母乳，以促进乳汁分泌，并防止低血糖。提倡按需哺乳。配方乳可每3小时1次，每日7～8次。喂奶前应清洗乳头，奶后将婴儿竖立抱起、轻拍背部，以排出咽下的空气，防止溢奶。奶量以奶后安静、不吐、无腹胀、胃内无残留（经胃管喂养）和理想的体重增长（15～30g/d，生理性体重下降期除外）为标准。否则应注意查找原因。早产儿也应以母乳喂养为宜，必要时可用早产儿配方奶。开始先试喂5%糖水，以后根据胎龄、出生体重、喂养后耐受情况及体重增长情况调整哺乳量，早产儿理想的体重增长每日为10～15g/kg。胎龄愈小，出生体重愈低，每次哺乳量愈少，喂奶间隔时间也愈短。哺乳量不能满足所需热量者应辅以静脉营养。

足月儿生后应肌注1次维生素K_1，剂量为1mg，早产儿应连续应用3次。生后4天加维生素C每日50～100mg，10天后加维生素A每日500～1000IU，维生素D每日400～1000IU；4周后添加铁剂，足月儿每日给元素铁2mg/kg，极低出生体重儿每日给3～4mg/kg，并同时加用维生素 E 25U 和叶酸 2.5mg，每周 2 次。

3. 呼吸管理　保持呼吸道通畅，早产儿仰卧时可在肩下放置软垫，避免颈部弯曲，呼吸道梗阻。出现发绀时应查找原因，同时予以吸氧，吸氧流量或浓度以维持动脉血氧分压 50～70mmHg（6.7～9.3kPa）或经皮血氧饱和度 90%～95% 为宜。切忌给早产儿常规吸氧。如出现呼吸暂停，轻者经弹、拍打足底或刺激皮肤等可恢复呼吸；重者需经面罩或气管插管抱球复苏，同时应去除原发病因并转入 NICU 进行监护和治疗。反复发作者可给予氨茶碱静脉注入，负荷量为 4～6mg/kg，12 小时后给予维持量，每日 2～4mg/kg。

4. 预防感染　婴儿室工作人员应严格遵守消毒隔离制度，做到以下几方面。①保持呼吸道通畅：清除呼吸道分泌物，生后数小时内，让婴儿侧卧位，有助于残存在呼吸道内的黏液自然流出。②保持脐带残端清洁和干燥：每日用酒精棉签擦拭脐带残端和脐窝部。如有肉芽组织，可用硝酸银烧灼局部；如有化脓感染，用过氧化氢或碘酒消毒。必要时全身应用抗生素。③保持皮肤清洁：每日用温水清洗头、面、臀及会阴部。清洗后，皮肤皱褶处，如颈部、腋窝、腹股沟处涂抹少许滑石粉或痱子粉，以保持干燥，防止尿布疹的发生。

早产儿免疫力低，早产儿室及所接触的物品均应定期消毒；室内地板、床架及暖箱应湿式清洁，定期乳酸熏蒸消毒；对感染者应及时隔离治疗。

5. 预防接种　生后 3 天接种卡介苗；生后 1 天、1 个月、6 个月时应各注射乙肝疫苗 1 次，每次 20～30μg。母亲为乙肝病毒携带者，或乙肝患者，婴儿出生后应立即肌注高价乙肝免疫球蛋白 0.5mL，同时换部位注射重组乙肝病毒疫苗 10μg。

6. 开展新生儿筛查　应开展先天性甲状腺功能减低症、苯丙酮尿症、葡萄糖 –6– 磷酸脱氢酶（G–6–PD）缺陷及先天性肾上腺皮质增生症等先天性疾病的筛查。

第二节　新生儿黄疸

新生儿黄疸（neonatal jaundice）是因胆红素在体内积聚而引起的皮肤黏膜或其他器官黄染。新生儿血中胆红素超过 85μmoL/L（5mg/dL）可出现肉眼可见的黄疸。当血中非结合胆红素过高时，可引起胆红素脑病（核黄疸），造成神经系统的永久性损害，常留有后遗症，表现为智力低下、脑瘫及核黄疸四联症（包括手足徐动症、眼球向上转动障碍、听觉障碍及牙釉质发育不良），严重者可导致死亡。

新生儿黄疸分为生理性黄疸与病理性黄疸，属中医"胎黄""胎疸"范畴。

【病因病机】

1. 新生儿胆红素代谢特点

（1）胆红素生成过多　胎儿在宫内处于低氧环境，刺激促红细胞生成素的产生，红细胞生成相对较多，出生后血氧分压升高，过多的红细胞被破坏；新生儿红细胞寿命短（早产儿低于 70 天，足月儿约 80 天，成人为 120 天），且血红蛋白的分解速度是成人的 2 倍；新生儿肝脏和其他组织中的血红素及骨髓红细胞前体较多。以上原因均可导致新生儿胆红素生成增多。

（2）血浆白蛋白联结胆红素的能力不足　胆红素进入血循环，与血浆中白蛋白联结后，运送到肝脏进行代谢。刚娩出的新生儿常有不同程度的酸中毒，可使胆红素与白蛋白联结减少；

早产儿胎龄越小，白蛋白含量越低，其联结胆红素的量也越少。

（3）肝细胞处理胆红素能力不足　非结合胆红素进入肝细胞后，与Y、Z蛋白结合，在光面内质网，主要通过尿苷二磷酸葡萄糖醛酸基转移酶（UDPGT）的催化，形成水溶性、不能透过半透膜的结合胆红素，经胆汁排泄至肠道。新生儿出生时肝细胞内Y蛋白含量极微（生后5~10天达到正常），UDPGT含量也低（生后1周接近正常），且活性差（仅为正常的0~30%），因此，生成结合胆红素的量较少；出生时肝细胞排泄结合胆红素到肠道的能力低下，早产儿更为明显，可出现暂时性肝内胆汁淤积。

（4）肠肝循环特点　肠道内的结合胆红素，被细菌还原成尿胆原及其氧化产物，其中大部分随粪便排除，小部分结合胆红素被肠道的β–葡萄糖醛酸苷酶水解为非结合胆红素，后者被肠道吸收后，极少量由肾脏排泄，余下的经门静脉至肝脏重新转变为结合胆红素，再经胆道排泄到肠道，即胆红素的"肠肝循环"。新生儿肠蠕动性差，肠道菌群尚未完全建立，肠腔内β–葡萄糖醛酸苷酶活性相对较高，可将更多的结合胆红素转化为非结合胆红素，后者又被肠吸收经门脉而达肝脏，致使肠肝循环增加，血胆红素水平升高。此外，胎粪约含胆红素80~200mg，如排泄延迟，也可使胆红素重吸收增加。

2. 病理性黄疸的常见原因

（1）感染因素

①新生儿肝炎：多由宫内病毒感染引起，常见的病毒有乙型肝炎病毒、巨细胞病毒、风疹病毒、单纯疱疹病毒、肠道病毒及EB病毒等。起病较缓而隐匿，常在生后数天至数周内渐见黄疸，在不受注意中持续或加剧，或生理性黄疸消退而又再度出现黄疸，可伴有食欲下降、呕吐、肝脏轻度至中度增大，脾脏肿大不显著。风疹病毒、巨细胞病毒引起的肝炎，常伴有先天畸形或宫内生长障碍。

②新生儿败血症：常见的病原体为细菌，也可为霉菌、病毒或原虫等。早期症状不典型，表现为进奶量减少或不吃，发热或体温过低，病理性黄疸，哭声低，嗜睡或烦躁不安等症状；若出现肝脾轻、中度肿大，出血倾向，休克，多脏器功能衰竭等则应高度怀疑本病的发生。

（2）非感染因素

①新生儿溶血病：系指母、子血型不合引起的同族免疫性溶血。我国以ABO血型不合最常见；其次为Rh血型不合引起的溶血病。ABO溶血病主要发生在母亲O型而胎儿A型或B型。Rh溶血病中以RhD溶血病最常见，其次为RhE。

②胆管阻塞：胆道闭锁和先天性胆总管囊肿，使肝内或肝外胆管阻塞，结合胆红素排泄障碍，导致病理性黄疸；肝和胆道的肿瘤也可压迫胆管造成阻塞。

③母乳性黄疸：喂母乳后发生非结合胆红素增高，发病机制尚未完全明确。临床特点为患儿一般情况较好，暂停母乳3~5天黄疸减轻，在母乳喂养条件下，黄疸完全消退需1~2个月。

④其他：遗传疾病，如葡萄糖–6–磷酸脱氢酶（G-6-PD）缺陷、球形红细胞增多症、半乳糖血症等；药物因素，如维生素K_3、K_4等药物可引起黄疸。

3. 中医病因病机　本病主要为先天胎禀湿蕴，或后天感受湿邪（湿热或寒湿）所致。湿热或寒湿之邪，蕴结于中焦脾胃，阻滞气机，则肝失疏泄，胆汁外溢，发为胎黄。病位在脾、胃、肝、胆。

（1）湿热熏蒸　孕母内蕴湿热传于胎儿，或胎产之时，或出生之后，婴儿感受湿热邪毒。湿热邪毒蕴结脾胃，熏蒸肝胆，以致胆汁外溢皮肤、面目，发为胎黄。湿热熏蒸，黄色鲜明，属于阳黄。

（2）寒湿阻滞　先天禀赋不足，脾阳本虚，寒湿内生；或生后为湿邪所侵，蕴于脾胃，脾阳受困，湿从寒化。寒湿阻滞，气机不畅，以致肝失疏泄、胆液外溢而发病。因湿邪阻滞，脾阳受遏，故黄色晦暗，精神疲乏，属阴黄之候。

（3）瘀积发黄　先天缺陷，胆道阻塞，或湿邪蕴结肝胆日久，气血郁阻，肝胆疏泄失常，络脉瘀积而致黄色晦暗，多伴肚腹胀满，胁下结成痞块。

若热毒炽盛，湿热化火，内陷厥阴，可出现黄疸加深、神昏、抽搐等胎黄动风之危象；若邪毒炽盛，正气不足，气阳虚衰，出现面色苍白、四肢厥冷、呼吸急促、脉微等胎黄虚脱之证。

【临床表现】

1. 生理性黄疸　生后 2 ~ 3 天出现黄疸，4 ~ 5 天达高峰，足月儿在 2 周内消退，早产儿可延续到 3 ~ 4 周，一般情况良好。

2. 病理性黄疸　黄疸出现早（出生 24 小时内），发展快，黄色明显，也可消退后再次出现，或黄疸出现迟，持续不退，日渐加重。肝脾可见肿大，精神倦怠，不欲吮乳。可见导致病理性黄疸的原发疾病症状。

3. 胆红素脑病　因血液中非结合胆红素增高，通过血脑屏障进入中枢神经系统导致神经细胞的中毒性病变，又称核黄疸，是最严重的并发症。初期表现为嗜睡，吸吮减弱，肌张力减低；痉挛期表现为凝视，高热，哭声高尖，抽搐，角弓反张，呼吸衰竭，脑出血，甚至死亡；恢复期痉挛减轻，吸吮、反应、肌张力等逐渐恢复，约持续 2 周。多遗留核黄疸后遗症。

【诊断与鉴别诊断】

1. 诊断

（1）生理性黄疸　①一般情况良好；②足月儿生后 2 ~ 3 天出现黄疸，4 ~ 5 天达高峰，5 ~ 7 天消退，最迟不超过 2 周；早产儿黄疸多于生后 3 ~ 5 天出现，5 ~ 7 天达高峰，7 ~ 9 天消退，最长可延迟到 3 ~ 4 周；③血清胆红素足月儿 <221μmoL/L（12.9mg/dL），早产儿 <257μmoL/L（15mg/dL）。符合以上 3 项，并排除病理性黄疸后方可确定为生理性黄疸。

（2）病理性黄疸　①生后 24 小时内出现黄疸；②血清胆红素足月儿 >221μmoL/L（12.9mg/dL），早产儿 >257μmoL/L（15mg/dL），或每日上升超过 85μmoL/L（5mg/dL）；③黄疸持续时间足月儿 >2 周，早产儿 >4 周；④黄疸退而复现；⑤血清结合胆红素 >34μmoL/L（2mg/dL）。具备上述任何一项者均可诊断为病理性黄疸。

2. 鉴别诊断　主要对导致病理性黄疸的发病原因进行鉴别，由于新生儿黄疸产生原因较多且发病机制复杂，需详细询问病史、全面体格检查和必要的影像学、实验室检查以明确病因。

【治疗】

1. 治疗原则　重视病因治疗；对症治疗，降低血中非结合胆红素浓度，防止胆红素脑病的发生。中医以利湿退黄为主要治疗原则。

2. 西医治疗

（1）病因治疗

①新生儿肝炎：以保肝治疗为主，供给充分的热量及维生素。禁用对肝脏有毒的药物。

②先天性胆道闭锁：强调早期诊断，早期手术治疗。

③新生儿败血症：一般应联合应用抗生素静脉给药治疗，要早用药、足疗程，同时注意药物的副作用。

④其他：注意防止低血糖、低体温，纠正缺氧、贫血、水肿和心力衰竭等。

（2）对症治疗

①光照疗法：简称光疗，是降低血清非结合胆红素简单而有效的方法。

指征：一般足月儿血清总胆红素 >205μmoL/L（12mg/dL），均可给予光疗；由于早产儿的血脑屏障尚未发育成熟，胆红素更易引起神经系统损害，因此对于高危新生儿可放宽指标，对超低、极低出生体重儿可预防性光疗。

注意事项：a. 光照时，婴儿双眼用黑色眼罩保护，以免损伤视网膜，会阴、肛门部用尿布遮盖，其余均裸露，照射时间以不超过 3 天为宜。b. 光疗可出现发热、腹泻和皮疹，但多不严重，可继续光疗。c. 蓝光可分解体内核黄素，加重溶血，故光疗时应补充核黄素（光疗时每次 5mg，每日 3 次；光疗后每日 1 次，连服 3 日）。d. 当血清结合胆红素 >68μmoL/L（4mg/dL）时可使皮肤呈青铜色即青铜症，此时应停止光疗，青铜症可自行消退。此外，光疗时应适当补充水分及钙剂。

②药物治疗：a. 供给白蛋白：输血浆每次 10～20mL/kg 或白蛋白 1g/kg，以增加其与非结合胆红素的联结，减少胆红素脑病的发生。b. 纠正代谢性酸中毒：利于非结合胆红素与白蛋白的联结。c. 肝酶诱导剂：能增加 UDPGT 的生成和肝脏摄取非结合胆红素的能力。常用苯巴比妥每日 5mg/kg，分 2～3 次口服，共 4～5 日。

③换血疗法：主要是换出部分血中游离抗体和致敏红细胞，减轻溶血；换出血中大量胆红素，防止发生胆红素脑病；纠正贫血，改善携氧，防止心力衰竭。

新生儿溶血病换血的指征：符合下列条件之一者即应换血：a. 产前已明确诊断，出生时脐血总胆红素 >68μmoL/L（4mg/dL），血红蛋白低于 120g/L，伴水肿、肝脾肿大和心力衰竭者；b. 生后 12 小时内胆红素每小时上升 >12μmoL/L（0.7mg/dL）者；c. 光疗失败，指高胆红素血症经光疗 4～6 小时后血清总胆红素仍每小时上升 8.6μmoL/L（0.5mg/dL）；d. 已有胆红素脑病早期表现者。

3. 中医治疗

（1）辨证论治　本病辨证首辨阴阳，次辨轻重虚实。黄疸色泽鲜明如橘皮，尿黄如橘汁，烦躁多啼，舌红苔黄腻者为阳黄；黄疸日久不退，色泽晦暗，便溏色白，舌淡苔腻者，为阴黄。轻者见面目、皮肤发黄，精神尚可；重者可见黄疸急剧加重，胁下痞块迅速增大，甚则神昏抽搐。湿热郁蒸者病程短，多属实证。寒湿阻滞者病程长，中阳不振，多属虚证。瘀积发黄，伴腹胀青筋显露，多属于虚中夹实之证。黄疸急剧加深，四肢厥冷，脉微欲绝者，为胎黄虚脱证；若黄疸显著，伴有尖叫抽搐，角弓反张者，为胎黄动风证。

治疗以利湿退黄为基本法则。早期湿热较盛，郁热在里，宜清热利湿，佐淡渗健脾。经早期治疗，热邪渐退，湿郁缠绵；中期宜活血化瘀，佐清热利湿；后期湿热郁积所余无几，宜疏肝养肝，配益气健脾，兼清余邪。

常证

①湿热熏蒸

【证候】面目皮肤发黄，颜色鲜明，精神疲倦或烦躁啼哭，不欲吮乳，或有发热，大便秘结，小便短黄，舌质红，舌苔黄腻。

【辨证】本证为阳黄，起病急，临床以黄色鲜明，全身症状及舌象均表现为湿热壅盛之象为特征。新生儿溶血性黄疸、肝细胞性黄疸多表现为此证型。本证重症易发生胎黄动风和胎黄虚脱之变证。

【治法】清热利湿退黄。

【方药】茵陈蒿汤加味。呕吐者，加陈皮、制半夏、竹茹降逆止呕；小便短黄者，加车前草、泽泻利湿；腹胀者，加枳实、厚朴、莱菔子理气导滞。

②寒湿阻滞

【证候】面目皮肤发黄，色泽晦暗，黄疸持久不退，精神倦怠，四肢欠温，不欲吮乳，时时啼哭，大便溏薄，或便色灰白，小便短少，舌质偏淡，舌苔白腻。

【辨证】本证为阴黄，一般起病缓，病程长。临床以黄色晦暗、精神倦怠、四肢欠温等虚寒之象为特征。

【治法】温中化湿退黄。

【方药】茵陈理中汤加味。湿重呕吐，加陈皮、制半夏、薏苡仁、泽泻化湿和胃止呕；寒重肢冷，加附片、吴茱萸、桂枝温阳散寒；络脉瘀阻，肝脾肿大，加丹参、当归、三棱、莪术活血化瘀祛积。

③瘀积发黄

【证候】面目皮肤发黄，颜色晦滞，日益加重，腹部胀满，右胁下痞块，神疲纳呆，小便短黄，大便不调或灰白，舌紫暗有瘀斑、瘀点，舌苔黄或白。

【辨证】此证病程较长，属于阴黄证。临床以黄疸逐渐加重，皮肤黄疸色泽晦暗无华，伴有肝脾肿大为特征。

【治法】化瘀消积退黄。

【方药】血府逐瘀汤加减。若大便干结，加大黄通腑泄热；大便稀溏，加党参、白术、山药补气健脾；瘀积之证多因湿邪未解，气血瘀滞所致，治宜清除湿邪，疏通肝胆，化瘀消积，治疗中应注意疏泄不可太过，以防伤正，可适时加用扶正之品。

变证

①胎黄动风

【证候】黄疸迅速加重，嗜睡，神昏，抽搐，舌质红，苔黄腻。

【辨证】此证多由湿热熏蒸所致黄疸发展而来，来势急骤，病情危重。临床以黄疸迅速加深，伴神昏、抽搐为特征。

【治法】平肝息风，利湿退黄。

【方药】羚角钩藤汤加减。可鼻饲安宫牛黄丸或紫雪丹清热凉营，开窍息风。

②胎黄虚脱

【证候】黄疸迅速加重，面色苍黄，气促，汗出，神昏，四肢厥冷，胸腹欠温，舌淡苔白。

【辨证】本证为阳气欲脱之危证。临床以黄疸加重同时突然出现神昏，四肢厥冷为特点。

【治法】大补元气，回阳固脱。

【方药】参附汤合生脉散加减。

（2）中成药　茵栀黄口服液，用于湿热熏蒸证。

（3）中药外治法　黄柏30g。煎水去渣，水温适宜时，让患儿浸浴，反复擦洗10分钟，每日2次。适用于湿热熏蒸证。

【预防与调护】

1. 预防

（1）妊娠期及哺乳期母亲，饮食应清淡，营养丰富，忌饮酒及过食辛热、油腻、生冷食物。如孕母有肝炎病史，或曾产育病理性黄疸婴儿者，产前应测定血中抗体及其动态变化，并采取相应预防性用药措施。

（2）新生儿生后应注意保暖，尽早频繁有效地吸吮，促进胎便顺利排出，减少高胆红素血症的发生。

（3）保护新生儿皮肤、脐部、臀部清洁，避免损伤，防止感染。

2. 调护

（1）注意观察黄疸患儿的全身情况，有无吮乳困难、嗜睡、精神萎靡、两目斜视、四肢强直或抽搐等症，以便早期诊治。

（2）加强新生儿抚触，背部抚触可刺激背部皮神经，反射性引起脊髓排便中枢兴奋，从而加快胎粪尽早排泄。

【临证思维与启迪】

新生儿黄疸在临证时要区分生理性黄疸和病理性黄疸。生理性黄疸一般不需要特殊治疗，如血清胆红素超过诊断标准时，除进一步查明原因外，应酌情采用中西医结合疗法，配合光疗。早期开始喂奶，可刺激肠管蠕动，促进胎便顺利排出，又可建立肠道的正常菌群，促进粪胆原的生成，减少肝肠循环，可助减轻黄疸的程度。

论治黄疸，仲景谓"诸病黄家，但利其小便"，阴黄以温阳化湿；阳黄以清热利湿。施苦寒清利当中病即止，而顾脾之法，必当贯彻始终，本着顾脾不碍邪的原则灵活运用。

第三节　新生儿寒冷损伤综合征

新生儿寒冷损伤综合征（neonatal cold injury syndrome）亦称新生儿硬肿症，是由于寒冷和/或多种疾病所致，以低体温和皮肤硬肿为主要临床表现，重症可发生多器官功能损害。本病多发生于寒冷地区和寒冬季节，早产儿、严重感染等情况的新生儿易于罹患。随着新生儿保暖技术的普及、新生儿转运技术的开展及居住条件的改善，本病的发病率已显著下降。

本病可归属于中医"胎寒""五硬"等范畴。

【病因病机】

1. 西医病因及发病机制

（1）寒冷和保温不当　新生儿尤其是早产儿发生低体温和皮肤硬肿的主要原因是：①体温

调节中枢发育不成熟。当环境温度过低时，其增加产热和减少散热的调节功能差，使体温减低。②体表面积相对较大，皮下脂肪少，血管丰富，易于失热。环境温度降低时，散热增加使体温下降。③能量贮备少，产热不足。新生儿以棕色脂肪组织的化学产热方式为主，缺乏寒战等物理产热方式。因此，新生儿期易发生低体温，早产儿、低出生体重儿和小于胎龄儿尤为明显。④新生儿皮下的白色脂肪中，饱和脂肪酸较多，且熔点高，当体温降低时，则皮脂易发生硬化。综上所述，当环境温度过低时，新生儿易出现体温过低和皮肤硬肿。

（2）某些疾病　严重感染、缺氧、心力衰竭和休克等使能量消耗增加，摄入不足，再加上缺氧使物质的氧化发生障碍，故产热能力明显不足。因此，在正常散热的条件下，易出现低体温和皮肤硬肿。严重的颅脑疾病也可抑制尚未成熟的体温调节中枢使散热大于产热，出现低体温，甚至皮肤硬肿。

（3）多器官损害　低体温和皮肤硬肿，可使局部血液循环淤滞，引起缺氧和代谢性酸中毒，导致皮肤毛细血管壁通透性增加，出现水肿。如低体温持续存在和／或硬肿面积继续扩大，缺氧和代谢性酸中毒加重，引起多器官功能损害。严重者因微循环障碍而出现 DIC，常导致肺出血而死亡。

2. 中医病因病机　内因主要是先天禀赋不足，元阳不振，失于温煦；外因为护养保暖不当，感受寒邪，或感受他邪，气血运行失常所致。病变脏腑在脾肾，阳气虚衰、寒凝血涩是本病的主要病机。

（1）寒邪侵袭　小儿为稚阴稚阳之体，由于护理不当，外感风寒，寒邪直中脏腑，寒凝气滞，血行不畅，可见肌肤僵硬，呈青紫色，形成硬肿。

（2）肾阳虚衰　先天禀赋不足，元阳不振，或复感寒邪，损伤机体阳气，阳气更加虚衰。阳气虚衰，不能温煦肌肤，故身寒肢冷，体温不升；阳虚而生内寒，寒凝则气滞血瘀，形成皮肤硬肿，颜色紫暗。严重者血不循经而外溢，出现皮下瘀斑。脾肾阳虚，水湿无以温化，则见水肿；阳衰之极，可见气息微弱、全身冰冷、脉微欲绝之危候。

【临床表现】

本病多发生在寒冷季节或重症感染时，大部分发生于生后 1 周，早产儿尤为多见。主要表现为不吃、不哭、低体温、皮肤硬肿、多脏器受累。

1. 低体温　肛温 <35℃，重症 <30℃，四肢或全身冰凉，常伴有心率减慢。小儿反应低下，吮乳差或拒乳，哭声低弱或不哭，活动减少，也可出现呼吸暂停。

2. 皮肤硬肿　皮脂硬化，皮肤紧贴皮下组织，不能移动，按之似橡皮样感，皮肤呈暗红色或青紫色，伴水肿者有指压凹陷。硬肿常呈对称性，其发生的顺序依次为：下肢→臀部→面颊→上肢→全身。硬肿面积可按头颈部 20%、双上肢 18%、前胸及腹部 14%、背部及腰骶部 14%、臀部 8% 及双下肢 26% 计算。硬肿面积与脏器功能损伤程度关系密切。严重硬肿可妨碍关节功能活动，胸部受累可致呼吸困难。

3. 多器官功能损害　常有休克、DIC、急性肾功能衰竭、肺出血等多器官功能不全表现。

【辅助检查】

根据病情需要，检测血常规、血气分析、电解质、血糖、肾功能、心电图、X 线胸片等，当疑有 DIC 时，可依条件做 DIC 的有关实验室检测。

【诊断与鉴别诊断】

1. 诊断　在寒冷季节，环境居处温度低，或保暖不当，出现体温降低，皮肤硬肿即可诊断。临床依据体温及皮肤硬肿范围分为：①轻度：体温≥35℃，皮肤硬肿范围<20%；②中度：体温<35℃，皮肤硬肿范围20%~50%；③重度：体温<30℃，皮肤硬肿范围>50%，常伴有器官功能障碍。

2. 鉴别诊断

（1）新生儿水肿　可表现为局限性水肿，常发生于女婴会阴处，在数日内可自愈。早产儿水肿常见下肢凹陷性水肿，有时可波及手背、眼睑及头皮，大多在数日内自行消退。新生儿Rh溶血病或先天性肾病，水肿往往较严重，但有其各自的临床特点，一般不难鉴别。

（2）新生儿皮下坏疽　多发生于寒冷冬季，有难产或用产钳分娩史，受挤压部位易发生。常由金黄色葡萄球菌感染所致。表现为身体受压部位局部皮肤变硬，略肿，发红，边界不清，往往可迅速蔓延，先呈暗红色后转变为黑色，重症可有出血和溃疡形成，亦可融合成大片坏疽。

【治疗】

1. 治疗原则　及时复温，提供热量和液体，去除病因，早期纠正脏器功能紊乱；中医治疗以温阳逐寒、活血化瘀为基本治疗法则。

2. 西医治疗

（1）复温　对低体温患儿复温是治疗的关键。①凡肛温>30℃且腋温－肛温差（T_{A-R}）≥0，提示棕色脂肪产热好，可将患儿置于已预热至适中温度的暖箱中，一般经6~12小时即可恢复正常体温；②若肛温<30℃时，多数患儿T_{A-R}<0，提示体温很低，棕色脂肪被消耗，且易造成多器官损害，一般均应将患儿置于箱温比肛温高1℃~2℃的暖箱中进行外加温。每小时提高箱温0.5℃~1℃（箱温不超过34℃），在12~24小时内可恢复正常体温。然后根据患儿体温，调整暖箱温度，并同时监测呼吸、心率、血压及血气等。在肛温>30℃，T_{A-R}<0时，仍提示棕色脂肪不产热，故此时也应采用外加温使体温回升。

若无条件，也可用热水袋、温水浴、火炕、电热毯包裹等方法，或将患儿置于怀抱中紧贴人体加温。

（2）补充热量和液体　热量供给应从每日210kJ/kg（50kcaL/kg）开始，逐渐增加至每日419~502kJ/kg（100~120kcaL/kg）；液体量可按0.24mL/kJ（1mL/kcaL）计算。有明显心、肾功能损害者，应严格控制输液速度和液体入量。

（3）控制感染　选择适当抗生素，防止感染，并给予必要的对症处理。

（4）防治脏器功能损害　有微循环障碍、休克者应进行纠酸、扩容，使用血管活性物质；有肺出血时应及早气管内插管，进行正压通气治疗；出现急性肾功能衰竭、DIC时要及时对症处置。

3. 中医治疗

（1）辨证论治　本病首先辨别虚、实、寒、瘀。凡早产儿、体弱儿，喂养反应迟钝、哭声低微、气息微弱者，属于阳虚；体质尚可，皮肤硬肿、凉、暗、发紫，有冷冻史者属于寒实。血瘀证在本病普遍存在，辨证要点为肌肤质硬色紫暗。阳虚者治疗以益气温阳为主，寒实者治疗以温经通络为主，临床上不论属于哪种证型，均应佐以活血化瘀。治疗中可采取多种途径给药，内外合治。

①寒凝血滞

【证候】全身欠温，肌肤发凉，臀部、四肢、面颊可见硬肿，皮肤板硬，不易捏起，颜色暗红，青紫，或红肿如冻伤，唇色暗红，指纹沉滞不显。

【辨证】本证多系体弱小儿中寒而致。临床表现以全身欠温、硬肿部位局限为特征。

【治法】温经散寒，活血通络。

【方药】当归四逆汤加减。若寒甚，加制附子、干姜温阳散寒；硬肿甚，加鸡血藤、郁金活血通络；腹胀气滞者，加乌药、木香理气行滞。

②阳气虚弱

【证候】全身冰冷，僵卧少动，肌肤板硬而肿，范围波及全身，局部皮肤暗红或苍白，反应极差，气息微弱，哭声低微无力，吸吮困难，尿少或无尿，舌质淡，指纹淡红或隐伏不现。

【辨证】本证病情危重，多发生于早产儿、小于胎龄儿。临床表现以全身冰冷，硬肿范围大为特征。

【治法】益气温阳，通经活血。

【方药】参附汤加味。若食少气弱者，加白术、陈皮健脾益气；口吐白沫，呼吸不匀者，加僵蚕、胆南星化痰开窍；血瘀明显者，加桃仁、红花、赤芍活血化瘀；小便不利者，加茯苓、生姜皮利水消肿。

（2）外治法

①中药热敷：生葱 30g，生姜 30g，淡豆豉 30g。捣碎混匀，酒炒，热敷于局部。用于寒凝血涩证。

②中药药浴：取当归、红花、川芎、赤芍、五灵脂、肉桂、丹参各 6g，鸡血藤、黄芪各 8g，研粉加水煎至 2000mL，滤去药渣，作药浴用。水温 37℃～40℃，每次 15 分钟，每日 1～2 次。浴时室温应在 30℃或稍高，浴后立即擦干，放入暖箱中保温。

③艾条温灸：用艾条温灸硬肿局部。

【预防与调护】

1. 预防

（1）做好孕妇保健，尽量避免早产，减少低体重儿的出生。防止产伤、窒息等。

（2）寒冷季节出生的小儿应加强保暖，室温一般应不低于 24℃，若室温过低，应增加包被。

（3）出生后的新生儿，应经常检查皮肤及皮下脂肪的软硬情况，加强消毒隔离，防止和减少新生儿感染的发生。

2. 调护

（1）对早产儿、体弱儿要做好保暖工作，供给足够热量。

（2）加强合理喂养。能吸吮者，尽量母乳喂哺和口服补液，对吸吮力差者，可用鼻饲，必要时静点葡萄糖注射液。

第四节　新生儿缺氧缺血性脑病

缺氧缺血性脑病（hypoxic-ischemic encephalopathy，HIE）是指围生期窒息引起的部分或完全缺氧、脑血流减少或暂停而导致胎儿或新生儿脑损伤。HIE 是引起新生儿急性死亡和慢性神经系统伤残的主要原因之一。本病的发病率早产儿明显高于足月儿，但由于足月儿在活产新生儿中占绝大多数，故临床以足月儿多见。本病属于中医学"惊风""胎惊""胎病"等范畴。

【病因病机】

1. 西医病因、发病机制及病理

（1）病因　围生期窒息是引起 HIE 的主要原因。另外，出生后肺部疾患、心脏病变及严重失血或贫血也可造成脑损伤。

（2）发病机制　缺氧缺血性脑损伤机制十分复杂，机体遭受缺氧缺血打击后，神经系统发生一系列病理生理变化，包括血流动力学变化、能量代谢障碍、发生炎症反应，导致神经细胞死亡。主要有以下几方面。

①脑血流改变：窒息早期，体内血液重新分布，首先保证脑的血液供应，脑血流量明显增加。随着缺氧缺血时间延长，心功能受损导致全身血压下降，使脑血流减少。由于脑内血流的自身调节作用，使有限的血液首先保证代谢最旺盛的部位，如脑干、丘脑及小脑的血供，而大脑皮质矢状旁区及其下部的白质（大脑前、中、后动脉的边缘带）最易受损，这些易于被损伤的部位称之为选择性易损区。足月儿的易损区在大脑矢状旁区的脑组织；早产儿的易损区位于脑室周围的白质区。如为急性完全性缺氧缺血，则代偿机制不会发生，脑损伤可发生在基底神经节等代谢最旺盛的部位。缺氧和高碳酸血症还可导致脑血管自主调节功能障碍，形成"压力被动性脑血流"，即脑血流灌注完全随全身血压的变化而波动。当血压升高时，脑血流过度灌注可致颅内血管破裂出血；当血压下降、脑血流减少时，则引起缺血性脑损伤。

②脑组织代谢改变：缺氧时无氧糖酵解增加，乳酸增加，ATP 产生减少，细胞膜钠泵、钙泵功能不足，使钠、钙离子与水进入细胞内，造成细胞毒性脑水肿，而钙离子则不但导致细胞不可逆性的损害，还可以激活某些受其调节的酶，引起胞浆膜磷脂成分分解，进一步破坏脑细胞膜的完整性及通透性。当血液再灌时还可产生自由基，加重细胞损伤；脑缺氧缺血时一些兴奋性氨基酸浓度增高，也可造成钠、钙离子内流，诱发上述生化反应，最终导致神经元发生水肿、凋亡和坏死。

（3）病理　病变范围、分布和类型主要取决于损伤时脑成熟程度、损害程度及持续时间。病理改变主要包括弥漫性脑水肿、选择性神经元死亡（包括坏死和凋亡）及梗死、脑白质软化和脑出血等；足月儿主要病变在脑灰质；早产儿则主要表现为脑室周围白质软化和脑室周围－脑室内出血。

2. 中医病因病机　本病的病因主要有父母精血亏损，或孕期调护失宜，损伤胎元之气；或分娩不顺，导致窒息，使胎儿颅脑损伤。主要病机是气血不足，血脉不充，心脑失养。病位主要在脾、肝、肾，脾肾虚损为主，肝风内动为标。

本病与五脏虚损有关，以脾、肝、肾三脏关系最为密切。脾乃后天之本，气血津液生化之源，主肌肉四肢，藏意。脾气虚，不能上荣于心，神失所养，智能不开，思维迟钝，则体格生长发育及智能发育均滞后；肝藏血，主筋，出谋略。肝血不足，血不养脑，神志失职，谋虑失常，肝失濡养，筋弱失养，虚风内动则拘急或弛缓；肾主骨生髓，上充于脑，藏志，出技巧，为生长发育之根本。肾气虚损，脑髓空虚，大脑失养，临床上则可表现为大脑迟钝，目光呆滞，肢体活动不协调。

【临床表现】

主要表现为意识障碍，肌张力及原始反射改变，惊厥，脑水肿及脑干受损等神经系统症状。惊厥常发生在出生后 24 小时内，脑水肿、颅内高压在 24～72 小时内最明显。临床上一般可分为轻、中、重三度。重度者一般在出生后 3 天内病情恶化导致死亡。HIE 临床分度见表3-2。

表 3-2　HIE 临床分度

临床表现	分度		
	轻度	中度	重度
意识	兴奋抑制交替	嗜睡	昏迷
肌张力	正常或稍增加	减低	松软或间歇性伸肌张力增高
原始反射			
拥抱反射	活跃	减弱	消失
吸吮反射	正常	减弱	消失
惊厥	可有肌阵挛	常有	有或持续状态
中枢性呼吸衰竭	无	有	明显
瞳孔改变	正常或扩大	常缩小	不对称或扩大，对光反射迟钝
前囟张力	正常	正常或稍饱满	饱满明显增高
病程及预后	症状在 72 小时内消失，预后好	症状在 14 天内消失，可能有后遗症	症状可持续数周，病死率高，存活者多有后遗症

【辅助检查】

1. 血清酶活性测定　血清肌酸磷酸激酶（creatine kinase，CK）有 3 种同工酶，即 CK-BB、CK-MB 和 CK-MM，其中 CK-BB 主要存在于脑和神经组织中（正常值 <10U/L），脑组织受损时 CK-BB 值升高。

2. 神经元特异性烯醇化酶　主要存在于神经元和神经内分泌细胞中，HIE 时血浆中此酶活性升高（正常值 <6μg/L）。

3. B 超　主要对脑水肿早期（72 小时内）诊断较敏感，但对矢状旁区的损伤不敏感。

4. CT 扫描　头部 CT 检查有助于病变范围和预后的判断，最适检查时间为生后 4～7 天。

5. 磁共振（MRI）　是判断足月儿和早产儿脑损伤的类型、范围、严重程度及评估预后的重要影像学依据，特别是弥散加权磁共振（diffusion weighted imaging，DWI）对早期缺血脑组织损伤诊断提供了重要信息。

6. 脑电图 脑电图异常在中、重度 HIE 患儿较常见。

【诊断与鉴别诊断】

1. 诊断 根据围生期窒息史、神经系统表现及影像学检查可作出诊断。

2. 鉴别诊断 本病应与先天性病毒感染、遗传代谢性疾病及寄生虫感染等疾病引起的神经系统疾病相鉴别。

【治疗】

1. 治疗原则 早期干预，采用有效的支持疗法及对症治疗，减少后遗症的发生；同时配合中医内外治法。

2. 西医治疗

（1）支持疗法 ①维持良好的通气换气功能，保持 $PaO_2 \geqslant 7.98 \sim 10.64kPa$（$60 \sim 80mmHg$），$PaCO_2$ 和 pH 在正常范围；②维持良好的循环功能，使心率、血压保持在正常范围，以保证机体各器官的血流灌注；③维持血糖在正常高值范围（$4.16 \sim 5.55mmoL/L$，$75 \sim 100mg/dL$），以维持神经细胞代谢所需能量来源，但也不可过高，防止由于过高导致组织酸中毒。

（2）控制惊厥 首选苯巴比妥，负荷量 $15 \sim 20mg/kg$，于 $15 \sim 30$ 分钟缓慢静注，若不能控制惊厥，1 小时后可再加用 $10mg/kg$。$12 \sim 24$ 小时后给维持量，每日 $3 \sim 5mg/kg$，静滴或肌注。顽固性抽搐者加用地西泮，每次 $0.1 \sim 0.3mg/kg$ 静脉滴注。或加用水合氯醛 $50mg/kg$ 灌肠。

（3）治疗脑水肿 一般首选呋塞米，每次 $1mg/kg$ 静注；颅内压增高明显时可用 20% 甘露醇静脉注射，每次 $0.25 \sim 0.5g/kg$，酌情 $6 \sim 12$ 小时 1 次，连用 $3 \sim 5$ 日。糖皮质激素一般不主张使用。控制输液量，每日液体总量不超过 $60 \sim 80mL/kg$。

（4）新生儿期后的治疗 病情稳定后应及早进行智能及体能的康复训练，减少后遗症。

3. 中医治疗

（1）辨证论治 本病为本虚标实之证，治疗以补益脾肾，安神定惊为主要治疗原则。病情轻者以风邪内动为主；病情重者以虚为主，当注意辨气虚和阳虚。风邪内动治以安神定惊；气虚胎惊治以益气定惊；阳气衰脱治以开窍定惊、回阳救逆。

①风邪内动

【证候】生后即哭闹不安，物动则惊，声响即动，肢体拘紧，下颌抖动，吮乳如常，舌质淡红，指纹在风关内。

【辨证】本证多见于轻度缺氧缺血性脑病，临床以物动则惊，肢体拘急，下颌抖动为特征。

【治法】安神定惊。

【方药】钩藤汤加减。

②气虚胎惊

【证候】生后嗜睡，对外反应低下，肢体松软，时而手足抽搐，翻眼，肌紧握拳，面青缩腮，前囟稍填，舌质暗红，指纹达风关以上。

【辨证】本证多见于中度缺氧缺血性脑病，临床以生后嗜睡、反应低下、肢体松软、时而手足抽搐为特征。

【治法】益气定惊。

【方药】参蛤散加减。

③阳气衰脱

【证候】生后昏迷状，肢体松软或拘紧，惊搐频作，四肢厥冷。舌质淡白或紫暗，指纹可达命关。

【辨证】本证多见于重度缺氧缺血性脑病，临床以生后昏迷、肢体松软或拘紧、四肢厥冷为特征。病情危重，急需救治。

【治法】开窍定惊，回阳救逆。

【方药】苏合香丸合参附汤加味。惊搐频作加钩藤、天麻息风止痉。

（2）针灸疗法及推拿疗法　为本病后遗症期主要治疗方法（详见第八章第六节）。

【预防与预后】

1. 预防

（1）积极推广新法复苏，防止围生期窒息。

（2）做好产前检查，正确指导孕妇分娩，加强对产程的监控，防止产伤。

2. 预后　本病预后与病情严重程度、抢救是否正确及时有关。病情严重的幸存者常留有不同程度的运动和智力障碍、癫痫等后遗症。对遗留后遗症的患儿，可进行合理功能训练。

第四章　呼吸系统疾病

第一节　小儿呼吸系统解剖、生理、免疫学特点与相关检查

小儿呼吸系统分为上、下呼吸道，通常以环状软骨下端为界划分。上呼吸道包括鼻、鼻窦、咽、咽鼓管、会厌及喉；下呼吸道包括气管、支气管、毛细支气管、呼吸性毛细支气管、肺泡管及肺泡。与成人相比，小儿的呼吸系统有以下特点。

一、解剖特点

1.上呼吸道　婴幼儿后鼻道狭窄，缺少鼻毛，鼻黏膜柔嫩，血管组织丰富。感染后易发生充血肿胀，使鼻道更加狭窄而出现鼻塞。年长儿常可累及鼻窦，以上颌窦及筛窦感染多见。小儿鼻泪管短，开口接近于内眦部，瓣膜尚在发育中，咽鼓管较宽、直、短，呈水平位，故鼻咽部炎症易侵入眼结膜和中耳。鼻咽部淋巴组织丰富，包括咽扁桃体及腭扁桃体。咽扁桃体在6个月前发育，以后逐渐萎缩。腭扁桃体至1岁末逐渐增大，4~10岁发育达最高峰，14~15岁时又逐渐退化，故扁桃体炎多见于学龄儿童，婴儿则少见。小儿的喉腔呈漏斗状，软骨柔软，黏膜柔嫩而富有血管及淋巴组织，轻微的炎症即可引起喉头狭窄，出现呼吸困难。

2.下呼吸道　气管呈树枝状分布，右侧支气管短粗，左侧支气管从气管的侧方分出，故支气管异物多见于右侧。婴幼儿的气管和支气管腔较成人狭窄，软骨柔软，黏膜血管丰富，黏液腺分泌较少，黏膜纤毛运动较弱，不能很好地将微生物和黏液清除，故易发生感染，感染后又可因黏膜肿胀和分泌物阻塞而致呼吸道狭窄及阻塞。

小儿肺弹力组织发育较差，血管丰富，间质发育旺盛，肺泡数量较少，整个肺脏含血量相对较多而含气量较少，故易于感染，感染时易致黏液阻塞，引起间质性炎症，并易引起肺不张、肺气肿及肺的后下方坠积性瘀血等。肺泡表面活性物质是一种磷脂蛋白复合物，位于肺泡及呼吸道内壁，具有调整肺泡表面张力大小与稳定肺泡内压力的作用，在呼气期（肺泡缩小）能防止肺泡萎陷，在吸气期（肺泡扩张）能防止肺泡过度膨胀。小儿患病毒性肺炎时，可使肺泡表面活性物质减少，易出现肺不张。

3.纵隔与胸廓　小儿纵隔相对较大，周围组织松软，故在胸腔积液或气胸时易致纵隔移位。婴幼儿胸廓较短，肋骨呈水平位，膈肌位置较高，胸腔小而肺脏相对较大，故在吸气时肺的扩张受到限制，不能充分进行气体交换，呼吸储备能力较小，易因缺氧及二氧化碳潴留而出现青紫。

NOTE

二、生理特点

1. 呼吸频率与节律　小儿肺脏容量按体表面积计算约为成人的 1/6，而新陈代谢旺盛，需氧量接近成人，为满足机体代谢的需要，只能以增加呼吸频率来进行代偿；加之受小儿胸廓解剖特点的限制，故年龄越小，呼吸频率越快。同时情绪波动、哭闹、活动、发热、贫血、呼吸系统和循环系统疾病等均可导致呼吸增快。婴幼儿由于呼吸中枢发育尚未完善，呼吸调节功能差，容易出现呼吸节律不整，可有间歇、暂停等现象，以早产儿或新生儿更为明显。

2. 呼吸类型　婴幼儿呼吸肌发育未完善，呼吸时肺主要向膈肌方向移动，呈腹式呼吸。此后随小儿站立行走，膈肌与腹腔器官下移，呼吸肌也随年龄增长而渐发达，开始出现胸腹式呼吸，7 岁以后混合式呼吸占 4/5，腹式占 1/5。

3. 呼吸功能的特点

（1）肺活量　指一次深呼吸的气量，代表肺脏扩张和回缩的能力。它受呼吸肌强弱、肺组织和胸廓弹性以及气道通畅程度的影响，同时也和年龄、性别、身材等因素有关。在安静时，年长儿仅用肺活量的 12.5% 来呼吸，而婴儿则需用 30% 左右。

（2）潮气量　指安静呼吸时每次吸入或呼出的气量。年龄越小，潮气量越少；小儿肺容量小，按体表面积计算，安静呼吸时其潮气量仅为成人的 1/2。

（3）每分通气量　指潮气量与呼吸频率的乘积。正常婴幼儿由于呼吸频率较快，虽然潮气量小，每分通气量如按体表面积计算与成人相接近。

（4）气道阻力　气道阻力的大小取决于管腔大小与气体流速等。小儿由于气管管径细小，气道阻力大于成人；婴幼儿肺炎时，气道管腔黏膜肿胀、分泌物增加、支气管痉挛等易使管腔更为狭窄，气道阻力增大。

总之，小儿各项呼吸功能还不完善，呼吸的储备能力均较低，较易发生气喘和呼吸衰竭。

三、呼吸道免疫特点

呼吸道的防御机制始于鼻。鼻毛能阻挡外来的较大异物。鼻黏膜富有血管，产生的湿化作用也可使吸水性颗粒增大，以利吞噬细胞吞噬，而婴儿不仅缺乏鼻毛，鼻道黏膜下层血管又较丰富，易充血肿胀而阻塞鼻道。气管黏膜上皮细胞均有纤毛突起，纤毛一致不断地向后摆动，将粘有病原体等异物的黏液痰排出呼吸道，而婴幼儿此种防御机制发育不够成熟。婴幼儿时期肺泡巨噬细胞功能不足，辅助性 T 细胞功能暂时低下，使分泌型 IgA、IgG 含量低微，故易患呼吸道感染。因此小儿呼吸道的非特异性及特异性免疫功能均较差。

四、常用检查方法

1. 体格检查

（1）望诊　①呼吸频率改变：呼吸频率增快是呼吸困难的第一征象，年龄越小表现越明显；呼吸频率减慢和节律不规则是呼吸系统出现的危险征象。②发绀：肢端发绀为末梢性发绀；舌、黏膜的发绀为中心性发绀。中心性发绀比末梢性发绀出现晚，但更有临床意义。③吸气时胸廓凹陷：婴幼儿上呼吸道梗阻或严重肺实变时，胸骨上、下，锁骨上窝及肋间隙软组织凹陷，称三凹征。④其他：小婴儿呼吸困难时常表现为鼻扇、口吐白沫等。

（2）肺部听诊 ①哮鸣音：常于呼气相明显，提示细小支气管梗阻。②喘鸣音 吸气性喘鸣是指吸气时出现喘鸣音同时伴吸气延长，是上呼吸道梗阻的表现；呼气性喘鸣是指呼气时出现喘鸣音同时伴呼气延长，是下呼吸道梗阻的表现。③湿啰音：不固定的中、粗湿啰音常来自小支气管的分泌物；吸气相，特别在深吸气末听到固定不变的细湿啰音，提示肺泡内存有分泌物，常见于肺炎。

2. 血气分析 由于婴儿对肺活量、每分通气量等常规检查不合作，故目前多采用测定血液气体分析来检测婴幼儿的呼吸功能。小儿血液气体分析正常值见表4-1。

表4-1 小儿动脉血液气体分析正常值

项目	新生儿	~2岁	2岁以上
pH 值	7.35 ~ 7.45	7.35 ~ 7.45	7.35 ~ 7.45
PaO_2（kPa）	8 ~ 12	10.6 ~ 13.3	10.6 ~ 13.3
$PaCO_2$（kPa）	4.00 ~ 4.67	4.00 ~ 4.67	4.67 ~ 6.00
SaO_2（%）	90 ~ 97	95 ~ 97	96 ~ 98
HCO_3^-（mmoL/L）	20 ~ 22	20 ~ 22	22 ~ 24
BE（mmoL/L）	–6 ~ +2	–6 ~ +2	–4 ~ +2

五、小儿呼吸系统的解剖、生理特点与中医"肺常不足"的相关性

小儿具有"肺常不足"的生理特点。肺主气，司呼吸，主宣发肃降，开窍于鼻，外合皮毛。肺为娇脏，小儿肺脏尤娇，从小儿呼吸系统解剖、生理特点与免疫功能来看，其呼吸功能发育不完善，储备能力较差，患肺脏疾病后更易引起呼吸衰竭；另外，其特异免疫和非特异免疫功能也未发育至成人水平，若调护失宜或感受外邪，导致肺失宣肃，容易发生感冒、咳嗽、肺炎喘嗽、哮喘等肺系病证及时行疾病。肺与大肠相表里，肺气清肃下降，气机调畅，并布散津液，能促进大肠的传导、糟粕的排出。若患肺脏疾病，肺气壅塞，失于肃降，气不下行，津不下达，引起腑气不通，肠燥便秘。若大肠实热，传导不畅，腑气阻滞，也可影响肺的宣降。因此，在治疗肺系疾病时应用通腑泄热的药物可使腑气通畅，有利于肺气的肃降。

第二节 急性上呼吸道感染

急性上呼吸道感染（acute upper respiratory infection，AURI）简称上感，是指各种病原体侵犯上呼吸道的急性感染，包括急性鼻咽炎、急性咽炎、急性扁桃体炎。本病一年四季均可发生，以气候骤变及冬春季节发病率较高。任何年龄小儿皆可发病，婴幼儿更为多见。

本病属于中医的"感冒"范畴。《幼科释迷》解释感冒为"感者触也，冒其罩乎"，是指感受外邪，触罩肌表全身，概括了病名及其含义。

【病因病机】

1. 西医病因 以病毒为主，占原发上呼吸道感染的90%以上，常见有鼻病毒、柯萨奇病

毒、流感病毒、副流感病毒、呼吸道合胞病毒、冠状病毒、单纯疱疹病毒、EB 病毒、埃可病毒及腺病毒等。肺炎支原体也可引起上呼吸道感染。细菌感染多为继发，溶血性链球菌、肺炎球菌、嗜血流感杆菌及葡萄球菌等多见。

婴幼儿期上呼吸道解剖和免疫特点使其易患本病。此外，营养不良、维生素 D 缺乏性佝偻病、维生素 A 缺乏症、过敏体质及原发性或后天获得性免疫功能低下的患儿，也易患本病。

2. 中医病因病机　小儿感冒发生的原因，以感受风邪为主，常兼寒、热、暑、湿、燥等。小儿肺常不足，当机体抵抗力低下时，外邪易于乘虚侵入而发为感冒。外邪客于肺卫，导致卫阳受遏，肺气失宣，因而出现发热、恶风、鼻塞流涕、喷嚏及咳嗽等症。因此，小儿感冒的病机关键为肺卫失宣。病变部位主要在肺卫，亦常累及肝、脾等脏。

（1）感受风寒　风寒之邪，由口鼻或皮毛而入，束于肌表，郁于腠理。寒主收引，致使肌肤闭郁，卫阳不得宣发，导致发热、恶寒、无汗；寒邪束肺，肺气失宣，气道不利，则致鼻塞、流清涕、咳嗽；寒邪郁于太阳经脉，经脉拘急收引，气血凝滞不通，则致头痛、身痛、肢节酸痛等症。小儿发病之后易于传变，外感风寒，寒易化热，或表寒未解，已入里化热，形成寒热夹杂之证。

（2）感受风热　风热之邪，侵犯肺卫，邪在卫表，卫气不畅，则致发热较重、恶风、微有汗出；风热之邪上扰，则头痛；热邪客于肺卫，肺气失宣，则致鼻塞、流浊涕、喷嚏、咳嗽；咽喉为肺胃之门户，风热上乘咽喉，则致咽喉肿痛等证候。

（3）感受暑湿　夏令冒暑，长夏多湿，暑为阳邪，暑多夹湿，暑湿之邪束于肌表，而致暑邪感冒。暑邪外袭，卫表失宣，则致发热、无汗；暑湿郁遏，清阳不升，则致头晕或头痛；湿邪遏于肌表，则身重困倦；湿邪困于中焦，阻碍气机，脾胃升降失司，则致胸闷、泛恶、食欲不振，甚至呕吐、泄泻。

（4）感受时邪　外感时疫毒邪，犯于肺胃二经。疫毒性烈，易于传变，故起病急，病情重。邪犯肺卫，郁于肌表，则初起发热、恶寒、肌肉酸痛；毒热上炎，则目赤咽红；邪毒犯胃，胃气上逆，则见恶心、呕吐等症。

由于小儿肺脏娇嫩，感邪之后，肺气失宣，气机不利，津液不得敷布而内生痰液，痰壅气道，则咳嗽加剧，喉间痰鸣，此为感冒夹痰；小儿脾常不足，感邪之后，脾运失司，稍有饮食不节，致乳食停滞，阻滞中焦，则脘腹胀满，不思乳食，或伴呕吐、泄泻，此为感冒夹滞；小儿神气怯弱，感邪之后，热扰心肝易致心神不宁，睡卧不实，惊惕抽搐，此为感冒夹惊。

【临床表现】

病情轻重程度相差较大，与年龄、感染病原体和机体抵抗力有关。轻症病例仅有局部症状；重症病例可引起很多并发症，如中耳炎、风湿热、心包炎、骨髓炎等疾病。

1. 普通型上感　婴幼儿可骤然起病，高热、咳嗽、食欲差，可伴有恶心、呕吐、腹泻、烦躁甚至高热惊厥。年长儿症状较轻，常见鼻塞、流涕、喷嚏、发热、咽痛或不适等；有时在发病早期出现阵发性脐周疼痛，与发热所致肠痉挛或肠系膜淋巴结炎有关。体检可见咽部充血，扁桃体肿大，颌下淋巴结肿大、触痛等；肺部听诊呼吸音未见明显异常；肠道病毒感染者可见不同形态的皮疹。病程 3 ~ 5 天。

2. 流行性感冒　系流感病毒、副流感病毒所致。有明显的流行病史，多全身症状突出，如高热、四肢酸楚、头痛等，而上呼吸道的卡他症状不明显。

3. 特殊型上感　①疱疹性咽峡炎：由柯萨奇 A 组病毒所致。好发于夏秋季。表现为急性发热，体温大多在 39℃ 以上，流涎，咽痛等。体检时可见咽部红肿，咽腭弓、悬雍垂、软腭等处可见 2～4mm 大小的疱疹，周围红晕，疱疹破溃后形成小溃疡。病程约 1 周。②咽 - 结合膜热：由腺病毒 3、7 型所致。好发于春夏季，多呈高热，咽痛，眼部刺痛。体检时可见咽部充血，一侧或两侧滤泡性眼结合膜炎，颈部、耳后淋巴结肿大。病程 1～2 周。

【辅助检查】

病毒感染时白细胞总数正常或偏低；细菌感染时白细胞总数及中性粒细胞均增高。咽拭或鼻咽分泌物病毒分离和血清特异性抗体检测，可明确病原；链球菌感染者，血中抗链球菌溶血素"O"（ASO）滴度增高。

【诊断与鉴别诊断】

1. 诊断　根据临床症状及体征，本病不难诊断。

2. 鉴别诊断　需与以下疾病相鉴别：

（1）急性传染病早期　多种急性传染病的早期都有类似感冒的症状，如麻疹、百日咳、水痘、幼儿急疹、传染性非典型肺炎、流行性脑脊髓膜炎等，应根据流行病学史、临床表现、实验室检查资料及其演变特点等加以鉴别。

（2）过敏性鼻炎　某些患儿临床上表现流涕、打喷嚏持续超过 2 周或反复发作，而其他症状较轻，应考虑过敏性鼻炎的可能，鼻拭子涂片嗜酸性粒细胞增多有助于诊断。

【治疗】

1. 治疗原则　急性上呼吸道感染大多以中医辨证治疗为主，以疏风解表为原则。若合并有细菌或肺炎支原体感染者，根据病原体不同选择适当抗生素。感冒兼有夹惊者，及时予以对症处理。

2. 西医治疗

（1）一般治疗　注意休息，多饮水；注意呼吸道隔离，预防并发症。

（2）病因治疗　病毒感染者，可选用利巴韦林等抗病毒药物。如继发细菌感染则选用抗菌药物。

（3）对症治疗　高热可应用布洛芬或对乙酰氨基酚口服，亦可采用冷敷、温水浴等物理降温方法。高热惊厥，需按儿科急症处理，予以镇静、止惊处理。详见第十七章第七节。

3. 中医治疗

（1）辨证论治　本病重在辨外感病邪性质，有风寒、风热、暑湿、疫毒之不同。冬春二季多为风寒、风热感冒；夏季多为暑邪感冒，应注意辨热重还是湿重。分别采用辛温解表、辛凉解表、清暑解表、清热解毒等治疗方法。治疗兼证，应在解表基础上，分别佐以化痰、消导、镇惊之法。

常证

①风寒感冒

【证候】发热，恶寒，无汗，头痛，鼻流清涕，喷嚏，咳嗽，口不渴，咽部不红肿，舌淡红，苔薄白，脉浮紧或指纹浮红。

【辨证】本证多由风寒外袭所致。临床以恶寒无汗，鼻流清涕为特征。风寒证如不及时治疗，易出现入里化热之象。

【治法】辛温解表。

【方药】荆防败毒散加减。头痛明显加葛根、白芷散寒止痛；恶寒无汗加桂枝、麻黄解表散寒；外寒里热证加黄芩、石膏、板蓝根清热泻火。

②风热感冒

【证候】发热，恶风，有汗或少汗，头痛，鼻塞，鼻流浊涕，喷嚏，咳嗽，痰稠色白或黄，咽红肿痛，口干渴，舌质红，苔薄黄，脉浮数或指纹浮紫。

【辨证】本证由风热外袭所致，临床以发热恶风，咽红肿痛，鼻流浊涕为特征。

【治法】辛凉解表。

【方药】银翘散加减。高热，加石膏、黄芩清热；咽红肿痛，加射干、板蓝根清热利咽；鼻塞明显，加辛夷、苍耳子通窍。

③暑邪感冒

【证候】发热，无汗或汗出热不解，头晕，头痛，鼻塞，身重困倦，脘痞泛恶，心烦，食欲不振，或有呕吐、泄泻，小便短黄，舌质红，苔黄腻，脉数或指纹紫滞。

【辨证】本证见于夏季，临床以发热身重，脘痞呕恶，舌苔白腻为特征。偏热者表现为高热，无汗，头痛，口渴心烦，小便短黄；偏湿者表现为发热有汗，汗出热不解，身重困倦，脘痞泛恶，食欲不振。

【治法】清暑解表。

【方药】新加香薷饮加减。偏热重者，加黄连、栀子以清热；偏湿重，加佩兰、藿香祛暑化湿；呕吐，加半夏、竹茹降逆止呕；泄泻，加葛根、黄芩、黄连、苍术清肠化湿。

④时邪感冒

【证候】起病急骤，全身症状重，高热，恶寒，无汗或汗出热不解，头痛，目赤咽红，肌肉酸痛，或腹痛，或恶心呕吐，舌质红，舌苔黄，脉数。

【辨证】本证临床以起病急骤，全身症状重，高热恶寒，无汗或汗出热不解，目赤咽红，全身肌肉酸痛为特征。

【治法】清热解毒。

【方药】银翘散合普济消毒饮加减。高热加柴胡、葛根清热解表；恶心呕吐加竹茹、半夏降逆止呕；腹痛加延胡索、白芍理气缓急止痛。

兼证

①夹痰：感冒兼见咳嗽较剧，痰多，喉间痰鸣。风寒夹痰者，治以辛温解表，宣肺化痰，用三拗汤合二陈汤；风热夹痰者，治以辛凉解表，清肺化痰，合用桑菊饮加减。

②夹滞：感冒兼见脘腹胀满，不思饮食，呕吐酸腐，口气秽浊，大便酸臭，或腹痛泄泻，或大便秘结，小便短黄，舌苔厚腻，脉滑。治以解表兼消食导滞，合用保和丸加减。若大便秘结，小便短黄，壮热口渴，治以通腑泄热，表里双解，用凉膈散加减。

③夹惊：感冒兼见惊惕哭闹，睡卧不宁，甚至骤然抽搐，舌质红，脉浮弦。治以解表兼清热镇惊，合用镇惊丸加减。

（2）中成药

①正柴胡饮冲剂：用于风寒感冒。每次 1～2 岁 1/4 袋，3～6 岁 1/3 袋，7～9 岁 1/2 袋，10～14 岁 1 袋，每日 3 次，温开水冲服。

②小儿豉翘清热颗粒：用于风热感冒证和感冒夹滞证。每次6个月~1岁1~2g，1~3岁2~3g，4~6岁3~4g，7~9岁4~5g，10岁以上6g，每日3次，温开水冲服。

③藿香正气口服液：用于暑湿感冒。每次1岁以下1mL，1~6岁2~3mL，7~14岁5~10mL，每日2~3次，温开水冲服。

④四季抗病毒合剂：用于时邪感冒。每次2~5岁5mL，5~7岁5~10mL，一日3次，温开水冲服。

（3）推拿疗法　推攒竹，分推坎宫，揉太阳，清肺经，分阴阳，揉肺俞。风寒者加揉外劳宫，掐阳池；风热者加推天柱，清天河水，退六腑；夹滞者加补脾，清胃，摩腹；夹痰者加按揉天突，揉膻中；夹惊者加清肝经，清天河水，掐五指节。

（4）针灸疗法

①针法：取大椎、曲池、外关、合谷。头痛加太阳，咽喉痛加少商。用泻法，每日1~2次。用于风热感冒。

②灸法：取大椎、风门、肺俞。用艾条依次悬灸，每穴5~10分钟，以表面皮肤潮热为宜，每日1~2次。用于风寒感冒。

【预防与调护】

1. 预防

（1）经常呼吸新鲜空气，多晒太阳，加强体格锻炼。

（2）避免与感冒病人接触，感冒流行期间少去公共场所，接触病人后要洗手。

（3）居室保持空气流通、新鲜，必要时可进行空气消毒。

2. 调护

（1）发热期间多饮热水。

（2）宜食易消化、清淡的食物，忌食辛辣、冷饮和油腻食物。

第三节　急性支气管炎

急性支气管炎（acute bronchitis）是支气管黏膜的急性炎症，常累及气管，故又称急性气管支气管炎。临床以咳嗽、咯痰为主要症状，多继发于上呼吸道感染之后，或为麻疹、百日咳、伤寒等急性传染病的一种临床表现。冬春季发病较多，3岁以内小儿多见。

本病属于中医学中"咳嗽"的范畴。

【病因病机】

1. 西医病因病理　病因为多种病原微生物。能引起上呼吸道感染的病原体都可引起支气管炎。营养不良、佝偻病、免疫功能失调及特异性体质等均为本病的诱发因素。急性感染早期病理表现为支气管黏膜充血、肿胀，继而浅层纤毛上皮损伤、脱落，黏液腺肥大，分泌物增加，黏膜下层有炎性细胞浸润。

2. 中医病因病机　以感受外邪为主，病位在肺。风邪犯肺，肺失肃降，肺气上逆则咳嗽。肺主通调水道，肺失清肃，则肺不布津，凝聚为痰则咯痰。风易兼夹它邪而为病，夹寒则伴见鼻塞声重，流清涕等风寒表证；夹热则伴见鼻咽干燥，流浊涕等风热表证；夹燥则伴见干咳少痰或无痰等风燥犯肺之证。故临床有风寒、风热、风燥之不同。若咳嗽日久不愈，耗伤肺之气阴，则可转为内伤咳嗽，其诊治可参见第十七章第一节。

【临床表现】

大多先有上呼吸道感染的症状，2~3天后咳嗽加重，呼吸道分泌物增多，痰由白色清稀渐转为黄色黏稠。多伴有发热，婴幼儿症状较重，可伴有呕吐、腹泻等消化道症状。听诊时肺部呼吸音粗糙，也可听到不固定的散在干湿啰音。

【辅助检查】

血常规白细胞总数正常或偏低，由细菌引起或合并细菌感染时可出现白细胞总数升高、中性粒细胞增多、C反应蛋白增高。X线胸部摄片多正常，或为肺纹理增粗。

【诊断与鉴别诊断】

1. 诊断   主要依据病史、临床症状、体征及辅助检查可明确诊断。

2. 鉴别诊断   注意与肺炎早期相鉴别。肺炎早期常有发热、咳嗽、呼吸急促，双肺听诊吸气末可闻及固定细湿啰音或捻发音，胸部X线检查可见斑片状阴影。

【治疗】

1. 治疗原则   西医主要控制感染，对症治疗。中医以疏散外邪，宣通肺气为基本治疗原则。一般尽量不用镇咳剂或镇静剂，以免抑制咳嗽反射，影响黏痰咯出。

2. 西医治疗

（1）控制感染   根据致病微生物种类采用相应药物，考虑有细菌感染时，可适当选用抗生素。

（2）对症治疗   ①化痰：痰稠者，应用氨溴索每日1.2~1.6mg/kg，分3次口服。②止咳平喘：可酌情选用 β_2 受体激动剂等药物吸入治疗。

3. 中医治疗

（1）辨证论治   本病辨证关键在于辨别病邪性质。根据咳嗽的声音，痰的色、质、量辨寒热。一般咳声较急或咳声重浊，有少量白色稀痰者，多属风寒；咳嗽不爽，痰黄黏稠，不易咯出，伴口渴咽痛者，多属风热；咳嗽痰少，不易咯出，或痰中带有血丝，鼻燥咽干者多属风燥。风寒咳嗽治以疏风散寒，宣肺止咳；风热咳嗽治以疏风清热，宣肺止咳；风燥咳嗽治以疏散表邪，润肺化痰。

①风寒咳嗽

【证候】咳嗽频作，咽痒声重，痰白质稀，鼻流清涕，恶寒无汗，或有发热，舌淡红，苔薄白，脉浮紧。

【辨证】本证临床以咳嗽声重，痰白质稀，恶寒无汗为特征。

【治法】疏风散寒，宣肺止咳。

【方药】杏苏散加减。若痰多者，加金沸草、苏子化痰止咳；若风寒束表重者，加荆芥、防风、麻黄解表散寒；若风寒夹热或寒包热者，加黄芩、石膏清里热。

②风热咳嗽

【证候】咳嗽不爽，吐黄色黏稠痰，不易咯出，口渴咽痛，鼻流浊涕，伴发热恶风，汗出头痛，舌质红，苔薄黄，脉浮数。

【辨证】本证临床以咳嗽不爽，痰黄黏稠，口渴咽痛为特征。

【治法】疏风清热，宣肺止咳。

【方药】桑菊饮加减。热重者，加生石膏、知母清热；痰多者，加川贝母、瓜蒌化痰；咳重者，加炙杷叶、前胡宣肺止咳；若喘促明显者，合用麻杏石甘汤宣肺平喘。

③风燥咳嗽

【证候】干咳痰少，不易咯出，或痰中带血，鼻燥咽干，咳甚则胸痛，或有发热，舌尖红，苔薄黄欠润，脉浮数。

【辨证】本证临床以干咳痰少，不易咯出，鼻燥咽干为特征。

【治法】疏散表邪，润肺化痰。

【方药】桑杏汤加减。伤津较重者，加麦冬、玉竹养阴生津；咽痛，可加玄参、马勃利咽；鼻衄，加生地黄、牡丹皮、白茅根凉血止血。

（2）中成药

①杏苏止咳冲剂：用于风寒咳嗽。每次 1～3 岁 1/3 袋，4～7 岁 1/2 袋，8～14 岁 1 袋，每日 3 次，温开水冲服。

②急支糖浆：用于风热咳嗽。每次 1～3 岁 5mL，4～6 岁 10mL，7～9 岁 15mL，10～14 岁 20mL，每日 3 次，口服。

（3）拔罐疗法 取身柱、风门、肺俞，用三棱针点刺大椎穴位，以微出血为佳，然后用中型火罐拔于穴位上，以侧卧横拔为宜，5～10 分钟起罐，隔日 1 次。用于外感咳嗽各证型。

（4）推拿疗法 见第十七章第一节。

（5）中药外治法

①鱼腥草 15g，青黛、海蛤壳各 10g，葱白 3 根，冰片 0.3g。将前三味研末，取葱白、冰片与药末捣烂如糊状，外敷脐部，适用于风热咳嗽。

②白芥子、半夏、细辛各 3g，麻黄、肉桂各 5g，丁香 0.5g。共研细末，外敷脐部，适用于风寒咳嗽。

【预防与调护】

1. 预防

（1）注意气候变化，尤其在秋冬季节，注意保暖，防止受凉感冒。

（2）改善居住环境，保持室内空气流通，避免煤气、尘烟等刺激。

（3）注意合理喂养，加强户外锻炼，增强小儿抗病能力。

2. 调护

（1）饮食宜清淡，避免辛辣、油腻之品，多饮水。

（2）经常变换体位及拍背部，以促进痰液排出。

（3）注意背、腹部保暖。

第四节 肺 炎

肺炎（pneumonia）系由不同病原体或其他因素所致的肺部炎症。临床以发热、咳嗽、气促、呼吸困难及肺部固定湿啰音为主要临床表现。本病一年四季均可发生，但多见于冬春季；

任何年龄均可患病，年龄越小，发病率越高，病情越重。肺炎是我国婴儿死亡的第一位原因，因此，加强对本病的防治十分重要。

【分类】

1.病理分类　按解剖部位分为：小叶性肺炎（支气管肺炎）、大叶性肺炎、间质性肺炎、毛细支气管炎等。其中以支气管肺炎最为多见。

2.病因分类

由于微生物学的进展，许多肺炎可以得到病原学的证据。按病因可分为：

（1）细菌性肺炎　有肺炎链球菌、流感嗜血杆菌、金黄色葡萄球菌、大肠杆菌、肺炎杆菌、绿脓杆菌等，还有军团菌及厌氧菌等。

（2）病毒性肺炎　最常见的为呼吸道合胞病毒，其次为腺病毒（3、7、11、21型）、甲型流感病毒、副流感病毒（1、2、3型）、巨细胞病毒、麻疹病毒、肠道病毒及鼻病毒等。

（3）支原体肺炎　由肺炎支原体所致。

（4）衣原体肺炎　多由肺炎衣原体、沙眼衣原体所致。

（5）真菌性肺炎　有白色念珠菌、曲霉菌、球孢子菌、隐球菌、组织胞质菌、毛霉菌等。

（6）原虫性肺炎　以卡氏肺囊虫为主。

（7）非感染因素引起的肺炎　有吸入性肺炎、坠积性肺炎、嗜酸细胞性肺炎等。

3.病程分类　病程<1月者，称为急性肺炎；1~3个月称为迁延性肺炎；>3月者称为慢性肺炎。

4.病情分类

（1）轻症　呼吸系统症状为主，无全身中毒症状。

（2）重症　除呼吸系统受累外，其他系统亦受累，且全身中毒症状明显。

5.肺炎发生的地点分类

（1）社区获得性肺炎（community acquired pneumonia，CAP）　指原本健康的儿童在医院外获得的感染性肺炎，包括感染了具有明确潜伏期的病原体而在入院后潜伏期内发病的肺炎。

（2）医院获得性肺炎（hospital acquired pneumonia，HAP）　又称医院内肺炎（nosocomial pneumonia，NP），指患儿入院时不存在、也不处于潜伏期而在入院≥48小时发生的感染性肺炎，包括在医院感染而于出院48小时内发生的肺炎。

本病相当于中医的"肺炎喘嗽"。肺炎喘嗽的命名首见于谢玉琼的《麻科活人全书》。俗称"马脾风"。

本节将重点讲述儿科常见的支气管肺炎。

【病因病机】

1.西医病因、发病机制及病理

（1）病因　肺炎的病因主要为感染因素和非感染因素。

①感染因素：常见的病原微生物为细菌和病毒。发达国家中小儿肺炎病原以病毒为主，发展中国家则以细菌为主。其中肺炎链球菌、金黄色葡萄球菌、流感嗜血杆菌是重症肺炎的主要病因。近几年，肺炎支原体导致的重症难治性肺炎有增多趋势。此外，临床上小儿肺炎病毒与细菌混合感染者并不少见。

②非感染因素：常见有吸入性肺炎、坠积性肺炎、过敏性肺炎等。

（2）**发病机制** 病原体常由呼吸道入侵，少数经血行入肺。当炎症蔓延到细支气管和肺泡时，支气管黏膜充血、水肿，管腔变窄，导致通气功能障碍；肺泡壁充血水肿，炎性分泌物增多，导致换气功能障碍。通气不足引起缺氧和 CO_2 潴留，导致 PaO_2 降低和 $PaCO_2$ 增高；换气功能障碍主要引起缺氧，导致 PaO_2 降低。为代偿缺氧状态，患儿呼吸频率加快，呼吸深度加强，呼吸辅助肌参与活动，出现鼻翼扇动和三凹征，同时心率也加快。

缺氧、CO_2 潴留和毒血症，可导致机体其他系统器官的功能障碍和代谢紊乱，这时的肺炎被称为重症肺炎。常见的系统受累有：

①循环系统：病原体和毒素侵袭心肌，可引起心肌炎；缺氧时肺小动脉反射性收缩，肺循环压力增高，肺动脉高压，使右心负担增加。肺动脉高压和中毒性心肌炎是诱发心力衰竭的主要原因。重症患者常出现微循环障碍、休克，甚至弥散性血管内凝血（DIC）。

②中枢神经系统：缺氧和 CO_2 潴留使血与脑脊液 pH 值降低，CO_2 向细胞内和中枢神经系统弥散；高碳酸血症使脑血管扩张，血流减慢，血管通透性增加，致使颅内压增高。严重缺氧可使脑细胞无氧代谢增加，造成乳酸堆积、ATP 生成减少和 Na^+-K^+ 离子泵运转功能障碍，导致脑细胞内钠、水潴留，形成脑水肿。病原体毒素作用亦可引起脑水肿。

③消化系统：低氧血症或酸中毒，使胃肠黏膜出现糜烂、出血和上皮细胞坏死脱落等应激性反应，而致黏膜屏障功能破坏，使胃肠功能紊乱，出现厌食、恶心、呕吐及腹泻等症状，严重者可引起中毒性肠麻痹或消化道出血。

④水、电解质紊乱和酸碱平衡失调：严重缺氧时体内需氧代谢障碍、酸性代谢产物增加，加上高热、饥饿、吐泻等因素，常可引起代谢性酸中毒；而 CO_2 潴留可导致呼吸性酸中毒。重症肺炎可出现混合性酸中毒。缺氧和 CO_2 潴留可致肾小动脉痉挛而引起水钠潴留，且重症肺炎时常有抗利尿激素（ADH）分泌增加，加上缺氧使细胞膜通透性改变、钠泵功能失调，使 Na^+ 进入细胞内，造成稀释性低钠血症。

（3）**病理** 支气管肺炎的病理变化，以肺组织充血、水肿、炎性浸润为主。肺泡内充满渗出物，形成点片状炎症灶。若病变融合成片，可累及多个肺小叶或更广泛。当小支气管、毛细支气管发生炎症时，可致管腔部分或完全阻塞，引起肺不张或肺气肿。不同病原所致的肺炎病理变化不同：细菌性肺炎以肺实质受累为主；肺炎支原体肺炎和病毒性肺炎多以间质受累为主，常可累及肺泡。临床上支气管肺炎与间质性肺炎常同时存。金黄色葡萄球菌引起的支气管肺炎，以广泛的出血性坏死、多发性小脓肿为特点。

2. 中医病因病机 小儿肺炎喘嗽发生的原因，主要有外因和内因两大类。外因责之于感受风邪，或由其他疾病传变而来；内因责之于小儿形气未充，肺脏娇嫩，卫外不固。

外感风邪，由口鼻或皮毛而入，侵犯于肺，致肺气郁闭；肺失宣降，闭郁不宣，化热灼津炼液成痰，阻于气道，肃降无权，从而出现咳嗽、气喘、痰鸣、鼻扇等肺气闭塞的证候，发为肺炎喘嗽。

（1）**风寒闭肺** 风寒之邪外侵，寒邪束肺，肺气郁闭，失于宣降，肺气上逆，则致呛咳气急；卫阳为寒邪所遏，阳气不得敷布全身，则见恶寒发热而无汗；肺气郁闭，水液输化无权，凝而为痰，则见痰涎色白而清稀。

（2）**风热闭肺** 风热之邪外侵，热邪闭肺，肺气郁阻，失于宣肃，则致发热，咳嗽；热邪闭肺，水液输化无权，凝聚为痰，加之温热之邪，灼津炼液为痰，痰阻气道，壅盛于肺，则见咳嗽剧烈，喉间痰鸣，气急鼻扇。

（3）痰热闭肺　邪热闭阻于肺，导致肺失于宣肃，肺津因之熏灼凝聚，痰热胶结，闭阻于肺，则致咳嗽，气急鼻扇，喉间痰鸣；痰堵胸宇，胃失和降，则胸闷胀满，泛吐痰涎；肺热壅盛，充斥内外，则见发热，面赤口渴；肺气郁闭不解，气滞则血瘀，致口唇发绀。

（4）毒热闭肺　肺热炽盛，郁滞不解，蕴生毒热，热深毒亦深，闭阻于肺，则出现高热、咳剧、烦躁、喘憋等本脏重症的表现；毒热耗灼阴津，津不上承，清窍不利则见涕泪俱无，鼻孔干燥如煤烟。

（5）阴虚肺热　小儿肺脏娇嫩，久热久咳，邪热耗伤肺阴，则见干咳、无痰、舌红乏津。余邪留恋不去，则致低热盗汗，舌苔黄，脉细数。

（6）肺脾气虚　体质虚弱儿或伴有其他疾病者，感受外邪后易累及于脾，导致病情迁延不愈。若病程中肺气耗伤太过，正虚未复，余邪留恋，则发热起伏不定；肺虚气无所主，则致咳嗽无力；肺气虚弱，营卫失和，卫表失固，则动辄汗出；脾虚运化不健，痰湿内生，则致喉中痰鸣，食欲不振，大便溏；肺脾气虚，气血生化乏源，则见面色无华，神疲乏力，舌淡苔薄，脉细无力。

小儿肺脏娇嫩，或素体虚弱，感邪之后，病情进展，常由肺而涉及其他脏腑。肺主气而朝百脉，如肺为邪闭，气机不利，气为血之帅，气滞则血瘀，心血运行不畅，可致心失所养，心气不足，甚则心阳不能运行敷布全身，则致面色苍白，口唇青紫，四肢厥冷；肝为藏血之脏，右胁为肝脏之位，肝血瘀阻，故右胁下出现痞块；心主血脉，心阳虚，运血无力，则脉微弱而数，此为心阳虚衰之变证。小儿感受风温之邪，易化热化火，内陷厥阴，邪热内陷手厥阴心包经，则致壮热，烦躁，神志不清；邪热内陷足厥阴肝经，则热盛动风，致两目窜视，口噤项强。小儿肺失肃降，可引起脾胃升降失司，以致浊气停聚，大肠之气不得下行，出现腹胀、便秘等。肺炎喘嗽的病机关键为肺气郁闭，痰热是其主要病理产物，病变部位主要在肺，常累及心肝。

【临床表现】

起病急，发病前多数有上呼吸道感染表现。以发热、咳嗽、气促为主要症状。发热热型不定，多为不规则发热，也可表现为弛张热或稽留热，新生儿及体弱儿可表现为不发热；咳嗽较频，早期为刺激性干咳，以后咳嗽有痰，痰色白或黄，新生儿、早产儿则表现为口吐白沫；气促多发生于发热、咳嗽之后，月龄 <2 个月，呼吸 ≥ 60 次 / 分；月龄 2 ~ 12 个月，呼吸 ≥ 50 次 / 分；1 ~ 5 岁，呼吸 ≥ 40 次 / 分。气促加重，可出现呼吸困难，表现为鼻翼扇动，点头呼吸，三凹征等。肺部体征早期可不明显或仅有呼吸音粗糙，以后可闻及固定的中、细湿啰音；若病灶融合，出现肺实变体征，则表现语颤增强、叩诊浊音、听诊呼吸音减弱或管状呼吸音。新生儿肺炎肺部听诊仅可闻及呼吸音粗糙或减低，病程中亦可出现细湿啰音或哮鸣音。

重症肺炎的表现主要有：

（1）循环系统　常见心肌炎和心力衰竭。心肌炎详见第五章第二节。心力衰竭的表现为：①心率突然加快，超过 180 次 / 分；②呼吸突然加快，超过 60 次 / 分；③突然发生极度烦躁不安，明显发绀，皮肤苍白发灰，指（趾）甲微血管再充盈时间延长；④心音低钝，有奔马律，颈静脉怒张；⑤肝脏迅速增大；⑥颜面、眼睑或下肢水肿，尿少或无尿。具有前 5

项者即可诊断为心力衰竭（以上表现不包括新生儿）。重症革兰阴性杆菌感染还可发生微循环衰竭。

（2）神经系统　常见烦躁不安、嗜睡，或两者交替出现。继而出现昏迷，惊厥，前囟隆起，呼吸不规则，瞳孔对光反应迟钝或消失及有脑膜刺激征。

（3）消化系统　常见食欲不振，呕吐，腹泻，腹胀等。重症肺炎可见中毒性肠麻痹，肠鸣音消失，腹胀严重时致使膈肌上升，压迫胸部，使呼吸困难加重。

【并发症】

早期正确治疗者并发症很少见。若延误诊断或病原体致病力强者可引起并发症。细菌性肺炎最易出现的并发症为脓胸、脓气胸及肺大泡。

【辅助检查】

1. 外周血检查

（1）血白细胞检查　细菌性肺炎白细胞总数和中性粒细胞多增高，甚至可见核左移，胞质有中毒颗粒；病毒性肺炎白细胞总数正常或降低，淋巴细胞增高，有时可见异型淋巴细胞。

（2）C反应蛋白（CRP）　细菌感染时，CRP浓度上升；非细菌感染时则上升不明显。

（3）降钙素原（PCT）　是目前临床广泛用于诊断细菌感染和脓毒血症的血清标志物，PCT增高的程度与疾病的严重程度及预后密切相关。

2. 病原学检查

（1）细菌培养和涂片　采取痰液、肺泡灌洗液、胸腔穿刺液或血液等进行细菌培养，可明确病原菌，同时应进行药物敏感试验。亦可做涂片染色镜检，进行初筛试验。

（2）病毒分离　应于起病7日内取鼻咽或气管分泌物标本做病毒分离，阳性率高，但需时间较长，不能做早期诊断。其他病原体分离，如肺炎支原体、沙眼衣原体及真菌等均可通过特殊的分离培养方法检查。

（3）病原特异性抗原及抗体检测　检测到某种病原体的特异性抗原可作为相应病原体感染的证据，对诊断价值很大。发病早期血清中主要为IgM抗体，但持续时间较短；后期或恢复期抗体产生较多，以IgG为主，持续时间较长。因此，急性期特异性IgM测定有早期诊断价值；急性期与恢复期双份血清特异性IgG检测4倍以上增高或降低，对诊断有重要意义。

（4）聚合酶链反应（PCR）或杂交检测　通过病原体特异性核酸技术（RNA或DNA）或特异性基因探针检测，此法特异、灵敏，可进行微量检测。

3. 血气分析　对重症肺炎有呼吸困难的患儿，可作PaO_2、$PaCO_2$及血pH值测定，以此了解缺氧、酸碱失衡的类型及程度，有助于诊断、治疗和判断预后。

4. X线检查　支气管肺炎可表现为点状或小斑片状肺实质浸润阴影，以两肺下野、心膈角区及中内带较多；也可见小斑片病灶部分融合在一起成为大片状浸润影，甚至可见类似节段或大叶肺炎的形态。肺不张可见均匀致密的阴影，占居一侧胸部、一叶或肺段，阴影无结构，肺纹理消失；肺气肿可见病侧肋间距较大，透明度增强；并发脓胸可见肋膈角变钝，积液多可见一片致密阴影，肋间隙增大，纵隔、心脏向健侧移位；肺大泡时则见完整的薄壁、多无液平面的大泡影。

【诊断与鉴别诊断】

1. 诊断　根据临床有发热、咳嗽、气促或呼吸困难，肺部有较固定的中、细湿啰音，一般不难诊断。胸片有斑片影，可协助诊断。确诊后，应进一步判断病情的轻重，有无并发症，并作病原学诊断，以指导治疗和评估预后。

2. 鉴别诊断

（1）急性支气管炎　以咳嗽为主，一般无发热或仅有低热，肺部听诊呼吸音粗糙或有不固定的干、湿啰音。

（2）支气管异物　吸入异物可继发感染引起肺部炎症。根据异物吸入史，突然出现呛咳及胸部 X 线检查可予以鉴别，支气管纤维镜检查可确定诊断。

（3）肺结核　婴幼儿活动性肺结核的临床症状及 X 线影像改变与支气管肺炎有相似之处，但肺部啰音常不明显。应根据结核接触史、结核菌素试验、血清结核抗体检测、X 线胸片随访观察加以鉴别。

【治疗】

1. 治疗原则　应采取中西医结合内外合治的综合疗法。轻症肺炎，积极控制感染，同时予以中医辨证治疗，尽量减少并发症的发生；重症肺炎或有并发症者，则以西医急救治疗为主，也可配合中成药静脉滴注；迁延性、慢性肺炎，以中医治疗为主，以扶正祛邪为基本治疗原则。正确使用中医的外治疗法可有效改善肺部症状和体征，缩短疗程。

2. 西医治疗

（1）病因治疗　根据不同病原选择药物。

细菌感染者，宜采用抗生素治疗。抗生素使用原则：①有效和安全是选择抗菌药物的首要原则；②根据病原菌选择敏感药物；在使用抗菌药物前应采集合适的呼吸道分泌物或血标本进行细菌培养或药敏试验，以指导治疗；在未获培养结果前，可根据经验选择敏感药物；③选用的药物在肺组织中应有较高的浓度；④适宜剂量、合适疗程；⑤轻症患者口服抗菌药物有效且安全，对重症肺炎或因呕吐等致口服难以吸收者，可考虑胃肠道外抗菌药物治疗；⑥重症患儿宜静脉联合用药。根据不同的病原选择抗生素，若肺炎球菌感染，首选大剂量青霉素或阿莫西林；若金黄色葡萄球菌感染，甲氧西林敏感者首选苯唑西林钠或氯唑西林钠，耐药者选用万古霉素或联用利福平；若流感嗜血杆菌感染，首选阿莫西林加克拉维酸（或加舒巴坦）；若大肠杆菌和肺炎杆菌感染，不产超广谱 β 内酰胺酶（ESBLs）首选头孢曲松或头孢噻肟，产超广谱 β 内酰胺酶（ESBLs）首选亚胺培南、美罗培南；若绿脓杆菌肺炎首选替卡西林加克拉维酸。肺炎支原体、衣原体感染，选用大环内酯类抗生素，如红霉素、罗红霉素、阿奇霉素等。用药时间应持续至体温正常后 5～7 天，临床症状基本消失后 3 天。肺炎支原体肺炎至少用药 2～3 周，以免复发。葡萄球菌肺炎疗程宜长，一般于体温正常后继续用药 2 周，总疗程 ≥ 6周。

病毒感染目前尚无理想的抗病毒药物，临床可选用利巴韦林每日 10mg/kg，肌注或静脉滴注，亦可超声雾化吸入，对合胞病毒、腺病毒有效；干扰素抑制病毒在细胞内复制，早期使用疗效好。

（2）对症治疗　①氧疗：凡有呼吸困难、喘憋、口唇发绀、面色苍白等低氧血症表现者，应立即给氧。多采取鼻前庭给氧，氧流量为每分钟 0.5～1L，氧浓度不超过40%，氧气宜湿化，以免损伤气道纤毛上皮细胞和使痰液变黏稠。缺氧严重者可用面罩给氧，氧流量为每分钟 2～4L，氧浓度为 50%～60%。若出现呼吸衰竭，则需用人工呼吸器。②保持呼吸道通畅：及时清除鼻咽分泌物和吸痰，可雾化吸入祛痰剂；保证液体摄入量，有利于痰液排除。喘憋严重者选用支气管解痉剂。③腹胀的治疗：低钾血症引起者及时补钾。若中毒性肠麻痹，应禁食，胃肠减压，用酚妥拉明每次 0.5mg/kg，加入 10% 葡萄糖 20～30mL 静滴。④肺炎合并心力衰竭的治疗：给予镇静、给氧，增强心肌收缩力，减慢心率，增加心搏出量减轻心脏负荷。详见第五章第四节。

（3）糖皮质激素的应用　糖皮质激素可减少炎性渗出，解除支气管痉挛，改善血管通透性，降低颅内压，改善微循环。适应证：①中毒症状明显；②严重喘憋；③伴有脑水肿、中毒性脑病；④伴有感染中毒性休克、呼吸衰竭等；⑤胸膜有渗出者。可用甲甚强的松龙每日 1～2mg/kg、琥珀酸氢化可的松每日 5～10mg/kg 或用地塞米松每日 0.1～0.3mg/kg 静脉点滴，疗程 3～5天。

（4）并存症和并发症的治疗　对并存佝偻病、营养不良者，应给予相应原发疾病治疗。对并发脓胸、脓气胸者，应及时抽脓、抽气。对年龄小、中毒症状重，或脓液黏稠，经反复穿刺抽脓不畅者，或张力性气胸都宜考虑胸腔闭式引流。部分经常规治疗仍病情严重的重症肺炎病例，可考虑采用纤维支气管镜进行灌洗治疗和进一步诊断。

3. 中医治疗

（1）辨证论治

病初多有表证，应分清风热还是风寒；但此期为时短暂，很快入里化热，表现为痰热闭肺，应注意辨热重还是痰重，热重者高热稽留不退，面红唇赤；痰重者喉中痰声辘辘，胸高气急。若高热炽盛，喘憋严重，多为毒热闭肺证，属于本脏重症。若出现心阳虚衰或邪陷厥阴，见肢厥脉微或神昏抽搐，为邪毒炽盛，正气不支的危重变证。

肺炎喘嗽治疗，以清肺开闭，化痰平喘为基本法则。清肺开闭以恢复肺气宣发肃降功能为要务，宣肃如常则咳喘自平。若痰多壅盛者，治以降气涤痰；喘憋严重者，治以平喘利气；肺与大肠相表里，壮热炽盛时可加通下药以通腑泄热；气滞血瘀者，配以活血化瘀。出现变证者，或温补心阳，或平肝息风，随证施治。疾病后期，正虚或邪恋，治疗以扶正为主，兼清解余热。

常证

①风寒闭肺

【证候】恶寒发热，无汗，呛咳气急，痰白而稀，口不渴，咽不红，舌质不红，舌苔薄白或白腻，脉浮紧，指纹浮红。

【辨证】本证多见于肺炎初期，由风寒之邪外袭于肺所致。临床以恶寒发热，呛咳气急，痰白而稀为特征。

【治法】辛温开闭，宣肺止咳。

【方药】华盖散加减。若恶寒身痛重加桂枝、白芷温散表寒；痰多，苔白腻加半夏、莱菔子止咳化痰；若寒邪外束，内有郁热，症见发热口渴，面赤心烦，苔白，脉数者，则宜用大青龙汤，表里双解。

②风热闭肺

【证候】发热恶风，微有汗出，咳嗽气急，痰多，痰黏稠或黄，口渴咽红，舌红，苔薄白或黄，脉浮数。重症则见高热，咳嗽微喘，气急鼻扇，喉中痰鸣，面赤，便干尿黄，舌红，苔黄，脉滑数，指纹浮紫或紫滞。

【辨证】本证可由风寒闭肺证化热转化而来，也可由风热袭肺所致。临床以发热恶风，咳嗽气急，痰黄黏稠为特征。

【治法】辛凉开闭，清肺止咳。

【方药】银翘散合麻杏石甘汤加减。咳剧痰多者，加川贝母、瓜蒌皮、天竺黄清化痰热；热重者，加黄芩、山栀、板蓝根、鱼腥草清肺泄热；夹有积滞者，加莱菔子、全瓜蒌化痰通腑。

③痰热闭肺

【证候】发热，烦躁，咳嗽喘促，气急鼻扇，喉间痰鸣，口唇青紫，面赤口渴，胸闷胀满，泛吐痰涎，舌质红，舌苔黄腻，脉弦滑。

【辨证】本病多见于肺炎极期。临床以发热面赤，咳嗽痰壅，气急鼻扇为特征。

【治法】清热涤痰，开肺定喘。

【方药】五虎汤合葶苈大枣泻肺汤加减。痰盛者，加浙贝母、天竺黄、鲜竹沥清化痰热；热甚者，加栀子、虎杖清泄肺热；热盛便秘，痰壅喘急，加生大黄，或用牛黄夺命散涤痰泻火；面唇青紫者，加丹参、赤芍活血化瘀。

④毒热闭肺

【证候】高热持续，咳嗽剧烈，气急鼻扇，喘憋，涕泪俱无，鼻孔干燥，面赤唇红，烦躁口渴，小便短黄，大便秘结，舌红而干，舌苔黄，脉滑数。

【辨证】本证多见于肺炎极期，本脏重症阶段。临床以高热不退，咳嗽喘憋，烦躁口渴为特征。

【治法】清热解毒，泻肺开闭。

【方药】黄连解毒汤合麻杏甘石汤加减。热重者，加虎杖、蒲公英、败酱草清热解毒；腹胀大便秘结者，加生大黄、玄明粉通腑泄热；口干鼻燥、涕泪俱无者，加生地黄、玄参、麦冬润肺生津；咳嗽重者，加前胡、款冬花宣肺止咳；烦躁不宁者，加白芍、钩藤清心宁神。

⑤阴虚肺热

【证候】病程较长，干咳少痰，低热盗汗，面色潮红，五心烦热，舌质红乏津，舌苔花剥、少苔或无苔，脉细数。

【辨证】本证见于肺炎后期，病程迁延，常由痰热闭肺或毒热闭肺证转化而来。临床以干咳少痰，低热盗汗，舌红少津为特征。

【治法】养阴清肺，润肺止咳。

【方药】沙参麦冬汤加减。余邪留恋、低热起伏者，加地骨皮、知母、黄芩、鳖甲、青蒿滋阴清热；久咳者，加百部、枇杷叶、百合、诃子敛肺止咳；汗多者，加龙骨、牡蛎、酸枣仁、五味子敛阴止汗。

⑥肺脾气虚

【证候】咳嗽无力，喉中痰鸣，低热起伏不定，面白少华，动辄汗出，食欲不振，大便溏，舌质偏淡，舌苔薄白，脉细无力。

【辨证】本证见于肺炎后期，病程迁延。临床以咳嗽无力，动辄汗出，面白少华为特征。

【治法】补肺健脾，益气化痰。

【方药】人参五味子汤加减。咳嗽痰多者，去五味子，加半夏、陈皮、杏仁化痰止咳；咳嗽重者，加紫菀、款冬花宣肺止咳；动则汗出重者，加黄芪、龙骨、牡蛎固表止汗；汗出不温者，加桂枝、白芍温卫和营；食欲不振者，加山楂、神曲、麦芽健胃助运；久泻不止者，加扁豆、山药、煨木香、煨诃子健脾止泻。

变证

①心阳虚衰

【证候】突然面色苍白，口唇青紫，呼吸困难，或呼吸浅促，额汗不温，四肢厥冷，烦躁不安，或神萎淡漠，肝脏迅速增大，舌质略紫，苔薄白，脉细弱而数，指纹青紫，可达命关。

【辨证】本证多见于婴幼儿肺炎极期，喘憋症状严重时易出现。临床以突然面色苍白，四肢厥冷，肝脏迅速增大为特征。

【治法】温补心阳，救逆固脱。

【方药】参附龙牡救逆汤加减。也可用独参汤或参附汤少量频服以救急；气阴两竭者，加麦冬、西洋参益气救阴；肝脏增大者，可酌加红花、丹参活血化瘀。

②邪陷厥阴

【证候】壮热烦躁，神昏谵语，四肢抽搐，口噤项强，两目窜视，舌质红绛，指纹青紫，可达命关，或透关射甲。

【辨证】本证多见于婴幼儿肺炎极期，由邪热炽盛，内陷心肝所致。临床以壮热烦躁，神昏谵语，四肢抽搐为特征。

【治法】平肝息风，清心开窍。

【方药】羚角钩藤汤合牛黄清心丸加减。若昏迷痰多者，加菖蒲、胆南星、竹沥豁痰开窍；高热神昏抽搐者，可选加紫雪丹、安宫牛黄丸和至宝丹开窍息风。

（2）中成药

①通宣理肺口服液：用于风寒闭肺证。每次3~7岁儿童服8mL，7岁以上儿童10mL，每日2~3次，口服。

②小儿咳喘灵泡腾片：用于风热闭肺证。每次≤2岁1片；3~4岁1.5片；5~7岁2片；每日3~4次，温开水泡腾溶解后口服。

③小儿肺热咳喘颗粒：用于痰热闭肺证。每次3岁及以下4g，每日3次；3岁以上4g，每日4次；7岁以上8g，每日3次，口服。

④养阴清肺口服液：用于阴虚肺热证。每次6岁以内3mL，7~10岁5mL，11~14岁10mL，每日2次，口服。

⑤玉屏风颗粒：用于肺脾气虚证。每次<1岁2g，1~5岁2.5~5g，6~14岁5g，每日3次，口服。

⑥喜炎平注射液：用于风热闭肺证和痰热闭肺证。

（3）拔罐疗法　取双侧肩胛下部，拔火罐。每次5~10分钟，每日1次，5日为1疗程。适用于肺炎湿啰音久不消退者。

（4）中药外治法　主要采用敷贴疗法，用于肺炎后期迁延不愈或痰多、两肺湿啰音经久不消失者。

①白芥子末、面粉各30g，加水调和，用纱布包后，敷贴背部，每日1次，每次约15分钟，出现皮肤发红为止，连敷3日。

②大黄、芒硝、大蒜各15~30g，调成膏状，纱布包，敷贴背部，如皮肤未出现刺激反应，可连用3~5日。

【预防与调护】

1. 预防

（1）积极锻炼身体，预防急性呼吸道感染。

（2）加强营养，防止佝偻病及营养不良是预防重症肺炎的关键。

2. 调护

（1）保持室内空气流通，室温以18℃~20℃为宜，相对湿度60%。

（2）呼吸急促时，应保持气道通畅，随时吸痰。

（3）咳嗽剧烈时可抱起小儿轻拍其背部，伴呕吐时应防止呕吐物吸入气管。

（4）重症肺炎患儿要加强巡视，监测呼吸、心率等，密切观察病情变化。

【临证思维与启迪】

小儿肺炎的发病与感染病原、病程及病情密切相关。中医辨证首辨常证与变证；西医则观察病情，判断轻症与重症。肺炎初期，多见风寒闭肺证和风热闭肺证，持续时间较短；随着病情进展，在肺炎极期，邪热炽盛，常见痰热闭肺证，甚见毒热闭肺证，可见高热稽留不退、鼻扇加重、喘憋等本脏重症的表现。初期和极期是肺炎的实热证阶段，西医可根据感染病原体及临床表现不同给予相应的抗感染对症治疗。进入肺炎恢复期，正气损伤，邪热留恋则见阴虚肺热和肺脾气虚证，此期以中医辨证治疗为主。此外，小儿肺炎预后转归与患儿体质密切相关。

附：几种不同病原体所致肺炎的临床特点

1. 呼吸道合胞病毒肺炎（respiratory syncytial virus pneumonia） 多见于1岁以内，尤其是2~6个月婴儿。发病季节随地理区域而异。我国北方地区多见于冬春季，南方多见于夏秋季。发热、咳嗽、喘憋为主要症状。约2/3的病例有发热，多为高热，最高可达41℃，高热时间大多为1~4天。咳嗽大多为干咳，并出现呼吸增快、三凹征、鼻翼扇动及口唇发绀，重症病儿有明显喘憋，呼吸困难。肺部听诊可闻及喘鸣音、肺底部可闻及细湿啰音。毛细支气管炎在喘憋发作时，往往听不到湿啰音。严重者还发生心力衰竭、呼吸衰竭。病原学检测：对鼻咽分泌物脱落细胞抗原及血清中IgM抗体能进行合胞病毒感染的快速诊断。胸部X线特点：毛细支气管炎常有不同程度梗阻性肺气肿和支气管周围炎，有时可见小点片状阴影或肺不张；间质性肺炎可呈线条状或单条状阴影增深，或互相交叉成网状阴影，多伴有小点状致密阴影。

2. 腺病毒肺炎（adenovirus pneumonia） 多见于6个月~2岁的婴幼儿。发病季节在我国北方多发于冬春两季，南方则多见于秋季。发热、咳嗽、呼吸困难为主要症状。急骤发热，大多自第1~2日起即发生高热，体温可达39℃以上，至第3~4日多呈稽留热或不规则的高热。咳嗽较剧，频咳或阵咳。呼吸困难多开始于第3~6日。重症者可出现鼻翼扇动、三凹征、喘憋及口唇甲床青紫。肺部体征出现较晚，初期听诊仅有呼吸音粗糙或干啰音，发热4~5日后方可闻及湿啰音。常有肺气肿征象。重症患儿于发病第2周可有胸膜反应或胸腔积液，常出现并发症。在腺病毒肺炎的病程中，可并发金黄色葡萄球菌、肺炎链球菌、大肠杆菌、肺炎杆菌、绿脓杆菌等感染，致使病情加重。胸部 X 线特点：大小不等的片状阴影或融合成大病灶；肺部 X 线改变较肺部啰音出现早，但病变吸收较慢，需数周或数月。

3. 肺炎支原体肺炎（mycoplasma pneumoniae pneumonia）　多见于年长儿，婴幼儿感染率有明显增加趋势。发病无季节性，常年均可发生，流行周期为 4~6 年。发热、咳嗽、咯痰为主要症状。热型不定，大多在 39℃左右，热程 1~3 周。刺激性剧烈咳嗽为突出表现，有时阵咳酷似百日咳样咳嗽，咯痰黏稠，甚至带有血丝。年长儿常伴有咽痛、胸闷及胸痛等症状。婴幼儿则起病急，病情重，常有呼吸困难及喘憋。肺部体征因年龄而异，年长儿大多缺乏显著的肺部体征，婴幼儿叩诊呈浊音，听诊呼吸音减弱，有时可闻及湿啰音。部分婴儿可闻及哮鸣音。伴发多系统及多器官损害，如心肌炎、溶血性贫血、脑膜炎、肾炎等肺外表现。病原学检查：血清早期特异性 IgM 抗体阳性有诊断价值。胸部 X 线特点：多表现为单侧病变，以右肺中下野多见；也可为间质性肺炎的改变，呈双侧弥漫网状或结节样浸润阴影；有时表现为肺门阴影增浓和胸腔积液。往往一处阴影已消散而他处又有新的浸润发生，即所谓游走性浸润。体征轻微而胸片阴影显著为本病特征之一。

第五节　支气管哮喘

支气管哮喘（bronchial asthma），是一种以慢性气道炎症和气道高反应性为特征的异质性疾病，以反复发作的喘息、咳嗽、气促、胸闷为主要临床表现，常在夜间和 / 或凌晨发作或加剧。呼吸道症状的具体表现形式和严重程度具有随时间而变化的特点，并常伴有可变的呼气气流受限。

哮喘可发生在任何年龄，儿童哮喘多起始于 3 岁前，具有肺功能损害的持续性哮喘患儿，其肺功能损害往往开始于学龄前儿童。哮喘一年四季均发生，但以春、秋、冬季及气候变化时节多见。20 余年来我国儿童哮喘的患病率呈明显上升趋势，2010 年全国城市 14 岁以下儿童哮喘的累积患病率为 3.02%。

本病相当于中医"哮喘"，哮喘的命名见于《丹溪心法》，亦称"哮证"等。

【病因病机】

1. 西医病因、病机及病理

（1）病因　本病的病因复杂，受遗传和环境的双重因素影响。①遗传因素：具有特应性体质的患儿接触变应原后可产生异常多的 IgE，目前认为特应性体质是通过多基因以一种复杂方式进行遗传的。遗传过敏体质［如患儿有湿疹、过敏性鼻炎或 / 和食物（药物）过敏史］对本病的形成有很大关系。②环境因素：目前公认的环境致病因素有接触或吸入尘螨、蟑螂、霉菌、皮毛、花粉等过敏原；而呼吸道感染（肺炎支原体感染、肺炎衣原体感染、合胞病毒感染等）也是诱发儿童哮喘的重要危险因素；此外，药物及食物过敏、过度情绪激动和剧烈运动等因素也可不同程度诱发哮喘。

（2）发病机制　气道慢性（变应性）炎症是哮喘的基本病变，由此引起的气流受限，气道高反应性是哮喘的基本特征。

NOTE

①免疫因素：目前研究认为哮喘患儿 Th1/Th2 免疫细胞功能失衡，表现为 Th1 减少而 Th2 细胞增多，后者促进 B 细胞产生大量 IgE、刺激细胞（如上皮细胞、内皮细胞、嗜酸性粒细胞、肥大细胞等）产生炎症介质（如白三烯、前列腺素等），导致气道慢性炎症。

②神经、精神和内分泌因素：哮喘患儿气道的 β 肾上腺素能神经受体功能低下、迷走神经张力亢进及非肾上腺素能非胆碱能神经的兴奋和抑制功能失调，均可使气道反应性增高。

（3）病理　哮喘最主要的病理变化是气道慢性炎症（炎性反应），其特征表现：支气管黏膜及黏膜下层组织内有大量的嗜酸性粒细胞、淋巴细胞、巨噬细胞、肥大细胞等炎性细胞浸润；支气管上皮细胞变性、脱落、坏死；杯状上皮细胞和黏膜下腺体增生，气道的分泌物增多，形成黏液栓；气道平滑肌增厚和收缩。

气流受阻是哮喘病理生理改变的核心，急性支气管痉挛、气道壁炎性肿胀、黏液栓形成和气道重塑是引起气流受阻的主要原因。

2. 中医病因病机　哮喘发病既有外因，又有内因。内因责之于素体肺脾肾三脏不足，痰饮留伏，成为哮喘之夙根；外因责之于感触外邪（接触异物、异味及嗜食咸酸等）。感受外邪，导致肺气不利，触动伏痰，痰随气升，气因痰阻，相互搏结，阻塞气道而出现咳嗽、喘促、喉中哮鸣音。由于感邪的性质不同和体质上的差异，在急性发作期，病性上又有寒热的区别。若素体阳虚，或外感风寒，内伤生冷，引动伏痰，则发为寒性哮喘；若素体阴虚，或感受风热，痰热蕴肺，则发为热性哮喘；在急性发作后，若邪伤正虚，外邪夹痰留伏，又可出现痰邪恋肺、虚实夹杂之慢性持续期；由于肺脾肾三脏不足、痰饮留伏，哮喘反复发作，又导致肺之气阴耗伤、脾之气阳受损、肾之阴阳亏虚，因而形成缓解期肺脾气虚、肾气虚弱、肺肾阴虚的不同证候。

【临床表现】

1. 典型表现　咳嗽和喘息反复出现，并常于夜间或清晨加重。发作前可有流涕、打喷嚏和胸闷，发作时呼吸困难，呼气相延长伴有喘鸣声。严重病例呈端坐呼吸，恐惧不安，大汗淋漓，面色青灰。体格检查可见桶状胸、三凹征，肺部满布哮鸣音，严重者气道广泛堵塞，哮鸣音反可消失。

2. 咳嗽变异性哮喘（cough variant asthma）　儿童哮喘可无喘息症状，仅表现为反复和慢性咳嗽，称为咳嗽变异性哮喘。常在夜间和清晨发作，运动可加重咳嗽。部分患儿最终发展为典型哮喘。

【辅助检查】

1. 肺通气功能检测　肺通气功能检测是诊断哮喘的重要手段，也是评估哮喘病情严重程度和控制水平的重要依据。在支气管扩张剂使用前后测定可明确气流受限的可逆性；监测病情变化及昼夜改变；对于哮喘加重者，可判断气流梗阻程度及其对治疗的反应。主要用 1 秒用力呼气容积 / 用力肺活量（FEV_1/FVC）及呼气峰流速（PEF）两种方法测定是否存在气流受限及其程度。多数患儿在哮喘发作期间或有临床症状或体征时，可出现 FEV_1（正常 ≥ 80% 预计值）和 FEV_1/FVC（正常 ≥ 80%）等参数的降低。对疑诊哮喘儿童，如出现肺通气功能降低，可考虑进行支气管舒张试验，评估气流受限的可逆性；如果肺通气功能未见异常，则可考虑进行支气管激发试验，评估其气道反应性；或建议患儿使用峰流量仪每日两次测定峰流量，连续监测 2 周。如患儿支气管舒张试验阳性、支气管激发试验阳性，或 PEF 日间变异率 ≥ 13% 均有助于确诊。

2. 过敏状态检测 吸入变应原致敏是儿童发展为持续性哮喘的主要危险因素，儿童早期食物致敏可增加吸入变应原致敏的危险性。血清变应原特异性 IgE 测定是采用体外定性的酶免疫分析法，对人血清或血浆中的过敏原特异性 IgE 抗体进行定性检测，对过敏原诊断有价值。

3. 气道炎症指标检测

（1）诱导痰嗜酸性粒细胞分类计数 诱导痰嗜酸性粒细胞水平增高程度与气道阻塞程度及其可逆程度、哮喘严重程度以及过敏状态相关。

（2）呼出一氧化氮（FeNO）检测 FeNO 由气道细胞产生，其浓度与炎症细胞数目高度相关，可作为气道炎症的生物标志物。这些指标的连续监测有助于评估哮喘的控制水平和指导优化哮喘治疗方案的制定。

4. 胸部影像学检查 哮喘诊断评估时，在没有相关临床指征的情况下，不建议进行常规胸部影像学检查。反复喘息或咳嗽儿童，怀疑哮喘以外其他有影像学检查指征的疾病时，依据临床线索所提示的疾病选择进行胸部 X 线平片或 CT 检查。

5. 支气管镜检查 反复喘息或咳嗽儿童，经规范哮喘治疗无效，怀疑其他疾病，或哮喘合并其他疾病，如气道异物、气道局灶性病变（如气道内膜结核、气道内肿物等）和先天性结构异常（如先天性气道狭窄、食管 – 气管瘘）等，应考虑予以支气管镜检查以进一步明确诊断。

6. 血气分析 对重症哮喘患儿，监测 PaO_2、$PaCO_2$ 及血 pH，有利于掌握患儿哮喘病情，指导治疗。

【诊断与鉴别诊断】

1. 诊断（参照 2016 年中华医学会儿科分会呼吸学组《儿童支气管哮喘诊断与防治指南》）

（1）哮喘诊断标准 主要依据呼吸道症状、体征及肺功能检查，证实存在可变的呼气气流受限，并排除可引起相关症状的其他疾病。

1）反复喘息、咳嗽、气促、胸闷，多与接触变应原、冷空气、物理、化学性刺激、呼吸道感染、运动及过度通气（如大笑和哭闹）等有关，常在夜间和 / 或凌晨发作或加剧。

2）发作时双肺可闻及散在或弥漫性、以呼气相为主的哮鸣音，呼气相延长。

3）上述症状和体征经抗哮喘治疗有效，或自行缓解。

4）除外其他疾病所引起的喘息、咳嗽、气促和胸闷。

5）临床表现不典型者（如无明显喘息或哮鸣音），应至少具备以下 1 项 ①证实存在可逆性气流受限：支气管舒张试验阳性：吸入速效 β_2 受体激动剂（如沙丁胺醇压力定量气雾剂 200 ~ 400μg）后 15 分钟第 1 秒用力呼气量（FEV$_1$）增加 ≥ 12%；抗炎治疗后肺通气功能改善：给予吸入糖皮质激素和 / 或抗白三烯药物治疗 4 ~ 8 周，FEV$_1$ 增加 ≥ 12%。②支气管激发试验阳性。③最大呼气峰流量（PEF）日间变异率（连续监测 2 周）≥ 13%。

符合第 1 ~ 4 条或第 4、5 条者，可诊断为哮喘。

（2）咳嗽变异性哮喘（cough variant asthma，CVA）的诊断

①咳嗽持续 >4 周，常在运动、夜间和 / 或凌晨发作或加重，以干咳为主，不伴有喘息。

②临床上无感染征象，或经较长时间抗生素治疗无效。

③抗哮喘药物诊断性治疗有效。

④排除其他原因引起的慢性咳嗽。

⑤支气管激发试验阳性和/或PEF日间变异率（连续监测2周）≥13%。

⑥个人或一二级亲属过敏性疾病史，或变应原检测阳性。

以上第1~4项为诊断基本条件。

（3）哮喘分期与分级

①哮喘的分期　根据临床表现，哮喘可分为急性发作期（acuteexacer- bation）、慢性持续期（chronic persistent）和临床缓解期（clinical remission）。急性发作期是指突然发生喘息、咳嗽、气促、胸闷等症状，或原有症状急剧加重；慢性持续期是指近3个月内不同频度和/或不同程度地出现过喘息、咳嗽、气促、胸闷等症状；临床缓解期系指经过治疗或未经治疗症状、体征消失，肺功能恢复到急性发作前水平，并维持3个月以上。

②哮喘的分级　哮喘的分级包括急性发作严重度分级、病情严重程度分级和哮喘控制水平分级。哮喘急性发作严重度分级主要是根据哮喘急性发作时的症状、体征、肺功能及血氧饱和度等情况，进行严重度分级，以确定发作期的治疗方案；病情严重程度分级是通过评估过去4周的哮喘症状进行病情分级，为制定治疗方案提供依据；哮喘控制水平分级是用于评估已规范治疗的哮喘患儿是否达到治疗目标，并作为治疗方案调整的依据。

2. 鉴别诊断

（1）毛细支气管炎　多由呼吸道合胞病毒及副流感病毒所致，多见于2~6个月婴儿，血清病毒抗体检测或咽拭分离有助于诊断。

（2）喘息性支气管炎　多见于3岁以内，临床见发热，咳嗽伴喘息，抗炎治疗后，喘息症状消失，但应密切注意或随访，警惕为支气管哮喘的早期。

（3）支气管淋巴结结核　该病是由肿大淋巴结压迫支气管或因结核病变损伤支气管壁导致部分或完全阻塞，临床表现为阵发性、痉挛性咳嗽，喘息，伴疲乏、低热、盗汗等症状，结核菌素检查可协助诊断。

（4）呼吸道异物　有异物吸入史，剧烈呛咳，胸部X线检查、支气管镜检可有助于确诊。

【治疗】

1. 治疗原则　哮喘控制治疗应尽早开始，要坚持长期、持续、规范、个体化治疗原则。治疗包括：①急性发作期：快速缓解症状，如平喘、抗感染治疗；②慢性持续期和临床缓解期：防止症状加重和预防复发，如避免触发因素、抗感染、降低气道高反应性、防止气道重塑，并做好自我管理。中医则在急性发作期以祛邪治标为主；慢性持续期则标本兼顾；临床缓解期则扶正固本为主。

2. 西医治疗

（1）急性发作期治疗

①氧疗：有低氧血症者，采用鼻导管或面罩吸氧，以维持血氧饱和度在94%以上。

②吸入速效 β_2 受体激动剂：是治疗儿童哮喘急性发作的一线药物。如具备雾化给药条件，雾化吸入应为首选。可使用氧驱动（氧气流量6~8L/min）或空气压缩泵雾化吸入。雾化吸入沙丁胺醇或特布他林，体重≤20kg，每次2.5mg；体重>20kg，每次5mg；第1小时可每20分钟1次，以后根据治疗反应逐渐延长给药间隔，根据病情每1~4小时可重复吸入治疗。

如不具备雾化吸入条件时，可使用压力型定量气雾剂（pMDI）经储雾罐吸药，每次单剂喷药，连用 4～10 喷（<6 岁 3～6 喷），用药间隔与雾化吸入方法相同。

③糖皮质激素：全身应用糖皮质激素是治疗儿童哮喘重度发作的一线药物，早期使用可以减轻疾病的严重度，给药后 3～4 小时即可显示明显的疗效。可根据病情选择口服或静脉途径给药。

药物及剂量：a. 口服：泼尼松或泼尼松龙每日 1～2mg/kg，疗程 3～5 天。口服给药效果良好，副作用较小，但对于依从性差、不能口服给药或危重患儿，可采用静脉途径给药。b. 静脉：注射甲基强的松龙每次 1～2mg/kg 或琥珀酸氢化可的松每次 5～10mg/kg，根据病情可间隔 4～8 小时重复使用。若疗程不超过 10 天，可无须减量直接停药。c. 吸入：早期应用大剂量吸入用糖皮质激素（ICS）可能有助于哮喘急性发作的控制，可选用雾化吸入布地奈德悬液每次 1mg，或丙酸倍氯米松混悬液每次 0.8mg，每 6～8 小时 1 次。但病情严重时不能以吸入治疗替代全身糖皮质激素治疗，以免延误病情。

④抗胆碱能药物：短效抗胆碱能药物（SAMA）是儿童哮喘急性发作联合治疗的组成部分，可以增加支气管舒张效应，其临床安全性和有效性已确立，尤其是对 β_2 受体激动剂治疗反应不佳的中重度患儿应尽早联合使用。药物剂量：体重≤ 20kg，异丙托溴铵每次 250μg；体重 >20kg，异丙托溴铵每次 500μg，加入 β_2 受体激动剂溶液中雾化吸入，间隔时间同吸入 β_2 受体激动剂。

⑤茶碱：在哮喘急性发作的治疗中，一般不推荐静脉使用茶碱。如哮喘发作经上述药物治疗后仍不能有效控制时，可酌情考虑使用，但治疗时需密切观察，并监测心电图、血药浓度。氨茶碱负荷量 4～6mg/kg（≤ 250mg），缓慢静脉滴注 20～30min，继之根据年龄持续滴注维持剂量每小时 0.7～1mg/kg，如已用口服氨茶碱者，可直接使用维持剂量持续静脉滴注。亦可采用间歇给药方法，每 6～8 小时缓慢静脉滴注 4～6mg/kg。

⑥经合理联合治疗，但症状持续加重，出现呼吸衰竭征象时，应及时给予辅助机械通气治疗。在应用辅助机械通气治疗前禁用镇静剂。

（2）慢性持续期和临床缓解期治疗 根据哮喘的病情严重度分级，确定治疗方案。每 1～3 个月审核 1 次方案，根据病情控制情况调整方案。如哮喘控制，并维持至少 3 个月，治疗方案可考虑降级，直至确定维持哮喘控制的最低剂量；如部分控制或未控制，则考虑升级治疗。但升级治疗前必须考虑影响治疗的其他因素，比如检查患儿吸药技术、过敏原回避情况、遵循治疗方案的依从性等。

3. 中医治疗

（1）辨证论治 本病急性发作期，以邪实为主，治疗时当攻邪以治其标，并应分辨寒热，随证施治；慢性持续期以正虚邪恋为主，当标本兼顾；缓解期以正虚为主，当扶正以治其本。

急性发作期

①寒性哮喘

【证候】咳嗽气促，喉间哮鸣，痰白清稀，呈黏沫状，形寒无汗，面色晦滞带青，四肢不温，口不渴，或渴喜热饮，舌质淡红，舌苔薄白或白腻，脉象浮滑，指纹红。

【辨证】本证多见于哮喘发作初期。临床以咳喘哮鸣，痰白清稀，形寒无汗为特征。若诊治不及时，常可化热，转变为寒热夹杂或热性哮喘。

【治法】温肺散寒，化痰定喘。

【方药】小青龙汤合三子养亲汤。若表寒未解，已有入里化热之象，兼见口渴发热，烦躁汗出，舌苔转黄，脉象滑数，此为寒热夹杂，可在原方中加生石膏、黄芩清热，或改用大青龙汤解表清里；若寒喘日久，寒邪易伤阳气，兼见哮喘剧烈，张口抬肩，面色苍白，多汗肢冷，脉微细之阳虚内寒之证，宜合用黑锡丹摄纳肾气，并用附子、肉桂，壮火益元，虚实兼顾。

②热性哮喘

【证候】咳喘哮鸣，声高息涌，痰稠色黄，发热面红，胸闷膈满，渴喜冷饮，小便黄赤，大便干燥或秘结，舌质红，舌苔黄腻，脉象滑数，指纹紫。

【辨证】本证常因感受热邪或寒邪入里化热所致，临床以咳喘哮鸣，痰黄黏稠，面赤口渴为特征。

【治法】清热化痰，止咳定喘。

【方药】麻杏石甘汤或定喘汤加减。麻杏石甘汤偏于辛凉宣肺，适用于哮喘肺热有表证者；定喘汤清热化痰，止咳定喘，适用于哮喘痰热在里者。痰多者可加天竺黄、葶苈子清化痰热。如肺阴已伤，痰热未清，去麻黄，加入沙参、麦冬、玉竹、川贝母清肺养阴。

慢性持续期

①痰邪恋肺，肺脾气虚

【证候】早晚轻喘或动则发喘，晨起痰咳，遇寒作嚏，自汗懒言，神疲纳差，大便黏腻不爽，舌质淡，苔白腻，脉沉滑，指纹淡。

【辨证】此证为哮喘病势已缓，典型急性发作的气喘哮鸣症状已解除，但因正气虚弱，风痰残留所致。临床以咳喘减而未平，咳嗽痰多，面白少华，舌质淡，苔白腻为主要特征。

【治法】补虚纳气，化湿除痰。

【方药】金水六君煎加减。痰多难咯加瓜蒌皮、鱼腥草清热化痰；肺气虚弱者加黄芪、白术补肺益气；汗多加浮小麦固涩止汗；脾气虚弱者加党参、神曲健脾益气；便溏者加薏苡仁、熟地黄用砂仁拌炒渗湿止泻；肾虚不纳者加芡实、菟丝子、淮山药、山茱萸补肾纳气。

②痰邪恋肺，肾虚不纳

【证候】病程长，喘促迁延不愈，动则喘甚，面白少华，形寒肢冷，尿频或小便清长，伴见咳嗽痰多，喉间痰鸣，舌质淡，舌苔白或腻，脉细弱，指纹淡滞。

【辨证】此证病程长，缠绵难愈。常因久病及肾，肾不纳气所致。临床以咳嗽喘促迁延不愈，动则喘甚，面白少华为特征。

【治法】降气化痰，补肾纳气。

【方药】射干麻黄汤合都气丸加减。痰盛者，加厚朴、陈皮燥湿化痰；咯痰黄稠者，加黄芩、鱼腥草清热化痰；形寒肢冷者，加肉桂、附子、仙灵脾温阳散寒。

临床缓解期

①肺脾气虚

【证候】无喘促发作，面白少华，气短自汗，神疲懒言，形瘦或面黄，纳差便溏，易于感

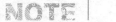

冒，晨起咳嗽，咳嗽无力，时有痰鸣，舌质淡，苔白腻，脉细缓。

【辨证】本证为哮喘哮鸣已消，气喘症除，但因肺气耗伤，表虚不固，平素多汗易感，常因感冒而引发哮喘；临床以面白少华，自汗，易于感冒，神疲纳差，舌质淡，苔薄白为主要特征。

【治法】益气固表。

【方药】人参五味子汤合玉屏风散加减。汗多甚加煅龙骨、煅牡蛎固涩止汗；喷嚏频作，加辛夷、蝉蜕祛风通窍；痰多加僵蚕、远志化痰止咳；若咽干、舌红少津者，加麦冬、玄参、沙参养阴润肺利咽；纳谷不香，加焦山楂、谷芽、砂仁醒脾开胃消食；便溏加苍术、煨木香、炮姜温运脾阳，化湿止泻；痰多，苔白腻，加白芥子、苍术、厚朴燥湿化痰。

②肾气虚弱

【证候】无喘促发作，面色淡白无华，畏寒肢冷，动则气短，神疲乏力，大便清稀，遗尿或夜尿增多，舌质淡，苔薄，脉沉细。

【辨证】本证为久哮伤肾，肾气不足所致。临床以动则气短，畏寒肢冷，夜尿增多，舌淡苔薄为特征。

【治法】补肾纳气。

【方药】金匮肾气丸加减。畏寒肢冷，肾阳虚明显者，加补骨脂、仙灵脾、鹿角温肾阳；动则气短，加蛤蚧补肾纳气；腰膝酸软，舌红苔少，肾阴虚者，去附子、肉桂，加制龟板、麦冬滋补肾阴；颧红潮热，加制鳖甲、地骨皮清虚热；肾阴阳两虚者，加用参蛤散、紫河车阴阳双补。

③肺肾阴虚

【证候】无喘促发作，时有咳嗽，干咳或咯痰不爽，面色偏红，形体消瘦，口干心烦，多语多动，手足心热、便干尿赤，舌红少津，舌苔花剥，脉细数，指纹淡红。

【辨证】本证见于素体阴虚或病久长期使用温阳之品，暗耗肺肾之阴者。临床以干咳，面色偏红，形体消瘦，口干心烦，舌红少津，舌苔花剥，脉细数为特征。

【治法】滋阴补肾。

【方药】六味地黄丸加减。干咳少痰者，加沙参、麦冬滋阴润肺；舌苔花剥者，加石斛、乌梅滋养阴津，酸甘敛阴；便干者加肉苁蓉以滋阴润肠通便。

（2）中成药

①小青龙口服液：用于寒性哮喘。每次10mL，每日3次口服。

②小儿咳喘灵泡腾片（口服液）：用于热性哮喘。每次2岁以内5mL，3～4岁7.5mL，5～7岁10mL，每日3～4次口服。

（3）中药外治法 白芥子、延胡索各20g，甘遂、细辛各12g。共研细末，分成3份，每隔10天使用1份。用时取药末1份，加生姜汁调稠如1分钱币大，分别贴在肺俞、定喘、膈俞、膻中穴，贴0.5～2小时揭去。若贴后皮肤发红，局部出现小疱疹，可提前揭去。贴药时间为每年夏天的初伏、中伏、末伏，连用3年。

【预防与调护】

1. 预防

（1）注意气候变化，随时增减衣服，冬季外出防止受寒，预防外感诱发哮喘。

NOTE

（2）避免接触过敏原。如花粉、尘螨等致敏物质。在无法避免接触过敏原或药物治疗无效时，可考虑针对过敏原进行特异性免疫治疗，需要在有抢救措施的医院进行。

（3）饮食起居要有节制，不宜过饱，勿食过甜、过咸及生冷之品。

（4）加强自我管理教育，将防治哮喘的知识教给患儿家长及家属，调动他们的抗病积极性，更好地配合治疗和预防。

2.护理

（1）发作时应保持安静，尽量减轻患儿的紧张情绪，室内空气要新鲜，饮食宜清淡易消化，可少量多次进食。

（2）缓解期须注意营养，多见阳光，适当活动，以增强体质，加速恢复。同时坚持规范化治疗。

【临证思维与启迪】

支气管哮喘的临床辨证与素体禀赋、诱发因素及疾病的病程密切相关。由于感邪的性质和体质上的差异，所以又有寒热的区别。急性发作期，多见寒性哮喘、热性哮喘等；慢性持续期是在相当长的时间内出现不同程度咳喘症状，可见痰邪恋肺，虚实夹杂；临床缓解期则邪去正伤而见肺脾气虚、肾气虚弱、肺肾阴虚。本病易反复发作，属痼疾难疗，采用长期、持续、规范和个体化的治疗和家庭管理十分重要，所以临床要解除儿童哮喘缓解后不需继续治疗的误区。

附：反复呼吸道感染

反复呼吸道感染是以上呼吸道感染、扁桃体炎、支气管炎及肺炎在一段时间内反复发生、经久不愈为主要临床特征的疾病。反复呼吸道感染患儿简称"复感儿"。其发病率有逐年上升的趋势，我国儿科呼吸感染占门诊患儿的80%，其中30%为反复呼吸道感染。本病多见于6个月～6岁的小儿，1～3岁的小儿最为常见。

【病因病机】

1.西医病因病机 感染的部位主要在鼻咽部、扁桃体、喉、气管、支气管及肺泡。发病除与能引起呼吸道感染的病原直接相关外，可能与下列因素有关：先天免疫缺陷或后天免疫功能低下；呼吸系统先天畸形；环境因素；饮食因素；维生素D代谢异常；精神因素；慢性疾病的影响等。

2.中医病因病机 小儿反复呼吸道感染多因正气不足，卫外不固，造成屡感外邪、邪毒久恋，稍愈又作，形成往复不已之势。其常见发病原因有禀赋不足或体质柔弱，喂养不当或调护失宜，少见风日或不耐风寒，用药不当或损伤正气，正虚邪伏或遇感乃发。总之，本病的基本病机为卫外不固，正虚易感，即"邪之所凑，其气必虚"。又言"内无热，外无感"，故肺胃实热亦致复感。病位在肺，常涉及脾、肾。

【诊断标准与鉴别诊断】

1.诊断标准 （参照2007年中华医学会儿科学分会修订的"反复呼吸道感染的临床概念和判断条件"）根据年龄、潜在的原因及部位不同，将反复呼吸道感染分为反复上呼吸道感染和反复下呼吸道感染，反复呼吸道感染的诊断见表4-2。

表 4-2 反复呼吸道感染诊断

年龄（岁）	反复上呼吸道感染（次/年）	反复下呼吸道感染（次/年）	
		反复气管支气管炎	反复肺炎
0～2岁	7	3	2
2+～5岁	6	2	2
5+～14岁	5	2	2

注：①两次感染间隔时间至少7天以上。②若上呼吸道感染次数不够，可以将上、下呼吸道感染次数相加，反之则不能。但若反复感染是以下呼吸道为主，则应定义为反复下呼吸道感染。③确定次数需连续观察1年。④反复肺炎是指1年内反复患肺炎2次，肺炎需由肺部体征和影像学证实，两次肺炎诊断期间肺炎体征和影像学改变应完全消失。

2. 鉴别诊断

（1）过敏性咳嗽　表现为刺激性干咳，多为阵发性，白天或夜间咳嗽，常伴有咽喉发痒，油烟、灰尘、冷空气等容易诱发。通气功能正常，诱导痰细胞学检查嗜酸粒细胞比例不高。抗生素治疗无效。

（2）变应性鼻炎　多见于晨起鼻痒、鼻塞、流涕、打喷嚏，常因接触发物而发病。常诉咽喉部异物感、口腔黏液附着、频繁清喉、咽痒不适等。有时声音嘶哑，讲话也会诱发咳嗽。抗组胺药治疗有效。

【治疗】

1. 治疗原则　西医主要是针对引起患儿复感的病因进行治疗，酌情配合免疫调节剂，以消除易感因素；中医以扶正固本为主，调整脏腑功能，提高患儿抗病能力。

2. 中医治疗

（1）辨证论治　本病的辨证重在明察邪正消长变化，以八纲辨证及脏腑辨证为主。正虚者，以肺、脾、肾虚损为主，邪实以肺胃实热居多。关键要抓住用药的时机，虚证当补虚固本为要，健脾益气，补肺固表；或扶正固表，调和营卫；或温补肾阳，健脾益气；或养阴润肺，益气健脾；实证以清热泻火，通腑泄热。除内服药物治疗外，还可予推拿、艾灸、敷贴等疗法。

①肺脾气虚

【证候】反复外感，面黄少华，动则多汗，少气懒言，形体消瘦，肌肉松弛，厌食，或大便溏薄，口唇色淡，舌质淡红，脉数无力，或指纹淡。

【辨证】本证多见于后天失调，喂养不当，乏乳早断之小儿，或久病耗气者。临床以易感，面白或黄，动则多汗，少气懒言，纳差，便溏为特征。

【治法】健脾益气，补肺固表。

【方药】玉屏风散加减。余邪未清者，加大青叶、黄芩、连翘清其余热；汗多者，加五味子固表止汗；纳少者，加鸡内金、炒谷芽、生山楂开胃消食；便溏者，加炒苡仁、茯苓健脾化湿；便秘积滞者，加生大黄、枳壳消积导滞。

②营卫失调

【证候】反复外感，恶风畏寒，平时多汗、汗出不温，肌肉松弛，面色少华，四肢不温，舌淡红，舌苔薄白，脉无力，或指纹淡红。

【辨证】本证多见于素体卫阳不足小儿，或在外感后屡用解表发汗药过剂汗多伤阳，以至卫阳失于固护、营阴失守外泄，外邪极易入侵。临床以恶风畏寒，多汗易汗，汗出多而不温为特征。

【治法】扶正固表，调和营卫。

【方药】黄芪桂枝五物汤加减。汗多者，加龙骨、牡蛎固表止汗；兼有咳嗽者，加百部、杏仁、炙冬花宣肺止咳；身热未清者，加青蒿、连翘、银柴胡清宣肺热。

③脾肾两虚

【证候】反复外感，面白无华，肌肉松弛，多汗易汗，食少纳呆，大便溏烂，或食后即泻；立、行、齿、发、语迟，或鸡胸龟背，腰膝酸软，形寒肢冷，夜尿多，或五更泄泻，舌苔薄白，脉数无力。

【辨证】本证多见于先天禀赋不足、后天调养失宜，或多病久病之小儿。临床以面黄少华，形体消瘦，纳呆便溏，发育迟缓，腰膝酸软，形寒肢冷为特征。

【治法】温补肾阳，健脾益气。

【方药】金匮肾气丸合理中丸加减。五迟者，加鹿角霜、补骨脂、生牡蛎补肾壮骨；汗多者，加黄芪、煅龙骨益气固表；低热者，加鳖甲、地骨皮以清虚热；阳虚者，加鹿茸、紫河车、肉苁蓉温阳固本。

④肺胃阴虚

【证候】反复外感，面色潮红，或颧红少华，皮肤不润，唇干口渴，盗汗自汗，手足心热，大便干结，舌质红，舌苔少或花剥，脉细数，或指纹淡红。

【辨证】本证多见于素体阴虚，或者屡患热病、嗜食辛热燥性食品伤阴者。临床以面色潮红，皮肤不润，唇干口渴，大便干结为特征。

【治法】养阴润肺，益气健脾。

【方药】生脉散合沙参麦冬汤加减。舌质干红加生地黄、玄参、地骨皮养阴清热；大便干结加瓜蒌仁、柏子仁、郁李仁润肠通便；盗汗加五味子、酸枣仁、糯稻根敛阴止汗；干咳阵作加桑白皮、百合、百部润肺止咳。

⑤肺胃实热

【证候】反复外感，咽微红，口臭，口舌易生疮，汗多而黏，夜寐欠安，大便干，舌质红，舌苔黄，脉滑数。

【辨证】本病常见于平时嗜食肥甘辛辣或素体内热者。临床以口臭，易生疮，便干为特征。

【治法】清热泻火，通腑泄热。

【方药】凉膈散加减。扁桃体肿大加玄参、赤芍；口舌生疮加栀子、通草清泻心火。

（2）中成药

①玉屏风口服液：用于肺脾气虚证偏肺气虚者。每次1岁以下5mL，2～5岁5～10mL，5岁以上10mL，每日3次口服。

②童康片：用于肺脾气虚证偏脾气虚者。每次3～4片，每日4次嚼碎后吞服。

③龙牡壮骨颗粒：用于脾肾两虚证。每次<2岁5g，2～7岁7g，>7岁10g，每日3次冲服。

④槐杞黄颗粒：用于肺胃阴虚证。每次1～3岁5g，3～12岁10g，每日2次口服。

【预防与调护】

1. 预防

（1）适时增减衣物，防寒保暖。感冒期间勿去公共场所。

（2）保持心情舒畅，劳逸相当。

（3）加强儿童的自我管理教育与宣传教育，增强患儿及家属的防治知识与抗病积极性。按时预防接种。

2. 护理

（1）饮食多样而富有营养，不偏嗜冷饮。

（2）注意环境卫生，避免污染，室内空气流通，适当户外活动，多晒太阳。

（3）汗出较多时，用干毛巾擦干，勿吹风着凉，洗澡时尤应注意。

（4）经常用银花甘草水或生理盐水漱口，每日 2～3 次，至病情基本稳定。

【临证思维与启迪】

反复呼吸道感染常见小儿在季节变换、气候异常、环境改变或寒暖失调时出现反复外感症状；平素体瘦或虚胖，易出汗，乏力，烦躁，食少，腹泻或便秘等症状。常常旧邪未了，新感又生；或感邪后邪毒留恋，缠绵难愈。

本病易反复外感，西医主要是针对引起患儿复感的病因进行治疗，酌情配合免疫调节剂；中医以扶正固本为主，调整脏腑功能及偏颇体质，提高患儿抗病能力，使"正气存内，邪不可干"，以达到减轻、减少反复感冒的效果。

第五章　心血管系统疾病

第一节　小儿心血管系统解剖、生理特点及相关检查

心血管系统由心脏、动脉、静脉及毛细血管组成，心脏是心血管系统的枢纽。小儿心血管系统随年龄的增长而逐渐成熟健全。

一、心脏的胚胎发育

心脏的胚胎发育主要在胚胎期第 2~8 周形成。胚胎第 2 周末，原始心脏为一对并行的血管源性管状结构，之后经过融合、收缩、膨大、扭转等过程，形成动脉干、心球、心室、静脉窦与瓣膜等复杂结构。原始心脏约于第 4 周起有循环作用，至第 8 周房室间隔已长成，成为四腔心脏。在此过程中容易出现先天性心脏畸形。

二、胎儿与新生儿血液循环的转变

1. 正常胎儿的血液循环　胎儿心脏在解剖上和功能上都与成人不同。胎儿时期的营养代谢和气体交换是通过脐血管和胎盘与母体之间以弥散方式进行交换的。由胎盘来的饱含氧气的动脉血经脐静脉进入胎儿体内，至肝脏下缘分成两支：一支入肝与门静脉吻合，经肝脏后入下腔静脉；另一支经静脉导管入下腔静脉，与下半身的静脉血混合，共同流入右心房。来自下腔静脉的混合血（以动脉血为主）入右心房后，约三分之一经卵圆孔入左心房，再经左心室流入升主动脉，主要供应心脏、脑及上肢，其余的流入右心室。从上腔静脉回流的、来自上半身的静脉血，入右心房后绝大部分流入右心室，与来自下腔静脉的血一起进入肺动脉。右心室的血流入肺动脉后，由于肺的萎缩状态，只有少量流到肺，大部分经动脉导管进入降主动脉（以静脉血为主），供应腹腔器官及下肢，最终经脐动脉流回胎盘，换取营养及氧气。

2. 出生后胎儿血液循环的改变　出生后脐血管阻断，呼吸开始建立，肺脏进行气体交换，因此由开始的一个循环变成两个循环，即体循环和肺循环。由于肺泡扩张，肺小动脉管壁肌层逐渐退化，管壁变薄、扩张，肺循环压力下降，从右心经肺动脉流入肺的血流增多，使肺静脉回流至左心房的血量亦增多，左心房压力因而增高。当左心房压力超过右心房时，卵圆孔瓣膜发生功能上关闭，到出生后 5~7 个月，解剖上也大多关闭。同时由于肺循环压力的降低和体循环压力的升高，流经动脉导管的血流逐渐减少，最后停止，形成功能性关闭。此外，因血氧增高，致使导管壁平滑肌收缩，导管也逐渐闭塞，约 80% 婴儿于生后 3 个月，95% 婴儿于生后 1 年内形成解剖上的关闭。

三、小儿心血管系统解剖、生理特点

1. 心脏位置 新生儿心脏位置较高且呈横位，心尖冲动在第 4 肋间隙锁骨中线外，心尖部分主要为右室。2 岁后，横位心逐渐变成斜位，心尖冲动下移到第 5 肋间隙，心尖部分主要为左室。

2. 房室发育 婴儿时期心房相对较大，心室在婴儿期后增长迅速。新生儿左右心室壁厚度几乎相等，为 5mm。出生以后左心室壁厚度增长明显，6 岁时达 10mm，右室 6mm。15 岁时，左心室壁厚度约为 13mm，右心室壁厚度 7 ~ 8mm。

3. 心率 新生儿期窦性心率极不稳定。由于新陈代谢旺盛的原因，年龄越小，节律越快；交感神经功能占优势，使心搏易于加速；而吸吮、恶心、呕吐等动作可引起心动过缓，大约至 1 岁以后才发育稳定。

4. 假腱索 是连接于室间隔和乳头肌之间，跨越左心室腔，且不附着于二尖瓣的条索状结构，出现率儿童 63%，成人 71%，含有传导组织，可视为心室内的一种正常结构。

5. 瓣膜反流 小儿时期心脏各瓣膜口生理性反流很常见，发生率依次为三尖瓣反流 60.2%、二尖瓣反流 5.8%、肺动脉瓣反流 4.5%、主动脉瓣反流 0.2%。其机制为瓣膜关闭时逆向撞击前进的血流造成的一种超声伪像，并非真正血流反流。

四、心血管系统疾病的病史询问及特殊检查

1. 病史及体格检查

在小儿心血管疾病的诊断中，详细的病史询问和体格检查能获得大量信息，可以对许多心血管病作出大致诊断，缩小鉴别诊断的范围，使进一步的影像学检查更具针对性。

（1）病史询问 儿童时期的心血管疾病以先天性心脏病为主，其次为川崎病合并冠状动脉病变、心肌病等。病史中注意询问母亲妊娠早期有无病毒感染、放射线接触和使用影响胎儿生长发育的药物等。重点询问患儿有无呼吸困难，发绀时间、轻重及与哭闹的关系，蹲踞现象及昏厥，声音嘶哑，喂养困难（如吸奶暂停、呛咳、呕吐等），体格发育和活动情况等。既往史中有无反复呼吸道感染、心力衰竭及咽痛、关节痛、皮肤黏膜改变、舞蹈病等。了解家族中有无类似先天性心脏病或风湿性心脏病的患者。

（2）一般体格检查 除测量体温、呼吸、脉搏、血压等生命体征和生长发育指标外，重点检查有无特殊面容（如先天愚型等）、皮肤黏膜颜色（苍白、发绀程度及分布）、呼吸困难、环形红斑、皮下结节、水肿、颈动脉异常搏动、颈静脉怒张、肝脏大小、有无肝颈静脉回流征、杵状指（趾）等，仔细检查四肢脉搏的强弱和是否对称。应常规测量血压，必要时测量下肢血压。

（3）心脏检查

①望诊：心前区有无隆起（右室增大）、心尖冲动的强弱和范围。

②触诊：进一步明确心尖冲动位置、强弱、范围及是否合并震颤。有震颤者注意位置、时期（收缩期或舒张期）、强度和传导方向。有震颤者心脏杂音多超过 3/6 级。

③叩诊：可粗略估计心脏的位置和大小，小儿胸壁薄，叩诊手法宜轻，1 岁以下婴儿因横膈较高的原因，心左界可在乳腺外 1cm 左右。

NOTE

④听诊：听诊时注意心率、节律、心音强度、心脏杂音和心包摩擦音，必要时变换体位或在运动前后对比听诊。心脏的杂音是发现心脏畸形和瓣膜疾病的重要体征，需注意其位置、性质、响度、时相及传导方向。2/6级以下的杂音多为功能性杂音，约半数的健康儿童可听到。

（4）动脉血压（简称血压）　小儿年龄越小血压越低，一般收缩压低于 75～80mmHg 为低血压，收缩压在 120mmHg，舒张压在 80mmHg 以上为高血压。

2. 心电学检查

（1）心电图　是心血管系统检查的重要方法，对心律失常的诊断有特异性，对房室肥大、传导阻滞、电解质紊乱及药物中毒等具有明显的提示作用。与成人比较，小儿心电图具有以下特点：①心率相对较快；②各时间间期相对较短，随年龄增大而逐渐延长；③反应右室优势的胸前导联 QRS 电压较高；④心律失常以窦性心律失常多见；⑤年龄越小，心电轴右偏越明显，婴儿心电轴在 +10°～+140° 之间，1～17岁 0°～+120°；⑥T 波方向一般与 QRS 主波方向一致，Ⅲ、aVL、aVF 导联 T 波方向不恒定，Ⅰ、Ⅱ、V_5、V_6 导联 T 波不应低于 0.2mV，V_3 导联 T 波可倒置或双向，V_4 导联 T 波 5 岁之前可倒置、11 岁之前可双向，V_5、V_6 导联 T 波出生 24 小时以后均应直立。

（2）动态心电图（Holter）　可发现并记录受检者在各种状态（如活动、服药、出现症状等）下通常在短暂心电图检查时难以捕捉的心电变化，为临床诊断和治疗提供重要依据。

3. 影像学检查

（1）X线检查　常用检查方法有透视及心脏摄片，后者 X 线剂量小。通过 X 线检查，可了解心房、心室及大血管的位置、形态、轮廓和搏动情况，肺血流分布、有无肺门"舞蹈"及肺水肿等情况。必要时可通过吞钡作食道检查，观察食道有无压迹、移位等现象，以判定房室的增大程度。检查中，要注意正常婴儿胸部 X 线的特点，如胸腺可明显增大、心胸比例可达 55%、新生儿心脏可呈球形等。

（2）超声心动图　超声心动图是非常重要的无创性、无辐射的心血管检查技术。由于小儿组织结构较纤细，故需用较高分辨率的探头。常用的有以下几种：

①M 型超声心动图：最早的超声心动图诊断技术，常用于测量心腔、血管内径。

②二维超声心动图：能显示心脏内很大面积的实时活动图像。通过多个标准切面，观察心腔、瓣膜、间隔、大血管等形态和结构。

③多普勒彩色血流显像：根据红细胞运动产生的声波频率的改变，实时显示血流方向和相对速度，提供心脏和大血管内血流时间和空间信息。

④三维超声心动图：是在二维超声心动图基础上，经计算机叠加处理作三维图像，能从任意平面、角度进行切割、旋转，动态从不同方向观察心脏各个结构的形态、位置、大小、走向、空间关系、活动状态及心脏与大血管的连接关系等。

⑤冠状动脉内径：应用超声心动图可测量左冠状动脉主干（LCA）、左前降支（LAD）、左回旋支（LCX）及右冠状动脉主干（RCA）内径，与体表面积呈线性相关。一般 LCA：～3 岁 <2.5mm，～9 岁 <3mm，～14 岁 <3.5mm。

（3）磁共振成像（MRI）　无电离辐射损伤，但成像速度较慢。

（4）计算机断层扫描（CT）　尤其是电子束 CT 和螺旋式 CT，在诊断心脏瓣膜病变、心包和血管壁的钙化、心血管腔内血栓和肿块、大动脉及其分支病变、冠状动脉病变、心包缩窄、心肌病等方面具有较高的价值。

（5）心脏导管检查和心血管造影 对于复杂的先天性心脏病及心内复杂畸形往往需要借助侵入性心导管检查与心血管造影来决定最后诊断。

第二节 先天性心脏病

先天性心脏病是指胎儿期心脏血管发育异常而致的先天畸形，是小儿最常见的心脏病。其发病率在活产婴儿中为 0.4% ~ 1.2%。

【病因与分类】

1.病因 先天性心脏病的发生主要由遗传和环境因素相互作用所致。

（1）遗传因素 多为染色体异常或多基因突变引起，如21-三体综合征患儿40%合并心血管畸形；在动脉单干、肺动脉狭窄和法洛四联症等多种畸形中80%存在第22对染色体长臂11带区缺失。

（2）环境因素 主要有孕早期宫内感染，如风疹、流行性感冒、腮腺炎和柯萨奇病毒感染等；孕妇与大剂量的放射线接触或服用某些药物（如抗癌药、降糖药、抗癫痫药等）；孕妇患代谢性疾病（如糖尿病、高钙血症等）；宫内缺氧；妊娠早期酗酒、吸食毒品等。

2.分类 先天性心脏病的种类很多，临床上根据心脏左、右两侧及大血管之间有无血液分流分为3大类：

①左向右分流型（潜伏发绀型）：在左、右心之间或主动脉与肺动脉之间具有异常通路，平时主动脉压力高于肺动脉压力，血液从左向右分流而不出现发绀。当用力啼哭、屏气、肺炎或任何病理情况使肺动脉或右心室压力增高并超过左心压力时，则可使血液自右向左分流而出现暂时性发绀。属于此型的有室间隔缺损、房间隔缺损和动脉导管未闭等。

②右向左分流型（发绀型）：某些原因（如右心室流出道狭窄）致使右心压力增高并超过左心，使血流从右向左分流。或因大动脉起源异常使大量静脉血流入体循环，均可出现持续性发绀。此型中法洛四联症和大动脉转位等常见。

③无分流型（无发绀型）：即心脏左右两侧或动、静脉之间无异常通路和分流，故一般无青紫现象，只在心力衰竭时才发生青紫。如肺动脉瓣狭窄和主动脉缩窄等。

【临床常见先天性心脏病】

1.房间隔缺损（atrial septal defect，ASD） 是原始心房间隔在胚胎发育过程中发育不良所致，约占先天性心脏病发病总数的10%，女性较多见，由于在小儿期症状较轻，往往到成人期才发现。根据解剖病变部位的不同，可分为第一孔型（原发孔）缺损，第二孔型（继发孔）缺损和静脉窦型缺损等，也可合并肺静脉异位回流及肺动脉瓣狭窄等畸形。

（1）病理生理 出生后随着体循环压力的增加，肺阻力及右心室压力降低，心房水平自左向右分流增加。大型房间隔缺损时，产生大量自左向右分流，则肺动脉压力增高，晚期出现肺血管硬化而致严重肺动脉高压。当右心房压力高于左心房时，便出现右向左分流而引起持久的青紫（图5-1）。

（2）临床表现 婴儿期房间隔缺损大多无症状，一般由常规体格检查闻及杂音而发现此病。儿童期可表现为乏力，活动后气促易患呼吸道感染。缺损大的由于体循环供血不足，表现为体格较小、消瘦、乏力、多汗和活动后气促，并因为肺循环充血而易患支气管肺炎。患儿可因哭闹、肺炎或心力衰竭导致右心房压力超过左心房，出现暂时性右向左分流而呈现青紫。

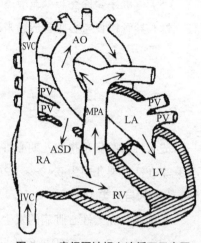

图 5-1　房间隔缺损血液循环示意图

多数患儿在婴幼儿期无明显体征，以后随着心脏增大，出现心前区较饱满，心脏搏动弥散，心浊音界扩大，大多数病例于胸骨左缘第 2～3 肋间可听到收缩中期 Ⅱ～Ⅲ 级喷射性杂音，肺动脉瓣区第二音亢进和固定分裂。左向右分流量大时，可在胸骨左缘下方听到舒张期隆隆样杂音，为三尖瓣相对狭窄所致。肺动脉扩张明显或有肺动脉高压者，可在肺动脉瓣区听到收缩早期喀喇音。

（3）辅助检查

①心电图：典型表现为电轴右偏。部分病例尚有右心房和右心室肥大。如果电轴左偏，提示原发孔型房间隔缺损。

②X 线：右心房、右心室、肺动脉总干及其分支均扩大，肺门血管影增粗，透视下可见其随着心脏搏动，肺门影出现浓淡变化，即"肺门舞蹈征"。心影略呈梨形。

③超声心动图：右心房、右心室及右心室流出道增宽，室间隔与左室后壁呈矛盾运动（同向）。扇形切面可显示房间隔缺损的部位及大小。彩色多普勒超声心动图可观察到分流的位置、方向及估测大小。

④心导管检查：仅在临床资料与房间隔缺损诊断不符或伴肺动脉高压时，才需实施心导管检查。可发现右心房血氧含量高于上下腔静脉平均血氧含量。导管可通过缺损经右心房进入左心房，还能了解肺动脉压力、阻力及分流大小。

（4）治疗

①内科治疗：包括抗心力衰竭和心律失常，注意预防和治疗呼吸道感染。

②外科治疗：小型房间隔缺损，左向右分流量很小，即肺循环血流量与体循环血流之比 ≤1.5 倍者，不一定需要治疗。有血流动力学改变的继发孔型房间隔缺损首选介入封堵术治疗。原发孔型房缺、静脉窦型及无顶的冠状窦型房间隔缺损目前仍需施行手术治疗。

（5）预后　绝大部分患儿在婴儿期无症状，至学龄期才出现活动耐力降低、劳累后呼吸急促等现象。小型缺损有自发关闭的可能，多发生于生后第 1 年内。常见的并发症为肺炎，至青中年期可合并心律失常、肺动脉高压及心力衰竭等。

2. 室间隔缺损（ventricular septal defect，VSD）　是小儿先天性心脏病中最常见的类型，占先天性心脏病的 50% 左右，男多于女。缺损可发生在室间隔任何部位，如膜部、流出道、心内膜垫和肌部，以膜部最常见。室间隔缺损可单独存在，也可与其他心脏畸形并存。

（1）病理生理　室间隔缺损时分流方向为左室到右室，造成肺循环血流量增加。室间隔缺损的血流动力学改变与缺损大小及肺血管状况有关。缺损 <0.5cm 时，左向右分流量很小，可以无功能上的紊乱；中等大小的室间隔缺损（0.5～1cm）时，有明显的左向右分流，肺循环流量超过正常 2～3 倍，肺动脉压正常或轻度升高；大型的室间隔缺损达 1cm 以上者，则分流量

很大，肺循环的血流量可为体循环的 3 ~ 5 倍（图 5-2），随着病程进展，由于肺循环量持续增加，有相当高的压力冲向肺循环，致使肺小动脉发生痉挛，产生动力型肺动脉高压。此后，逐渐引起继发性肺小动脉内膜的增厚及硬化，形成肺动脉高压，当右室收缩压超过左室收缩压时，左向右分流逆转为双向分流或右向左分流，临床上出现发绀，即发展成为艾森曼格（Eisenmenger）综合征。

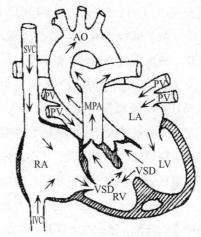

图 5-2 室间隔缺损血液循环示意图

（2）临床表现 小型缺损可无明显症状，仅活动后稍感疲乏，生长发育一般不受影响。中型及大型 VSD 在新生儿后期及婴儿期即可出现症状，如喂养困难、吸吮时气急、苍白、多汗、体重不增、易患肺部感染，生后半年常发生充血性心力衰竭。

体格检查时，于胸骨左缘第 3、4 肋间可闻及粗糙全收缩期吹风样杂音，向心前区及后背传导，并有收缩期震颤；因分流量较大所致相对二尖瓣狭窄时，在心尖部可闻及较短的舒张期隆隆样杂音；出现肺动脉高压时，可有肺动脉第二心音增强；当有明显肺动脉高压或艾森曼格综合征时，临床出现发绀，并逐渐加重，心脏杂音减轻，肺动脉第二心音亢进。

（3）辅助检查

①心电图：小型室间隔缺损心电图可正常，或轻度左心室肥大，而大型室间隔缺损则多见左、右心室合并肥大。

②X 线：小型室间隔缺损心肺 X 线检查正常或稍增大。大型室间隔缺损心影呈中度或中度以上增大，扩大以左心室为主。部分患者左心房增大，与肺部充血情况成正比，肺动脉段明显突出，肺血管影增粗，搏动强烈，主动脉影正常或较小。

③超声心动图：可准确探查室间隔缺损的部位、大小和数目，多普勒彩色血流显像可直接见到分流的位置、方向和区别分流的大小，以及缺损的多少。

④心导管检查：单纯室间隔缺损不需要进行创伤性心导管检查。伴有重度肺动脉高压、主动脉瓣脱垂、继发右心室漏斗部狭窄或合并其他心脏畸形，才需要做心导管检查。心导管检查用于评价肺动脉高压程度及计算肺血管阻力等。

（4）治疗

①内科治疗：包括防治心力衰竭（应用洋地黄、利尿剂、扩血管药物），控制呼吸道感染，治疗感染性心内膜炎等。

②外科治疗：任何年龄的大型缺损内科治疗无效。小型室间隔缺损因有感染性心内膜炎的危险，也应在学龄前手术修补。如出现艾森曼格综合征则无手术指征。

（5）预后 小型室缺预后良好，但可能合并感染性心内膜炎。自然闭合的可能性达 20% ~ 63%，多为 6 岁以内的小缺损和肌部缺损。室缺较大如不及时治疗，则临床症状明显，患儿可因合并肺炎或心力衰竭而死亡。

3. 动脉导管未闭（patent ductus arteriosus，PDA） 占先天性心脏病发病总数的 15% 左右，女性较多见。动脉导管开放是胎儿期重要的血循环通道，出生后，随着首次呼吸的建立，动脉血氧分压增高，肺循环阻力降低，动脉导管逐渐关闭，经过数月到 1 年，在解剖学上也完全关闭。若持续开放，产生病理生理改变，即称动脉导管未闭。可与任何先天性心脏病并存。

（1）病理生理　一般分为三型：管型、漏斗型、窗型。分流量大小与导管粗细及主、肺动脉之间的压力阶差有关。肺动脉接受来自右心室及主动脉两处的血流，故肺循环血液量增加，使左心室舒张期负荷加重，出现左心房、左心室扩大，室壁肥厚（图 5-3）。由于周围动脉舒张压下降而致脉压差增大。肺小动脉因长期接受大量主动脉血液的分流，造成管壁增厚，肺动脉压力增高，可导致右心室肥大和衰竭，当肺动脉压力超过主动脉时，即产生右向左的分流，造成左上肢和下半身青紫，称差异性发绀。

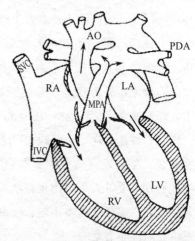

图 5-3　动脉导管未闭血液循环示意图

（2）临床表现　动脉导管细小者临床上可无症状。动脉导管粗大者可有咳嗽、气急、喂养困难及生长发育落后等。胸骨左缘第 2 肋间有一连续性"机器样"杂音。分流量大者在心尖部可闻及较短的舒张期杂音。由于舒张压降低可出现"周围血管征"，如水冲脉、指甲床毛细血管搏动等。婴儿期后，并发感染性动脉内膜炎的机会较多。

（3）辅助检查

①心电图：分流量大的患儿可有不同程度的左心室肥大，偶有左心房肥大。显著肺动脉高压的患儿，左、右心室均肥厚，严重者甚至仅见右心室肥厚。

②X 线检查：分流量大者心胸比率增大，左心房、左心室增大，肺动脉段突出，肺门血管影增粗，肺血增多。有肺动脉高压时，右心室亦增大，主动脉结正常或凸出。

③超声心动图：二维超声心动图可直接探查到未闭的动脉导管。脉冲多普勒在动脉导管开口处可探测到典型的收缩期和舒张期连续性湍流频谱。叠加彩色多普勒可直接见到分流的方向和大小。

④心导管检查：当肺血管阻力增加或怀疑合并其他畸形时需施行该项检查。心导管检查可发现肺动脉血氧含量较右心室为高。部分患者右心导管可通过动脉导管进入降主动脉。

⑤心血管造影：逆行主动脉造影对临床症状、体征不典型，超声心动图及心导管检查疑有动脉导管未闭者，有重要价值。

（4）治疗

①内科治疗：加强营养，防治感染，控制心力衰竭。对于早产儿，可用前列腺素酶抑制剂（吲哚美辛）关闭动脉导管。

②外科治疗：中型或大型动脉导管未闭伴左向右分流、生长发育落后及肺循环充血（伴或不伴肺动脉高压），均适宜采用导管介入治疗，封堵动脉导管。当动脉导管未闭合并严重肺动脉高压，出现右向左分流时，介入治疗或手术均属禁忌。

（5）预后　动脉导管多在 1 岁以内关闭，1 岁以后自然关闭的可能性很小。预后决定于导管的粗细及分流量的大小。导管口径较细、分流量较小者，预后良好，但可并发亚急性感染性动脉内膜炎。导管口径较粗、分流过较大者，婴儿期容易患肺部感染及心力衰竭。若患儿能度过婴儿期，临床症状常逐渐好转。如未获治疗，可发展为肺动脉高压，甚至出现反向分流，产生发绀及右心衰竭。

4. 肺动脉瓣狭窄（pulmonary stenosis，PS） 是右室流出道梗阻最常见的类型，约占先天性心脏病的 7%～10%，少数可合并房间隔缺损等其他心血管畸形。

（1）病理生理　出生前对血液循环影响不大，出生后由于肺动脉口狭窄，右心室排血受阻，收缩期负荷加重，压力增高，致右心室肥厚。狭窄后的肺动脉压力降低，致使右心室和肺动脉之间出现压力阶差（图 5-4）。若右室代偿失调，右房压力也增高，出现右心衰竭，如同时合并房间隔缺损或卵圆孔未闭，可产生右向左分流，出现青紫。

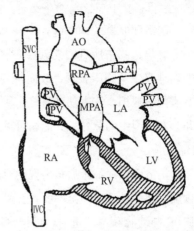

图 5-4　肺动脉瓣狭窄血液循环示意图

（2）临床表现　临床表现与狭窄的程度有关，轻症可无症状，仅在体检时发现杂音。狭窄越重者症状也越明显，常见劳累后乏力、心慌、气短、易疲劳，偶有浮肿、昏厥。

心脏检查可有心前区隆起，胸骨左缘下方搏动较强，胸骨左缘上方可扪及收缩期震颤。听诊于胸骨左缘上部有洪亮的Ⅲ～Ⅴ级喷射性收缩期杂音，向左上胸、心前区、颈部、腋下及背面传导。第一心音后可闻及收缩早期喀喇音。多数患儿肺动脉第二音可有分裂。右心功能失代偿致右心室扩大时，可闻及三尖瓣关闭不全所致收缩期吹风样杂音，同时伴颈静脉怒张、肝脏肿大及下肢浮肿。

（3）辅助检查

①心电图：轻者心电图可在正常范围，重症可见电轴右偏及右心室肥厚。

②X 线检查：重度狭窄时右心室和右心房可有不同程度增大。狭窄后的肺动脉扩张为本病特征性的改变，但在婴儿期扩张多不明显。

③超声心动图：二维超声心动图合并多普勒显像可精确评估梗阻的部位及严重程度。可显示肺动脉瓣的厚度、收缩开启情况以及狭窄后的扩张情况。同时还可检查心房水平有无分流。

④心导管检查及选择性右心室造影：右心导管的特征性发现为右心室收缩压增高，肺动脉收缩压降低，肺动脉和右心室之间压力阶差可对本症进行分级。选择性右心室造影可以对梗阻定位，并评估其严重程度，同时可发现其他并存畸形。

（4）治疗　经皮球囊导管扩张术为各年龄段肺动脉瓣狭窄、跨瓣压差 ≥ 40mmHg 患儿的首选治疗方法，可以获得满意的近期和远期疗效，其安全性和效果与传统手术治疗相仿。

（5）预后　重度狭窄如未获及时治疗常早期发生心力衰竭。轻度狭窄预后良好，可活至成年。常见并发症为感染性心内膜炎。

【先心病的中医治疗】

中医文献中无特定病名和特异治疗方法。本病中医辨证多属气虚、阳虚、血虚、血瘀、痰浊等证，可采用扶正固本中药方剂，如玉屏风散、参苓白术散等，提高患儿的体质和抗病能力。本病患儿易合并呼吸道感染，可辨病辨证治疗。合并心衰时可按本章第三节中医治疗进行辨证论治。

附：法洛四联症

法洛四联症（tetralogy of Fallot，TOF）是 1 岁以后存活的婴幼儿中最常见的青紫型先天性心脏病，约占所有的先天性心脏病的 10%。1888 年法国医生 Etienne Fallot 详细描述了该病的病理改变及临床表现，故而得名。法洛四联症由以下四个畸形组成：①右心室流出道梗阻；②室间隔缺损；③主动脉骑跨；④右心室肥厚。本病可合并其他心血管畸形，25% 的四联症患儿为右位型主动脉弓；其他还可见左上腔静脉残留、冠状动脉异常、房间隔缺损、动脉导管未闭等。

法洛四联症临床症状出现的时间、发绀的严重性及右室肥厚程度取决于肺动脉血流梗阻的程度。肺动脉狭窄轻至中度者，可有从左向右的分流，患者可无明显青紫（非青紫型法洛四联症）；肺动脉狭窄严重时，可出现明显的青紫（青紫型法洛四联症）。典型者可见生长发育落后、青紫、蹲踞症状、杵状指（趾）、阵发性缺氧发作等临床表现。临床上心脏杂音主要由右心室流出道梗阻所致，极重度的流出道狭窄或动脉闭锁反而可能听不到杂音或者很短而柔和。该病的常见并发症为脑血栓、脑脓肿和感染性心内膜炎。X 线胸片、心电图、超声心动图、心导管和心血管造影可以帮助诊断、制定相应手术方案及判断预后。根据小儿不同年龄和病情严重程度，可行姑息或根治手术。

第三节　病毒性心肌炎

病毒性心肌炎（viral myocarditis，VMC）是由病毒侵犯心脏引起的一种心肌局灶性或弥漫性炎性病变，部分患儿可伴有心包或心内膜炎症改变。临床以神疲乏力、面色苍白、心悸、气短、肢冷、多汗为特征，严重者出现心力衰竭、心源性休克或心脑综合征。本病好发于春秋季节，以 3 ~ 10 岁小儿为多见。临床表现轻重不一，轻者可无明显的自觉症状，仅表现心电图改变；重者出现心律失常、心脏扩大，少数发生心源性休克或急性心力衰竭，甚至猝死。如能及早诊断和治疗，预后大多良好，一般半年至一年可恢复，少数迁延不愈可致顽固性心律失常或扩张性心肌病。

"病毒性心肌炎"病名在古代医籍中无专门记载，根据本病的主要临床症状，属于中医学"风温""心悸""怔忡""胸痹""猝死"等范畴。

【病因病机】

1. 西医病因、发病机制及病理

（1）病因　引起病毒性心肌炎的病毒种类较多，以肠道病毒和呼吸道病毒最常见，其中柯萨奇 B 组（1 ~ 6 型）病毒是本病主要病原。其次，柯萨奇 A 组病毒、埃可病毒、脊髓灰质炎病毒、腺病毒、合胞病毒、流感病毒、副流感病毒，以及麻疹、风疹、水痘、带状疱疹、单纯疱疹、肝炎等病毒也可致病。

（2）发病机制　病毒性心肌炎的发病机制尚不完全清楚。但随着分子病毒学、分子免疫学的发展，揭示病毒性心肌炎发病机制涉及病毒对被感染的心肌细胞的直接损害和病毒触发人体自身的免疫反应而引起的心肌损害。本病急性期，病毒通过心肌细胞的相关受体侵入心肌细胞，在细胞内复制，直接损害心肌细胞，导致变性、坏死和溶解。而严重的慢性持久的心肌病变与病毒持续存在及病毒感染后介导的免疫损伤密切相关。一方面是病毒特异性细胞毒 T 淋巴细胞引起被感染的心肌溶解、破坏；另一方面是自身反应性 T 淋巴细胞破坏未感染的心肌细胞，引起心肌损伤。

（3）病理　本病心脏受损程度不一，病变可呈局灶性、散发性或弥散性分布。轻者肉眼及光学显微镜观察可无明显异常，但能分离出病毒。较重者心肌细胞溶解、水肿、坏死，间质有炎性细胞浸润，晚期心肌纤维化形成瘢痕。严重者病变广泛，心脏苍白，呈灰色条纹状或大片坏死，心肌软弱，缺乏弹性，心脏扩张，重量增加。病变可累及传导系统、心瓣膜、冠状血管及心包。

2. 中医病因病机　小儿正气亏虚是本病发生的内因，感受风热或湿热邪毒是引发该病的外因。

小儿肺常不足，脾常虚，易受风热或湿热之邪侵袭。外感风热之邪，首先犯于肺卫；外感湿热邪毒，蕴郁肠胃。邪毒由表入里，留而不去，内舍于心，导致心脉痹阻，心血运行不畅，心失所养而出现心悸、怔忡之症；邪毒化热，耗伤气阴，导致心之气阴不足，心气不足，运血无力，气滞血瘀而见心悸、胸痛；心阴亏虚，心脉失养，阴不制阳，可见心悸不宁；若患儿素体阳虚，或气损及阳，可导致心阳受损，心脉失于温养，可见怔忡不安、畏寒肢冷等症。素体肺脾气虚，或久病伤及肺脾，常致病情迁延，肺虚则治节无权，水津不布，脾虚则运化失司，水湿内停，导致痰湿内生，与瘀血互结，阻滞脉络，可见胸闷、胸痛之症。少数患儿因正气不足，感邪较重，使正不胜邪，出现心阳虚衰，甚则心阳暴脱而发生猝死。

总之，本病以外感风热、湿热邪毒为发病主因，瘀血、痰浊为主要病理产物，气阴耗伤，血脉受阻为主要病理变化。病变部位主要在心，常涉及肺、脾、肾。病程中或邪实正虚，或以虚为主，或虚中夹实，病机演变多端，特别要警惕心阳暴脱变证的发生。

【临床表现】

1. 症状　临床表现轻重不一，取决于年龄和感染的急性或慢性过程。大部分患儿在心脏症状出现前有呼吸道或肠道感染症状，继而出现心脏症状，主要表现为心悸，气短，胸闷，明显乏力，面色苍白，头晕，多汗，善太息，心前区疼痛，手足冰凉等；部分病人起病隐匿，仅有乏力等非特异性症状；部分病人呈慢性进程，演变为扩张性心肌病；少数重症病人可发生心力衰竭、严重心律失常、心源性休克，甚至猝死。新生儿患病时病情进展快，常见高热、反应低下、呼吸困难和发绀，常有神经、肝脏和肺的并发症。

2. 体征　心尖区第一心音减弱、低钝，心动过速，或过缓，或有期前收缩、房室传导阻滞等心律失常，部分有奔马律，心脏扩大。危重病例可见脉搏微弱及血压下降，两肺出现湿啰音及肝、脾肿大。

【辅助检查】

1. 血清酶的测定　血清谷草转氨酶（SGOT）、乳酸脱氢酶（LDH）、α-羟丁酸脱氢酶（α-HBDH）、肌酸磷酸激酶（CK）及同工酶（CK-MB）在急性期均可升高。CK-MB 是心肌特异性胞质同工酶，正常血清含微量，故其血清水平升高对心肌损伤诊断意义较大。LDH 在体内分布较广，特异性差，但 LDH 同工酶对心肌早期损伤的分析价值较大。

2. 肌钙蛋白（Tn）　近年来观察发现心肌肌钙蛋白（cTnI 或 cTnT）的变化对心肌炎的诊

断特异性更强。急性期患儿血清中4~6小时开始升高，18~24小时达高峰，1周内恢复。

3. 病毒病原学检测　疾病早期可从咽拭子、粪便、血液、心包液中分离出病毒，但需结合血清抗体测定才更有意义。一般采用病毒分离、病毒抗体检测及病毒核酸检测均有利于病毒病原诊断。

4. 心电图　具有多变性、多样性及易变性特点。常见ST-T段改变，T波低平、双向或倒置；Q-T间期延长；各种心律失常，如窦房、房室、室内传导阻滞，各种期前收缩，阵发性心动过速及心房扑动或颤动等。以上改变虽非特异性，但极为常见，是临床诊断的重要依据。

5. X线检查　轻型病例心影一般在正常范围，伴心力衰竭或心包积液者可见心影扩大，少数病例胸腔可见少量积液。

6. 超声心动图　可显示心房、心室的扩大，心室收缩功能受损程度，探查有无心包积液以及瓣膜功能。轻者可正常，重者心脏可有不同程度增大，以左心室为主，搏动减弱。严重者有心功能不全，左室的舒张末期和收缩末期内径增大，左室射血分数和短轴缩短率下降，左室游离壁运动不协调。

【诊断与鉴别诊断】

1. 临床诊断依据

（1）心功能不全、心源性休克或心脑综合征。

（2）心脏扩大（X线、超声心动图检查具有表现之一）。

（3）心电图改变：以R波为主的2个或2个以上的主要导联（I、II、aVF、V_5）的ST-T改变持续4天以上伴动态变化，窦房传导阻滞、房室传导阻滞，完全性右或左束支阻滞，成联律、多形、多源、成对或并行性期前收缩，非房室结及房室折返引起的异位性心动过速，低电压（新生儿除外）及异常Q波。

（4）CK-MB升高或心肌肌钙蛋白（cTnI或cTnT）阳性。

2. 病原学诊断依据

（1）确诊指标　自患儿心内膜、心肌、心包（活检、病理）或心包穿刺液检查，发现以下之一者可确诊：①分离到病毒；②用病毒核酸探针查到病毒核酸；③特异性病毒抗体阳性。

（2）参考依据　①自患儿粪便、咽拭子或血液中分离到病毒，且恢复期血清同型抗体滴度较第1份血清升高或降低4倍以上；②病程早期患儿血中特异性IgM抗体阳性；③用病毒核酸探针自患儿血中查到病毒核酸。

3. 确诊依据

（1）具备临床诊断依据2项，可临床诊断为心肌炎。发病同时或发病前1~3周有病毒感染的证据者支持诊断。

（2）同时具备病原学确诊依据之一，可确诊为病毒性心肌炎；具备病原学参考依据之一，可临床诊断为病毒性心肌炎。

4. 鉴别诊断

（1）风湿性心肌炎　病前1~3周有链球菌感染史，有风湿活动症状，如发热、关节炎、环形红斑、皮下结节、心肌炎（几乎都有病理性杂音，多有心脏扩大），血沉增快，C反应蛋白阳性，抗链球菌溶血素"O">500U。心电图多表现为P-R间期延长。

（2）良性期前收缩（单纯性期前收缩）　无任何临床症状及阳性心脏体征，偶而发现的单源性、配对时间固定的期前收缩。运动后期前收缩减少或消失，属良性期前收缩，预后良好。

（3）中毒性心肌炎　有细菌感染的原发病，中毒症状明显、高热、面色苍白、精神萎靡，白细胞及中性粒细胞增高。

【治疗】

1. 治疗原则　轻型病例以中医辨证治疗为主，同时配合营养心肌及支持疗法；较重病例应中西医并重；危重病例应以西医抢救治疗为主，监测生命体征，中医以回阳救逆为治疗原则。

2. 西医治疗

（1）休息　急性期需卧床休息，以减轻心脏负荷及减少耗氧量，一般 2～3 个月，心脏扩大及并发心力衰竭者应至少 3～6 个月，病情好转可适当活动。

（2）抗病毒治疗　早期应用利巴韦林、干扰素和转移因子等。

（3）营养心肌药物　①维生素 C：能清除自由基，改善心肌代谢，有助于心肌炎的恢复。每日 100mg/kg，加入 10% 葡萄糖液 100～150mL 静脉慢滴。②辅酶 Q10：为细胞代谢及细胞呼吸的激活剂，有改善心肌代谢、保护细胞膜完整和抗氧自由基作用。每日 1mg/kg，分 2 次口服。③1，6- 二磷酸果糖口服液：可改善心肌能量代谢，促进受损细胞的修复。每次 5～10mL，每日 2 次口服。④磷酸肌酸钠：在肌肉收缩的能量代谢中发挥重要作用，它是心肌和骨骼肌的化学能量储备。每次 0.5～1g，每日 1～2 次静脉滴注。

（4）肾上腺糖皮质激素　通常不主张使用，主要用于心源性休克、致死性心律失常（Ⅲ°房室传导阻滞、室性心动过速）等严重病例的抢救。

（5）大剂量丙种球蛋白　通过免疫调节作用减轻心肌细胞损害，总剂量 2g/kg，2～3 天内分次静脉滴注。

（6）控制心力衰竭　抗心衰治疗可根据病情联合应用利尿剂、洋地黄、血管活性药物。应特别注意用洋地黄时饱和量，较常规剂量减少，并注意补充氯化钾，以避免洋地黄中毒。

3. 中医治疗

（1）辨证论治　本病采用八纲辨证，要注意辨清疾病的虚实。急性期，病程短，多为实证；恢复期，病程较长，多为虚证。若病情反复，常虚实夹杂。治疗原则为扶正祛邪。病初邪毒犯心，以祛邪为主；恢复期正气损伤，以扶正为要。

①风热犯心

【证候】心悸，胸闷胸痛，发热，鼻塞流涕，咽红肿痛，咳嗽，肌肉酸楚疼痛，舌红苔薄，脉数或结代，指纹浮紫。

【辨证】本证由外感风热邪毒，客于肺卫，袭肺损心所致。临床以风热表证并见头晕乏力，心悸气短，胸闷胸痛为特征。

【治法】疏风清热，宁心复脉。

【方药】银翘散加减。邪毒炽盛，加黄芩、生石膏清热泻火；胸闷胸痛，加瓜蒌皮、丹参、红花、郁金活血散瘀；心悸，脉结代，加五味子、柏子仁养心安神。

②湿热侵心

【证候】心慌胸闷，寒热起伏，腹痛腹泻，全身肌肉酸痛，肢体乏力，舌红，苔黄腻，脉濡数或结代。

【辨证】本证由湿热邪毒蕴于脾胃，留滞不去，上犯于心所致。临床以心慌胸闷，肢体乏力，腹痛腹泻为特征。

【治法】清热化湿，宁心安神。

【方药】葛根黄芩黄连汤加减。胸闷，加瓜蒌、薤白理气宽胸；肢体酸痛，加独活、羌活祛湿通络；心慌，脉结代，加丹参、珍珠母、龙骨宁心安神；恶心呕吐，加生姜、半夏化湿和胃止呕；腹痛腹泻，加木香、扁豆、车前子行气化湿止泻。

③痰瘀阻络

【证候】心悸不宁，胸闷憋气，善太息，心前区痛如针刺，脘闷呕恶，舌体胖，舌质紫暗，或舌边尖见有瘀点，舌苔腻，脉滑或结代。

【辨证】本证由于病程迁延，伤及肺脾，痰瘀阻滞心络所致。临床以心悸不宁，胸闷憋气，心前区刺痛为特征。

【治法】豁痰化瘀，宁心通络。

【方药】瓜蒌薤白半夏汤合失笑散加减。心前区痛甚，加丹参、郁金、降香、赤芍理气散瘀止痛；咳嗽痰多者，加白前、款冬花化痰止咳；夜寐不宁者，加远志、酸枣仁宁心安神。

④气阴两虚

【证候】心悸不宁，活动后尤甚，少气懒言，神疲倦怠，头晕目眩，五心烦热，夜寐不安，舌红少苔或花剥苔，脉细数无力或促或结代。

【辨证】本证由热毒犯心，病久耗气伤阴，气阴亏虚所致。临床以心悸气短，五心烦热，舌红少苔或花剥苔为特征。

【治法】益气养阴，宁心复脉。

【方药】炙甘草汤合生脉散加减。心脉不整，加磁石、珍珠母镇心安神；便秘应重用麻仁，加瓜蒌仁、柏子仁、桑椹养血润肠；夜寐不安，加柏子仁、酸枣仁宁心安神。

⑤心阳虚弱

【证候】心悸怔忡，神疲乏力，畏寒肢冷，面色苍白，头晕多汗，甚则肢体浮肿，呼吸急促，舌质淡胖或淡紫，脉缓无力或结代。

【辨证】本证由病久外邪损伤心阳，或素体虚弱，复感外邪，心阳不振所致。临床以心悸怔忡，畏寒肢冷，脉缓无力为特征。

【治法】温振心阳，宁心复脉。

【方药】桂枝甘草龙骨牡蛎汤加减。神疲乏力者，加人参、黄芪补益元气；形寒肢冷者，加熟附子、干姜温阳散寒；头晕失眠者，加酸枣仁、五味子养心安神；阳气暴脱者，加人参、熟附子、干姜、麦冬、五味子回阳救逆，益气敛阴。

（2）中成药

①丹参注射液：用于痰瘀阻络证。

②参麦注射液：用于气阴两虚证。

③生脉饮口服液：用于气阴两虚证。

（3）针灸疗法

①主穴取心俞、间使、神门，配穴取内关、足三里、三阴交（温针灸）。留针15～20分钟，每日1次。用于心律失常。

②耳针：取心、交感、神门、皮质下，隔日1次；或用王不留行籽压穴，用胶布固定，每

日按压 2~3 次。

【预防与调护】

1.增强体质，积极预防呼吸道或肠道病毒感染。

2.避免过度劳累，不宜剧烈运动。饮食宜营养丰富而易消化，少量多餐。忌食过于肥甘厚腻或辛辣之品。防止精神刺激。

3.患儿应尽量保持安静，烦躁不安时，给予镇静剂，以减轻心脏负担。

4.密切观察患儿病情变化，一旦发现心率明显增快或减慢、严重心律失常、呼吸急促、面色青紫，应积极抢救治疗。

第四节 心力衰竭

心力衰竭（heart failure），简称心衰，是指心脏工作能力（心肌收缩或舒张功能）下降使心排血量绝对或相对不足，不能满足全身组织代谢需要的临床综合征。由于并非所有患者就诊时即有容量负荷过重，因此应用"心力衰竭"这一术语替代旧的术语"充血性心力衰竭"。心衰是小儿时期急危重症之一。

中医古代文献虽无心力衰竭的病名，但类似心力衰竭的一些证候及治疗早已有详细记载。本病属于中医"心悸""怔忡""水肿""喘证""痰饮"等范畴。

【病因病机】

1.西医病因及病理生理

（1）病因 引起心衰的病因很多，大致可分为心肌收缩功能障碍、心室容量负荷（前负荷）过重、心室压力负荷（后负荷）过重及心室充盈障碍等。常见病因有先天性心血管畸形、川崎病、感染性心肌炎、原发性心肌病、高血压、肾脏疾病，以及风湿性心肌炎遗留的慢性瓣膜疾病等。诱发心衰的原因常为呼吸道感染、重度贫血、甲状腺功能亢进、维生素 B 缺乏症、电解质紊乱和缺氧等。

（2）病理生理 心力衰竭的病理生理变化十分复杂，有血流动力学、神经内分泌系统等因素参与，经过代偿期及失代偿期，心室逐渐扩大，最终发生心室重塑。心衰早期，神经－体液调节机制激活，机体动员心脏本身和心脏以外的多种机制进行代偿，机体可通过加快心率、心肌肥厚和心脏扩大等，以调整排血量，满足机体组织器官的需要，此期属心功能代偿期。如基本病因持续存在，即使通过代偿亦不能满足机体的需要，即出现心力衰竭。特征为心排血量不足，肺循环和 （或）体循环淤血，出现静脉回流受阻、体内水分潴留、脏器淤血等表现。

2.中医病因病机 心主血脉，血液运行周身皆赖心阳之气推动。心气旺则脉充，血运正常，五脏六腑皆得以濡养。若患儿禀赋不足，先天心脉缺损，或病邪犯心，或他脏之疾累及心脉，耗损心气，甚者累及心阳，阳气鼓动无力发为心阳虚衰。心阳虚衰，则诸脏失养，可致五脏同病。心阳虚衰，痰阻血瘀，留滞肺络，肺气闭而不宣，则呼吸浅促，咳喘难卧；肝藏血，主疏泄，心阳虚衰，血运受阻，肝血瘀滞，则见胁下癥块；心阳虚衰，可致脾阳不振，脾阳虚累及于肾，脾肾阳虚，不能温化水液，水湿内停，泛溢肌肤，则为水肿。总之，本病病位在心，累及肺、脾、肝、肾，基本病机为心阳虚衰，血脉运行无力，水停瘀留。病性属本虚标实，心阳虚衰为本，痰饮瘀血内阻为标。

【临床表现】

心衰是一组临床综合征，症状与体征系代偿功能失调引起，也与原发疾病及患儿年龄而有所不同。年长儿心衰的症状与成人相似，典型临床表现可分三方面：

（1）全身症状　由于心输出量减少，组织灌注不足及静脉淤血引起，表现为精神萎靡、乏力、多汗、食欲减退、体重不增等。

（2）肺循环淤血　出现咳嗽，呼吸急促，肺部啰音，不能平卧，甚至出现不同程度青紫等表现。

（3）体循环淤血　肝脏肿大、颈静脉怒张、水肿等。

婴幼儿心衰最显著的临床表现是呼吸急促，尤其是在哺乳时更加明显。喂养困难，多表现为食量减少及进食时间延长，常伴有显著多汗，体重增长缓慢。眼睑轻度水肿较常见，颈静脉怒张常不明显。

【辅助检查】

1. 胸部 X 线检查　心影多呈普遍性增大，心胸比 >0.5，心搏动减弱，肺纹理增多，肺门或肺门附近阴影增加，肺部淤血。

2. 心电图　可了解心衰的病因、心房心室的肥厚程度、心律的变化，也对洋地黄类药物的应用有指导作用。

3. 超声心动图　对于病因诊断及治疗前后心功能评估十分重要。

4. 有创性血流动力学测定　采用气囊漂浮导管可测量并计算出血流动力学参数，如：①每搏输出量和心排血指数；②外周血管阻力和肺血管阻力；③心室每搏做功指数。

5. 脑利钠肽（BNP）　是心肌分泌的重要肽类激素，与心力衰竭的严重程度呈正相关但新生儿期，川崎病和肾功能不全时 BNP 也可以增高，应加以注意。

【诊断与鉴别诊断】

1. 诊断　主要依据以下前四项，尚可结合其他几项以及 X 线片和超声心动图等检查作出诊断。

（1）安静时心率增快，婴儿 >180 次/分，幼儿 >160 次/分，不能用发热或缺氧解释者。

（2）呼吸困难，青紫突然加重，安静时呼吸达 60 次/分以上。

（3）肝肿大达肋下 3cm 以上，或在密切观察下短时间内较前增大，而不能以横膈下移等原因解释者。

（4）心音明显低钝，或出现奔马律。

（5）突然烦躁不安，面色苍白或发灰，而不能用原有疾病来解释。

（6）尿少、下肢浮肿，已除外营养不良、肾炎、维生素 B_1 缺乏症等原因造成的。

2. 鉴别诊断　年长儿典型的心力衰竭需与感染、中毒性心肌炎或心瓣膜病、心包炎、急性肾炎合并循环充血相鉴别。婴儿心衰应与毛细支气管炎、重症肺炎鉴别。心衰确诊后应进一步明确病因。

【治疗】

1. 治疗原则　积极消除病因及诱因，采取综合措施，改善血流动力学，防治各种并发症，维护衰竭的心脏。中医治疗重在分清轻重缓急，急重者治疗以温补心阳、救逆固脱为原则；心衰基本控制后，以益气养阴，化瘀通脉为治则。

2. 西医治疗

（1）病因治疗　积极治疗引起心力衰竭的原发疾病，如甲状腺功能亢进、重度贫血或维生素 B_1 缺乏、病毒性或中毒性心肌炎等应及时发现并治疗。

（2）一般治疗　让患儿卧床休息（宜半卧位），避免患儿烦躁、哭闹，必要时用镇静剂。宜进食低盐、易消化的食物。严重心衰时应限制水入量，保持大便通畅。如出现酸中毒、低血糖、低血钙，均应及时纠正，尤其是在新生儿期。

（3）强心苷 - 洋地黄类药物

迄今为止，洋地黄类药物仍是儿科临床上广泛使用的强心药物。洋地黄作用于心肌细胞上的 Na^+-K^+ATP 酶，抑制其活性，使细胞内 Na^+ 浓度升高，通过 Na^+-Ca^{2+} 交换使细胞内的 Ca^{2+} 升高，从而加强心肌收缩力。除此之外，洋地黄还具有负性传导、负性心率等作用。儿科常用的洋地黄制剂有地高辛和毛花苷 C。地高辛可供口服及静脉注射，口服吸收良好，起效快，蓄积少，为儿科治疗心力衰竭的主要药物。毛花苷 C 仅供静脉注射。儿童常用洋地黄类药物剂量和用法见表 5-1。

表 5-1　儿童常用洋地黄类药物的剂量和用法

洋地黄制剂	给药途径	洋地黄化总量（mg/kg）	每日平均持续量	起效时间	效力最大时间	中毒作用消失时间	效力完全消失时间
地高辛	口服	<2 岁 0.05 ~ 0.06 >2 岁 0.03 ~ 0.05 总量不超过 1.5mg	1/5 洋地黄化量，分 2 次	2 小时	4 ~ 8 小时	1 ~ 2 天	4 ~ 7 天
	静脉	口服量的 1/2 ~ 1/3		10 分钟	1 ~ 2 小时		
毛花苷 C（西地兰）	静脉	<2 岁 0.03 ~ 0.04 >2 岁 0.02 ~ 0.03		15 ~ 30 分钟	1 ~ 2 小时	1 天	2 ~ 4 天

洋地黄类药物的具体应用：①洋地黄化法：对于起病急、病情重的急性心力衰竭患儿，可选用毛花苷 C 或地高辛静注，首次给洋地黄化总量的 1/2，余量分两次，每隔 4 ~ 6 小时给予，多数患儿在 8 ~ 12 小时内达到洋地黄化；能口服的患儿开始即可给予口服地高辛，首次给洋地黄化总量的 1/3 或 1/2，余量分两次，每隔 6 ~ 8 小时给予。②维持量：洋地黄化后 12 小时可开始给予维持量。维持量的疗程视病情而定：急性肾炎合并心衰者往往不需要维持量或仅需短期应用；短期难以去除病因者如心内膜弹力纤维增生症或风湿性心瓣膜病等，则应注意随患儿体重增长及时调整剂量，以维持小儿血清地高辛的有效浓度。③注意事项：用药前了解近期内洋地黄类药物的使用情况，防止过量中毒；用药过程中应注意补充钾盐，避免同时使用钙剂，以免引起洋地黄中毒；心肌炎、缺血、缺氧、电解质紊乱及肝肾功能不全时，心肌对洋地黄耐受性差，剂量均宜偏小，一般按常规剂量减去 1/3；未成熟儿和 <2 周新生儿因肝肾功能尚不完

善，易引起中毒，洋地黄化亦应偏小，可按婴儿剂量减去 1/3 ~ 1/2。有条件可作洋地黄血浓度监测。④洋地黄毒性反应：洋地黄药物的治疗量和中毒量十分接近，故易发生中毒。最常见的表现为心律失常，如房室传导阻滞、室性早搏和阵发性心动过速等；其次为恶心、呕吐等胃肠道症状；神经系统症状表现为嗜睡、头昏、色视等较少见。

（4）非强心苷类正性肌力药

①β受体激动剂：多巴胺（DP）及多巴酚丁胺（DOB）。DP 中等剂量对小儿较为适宜，肺血管阻力升高者宜慎用。DOB 血流动力学效应优于 DP，常与 DP 联合应用。

②磷酸二酯酶抑制剂（PDEI）：如氨力农、米力农、奥普力农等。多用于急性心力衰竭或难治性心力衰竭的短期治疗，长期治疗不良反应较多，对长期生存率可能有不利影响。

（5）利尿剂　利尿剂可以直接减轻水肿，减少血容量及回心血量，降低左心室充盈压，减轻前负荷。常用利尿剂：①噻嗪类利尿剂：氢氯噻嗪、氯噻酮等，用于轻、中度心源性水肿患儿。②袢利尿剂：包括呋塞米、布美他尼等。利尿作用强大迅速，用于急性心力衰竭伴有肺水肿或重症及难治性心力衰竭患儿。③保钾利尿剂：螺内酯、氨苯蝶啶及阿米洛利等。反复应用利尿剂可表现抗药性，应注意用药是否合理，是否存在体液或电解质紊乱。利尿剂正确的剂量应高度个体化。

（6）血管扩张药　主要作用于静脉侧的容量血管或动脉侧的阻抗血管。常用药物有：卡托普利（巯甲丙脯酸）、依那普利（苯脂丙脯酸）、硝普钠、酚妥拉明（苄胺唑啉）、硝酸酯类（硝酸甘油及硝酸异山梨醇酯）等。

3. 中医治疗

（1）辨证论治　本病临证时重在分清轻重缓急。急性心衰，病势急重，症见面色苍白，喘息不得卧，汗出淋漓，四肢厥逆；慢性心衰，病势较缓，症见心悸气短，动则加重，浮肿，形寒肢冷或心烦不宁。治疗以益气温阳，化瘀利水为基本法则。

①心阳虚衰

【证候】面色苍白，唇指发青，呼吸浅促，或痰多泡沫，额汗不温，四肢厥冷，皮肤花纹，肝脏增大，虚烦不安，舌质暗，苔白腻，脉促或沉细微弱。

【辨证】本证多见于急性心衰，临床以面色苍白，呼吸浅促，四肢厥冷，肝脏增大为特征。

【治法】温补心阳，救逆固脱。

【方药】参附龙牡救逆汤加减。面唇青紫，肝脏增大者，加川芎、赤芍、红花活血化瘀。

②阳虚水泛

【证候】心悸气喘，不得平卧，动则喘甚，痰多泡沫，面色晦暗或青紫，形寒肢冷，尿少浮肿，舌质暗，苔白滑，脉促或沉而无力。

【辨证】本证临床以心悸气喘，动则喘甚，形寒肢冷，尿少浮肿为特征。

【治法】温补心肾，化气利水。

【方药】真武汤合苓桂术甘汤加减。喘息气急者，加葶苈子泻肺平喘；唇指青紫，舌暗者，加丹参、红花活血化瘀。

②气虚血瘀

【证候】心悸气短，动则更甚，心胸痹痛，肝脏肿大，口唇发绀，两颧暗红，下肢浮肿，舌质紫暗或有瘀点瘀斑，脉涩或结代。

【辨证】本证临床以心悸气短，动则更甚，下肢浮肿，肝脏肿大为特征。

【治法】活血化瘀，益气通脉。

【方药】血府逐瘀汤加减。若气虚明显者，去牛膝加党参健脾益气；若胸胁胀满疼痛明显者，去川芎、当归，加用香附、延胡索理气止痛；若兼失眠者，去川芎、当归，加酸枣仁、远志养心安神。

（2）中成药

①黄芪注射液：用于心气虚损、血脉瘀阻证，每日1次。

②参附注射液：用于心阳虚衰证，每日1～2次。

【预防与调护】

1. 预防 避免引起心衰的各种诱因，及时控制感染；对原发病及时治疗，如小儿先天性心脏病（尤其是左向右分流型）要适时手术，避免发生心力衰竭；适当锻炼身体，增强抗病能力。

2. 调护

（1）急性心衰和重症心衰均应卧床休息，尽量减少患儿哭闹，保持安静，以减轻耗氧量，有呼吸困难的患者需要取半卧位或坐位。

（2）合理饮食，给予易消化、营养丰富的饮食，同时需限制钠和水的摄入。

第六章　消化系统疾病

第一节　小儿消化系统解剖、生理特点

小儿时期生长发育快，新陈代谢旺盛，但消化系统尚未发育完善，故易出现消化功能紊乱和营养代谢障碍，在解剖、生理上有以下特点：

一、解剖、生理特点

1. 口腔　足月的新生儿出生时吸吮吞咽功能已建立，双颊有发育良好的脂肪垫，有助于吸吮活动。但婴幼儿口腔黏膜薄嫩，唾液腺发育不够完善，口腔黏膜较干燥，易受损伤和感染。3 个月以下小儿唾液中淀粉酶低下，故不宜喂淀粉类食物。3 个月后唾液分泌开始增加，但婴儿口底浅，吞咽功能不完善，可发生生理性流涎。

2. 食管　新生儿和婴儿的食管呈漏斗状，黏膜纤弱、腺体缺乏，弹力组织及肌层尚不发达，贲门括约肌发育不完善，控制能力差，故易发生胃食管反流，吮奶时常因吞咽过多空气发生溢奶。

3. 胃　新生儿胃容量为 30～60mL，1～3 个月时 90～150mL，1 岁时 250～300mL，5 岁时为 700～850mL，成人约 2000mL。年龄愈小每日喂食的次数愈多。婴儿胃呈水平位，当开始直立行走后变为垂直；盐酸和各种酶的分泌均较成人少，且酶活性低下，消化功能差；由于胃幽门括约肌发育良好，而贲门和胃底部肌张力低，易引起幽门痉挛而出现呕吐。胃排空时间随食物种类不同而异，稠厚而含乳凝块大的乳汁排空慢；水的排空时间 1.5～2 小时；母乳 2～3 小时；牛乳 3～4 小时；早产儿胃排空慢，易发生胃潴留。

4. 肠　婴幼儿肠道相对较长，为身长的 5～7 倍（成人仅为 4 倍）有利于消化吸收。但由于升结肠与后壁固定差，加上肠系膜柔软而长，容易发生肠套叠或肠扭转。早产儿的肠蠕动协调能力差，易发生粪便滞留甚至功能性肠梗阻。婴幼儿肠黏膜屏障作用较差，肠壁薄，血管丰富且通透性高，肠内细菌及其毒素、消化不全产物和过敏原等可经肠黏膜进入体内，引起全身感染和变态反应性疾病。婴幼儿结肠较短，不利于水分吸收，故婴儿大便多不成形而为糊状。小儿直肠相对较长，肌肉发育不良，固定差，易发生脱肛。又由于小儿大脑皮层功能发育不完善，进食时常引起胃 – 结肠反射，产生便意，故小儿大便次数多于成人。

5. 肝　婴幼儿在右锁骨中线肋缘下可触及肝下缘，边缘钝，质地柔软，无压痛，不超过 2cm。学龄期儿童肋缘下一般不应触及肝脏。婴儿肝脏结缔组织发育较差，肝细胞再生能力

强，不易发生肝硬化，但易受各种不利因素的影响，如缺氧、感染、药物中毒等均可使肝细胞发生肿胀、脂肪浸润、变性坏死、纤维增生而肿大，影响其正常功能。肝糖原贮备少，易因饥饿诱发低血糖。婴儿胆汁分泌少，对脂肪的消化和吸收的功能较差。

6. 胰腺 出生时可分泌少量胰液，各种胰腺酶的活性都比较低，故对脂肪和蛋白质的消化和吸收均不够完善；出生后 3～4 个月时胰腺发育较快，胰腺酶分泌量也随之增加。胰腺酶的分泌量随年龄生长而增加，酶类出现的顺序为：胰蛋白酶最先，而后是糜蛋白酶、羧基肽酶、脂肪酶，最后是淀粉酶。婴幼儿期胰液及其消化酶的分泌易受炎热天气和各种疾病的影响而被抑制，容易发生消化不良。

7. 肠道细菌 胎儿期和刚出生的新生儿肠道是无菌的，出生后数小时细菌即从空气、奶头、用具等经口、鼻、肛门入侵至小儿肠道，主要分布在结肠和直肠。在婴儿期，由于饮食不同，肠道固有菌群也有所不同。人乳喂养儿以乳酸杆菌和双歧杆菌占优势；人工喂养儿则以大肠杆菌为主；断乳后，小儿肠道菌群也逐渐变化，发展为以厌氧菌占优势的稳定菌群。正常肠道菌群对侵入肠道的致病菌有一定的拮抗作用，但如果大量使用广谱抗生素，可使正常菌群的平衡失调，而发生消化功能紊乱。另外，消化道功能紊乱时，肠道细菌大量繁殖，可进入小肠甚至胃内而成为致病菌。

8. 健康小儿粪便 食物进入消化道至粪便排出时间因年龄而异：母乳喂养的婴儿平均为13 小时，人工喂养者平均为 15 小时，成人平均为 18～24 小时。

（1）**母乳喂养儿粪便** 为黄色或金黄色，多为均匀的膏状或带少许黄色粪便颗粒，有酸味，不臭，偶有细小乳凝块或较稀薄绿色，呈酸性反应（pH4.7～5.1），每日 2～4 次，在添加辅食后粪便常变稠，每日 1～2 次。

（2）**人工喂养儿粪便** 呈淡黄色或灰黄色，较干，大多成形，含乳凝块较多、较大，量多，因牛乳含蛋白质比较多，粪便有明显的蛋白质分解产物的臭味，呈中性或碱性反应（pH6.7～8），每日 1～2 次，易发生便秘。

（3）**混合喂养儿粪便** 与单纯喂牛乳者相似，但较软、黄色；添加淀粉类食物可使大便增多，质软、暗褐色，有臭味；添加蔬菜水果等辅食后，粪便渐近成人，每日排便 1 次。

二、小儿消化系统的解剖、生理特点与中医"脾常不足"的相关性

早在《难经·四十四难》即提出消化系统的"七冲门"之说："……唇为飞门，齿为户门，会厌为吸门，胃为贲门，太仓下口为幽门，大肠小肠会为阑门，下极为魄门（即肛门）……"食物通过此"七冲门"，便完成了人体消化吸收和糟粕排泄的全过程。此七门是消化道的 7 个关口，任何一关发生病变，都会影响受纳、消化吸收和排泄。小儿消化系统中，多个脏腑参与了饮食物的摄入、消化、吸收和排泄功能，但关系最为密切的当属脾胃。脾胃为后天之本，主运化和输布精微物质，为气血生化之源，饮食的消化吸收，全身的气血充盛，四肢肌肉的正常运动及小儿生长发育均与脾胃有密切的关系。小儿脾胃的结构与运化功能均未健全，但由于生长发育迅速，对营养物质的需求较高，比成人迫切，相对而言，脾胃功能较难满足机体的需要，古代医家把这种特点称为"脾常不足"。这一认识与现代医学消化系统解剖特点是一致的。如新生儿的胃容量较小，结肠短，故婴儿大便多不成形而为糊状，且排出快，次数多；新生儿和婴儿不仅胃酸分泌较少，胃酸和胃蛋白酶活性也较低，不利于杀灭病原体，各种胰腺酶的活

NOTE

性都比较低，对脂肪和蛋白质的消化吸收均不够完善，故易患泄泻、积滞、呕吐及疳证等消化系统疾病。

第二节　小儿口炎

口炎（stomatitis）是指口腔黏膜由于各种感染引起的炎症，常由细菌、病毒、真菌等感染导致。好发于婴幼儿。本病可单独发生，也可继发于全身其他疾病，如腹泻、营养不良、久病体弱、维生素 B、维生素 C 缺乏等。临床常见以下几种不同炎症。

一、鹅口疮

鹅口疮（thrush, oral candidiasis）是白色念珠菌感染所致的口腔疾病，以患儿口腔及舌上生有白屑或白膜满布，状如鹅口为临床特征。多见于新生儿以及久病体弱的婴幼儿，腹泻、营养不良、长期使用广谱抗生素或类固醇激素的患儿易患此病，一年四季均可发生。因其色白如雪又称"雪口"。

【病因病机】

1. 西医病因及发病机制　本病由白色念珠菌引起。新生儿可在出生时产道感染，或被污染的乳具感染而致病；婴儿常因体质虚弱，营养不良，消化不良，长期使用广谱抗生素或激素，消化道菌群失调，白色念珠菌繁殖，故常在霉菌性肠炎的同时并发鹅口疮。

2. 中医病因病机

（1）心脾积热　胎热内蕴，传于胎儿；或口腔不洁，感受秽毒之邪，致心脾积热。邪热循经上乘，熏灼口舌则发为本病。

（2）虚火上炎　胎禀不足；或后天调护失宜；或久病、久泻伤阴，肾阴不足，水不制火，虚火循经上炎，发为本病。

本病病位在心脾肾，因少阴之脉通于舌，太阴之脉通于口，火热循经上扰而发病。

【临床表现】

口腔黏膜表面覆盖白色或灰白色乳凝块样白膜。初起时，呈点状和小片状，微凸起，可逐渐融合成大片，白膜界线清楚，不易拭去。如强行剥落后，可见充血、糜烂创面，局部黏膜潮红粗糙，可有溢血，但不久又为新生白膜覆盖。重症可波及喉部、气管、肺或食管、肠管，甚至引起全身性真菌病，出现呕吐、吞咽困难、声音嘶哑或呼吸困难。

【辅助检查】

取少许白膜涂片，加 10% 氢氧化钠 1 滴，在显微镜下可见到白色念珠菌孢子和菌丝。

【诊断与鉴别诊断】

1. 诊断　多见于新生儿，久病体弱者，或长期使用抗生素或激素患者。舌上、颊内、牙龈或上腭散布白屑，可融合成片。重者可向咽喉处蔓延，影响吸吮与呼吸，偶可累及气管、食管及肠道等。白膜涂片，显微镜下见到白色念珠菌孢子和假菌丝即可确诊。

2. 鉴别诊断

（1）残留乳块　其状虽与鹅口疮相似，但以温开水或棉签轻拭，即可去之。

（2）白喉　由白喉杆菌引起的急性传染病。多在咽、扁桃体甚则鼻腔、喉部形成灰白色的假膜，坚韧，不易擦去，若强力擦除则易致出血。全身中毒症状严重，伴有发热、咽痛、进行性喉梗阻、呼吸困难、疲乏等症状，病情严重。

【治疗】

1. 治疗原则　本病以中西医结合内外合治的综合疗法为主。保持口腔局部碱性环境，必要时可适当应用抗真菌药物，同时补充维生素及全身支持疗法。中医以清热泻火为主要治疗原则。

2. 西医治疗　用2%碳酸氢钠溶液，于哺乳前后清洗口腔。病变广泛者，用制霉菌素甘油或制霉菌素混悬液（10万～20万 U/mL）涂患处，每日2～3次。亦可口服肠道微生态制剂，纠正肠道菌群失调，抑制真菌生长。预防应注意哺乳卫生，加强营养，可适当加服维生素 B_2、维生素 C。有原发病者应积极治疗原发病。

3. 中医治疗

（1）辨证论治　本病需辨虚实。实证多见于体壮儿，起病急，病程短，口腔白屑较多，周围黏膜红赤，多伴发热、面赤、心烦口渴、尿赤、便秘等症；虚证多见于早产、久病体弱儿，或大病之后，起病缓，病程长，常迁延反复，口腔白屑稀散，周围黏膜色淡，常伴消瘦、神疲虚烦、面白颧红或低热等虚羸之象。本病总由邪热熏灼口舌所致，治当清热泻火为要。实证者治以清泄心脾积热；虚证者治以滋阴降火。轻症可以局部药物外治治疗，重症则应内治、外治兼施。

①心脾积热

【证候】口腔舌面满布白屑，面赤唇红，烦躁不宁，吮乳啼哭，大便干结，小便短黄。舌红，苔薄白，脉滑数或指纹紫滞。

【辨证】此证见于鹅口疮实证，以口腔舌面白屑较多，周围黏膜红赤，伴全身邪热炽盛症状为特征。

【治法】清心泻脾。

【方药】清热泻脾散加减。大便干结者，加生大黄通腑泄热；口干喜饮者，加石斛、玉竹养阴清热。

②虚火上炎

【证候】口舌白屑稀散，周围红晕不著，口干不渴，颧红，手足心热，虚烦不寐，大便干结。舌红少苔，脉细数或指纹淡紫。

【辨证】此证多见于大病、热病之后，病程较长，反复迁延。以白屑散在，周围红赤不著，舌红苔少，伴阴虚内热症状为特征。

【治法】滋阴降火。

【方药】知柏地黄丸加减。食欲不振者，加乌梅、焦三仙健脾开胃；便秘者，加火麻仁润肠通便。

（2）推拿疗法　①清心，清胃，揉小天心，按揉小横纹，掐揉四横纹，清天河水，退六腑。用于心脾积热证。②揉二马，补肾经，推小横纹，清天河水，水底捞明月，揉涌泉。用于虚火上炎证。

（3）中药外治法

①生石膏 2.4g，青黛、黄连、乳香、没药各 0.9g，冰片 0.3g。共研细末，瓶装贮存。每次取少许涂患处，一日 5～6 次。用于心脾积热证。

②冰硼散吹敷口腔，每次少许，每日 3～4 次。用于心脾积热证。

【预防与调护】

1. 预防

（1）加强孕期卫生保健，及时治疗阴道霉菌病。注意哺乳卫生，保持口腔清洁，喂奶器具及时煮沸消毒。

（2）提倡母乳喂养，及时添加辅食，宜食新鲜水果蔬菜等富含维生素食品，避免过烫、过硬、辛热炙煿的食物及不必要的口腔擦拭，防止损伤口腔黏膜。

（3）避免长期使用广谱抗生素或肾上腺皮质激素。

2. 调护

（1）及时清洗患儿口腔，用消毒纱布或棉签蘸冷开水清洗口腔，每日 2～3 次。

（2）注意观察口腔黏膜白屑变化，如患儿发生吞咽或呼吸困难，应立即处理。

二、疱疹性口炎

疱疹性口炎（herpetic stomatitis）是由单纯疱疹病毒 I 型感染所致，临床以口腔内出现单个或成簇小疱疹，迅速破溃后形成黄白色溃疡为主要临床特征的口腔炎症。多见于 1～3 岁小儿。传染性较强，常在集体托幼机构引起小流行。

本病属中医的"口疮"范畴。口疮是指口腔黏膜出现黄白色溃疡，疼痛流涎。病损仅在口唇内侧及齿龈处较局限者，称"燕口疮"；若溃疡面积较大，弥漫全口，全身症状较重者，称"口糜"。

【病因病机】

1. 西医病因病理　本病主要为感染单纯疱疹病毒 I 型（HSV-1）所致。

2. 中医病因病机　本病多由风热乘脾，心脾积热，或虚火上炎所致。外感风热之邪，内应于脾胃，风热夹毒上乘于口而发为口疮；或调护失宜，喂养不当，恣食肥甘煎炒之品，邪热内积心脾，循经上炎，外发为口疮。或素体虚弱，或久病久泻，气阴两虚，虚火上炎，熏灼口舌而生疮。

【临床表现】

多急性起病，起病时发热可达 38℃～40℃，1～2 天后，齿龈、唇内、舌、颊黏膜等部位口腔黏膜发生成簇的小水疱和散在的单个水疱，壁薄而透明，周围绕以红晕。水疱很快溃破，形成浅表溃疡，上覆黄白色纤维素性渗出物。由于疼痛剧烈，常伴有拒食、流涎、烦躁、颌下淋巴结肿大、有压痛等。病程为 1～2 周。

【诊断与鉴别诊断】

1. 诊断　学龄前儿童多见，发热、拒食、流涎、烦躁，舌、唇、颊黏膜可见疱疹，周围有红晕，破后呈浅表小溃疡，常伴齿龈红肿与颌下淋巴结肿大。用棉拭子取口腔黏膜糜烂面或用针头刺破水疱取疱液，进行病毒分离，鉴定出单纯疱疹病毒 I 型可确诊。

2. 鉴别诊断

（1）疱疹性咽峡炎　由柯萨奇病毒引起，常骤起发热、咽痛，病损的分布限于口腔后部，如软腭、悬雍垂等处，为丛集成簇的小水疱，溃破形成溃疡，损害很少发于口腔前部，牙龈不受损害。

（2）细菌感染性口炎　由致病的链球菌、金黄色葡萄球菌、肺炎链球菌感染引起。多见于抵抗力低下的婴幼儿。初起口腔黏膜充血水肿，随后发生糜烂和溃疡，可融合成片，覆盖有灰白色、边界清楚的假膜，涂片染色可见大量细菌。

【治疗】

1. 治疗原则　本病以中西医结合治疗为主。中医宜清热泻火或滋阴降火治疗，同时配合外治疗法；西医以对症支持治疗为主。

2. 西医治疗　保持口腔清洁，禁用刺激性药物。饮食以微温或凉的流质为宜，多补充蛋白质及维生素类。局部涂 2.5%～5%金霉素鱼肝油。症状严重者给予全身支持疗法。合并细菌感染可用抗生素治疗。

3. 中医治疗

（1）辨证论治　本病总由火热所致，辨证应分清实火、虚火，并根据病变部位确定所涉之脏腑。实火者，起病急，病程短，口腔疱疹、溃疡数目多，周围黏膜红赤，局部灼热疼痛，口臭流涎，或伴发热烦躁，哭闹拒食等症状。虚火者，起病缓，病程长，口腔疱疹、溃疡相对较少，反复发作，周围黏膜淡红，疼痛轻微，或伴低热、颧红盗汗等。病变部位在心者，口疮常发生于舌边、尖部，并伴烦躁叫扰啼哭，夜眠不安，尿赤等；在脾胃者，口疮每以唇颊、上颚、齿龈处居多，并伴口臭流涎，脘腹胀满，大便秘结等。实证治以清热解毒，清泻心脾积热，泻火为主，虚证治以滋阴降火、引火归原。在施以内治的同时，应配合口腔局部外治。

①风热乘脾

【证候】以口颊、上颚、齿龈、口角溃烂为主，甚则满口糜烂，周围黏膜色红，疼痛明显，拒食，烦躁不安，口臭，涎多，或伴发热，小便短赤，大便秘结，舌红，苔薄黄，脉数，指纹浮紫。

【辨证】本证多见于口疮初起，以周围黏膜焮红，灼热疼痛为特征。

【治法】疏风清热，泻火解毒。

【方药】银翘散加减。发热甚者，加黄芩、生石膏清热泻火；大便秘结加生大黄通腑泄热。若伴口臭，大便秘结等脾胃积热证，可选用凉膈散清胃解毒，通腑泻火。风热夹湿，舌苔厚腻，疮面糜烂、有黄色黏腻渗出物可选用甘露消毒丹加减清热解毒利湿。

②心火上炎

【证候】舌上、舌边溃烂，色赤疼痛，烦躁多啼，口干欲饮，小便短黄，舌尖红，苔薄黄，脉数，指纹紫滞。

【辨证】本证以舌体溃疡多，色赤疼痛，心烦啼哭，小便短赤，舌尖红赤为特征。

【治法】清心凉血，泻火解毒。

【方药】泻心导赤散加减。小便短少者，加车前子、滑石清心泻火；口渴甚者，加石膏、天花粉清热生津。

③虚火上炎

【证候】口腔溃疡较少，周围色不红或微红，反复发作或迁延不愈，神疲颧红，手足心热，口干不渴，舌红，苔少或花剥，脉细数，指纹淡紫。

【辨证】本证多见于素体虚弱，久病久泻或热病后患儿。以口舌溃疡稀疏散发，色淡，反复出现或迁延不愈，疼痛轻，伴阴虚内热之象为特征。

【治法】滋阴降火，引火归原。

【方药】六味地黄丸加肉桂。若久泻或吐泻之后患口疮，宜气阴双补，可服七味白术散，重用葛根，加乌梅、儿茶清热生津。

（2）中成药

①牛黄解毒片：用于口疮实证。每次1～2片，每日3次，口服。

②知柏地黄丸：用于虚火上炎证。每次3g，每日3次，口服。

（3）药物外治法

①吴茱萸适量，捣碎，醋调敷涌泉穴，临睡前固定，翌晨去除。用于虚火上炎证。

②冰硼散、锡类散、西瓜霜，任选一种，少许，涂敷患处，每日2～3次。用于风热乘脾证、心火上炎证。

【预防与调护】

1. 预防

（1）保持口腔清洁，饮食餐具经常清洁消毒。

（2）饮食宜清淡，忌辛辣刺激、粗硬及过咸、过甜食物。

（3）加强身体锻炼，增强体质，避免各种感染。

2. 调护　患病期间注意休息，多饮水及蔬菜水果，保持大便通畅。

第三节　胃　炎

胃炎（gastritis）是指由各种物理性、化学性或生物性有害因素引起的胃黏膜或胃壁炎性改变的一种疾病。根据病程分急性胃炎和慢性胃炎两种，在我国慢性胃炎发病率高于急性胃炎。

本病属中医"胃脘痛""胃痞""胃胀""呕吐"等范畴。

【病因病机】

1. 西医病因、发病机制及病理

（1）病因和发病机制

①急性胃炎：多为继发性，可由严重感染、休克、颅内损伤、严重烧伤、呼吸衰竭和其他危重疾病所致的应激反应（又称急性应激性黏膜病变）引起；也可由于误服毒性物质和腐蚀剂，摄入由细菌及其毒素污染的食物，服用对胃黏膜有损害的药物（如阿司匹林等非甾体抗感染药）等；另外，食物过敏，胃内异物，情绪波动，精神紧张和各种原因所致的变态反应等均可引起胃黏膜的急性炎症。

②慢性胃炎：是有害因子长期反复作用于胃黏膜引起损伤的结果。病因迄今尚未完全明确，目前认为幽门螺杆菌（Hp）感染为小儿慢性胃炎的最主要原因，其他胆汁反流、长期服

用刺激性食物和药物、精神神经等因素均可能参与发病。

（2）病理

①急性胃炎：表现为上皮细胞变性、坏死，黏膜下充血、水肿，固有膜大量中性粒细胞浸润，腺体细胞呈不同程度变性坏死。

②慢性胃炎：浅表性胃炎见上皮细胞变性，小凹上皮细胞增生，固有膜炎症细胞（淋巴细胞、浆细胞）浸润。

2. 中医病因病机

（1）乳食积滞　小儿乳食不节，或暴饮暴食，或过食不易消化的食物，以致损伤脾胃，乳食停积中州，脾胃失健，气机升降失调，胃气上逆则生呕吐，传化失职则致胃脘部疼痛不适。

（2）寒邪犯胃　胃脘部为风冷寒气所侵，或过食生冷瓜果之品，寒邪客于胃肠，寒主收引，寒凝则气滞，以致经络不通，气血壅阻不行，发为胃脘痛。

（3）湿热中阻　由于乳母喜嗜炙煿、辛辣之品，乳汁蕴热，儿食母乳，以致热积于胃；或较大儿童过食辛热之品，热积胃中。又因饮食失慎，损伤脾胃，运化失司，湿邪停聚，与热相合，导致湿热中阻；或感受夏秋湿热，蕴于中焦，皆可致脾胃升降失职，导致胃脘痛。

（4）肝气犯胃　小儿因环境不适，或所欲不遂，或遭受打骂等，产生情态怫郁，导致肝气不畅，横逆犯胃，发为胃脘痛，或胃失和降，气逆于上而呕吐。

（5）脾胃虚寒　乳母平时喜食寒凉生冷之品，乳汁寒薄，儿饮其乳，脾胃受寒；亦可由先天禀赋不足，脾胃素虚，易受寒客；或小儿过食瓜果生冷，因冷生寒；或病程中过服苦寒攻伐之剂；或感受风寒之邪，均可使寒伤中阳，中阳不运，胃失和降，发为胃脘痛。

（6）胃阴不足　热病后期伤津，或素嗜辛辣，或气郁化火导致胃阴耗伤，胃失濡养，虚热内生所致。

小儿胃炎的病变部位主要在胃，亦与肝、脾二脏密切相关。其基本病机为胃失和降，气机不利。

【临床表现】

1. 急性胃炎　发病急骤，轻者仅有食欲不振、腹痛、恶心、呕吐，严重者可出现呕血、黑便、脱水、电解质及酸碱平衡紊乱。有感染者常伴有发热等全身中毒症状。

2. 慢性胃炎　常见症状为反复发作的腹痛，疼痛经常出现于进食过程中或餐后，多数位于上腹部、脐周，轻者为间歇性隐痛或钝痛，严重者为剧烈绞痛。常伴有食欲不振、恶心、呕吐、腹胀，继而影响营养状况及生长发育。胃黏膜糜烂出血者伴呕血、黑便。

【辅助检查】

1. 胃镜检查　为最可靠的诊断手段之一。可直接观察胃黏膜病变及其程度。可见黏膜广泛充血、水肿、糜烂、出血，有时可见黏膜表面的黏液斑或反流的胆汁。幽门螺杆菌感染时，还可见胃黏膜微小结节形成，同时可取病变部位组织进行幽门螺杆菌和病理学检查。

2. 幽门螺杆菌检测（Hp 检测）　可分侵入性和非侵入性两类。侵入性需通过胃镜检查取胃黏膜活组织进行检测，包括快速尿素酶试验，活组织切片染色检查和 Hp 培养。常用的非侵入性检测方法包括 ^{13}C 尿素呼吸试验和血清学检测抗 Hp-IgG 抗体。核素标记尿素呼吸试验是让患儿口服一定量同位素 ^{13}C 标记的尿素，如果患儿消化道内含有幽门螺杆菌，则其产生的尿素酶可将尿素分解产生 $^{13}CO_2$，由肺呼出。通过测定呼出气体中 ^{13}C 含量即可判断胃内幽门螺杆

NOTE

菌感染程度，其特异性和敏感性达 90% 以上。

【诊断与鉴别诊断】

1. 诊断要点 急性胃炎无特征性临床表现，诊断主要依靠病史、体检、临床表现及内镜检查进行诊断。慢性胃炎诊断及分类主要根据胃镜下表现和病理组织学检查。

2. 鉴别诊断 由于引起小儿腹痛的病因很多，急性发作的腹痛必须注意与外科急腹症和肝、胆、胰、肠等腹内脏器的器质性疾病，以及腹型过敏性紫癜相鉴别。慢性反复发作性腹痛应与消化性溃疡、肠道寄生虫、肠痉挛等疾病鉴别。

（1）消化性溃疡 儿童消化性溃疡的症状和体征不典型。新生儿和婴儿多见继发性溃疡，发病急，首发症状为消化道出血和穿孔，原发性以胃溃疡多；幼儿期胃和十二指肠溃疡发病率相等，常见进食后呕吐，间歇发作脐周及上腹部疼痛，少见成人那种烧灼感，食后减轻；学龄前及学龄期以原发性十二指肠溃疡多见，表现为反复发作性脐周及上腹部胀痛、烧灼感，也有仅表现为贫血、粪便潜血试验阳性。若素食 3 天后检查粪便隐血试验阳性提示溃疡有活动性。纤维胃镜检查是当前诊断溃疡病准确率最高的办法。

（2）急性胰腺炎 主要临床表现为上腹疼痛、恶心、呕吐，血清及尿淀粉酶常增高。儿童重症急性胰腺炎腹痛剧烈，早期就可出现全身中毒症状，可有明显的腹膜炎、血性腹水。

（3）肠蛔虫症 常有不固定腹痛、偏食、异食癖、恶心、呕吐等消化功能紊乱症状，有时出现全身过敏症状。往往有吐、排虫史，粪便查找虫卵，驱虫治疗有效等可协助诊断。

（4）肠痉挛 婴儿多见，可出现反复发作的阵发性腹痛，腹部无异常体征，排气、排便后可缓解。

（5）心理因素所致非特异性腹痛 是一种常见的儿童期身心疾病。其发生与情绪改变有关。表现为弥漫性、发作性腹痛，持续数十分钟或数小时而自行缓解，可伴有恶心、呕吐等症状。临床和辅助检查往往无阳性表现。

【治疗】

1. 治疗原则 西医主要是针对原发病和对症治疗，有幽门螺杆菌感染者应规范使用抗菌药物；中医采用辨证治疗，实证以理气为主，虚证以养胃为主。

2. 西医治疗

（1）急性胃炎 去除病因，积极治疗原发病，避免服用一切刺激性食物和药物，及时纠正水、电解质紊乱。有上消化道出血者应卧床休息，保持安静，监测生命体征及呕吐与黑便情况。静滴 H_2 受体拮抗剂，口服胃黏膜保护剂，可用局部黏膜止血的方法。细菌感染者应用有效抗生素。

（2）慢性胃炎 去除病因，积极治疗原发病；养成良好的饮食习惯和生活规律。饮食定时定量，避免服用刺激性食品和对胃黏膜有损害的药物；根据病情合理应用药物治疗。常用药物：

①黏膜保护剂：如碱式碳酸铋、硫糖铝、蒙脱石粉剂等。

②H_2 受体拮抗剂：常用西咪替丁、雷尼替丁、法莫替丁等。

③肠动力药：腹胀、呕吐或胆汁反流者加用多潘立酮、西沙必利。

④抗 Hp 药物：有幽门螺杆菌感染者应进行规范的抗菌药物治疗。临床常用的药物有：a. 铋制剂：常用枸橼酸铋钾每日 6～8mg/kg；b. 常用抗生素：阿莫西林每日 30～50mg/kg，克

拉霉素每日 15 ~ 20mg/kg，甲硝唑每日 25 ~ 30mg/kg，呋喃唑酮每日 3 ~ 5mg/kg；c. 质子泵抑制剂（PPI）：奥美拉唑每日 0.6 ~ 0.8mg/kg。目前多主张联合用药。可以用以 PPI 为中心药物的"三联"方案：PPI+上述抗生素中的 2 种，持续两周；也可采用以铋剂为中心药物的"三联"治疗方案：枸橼酸铋钾 4 ~ 6 周 +2 种抗生素（阿莫西林 4 周、克拉霉素 2 周、甲硝唑 2 周、呋喃唑酮 2 周）；或"四联"治疗方案：枸橼酸铋钾 + H_2 受体拮抗剂 + 上述 2 种抗生素，药物治疗时间视病情而定。需要注意枸橼酸铋钾有导致神经系统不可逆损害和急性肾衰竭等副作用，长期大剂量应用时应谨慎。

3. 中医治疗

（1）辨证论治 采用八纲辨证，注意辨寒热虚实。治疗宜采用消食导滞、温散寒邪、清热化湿、疏肝理气、温中补虚、养阴益胃等方法，使气机宣通，脾胃调和，通则不痛。

①乳食积滞

【证候】胃脘胀满，疼痛拒按，嗳腐吞酸，甚则呕吐，呕吐物多为酸臭乳块或不消化食物，舌质红，苔厚腻，脉滑。

【辨证】起病前常有饮食不节或暴饮暴食史，以胃脘胀满疼痛，嗳腐吞酸，吐物酸馊为特征。

【治法】消食消乳，和胃止痛。

【方药】伤食用保和丸加减；伤乳用消乳丸加减。若食积化热便秘者，可加大黄、枳实通腑泄热；呕吐甚者，加少许生姜汁降逆止呕。

②寒邪犯胃

【证候】胃脘冷痛，遇寒痛甚，喜温喜按，纳少便溏，口淡流涎，舌质淡，苔白，脉沉紧。

【辨证】一般有感受寒邪，或过食生冷史。以起病急骤，疼痛较剧，遇寒痛甚，得温痛减为特征。

【治法】温散寒邪，和胃止痛。

【方药】香苏散合良附丸加减。若腹胀加砂仁、枳壳理气消胀；腹痛甚加小茴香、延胡索活血止痛。

③湿热中阻

【证候】胃脘灼痛拒按，胸腹痞满，口黏纳呆，甚者呕吐，吐物酸臭，头身重着，口干尿赤，舌质红，苔黄腻，脉滑数。

【辨证】有食积郁热，感受邪热之病史。以病势急迫，胃脘灼热疼痛拒按，舌红，苔黄腻等为特征。

【治法】清热化湿，理气止痛。

【方药】黄连温胆汤加减。若胃脘痛甚者，可加延胡索、枳壳行气止痛；湿热均盛者，加茵陈、蒲公英、黄芩清热化湿；口黏纳呆者，加藿香、佩兰芳香化湿。

④肝气犯胃

【证候】胃脘胀痛连胁，胸闷嗳气，甚者呕吐酸苦，大便不畅，得嗳气、矢气则舒，遇烦恼郁怒则痛作或痛甚，苔薄白，脉弦。

【辨证】本证因情志因素致病，多见于较大儿童。以嗳气吐酸，胸胁胀痛，遇情志刺激加重为特征。

【治法】疏肝理气，和胃止痛。

【方药】柴胡疏肝散加减。若胀重者，可加青皮、郁金、木香疏肝理气；若痛甚者，可加川楝子、延胡索行气止痛；嗳气频作者，可加半夏、旋覆花降逆和胃。

⑤脾胃虚寒

【证候】胃脘隐隐作痛，绵绵不断，喜暖喜按，得食则减，时吐清水，面色无华，神疲乏力，手足欠温，大便溏薄，甚则便血。舌质淡，苔白，脉细弱或沉缓。

【辨证】本证病程较长。以胃脘隐痛绵绵，喜温喜按，反复发作为特征。

【治法】温中健脾，益气和胃。

【方药】黄芪建中汤加减。若呕吐清水者，加陈皮、半夏、茯苓化湿和中；泛酸者，去饴糖，加乌贼骨制酸。

⑥胃阴不足

【证候】胃脘隐隐灼痛，似饥而不欲食，口燥咽干，五心烦热，消瘦乏力，口渴思饮，大便干结，舌红少津，脉细数。

【辨证】本证多见于病程较长，或长期使用温燥药物的患儿。以胃脘隐隐灼痛，口燥咽干，舌红少津等为特征。

【治法】养阴益胃，和中止痛。

【方药】益胃汤加减。若大便干结可加火麻仁、郁李仁润肠通便。

（2）中药成药

①胃得安冲剂：用于饮食停滞证。每次6岁以下1/3袋，7～10岁1/2袋，11～14岁1袋，每日3次口服。

②木香槟榔丸：用于湿热中阻证。每次6岁以下1～2个，7～10岁2～3g，11～14岁3～6g，每日2～3次口服。

③疏肝健胃丸：用于肝气犯胃证。每次3～7岁1/4～1/3丸，7岁以上1/2丸，每日3次口服。

④附子理中丸：用于脾胃虚寒症。每次6岁以下3g，7～10岁6g，11～14岁9g，每日3次口服。

（3）针灸治疗　取中脘、内关、公孙、足三里，常规针刺，可行灸法或隔姜灸。

（4）推拿疗法　①揉一窝风，揉外劳宫，摩腹，拿肚角，按脾俞、胃俞。用于寒邪犯胃证。②清胃经，运八卦，推四横纹，揉按板门。清大肠，分腹阴阳。用于乳食积滞证。③运八卦，清胃经，退六腑，推四横纹，清大肠。用于湿热中阻证。④补脾经，揉外劳宫，运八卦，推三关，揉一窝风，揉脐，揉脾俞、胃俞、肾俞，捏脊。用于脾胃虚寒证。

【预防与调护】

1. 预防

（1）养成良好的生活与饮食习惯，忌暴饮暴食、饥饱不均。

（2）注意饮食卫生，不吃腐败变质食品，忌食生冷及刺激性食品。

2. 调护

（1）呕吐较轻者，可进少量清淡易消化流质或半流质食物，较重者应暂禁食。必要时补液。

（2）喂服中药时应少量多次频服。

第四节 小儿腹泻

小儿腹泻（infantile diarrhea）是一组由多病原、多因素引起的以大便次数增多和大便性状改变为特点的消化道综合征。本病一年四季均可发生，夏秋季节尤其易于发病，不同季节发生的腹泻，临床表现有所不同。6个月~2岁婴幼儿发病率高，是造成小儿营养不良、生长发育障碍和死亡的主要原因之一。

小儿易发生腹泻与其特有的解剖、生理特点密切相关。存在以下易感因素：①婴幼儿消化系统发育不成熟，胃酸分泌少，消化酶活性低，但营养需要相对较多，胃肠道负担重。②免疫功能差，血清中 IgM、IgA 和胃肠道分泌型 IgA 均较低。③母乳中含有大量体液因子、巨噬细胞、粒细胞及溶酶体等，有很强的抗肠道感染作用。家畜乳在加热过程中上述成分被破坏，故人工喂养儿易发生肠道感染。④肠道菌群失调：正常肠道菌群对入侵的致病微生物有拮抗作用，新生儿出生后尚未建立正常肠道菌群、改变饮食使肠道内环境改变或滥用广谱抗生素，均可使肠道正常菌群平衡失调而患肠道感染。

小儿腹泻属中医"泄泻"范畴。

【病因病机】

1. 西医病因、发病机制及病理

（1）病因 腹泻的病因主要有感染性和非感染性两大类，而以感染性多见。

1）感染因素 肠道内感染可由病毒、细菌、真菌、寄生虫引起，以前两者多见。①病毒感染：人类轮状病毒是引起秋季腹泻的最常见病原，其他如诺沃克病毒、埃可病毒、柯萨奇病毒、腺病毒、冠状病毒均可致腹泻；②细菌感染：主要为致腹泻大肠杆菌（包括致病性大肠杆菌、产毒性大肠杆菌、侵袭性大肠杆菌、出血性大肠杆菌、黏附-集聚性大肠杆菌），其他细菌如空肠弯曲菌、耶尔森菌、变形杆菌、绿脓杆菌、枸橼酸杆菌等；③真菌感染：如白色念珠菌、毛霉菌、曲霉菌等；④寄生虫：如梨形鞭毛虫、结肠小袋虫、隐孢子虫等。

2）非感染因素 ①饮食不当导致腹泻：多为人工喂养儿，常因喂养不定时，饮食量不当，突然改变食物品种，过早喂给大量淀粉类食品等引起；②过敏性腹泻：如对牛奶或大豆过敏而引起腹泻；③原发性或继发性双糖酶（主要为乳糖酶）缺乏或活性降低，使肠道对糖的消化吸收不良而引起腹泻；④气候突变、腹部受凉使肠蠕动增加，天气过热消化液分泌减少等，都可能诱发消化功能紊乱而致腹泻。

此外还有症状性腹泻，如患中耳炎、上呼吸道感染、肺炎、肾盂肾炎、皮肤感染或急性传染病时，可由于发热和病原体的毒素作用而并发腹泻。

（2）发病机制 导致腹泻的机制有：因肠腔内存在大量不能吸收的具有渗透活性的物质而致，为"渗透性"腹泻；因肠腔内电解质分泌过多而致，为"分泌性"腹泻；因炎症所致的液体大量渗出，为"渗出性"腹泻；因肠道运动功能异常而致，为"肠道功能异常"腹泻。但在临床上不少腹泻并非由某种单一机制引起，而是在多种机制共同作用下发生的。

1）病毒性肠炎 各种病毒侵入肠道后，在小肠绒毛顶端的柱状上皮细胞上复制，使细胞发生空泡变性和坏死，其微绒毛肿胀、不规则和变短，受累的肠黏膜上皮细胞脱落，遗留有不规则的裸露病变，致使小肠黏膜回吸收水分和电解质的能力受损，肠液在肠腔内大量积聚而引起腹泻。同时，发生病变的肠黏膜细胞分泌双糖酶不足，活性降低，使食物中碳水化合物分解吸收发生障碍而积滞在肠腔内，并被细菌分解成小分子的短链有机酸，使肠液的渗透压增高；双糖的分解不全亦造成微绒毛上皮细胞钠转运的功能障碍，两者均造成水和电解质的进一步丧失。

2）细菌性肠炎　由于肠道感染的病原菌不同，发病机制亦不相同。

①肠毒素性肠炎：各种产生肠毒素的细菌可引起分泌性腹泻，如霍乱弧菌、产肠毒素性大肠杆菌、空肠弯曲菌、金黄色葡萄球菌、产气荚膜杆菌等。病原体侵入肠道后，一般仅在肠腔内繁殖，黏附在肠上皮细胞刷状缘，不入侵肠黏膜。细菌在肠腔中释放 2 种肠毒素，一种为不耐热肠毒素，与小肠细胞膜上的受体结合后激活腺苷酸环化酶，使三磷腺酸苷（ATP）转变为环磷酸腺苷（cAMP），cAMP 增多后即抑制小肠绒毛上皮细胞吸收 Na^+、Cl^- 和水，并促进肠腺分泌 Cl^-；另一种为耐热肠毒素，通过激活鸟苷酸环化酶，使三磷酸鸟苷（GTP）转变为环磷酸鸟苷（cGMP），cGMP 增多后亦使肠上皮细胞减少对 Na^+ 和水的吸收，促进 Cl^- 分泌。两者均使小肠液总量增多，超过结肠的吸收限度而发生腹泻，排出大量无脓血的水样便，导致患儿脱水和电解质紊乱。

②侵袭性肠炎：各种侵袭性细菌感染可引起渗出性腹泻，如志贺菌属、沙门菌属、侵袭性大肠杆菌、空肠弯曲菌、耶尔森菌和金黄色葡萄球菌等，均可直接侵袭小肠或结肠肠壁，使黏膜充血、水肿，炎症细胞浸润引起渗出和溃疡等病变。患儿排出大量白细胞和红细胞的菌痢样粪便；结肠由于炎症病变不能充分吸收来自小肠的液体，且某些致病菌还会产生肠毒素，故亦可发生水泻。

3）非感染性腹泻　主要由饮食不当引起，当饮食过量或食物成分不当时，消化过程发生障碍，食物不能被充分消化和吸收而积滞于小肠上部，使肠腔内酸度降低，有利于肠道下部的细菌上移和繁殖，使食物发酵和腐败（即所谓内源性感染），消化功能更为紊乱。分解产生的短链有机酸使肠腔内渗透压增高（渗透性腹泻），并协同腐败性毒性产物刺激肠壁使肠蠕动增加导致腹泻、脱水和电解质紊乱。

2. 中医病因病机　小儿泄泻发生的原因，以感受外邪、内伤饮食、脾胃虚弱为多见。其病变主要在脾胃。因胃主受纳腐熟水谷，脾主运化水湿和水谷精微，若脾胃受病，则饮食入胃后，水谷不化，精微不布，清浊不分，合污而下，致成泄泻。故《幼幼集成·泄泻证治》说："夫泄泻之本，无不由于脾胃。盖胃为水谷之海，而脾主运化，使脾健胃和，则水谷腐化而为气血，以行荣卫。若饮食失节，寒温不调，以致脾胃受伤，则水反为湿，谷反为滞，精华之气不能输化，乃至合污下降，而泄泻作矣。"

（1）**感受外邪**　小儿脏腑柔嫩，肌肤薄弱，冷暖不知自调，易为外邪侵袭而发病。外感风、寒、暑、热诸邪常与湿邪相合而致泻，盖因脾喜燥而恶湿，湿困脾阳，运化失职，湿盛则濡泄，故前人有"无湿不成泻""湿多成五泻"之说。由于时令气候不同，长夏多湿，故外感泄泻以夏秋季节多见，其中又以湿热泻最常见，风寒致泻则四季均有。

（2）**伤于饮食**　小儿脾常不足，饮食不知自节，若调护失宜，哺乳不当，饮食失节或不洁，过食生冷瓜果或难以消化之食物，皆能损伤脾胃，发生泄泻。如《素问·痹论》所说：

"饮食自倍，肠胃乃伤。"小儿易为食伤，发生伤食泻，在其他各种泄泻证候中亦常兼见伤食证候。

（3）脾胃虚弱 小儿素体脾虚，或久病迁延不愈，脾胃虚弱，胃弱则腐熟无能，脾虚则运化失职，不能分清别浊，清浊相干并走大肠，而成脾虚泄泻。亦有暴泻实证，失治误治，迁延不愈，风寒、湿热外邪已解而脾胃损伤，转成脾虚泄泻者。

（4）脾肾阳虚 脾虚致泻者，一般先耗脾气，继伤脾阳，日久则脾损及肾，造成脾肾阳虚。阳气不足，温煦失职，阴寒内盛，水谷不化，并走肠间，而致澄澈清冷，洞泄而下的脾肾阳虚泻。

由于小儿稚阳未充、稚阴未长，患泄泻后较成人更易于损阴伤阳发生变证。重症泄泻，因泻下过度，易于伤阴耗气，出现气阴两伤，甚至阴伤及阳，导致阴竭阳脱的危重变证。若久泻不止，脾气虚弱，土虚木亢，肝旺而生内风，可成慢惊风；脾虚失运，生化乏源，气血不足无以荣养脏腑肌肤，久则可致疳证。

【临床表现】

在腹泻的发病过程中，根据临床病情的轻重可将腹泻分为轻型腹泻和重型腹泻，重型腹泻多在严重腹泻同时伴见明显脱水、电解质紊乱和全身感染中毒症状；根据腹泻的病程，还可将腹泻分为急性腹泻、迁延性腹泻和慢性腹泻，急性腹泻是连续病程在两周以内的腹泻，迁延性腹泻的病程在 2 周～2 个月，慢性腹泻的病程达 2 月以上。

1. 轻型腹泻 大便次数增多，多为黄色水样或蛋花样大便，含有少量黏液，少数患儿也可有少量血便。食欲低下，常有呕吐，严重者可吐咖啡色液体。无脱水、电解质紊乱和全身中毒症状，多在数日内痊愈。

2. 重型腹泻 除较重的胃肠道症状外，常有较明显的脱水、电解质紊乱和全身中毒症状。

（1）脱水 由于吐泻丢失体液和摄入量不足，使体液总量尤其是细胞外液量减少，导致不同程度脱水。患儿表现皮肤黏膜干燥，弹性下降，眼窝、囟门凹陷，尿少、泪少，甚则出现四肢发凉等末梢循环改变。由于腹泻患儿丧失的水和电解质的比例不尽相同，可造成等渗、低渗、高渗性脱水，以前两者多见。

（2）代谢性酸中毒 发生的原因有：①腹泻丢失大量碱性物质；②进食量少，热量不足，肠吸收不良，机体得不到正常能量供应导致脂肪分解增加，产生大量酮体；③脱水时血容量减少，血液浓缩，血流缓慢，组织缺氧致乳酸堆积；④脱水使肾血流量亦不足，其排酸、保钠功能低下使酸性代谢产物滞留体内。患儿可出现精神不振，口唇樱红，呼吸深大等症状，但小婴儿症状很不典型。

（3）低钾血症 胃肠液中含钾较多，吐泻导致大量钾盐丢失；进食少，摄入钾不足等均可致体内缺钾。但脱水酸中毒时钾由细胞内转移到细胞外，血清钾大多正常。当脱水酸中毒被纠正，排尿后钾排出增加，大便继续失钾及输入葡萄糖消耗钾等因素使血钾迅速下降，随即出现不同程度的缺钾症状。表现为精神不振、无力、腹胀、心律不齐等。

（4）低钙和低镁血症 腹泻患儿进食少，吸收不良，从大便丢失钙、镁，可使体内钙、镁减少。活动性佝偻病和营养不良患儿更多见，脱水、酸中毒纠正后易出现低钙症状（手足搐搦和惊厥）；极少数久泻和营养不良患儿输液后出现震颤、抽搐，用钙治疗无效时应考虑低镁血症的可能。

3. 几种常见类型肠炎的临床特点

（1）轮状病毒肠炎 轮状病毒是秋、冬季小儿腹泻最常见的病原，故又称秋季腹泻。呈散发或小流行，经粪-口传播，也可以气溶胶形式经呼吸道感染而致病。潜伏期1~3天，多发生在6~24个月的婴儿。起病急，常伴发热和上呼吸道感染症状，病初即有呕吐，常先于腹泻；大便次数多，量多，水分多，黄色水样便或蛋花样便带少量黏液，无腥臭味，常并发脱水、酸中毒及电解质紊乱。大便镜检有少量白细胞。感染后1~3天即有大量病毒自大便中排出，最长可达6天。血清抗体一般在感染后3周上升。病毒较难分离，有条件可直接用电镜或免疫电镜检测病毒，或用大便乳胶凝集试验检测病毒抗原，或PCR及核酸探针技术检测病毒基因。本病为自限性疾病，病程为3~8天，少数病程较长。

（2）产毒性细菌引起的肠炎 潜伏期1~2天，起病较急。轻症仅大便次数稍增，性状轻微改变；重症腹泻频繁，量多，呈水样或蛋花样，混有黏液，伴呕吐，常发生脱水、电解质和酸碱平衡紊乱。镜检无白细胞，本病为自限性疾病，病程3~7天，亦可较长。

（3）侵袭性细菌引起的肠炎 常见的侵袭性细菌有侵袭性大肠杆菌、空肠弯曲菌、耶尔森菌、鼠伤寒杆菌等。潜伏期长短不一。起病急，腹泻频繁，大便呈黏冻状，带脓血。常伴恶心、呕吐、高热、腹痛和里急后重，可出现严重的中毒症状，如高热、意识改变，甚至出现休克。大便镜检有大量白细胞和数量不等的红细胞，大便细菌培养可找到相应的致病菌。

（4）出血性大肠杆菌肠炎 大便次数增多，开始为黄色水样便，后转为血水便，有特殊臭味；大便镜检有大量红细胞，常无白细胞。临床常伴腹痛。个别病例可伴发溶血性尿毒综合征和免疫性血小板减少症。

（5）抗生素诱发的肠炎 长期应用广谱抗生素可使肠道菌群失调，肠道内耐药的金葡菌、绿脓杆菌、变形杆菌、某些梭状芽孢杆菌和白色念珠菌大量繁殖而引起肠炎。多见于营养不良、免疫功能低下，或长期应用肾上腺皮质激素患儿，婴幼儿病情多较重。金黄色葡萄球菌肠炎的典型大便为暗绿色，量多带黏液，少数为血便。大便镜检有大量脓细胞和成簇的革兰阳性球菌，培养有葡萄球菌生长，凝固酶阳性。真菌性肠炎多为白色念珠菌所致，大便次数增多，黄色稀便，泡沫较多，带黏液，有时可见豆腐渣样细块（菌落）。大便镜检有真菌孢子和菌丝。

【并发症】

持续腹泻可导致患儿营养不良，而营养不良患儿发生腹泻时易迁延不愈，两者可互为因果，如病情进展，可引起免疫功能低下，继发感染，形成恶性循环，甚至出现多脏器功能异常等严重后果。

【辅助检查】

急性腹泻可查粪便常规、粪便培养等明确病情，怀疑轮状病毒感染所致者可采用酶联免疫吸附试验或免疫酶斑试验检测粪便上清液中的病毒抗原。

对于迁延性腹泻或慢性腹泻，可在详细询问病史，全面体格检查的基础上，合理选择以下辅助检查，以利寻求确切病因：①肠道菌群分析、大便酸度和还原糖检测、细菌培养；②十二指肠液分析；③食物过敏原检测。必要时可查蛋白质、碳水化合物和脂肪吸收功能试验、X线、结肠镜等综合分析判断。

【诊断与鉴别诊断】

根据发病季节、病史（包括喂养史和流行病学资料）、临床表现和大便性状易于作出临床诊断。必须判定有无脱水（程度和性质）、电解质紊乱和酸碱失衡；注意寻找病因，肠道内感染的病原学诊断比较困难，从临床诊断和治疗需要考虑，可先根据大便常规有无白细胞将腹泻分为两组：

（1）大便无或偶见少量白细胞者　为侵袭性细菌以外的病因（如病毒、非侵袭性细菌、寄生虫等肠道内、外感染或喂养不当）引起的腹泻，多为水泻，有时伴脱水症状，应与下列疾病鉴别：

①生理性腹泻：多见于6个月以内婴儿，外观虚胖，常有湿疹，生后不久即出现腹泻，除大便次数增多外，无其他症状，食欲好，不影响生长发育。近年来发现此类腹泻可为乳糖不耐受的一种特殊类型，添加辅食后，大便即转为正常。

②导致小肠消化吸收功能障碍的各种疾病：如乳糖酶缺乏、葡萄糖 – 半乳糖吸收不良、失氯性腹泻、原发性胆酸吸收不良、过敏性腹泻等，可根据各病特点进行鉴别。

（2）大便有较多白细胞者　常由各种侵袭性细菌感染所致，仅凭临床表现难以区分，必要时应进行大便细菌培养、细菌血清型和毒性检测，尚需与下列疾病鉴别：

①细菌性痢疾：常有流行病学接触史，便次多，量少，脓血便伴里急后重，大便镜检有较多脓细胞、红细胞和吞噬细胞，大便细菌培养有痢疾杆菌生长可确诊。

②坏死性肠炎：中毒症状较严重，腹痛，腹胀，频繁呕吐，高热，大便糊状呈暗红色，渐出现典型的赤豆汤样血便，常伴休克，腹部X线摄片呈小肠局限性充气扩张，肠间隙增宽，肠壁积气等。

【治疗】

1. 治疗原则　中医治疗以运脾化湿为基本治则，针对不同病因辨证施治，同时配合小儿推拿、针灸等外治法。西医治疗以预防和纠正脱水、调整饮食、合理用药及预防并发症为原则。急性腹泻注意维持水、电解质平衡及抗感染；迁延性和慢性腹泻应注意肠道菌群失调及饮食疗法。

2. 西医治疗

（1）饮食疗法　腹泻时应注意进行饮食调整，减轻胃肠道负担，但是由于肠黏膜的修复及蛋白丢失导致机体对蛋白质需求增加，故控制饮食应适当，以保证机体生理的需要量，补充疾病消耗，利于疾病的恢复。母乳喂养的患儿可继续母乳喂养；混合喂养或人工喂养的患儿，用稀释牛奶或奶制品喂养，逐渐恢复正常饮食；儿童则采用半流质易消化饮食，然后恢复正常饮食。有严重呕吐者可暂时禁食4~6小时，但不禁水，待病情好转，再由少到多，由稀到稠逐渐恢复正常饮食；病毒性肠炎多有继发性双糖酶缺乏，可采用去乳糖饮食，如用去乳糖配方奶粉或去乳糖豆奶粉。有些患儿在应用无双糖饮食后腹泻仍不改善，需要考虑蛋白过敏引起的过敏性腹泻，改用其他种类饮食。腹泻停止后，继续给予营养丰富的饮食，并每日加餐一次，共两周。

（2）液体疗法　主要是纠正水、电解质紊乱及酸碱失衡。脱水往往是急性腹泻死亡的主要原因，合理的液体疗法是降低病死率的关键。治疗小儿腹泻常用的液体疗法有口服补液和静脉补液法。

①口服补液：世界卫生组织推荐的口服补液盐（oral rehydration salt Ⅲ，ORS Ⅲ）可用于预防和纠正腹泻轻、中度脱水而无明显周围循环障碍者。轻度脱水50~80mL/kg，中度脱水

80～100mL/kg，少量频服，8～12小时将累积损失量补足。脱水纠正后维持补液，将ORS液加等量水稀释使用。需注意的是新生儿和有明显呕吐、腹胀、休克、心肾功能不全或其他严重并发症的患儿，不宜采用口服补液。使用过程中如发现眼睑浮肿可改白开水口服。

②静脉补液：适用于中度以上脱水，病情重、呕吐腹泻剧烈或腹胀患儿。静脉补液首先要根据脱水的程度和性质制定"三定"，即定量（输液总量）、定性（溶液种类）、定速（输液速度），然后根据患儿具体病情适当调整方案。

第1天补液：

a.定量：包括补充累积损失、生理需要及继续损失的液体总量。根据脱水的程度确定，轻度脱水时为90～120mL/kg，中度脱水时为120～150mL/kg，重度脱水时约150～180mL/kg。对少数营养不良，肺、心、肾功能不全的患儿应根据具体病情再作详细计算。

b.定性：溶液中电解质溶液与非电解质溶液的比例应根据脱水的性质而定。等渗性脱水用1/2张含钠液，低渗性脱水用2/3张含钠液，高渗性脱水用1/3张含钠液。如临床判断脱水性质有困难，可先按等渗脱水处理。

c.定速：输液的速度主要取决于脱水的程度和继续损失的量和速度。原则上是先快后慢，有重度脱水或有休克表现需尽快补充血容量，可用等渗含钠液20mL/kg，在30～60分钟内快速输入。累积损失量（扣除扩容液量）应在8～12小时补完，每小时8～10mL/kg；在脱水基本纠正后，补充继续损失量和生理需要量时速度宜减慢，于12～16小时内补完，约每小时5mL/kg；若吐泻缓解，可酌情减少补液量或改为口服补液。

d.纠正酸中毒：治疗重点应是纠正引起代谢性酸中毒的原发病及尽早恢复肾循环和肾功能。轻度酸中毒能随脱水的改善而得到纠正，不需另给碱性药物。对重度酸中毒可根据临床症状结合血气测定结果用1.4%碳酸氢钠进行纠正。

e.钾的补充：低钾的纠正一般可按10%氯化钾每日1～2.5mL/kg计算，补液浓度一般不超过0.3%（新生儿常用0.15%～0.2%）。每日静脉滴入的总量不应少于8小时，切忌将钾盐静脉直接推注。因细胞内钾浓度恢复正常要有一个过程，一般静脉补钾要持续4～6天。患儿能口服可改用口服补钾，剂量同静脉注射。患儿若能恢复原来饮食的半量时，即可考虑停止钾的补充。一般情况下，补钾的原则是见尿补钾（有尿或来院前6小时内有尿），因为无尿时补钾则钾潴留在体内，有引起高钾可能。

f.其他电解质的补充：在补液过程中，如出现手足搐搦（尤多见于营养不良、佝偻病患儿），可由静脉缓慢推入10%葡萄糖酸钙5～10mL（用等量葡萄糖溶液稀释）。如用钙剂后搐搦不见缓解反而加重，考虑低镁的可能，或经血镁测定证实时，可给25%硫酸镁，深部肌肉注射，每次0.1mg/kg，每6小时1次，每日3～4次，症状消失后停用。

第2天及以后的补液量根据继续损失和生理需要量补充。病情明显缓解者，可改为口服补液。若腹泻仍频繁或呕吐者，应继续采用静脉补液。生理需要量则按每日60～80mL/kg计算，用1/3张含钠液补充，能口服则减量；继续损失的补充原则为丢失多少补多少，一般给1/3～1/2张含钠液；同时仍需注意继续补钾和纠正酸中毒。

（3）药物治疗

①控制感染：病毒性及非侵袭性细菌所致，一般不用抗生素，应合理使用液体疗法，选用微生态制剂和黏膜保护剂。但对重症患儿、新生儿、小婴儿和免疫功能低下的患儿应选用抗生

素。根据大便培养和药敏试验结果进行调整。黏液、脓血便患者多为侵袭性细菌感染，针对病原选用第三代头孢菌素类、氨基糖苷类抗生素。婴幼儿选用氨基糖苷类和其他有明显副作用的药物时应慎重。

②微生态疗法：长期腹泻者大多与肠道功能及肠道菌群失调有关，故切忌滥用抗生素，可用微生态疗法。微生态制剂有助于恢复肠道正常菌群的生态平衡，抑制病原菌的定植和侵袭，有利于控制腹泻。常用的有双歧杆菌、嗜乳酸杆菌、粪链球杆菌、需氧芽孢杆菌等菌制剂。如肠道菌群严重紊乱，应选用2种以上的菌制剂进行治疗。

③肠黏膜保护剂：与肠道黏液蛋白相互作用可增强其屏障功能，同时能吸附病原体和毒素，阻止病原微生物的攻击，维持肠细胞的吸收和分泌功能，如蒙脱石粉。

④补锌治疗：世界卫生组织（WHO）/ 联合国儿童基金会建议，对于急性腹泻患儿，应每日给予元素锌20mg（>6个月），6个月以下婴儿每日10mg，疗程10～14天。

注意避免用止泻剂，由于它具有抑制胃肠动力的作用，从而增加细菌繁殖和毒素吸收，感染性腹泻应用时很危险。

（4）迁延性和慢性腹泻病的治疗　主要是积极寻找病程迁延的原因，针对病因治疗；同时作好液体疗法、营养治疗和药物疗法。①液体疗法：预防和治疗脱水，纠正电解质紊乱，调节酸碱平衡。②营养治疗：此类患儿多有营养障碍，因此继续饮食是十分必要的。应继续母乳喂养；人工喂养者应调整饮食，6个月以下小儿，用牛奶加等量米汤或水稀释，或用酸奶，也可用奶–谷类混合物，每日喂6次，以保证足够的热量；6个月以上的可用已习惯的日常饮食，应由少到多，由稀到稠；双糖不耐受患儿宜采用去双糖饮食，如豆浆或去乳糖配方奶粉。少数严重病例不能耐受口服营养物质，可采用静脉营养。长期腹泻合并进食减少可影响维生素和微量元素的吸收和利用，引起维生素和微量元素的缺乏，需注意及时补充。③药物疗法：抗生素应慎用，仅用于分离出有特异病原的患儿，并要依据药物敏感试验结果选用。注意应用微生态疗法和肠黏膜保护剂。

3. 中医治疗

（1）辨证论治　本病以八纲辨证为主，常证重在辨寒、热，虚、实；变证重在辨阴、阳。腹泻治疗主要以运脾化湿为基本法则。实证以祛邪为主，根据不同的证型分别治以疏风散寒、清肠化湿、消食导滞。虚证以扶正为主，分别治以健脾益气、温补脾肾。泄泻变证，总属正气大伤，分别治以益气养阴、酸甘敛阴、挽阴回阳、救逆固脱，并注意液体疗法的运用。

常证

①风寒泻

【证候】大便清稀，夹有泡沫，臭气不甚，肠鸣腹痛，或伴恶寒发热，鼻流清涕，咳嗽，舌质淡，苔薄白，脉浮紧，指纹淡红。

【辨证】本证以大便清稀夹有泡沫，臭气不甚，肠鸣腹痛为临床特征。

【治法】疏风散寒，化湿和中。

【方药】藿香正气散加减。风寒束表、恶寒发热较重者，加防风、羌活散风寒；大便质稀色淡，泡沫多，加防风炭祛风止泻；腹痛甚，里寒重，加干姜、砂仁、木香温中散寒理气；腹胀，苔腻，加大腹皮、厚朴顺气消胀；夹有食滞者，去甘草、大枣，加焦山楂、鸡内金消食导滞；小便短少，加泽泻、车前子渗湿利尿。

②湿热泻

【证候】大便水样，或如蛋花汤样，泻下急迫，量多次频，气味秽臭，或泻下不爽，腹痛时作，食欲不振，或伴呕恶，神疲乏力，或发热烦闹，口渴，小便短黄，舌质红，苔黄腻，脉滑数，指纹紫。

【辨证】本证以大便水样，泻下急迫，量多气臭为临床特征。若泻下过度，本证易于转为伤阴甚至阴竭阳脱变证。

【治法】清肠解热，化湿止泻。

【方药】葛根黄芩黄连汤加减。热重泻频，加鸡苏散、马鞭草清热解毒；发热口渴，加生石膏、芦根清热生津；湿重水泻，加车前子、苍术燥湿利湿；泛恶苔腻，加藿香、佩兰芳化湿浊；呕吐，加竹茹、半夏降逆止呕；腹痛，加白芍、木香理气止痛；纳差，加焦山楂、焦神曲运脾消食。

③伤食泻

【证候】大便稀溏，夹有乳凝块或食物残渣，气味酸臭，或如败卵，脘腹胀满，便前腹痛，腹痛拒按，泻后痛减，嗳气酸馊，或有呕吐，不思乳食，夜卧不安，舌苔厚腻，或微黄，脉滑实，指纹滞。

【辨证】本证常有乳食不节史，临床以便稀夹不消化食物，气味酸臭，脘腹胀痛，泻后痛减为特征。

【治法】消食化滞，运脾和胃。

【方药】保和丸加减。腹痛，加木香、槟榔理气止痛；腹胀，加厚朴、莱菔子消积除胀；呕吐，加藿香、生姜和胃止呕；积滞化热，加黄连清热燥湿。

④脾虚泻

【证候】大便稀溏，色淡不臭，多于食后作泻，时轻时重，神疲倦怠，面色萎黄，腹胀纳呆，舌淡苔白，脉缓弱，指纹淡。

【辨证】本证病程较长，临床以大便稀溏，色淡不臭，多于食后作泻，腹胀纳呆为特征。本证进一步发展，则由脾及肾，易转成脾肾阳虚泻，或久泻而成疳证。

【治法】健脾益气，助运止泻。

【方药】参苓白术散加减。胃纳呆滞，舌苔腻，加藿香、苍术、陈皮、焦山楂芳香化湿，消食助运；腹胀不舒，加木香、乌药理气消胀；腹痛，加白芍、木香理气止痛；腹痛喜温，大便夹不消化物，舌淡，加炮姜温中散寒，暖脾助运；久泻不止，内无积滞者，加煨益智仁、肉豆蔻、石榴皮固涩止泻。

⑤脾肾阳虚泻

【证候】久泻不止，大便清稀，澄澈清冷，完谷不化，或见脱肛，形寒肢冷，面色㿠白，精神萎靡，睡时露睛，舌淡苔白，脉细弱，指纹色淡。

【辨证】本证见于久泻，临床以大便澄澈清冷，完谷不化，形寒肢冷为特征。

【治法】温补脾肾，固涩止泻。

【方药】附子理中汤合四神丸加减。附子理中汤重在温补脾肾，四神丸重在固涩止泻。脱肛，加炙黄芪、升麻升举中阳；久泻滑脱不禁，加诃子、石榴皮、赤石脂收敛固涩止泻。

变证

①气阴两伤

【证候】泻下过度，质稀如水，心烦不安或精神不振，啼哭少泪，目眶及囟门凹陷，皮肤干燥或枯瘪，口渴引饮，小便短少，甚至无尿，唇红而干，舌红少津，苔少或无苔，脉细数。

【辨证】本证多见于暴泻患儿，临床以啼哭少泪，囟门凹陷，小便短少为特征。若不能及时救治，则可能很快发展为阴竭阳脱证。

【治法】益气养阴，酸甘敛阴。

【方药】人参乌梅汤加减。泻下不止，加山楂炭、诃子、石榴皮涩肠止泻；口渴引饮，加石斛、玉竹、天花粉、芦根养阴生津止渴；大便热臭，加黄连清解湿热。

②阴竭阳脱

【证候】泻下不止，次频量多，面色青灰或苍白，精神萎靡，表情淡漠，哭声微弱，啼哭无泪，少尿或无尿，四肢厥冷，舌淡无津，脉沉细欲绝。

【辨证】本证常因气阴两伤证发展，或久泻不止，阴阳俱耗而成，临床以面色青灰或苍白，精神萎靡，少尿或无尿，四肢厥冷为特征。本证为变证危候，需及时救治。

【治法】挽阴回阳，救逆固脱。

【方药】生脉散合参附龙牡救逆汤加减。大便洞泄不止，加干姜、白术温中扶脾。

（2）中成药

①藿香正气口服液：用于风寒泻。每次1岁以下1mL，1~6岁2~3mL，7~14岁5~10mL，每日2~3次口服。

②葛根芩连微丸：用于湿热泻。每次1~2g，每日3~4次口服。

③保和丸：用于伤食泻。每次1~3岁1g，4~6岁2g，7~9岁3~4g，10~14岁5~6g，每日2次口服。

④附子理中丸：用于脾肾阳虚泻。每次2~3g，每日3~4次口服。

（3）推拿疗法

①分阴阳，清大肠，清小肠，退六腑，揉小天心，运水入土。用于湿热泻。

②分阴阳，揉外劳宫，推三关，摩腹，揉脐，揉龟尾，运土入水。用于风寒泻。

③揉板门，清大肠，补脾土，摩腹，运内八卦，点揉天枢，掐十指节。用于伤食泻。

④推三关，补脾土，补大肠，摩腹，推上七节骨，捏脊，重按脾俞、胃俞、大肠俞。用于脾虚泻。

（4）针灸疗法

①针刺：主穴取足三里、中脘、脾俞、止泻穴。配穴取内庭、气海。发热加曲池；呕吐加内关、上脘；腹胀加天枢；伤食加刺四缝；水样便多加刺三阴交。实证用泻法，虚证用补法，每日1~2次。

②灸法：取足三里、中脘、神阙。隔姜灸或艾条温和灸。每日1~2次。用于脾虚泻、脾肾阳虚泻。

（5）中药外治

①丁香2g，吴茱萸30g，胡椒30粒，共研细末。每次1~3g，醋调成糊状，敷贴脐部，每日1次。用于风寒泻、脾虚泻。

②艾绒 30g，肉桂、小茴香各 5g，公丁香、桂丁香、广木香各 3g，草果、炒苍术各 6g，炒白术 15g。共研粗末，纳入肚兜口袋内，围于脐部。用于脾虚泻及脾肾阳虚泻。

【预防与调护】

1. 预防

（1）注意饮食卫生。食品应新鲜、清洁，不吃变质食品，不暴饮暴食。饭前、便后要洗手，注意乳品的保存，奶具、餐具、日常接触物品要定期消毒。

（2）合理喂养。提倡母乳喂养，不宜在夏季及小儿有病时断奶，遵守添加辅食的原则。

（3）加强户外活动，注意气候变化，防止感受外邪，避免腹部受凉。

（4）轮状病毒肠炎等传染性强的感染性腹泻流行时注意消毒隔离，避免交叉感染。此外注意临床规范合理应用抗生素，防止抗生素诱发性肠炎的发生。

2. 调护

（1）适当控制饮食，减轻胃肠负担。对吐泻严重患儿暂时禁食，以后随着病情好转，逐渐增加饮食量。忌食油腻、生冷及不易消化的食物。

（2）保持皮肤清洁干燥，勤换尿布。每次大便后，要用温水清洗臀部，肛周涂以消毒过的植物油，扑上爽身粉，预防上行性尿道感染和尿布皮炎。

（3）密切观察病情变化。包括呕吐及大便的次数、大便量和性质及尿量等，及早发现泄泻变证。

【临证思维与启迪】

小儿腹泻的临床辨证需注意区别常证与变证。其中常证多在病程之初，按起病缓急、病程长短分为虚证和实证，暴泻多属实，久泻多属虚或虚中夹实；如暴泻，泻下不止，可出现气阴两伤证，甚则导致阴竭阳脱证，属危重症，需注意中西医结合疗法的应用，积极补液纠正水、电解质紊乱及酸碱失衡；如久泻不止，伤及脾气，肝旺生风，可成慢惊风；患病日久，生化乏源，脏腑肌肤失养，可发为疳证。此外，由于小儿腹泻中医证候类型常与患儿体质和感邪性质密切相关，临证时需积极寻找病因，辨证的同时注意辨病，如轮状病毒肠炎，据其发病季节和症状，可从风寒、湿热等证型辨证治疗；而大肠杆菌肠炎，因其多发生于夏季，有大便腥臭、发热等临床症状，则常从湿热辨证；而非感染性腹泻则多从调理脾肾着手。治疗时可中西医结合，内、外治并举。

第七章 泌尿系统疾病

第一节 小儿泌尿系统解剖、生理特点及相关检查

一、解剖特点

1. 肾脏 肾脏位于腹膜后脊柱两侧，左右各一，形似蚕豆。婴儿肾脏位置较低，其下极可低至髂嵴以下第4腰椎水平，2岁以后始达髂嵴以上。由于右肾上方有肝脏，故右肾位置稍低于左肾。由于婴儿肾脏相对较大，位置又低，加之腹壁肌肉薄而松弛，故2岁以内健康小儿腹部触诊时容易扪及肾脏。

2. 输尿管 婴幼儿输尿管长而弯曲，管壁肌肉和弹力纤维发育不良，容易受压及扭曲而导致梗阻，易发生尿潴留而诱发感染。

3. 膀胱 婴儿膀胱位置比年长儿高，尿液充盈时，膀胱顶部常在耻骨联合之上，顶入腹腔而容易触到，随年龄增长逐渐下降至盆腔内。

4. 尿道 新生女婴尿道长仅1cm（性成熟期3~5cm），且外口暴露而又接近肛门，易受细菌污染。男婴尿道虽较长，但常有包茎，尿垢积聚时也易引起上行性细菌感染。

二、生理特点

肾脏有许多重要功能：①排泄体内代谢末产物如尿素、有机酸等；②调节机体水、电解质、酸碱平衡，维持内环境相对稳定；③产生激素和生物活性物质如促红细胞生成素、肾素、前列腺素等。肾脏完成其生理活动，主要通过肾小球滤过和肾小管重吸收、分泌及排泄。小儿肾脏虽具备大部分成人肾的功能，但其发育是由未成熟逐渐趋向成熟。其调节能力较弱，贮备能力较差，一般至1~2岁时达到成人水平。

1. 肾小球滤过率（glomerular filtration rate，GFR） 新生儿出生时GFR平均约20mL/（min·1.73m^2），为成人的1/4，3~6个月为成人1/2，6~12个月为成人3/4，故不能有效地排出过多的水分和溶质。

2. 肾小管重吸收及排泄功能 新生儿及婴幼儿肾小管的重吸收功能较低，对水及钠的负荷调节较差，易发生钠潴留和水肿；对营养物质的重吸收亦不充分（新生儿葡萄糖、氨基酸和磷的肾阈值均较成人低），可有一过性生理性葡萄糖尿及氨基酸尿等。生后10天内的新生儿排钾能力较差，血钾偏高。

3. 浓缩和稀释功能 新生儿与婴幼儿稀释尿的能力接近成人，新生儿及幼婴由于髓袢

短，尿素形成量少（婴儿蛋白合成代谢旺盛）及抗利尿激素分泌不足，使浓缩尿液功能不足，在应激状态下保留水分的能力低于年长儿和成人。婴儿每由尿中排出 1mmoL 溶质需水分 1.4 ~ 2.4mL，而成人仅需 0.7mL，故入量不足时易发生脱水甚至诱发急性肾功能不全。

4. 酸碱平衡　新生儿及婴幼儿易发生酸中毒，主要原因有：肾保留 HCO_3^- 的能力差，碳酸氢盐的肾阈低，仅为 19 ~ 22mmoL/L；泌 NH_3 和泌 H^+ 的能力低；尿中排磷酸盐量少，故排出可滴定酸的能力受限，容易发生酸中毒。

5. 肾脏的内分泌功能　新生儿的肾已具有内分泌功能，其血浆肾素、血管紧张素和醛固酮均高于成人，生后数周内逐渐降低；新生儿肾血流量低，因而前列腺素合成速率较低；由于胎儿血氧分压较低，故胚肾合成促红细胞生成素较多，生后随着血氧分压的增高，促红细胞生成素合成减少；婴儿血清 1，25-（OH）$_2$D$_3$ 水平高于儿童期。

6. 小儿排尿特点　因小儿新陈代谢旺盛，进水量较多而膀胱容量小，年龄越小，排尿次数越多，1 岁时每日排尿 15 ~ 16 次，至学龄前和学龄期每日 6 ~ 7 次。正常排尿机制在婴儿期由脊髓反射完成，以后建立脑干 – 大脑皮层控制，至 3 岁已能控制排尿。

三、泌尿系统疾病相关检查

1. 尿液检查

（1）尿量　小儿尿量个体差异较大，生后最初 2 日内每日尿量 30 ~ 60mL，婴儿每日尿量为 400 ~ 500mL，幼儿每日 500 ~ 600mL，学龄前为 600 ~ 800mL，学龄儿 800 ~ 1400mL，若新生儿尿量每小时 <1.0mL/kg 为少尿，每小时 <0.5mL/kg 为无尿。婴幼儿每日少于 200mL，学龄前儿童每日少于 300mL，学龄儿童每日排尿量少于 400mL，即为少尿；每日尿量少于 50mL 为无尿。

（2）外观　正常小儿新鲜尿可呈淡黄色、透明。初生后几天内含尿酸盐较多，放置后有褐色沉淀。寒冷季节尿排出后变为白色浑浊，为盐类结晶。

（3）酸碱度　生后头几天因尿内含尿酸盐多而呈强酸性，以后接近中性或弱酸性，PH 多为 5 ~ 7。尿的 pH 值受饮食种类影响很大，药物和多种疾病也会影响尿的 pH 值。

（4）尿渗透压和尿比重　新生儿的尿渗透压平均为 240mmoL/L，尿比重为 1.006 ~ 1.008，随着年龄增长逐渐增高；婴儿尿渗透压为 50 ~ 600mmoL/L，1 岁以后接近成人水平，儿童通常为 500 ~ 800mmoL/L，尿比重范围为 1.003 ~ 1.030，通常为 1.011 ~ 1.025。

（5）尿蛋白　正常小儿尿中仅含微量蛋白，通常 ≤ 100mg/（m^2·24h），定性为阴性，一次尿蛋白（mg/dL）/ 肌酐（mg/dL）≤ 0.2。若尿蛋白含量 >100mg/L，或 >150mg/24h，或 >4mg/（m^2·h），蛋白定性实验阳性为异常。

（6）尿沉渣显微镜检查

①红细胞：正常儿童尿中红细胞离心沉渣后定量计数为 <5/μL，镜检法为高倍视野下 0 ~ 3 个。如 ≥ 3 个为镜下血尿，>50 个多为肉眼血尿。

②白细胞：正常儿童尿中白细胞镜检法为 0 ~ 5 个 /HPF，如 >5 个 /HPF 为增多。

③上皮细胞：正常小儿尿中偶见鳞状上皮和移行上皮，尿路感染时可见较多移行上皮并伴有多量白细胞。正常尿中不应见到肾小管上皮细胞，否则提示有肾实质损害。

④管型：正常尿液离心后沉渣检查可偶见透明管型。透明管型增多见于急性肾小球肾炎早

期及恢复期、急性肾盂肾炎等；红细胞管型提示存在肾实质病变，如急性肾小球肾炎、过敏性紫癜性肾炎等；白细胞管型多见于肾脏有细菌性炎症或免疫性炎症反应；肾小管上皮细胞管型提示有肾小管坏死，如急性肾小球肾炎极期、急性肾功能不全或慢性肾炎晚期。

2. 肾功能检查

（1）肾小球功能检查　包括肾血流量、血尿素氮（BUN）、血肌酐（SCr）、肾小球滤过率（GFR）、肾小球滤过分数（FF）、胱抑素C、血和尿 β_2-微球蛋白（β_2-MG）测定及放射性核素肾图等。

（2）肾小管功能检查　①肾小管葡萄糖最大吸收量（TmG）测定是检查近端肾小管最大重吸收能力。②肾小管对氨基马尿酸最大排泄量（TmpAH）测定是检查近端肾小管排泌功能。③尿浓缩和稀释试验。④肾小管酸中毒的酸碱负荷试验。⑤尿酶检查：尿溶菌酶测定，该酶升高表示肾小管吸收功能障碍；N-乙酰-β-氨基葡萄糖苷酶（NAG）和 γ-谷氨酸转肽酶（γ-GT）测定，两酶释出愈多，表示肾小管损伤愈多。

3. 影像学检查

（1）超声检查　超声检查不仅能显示肾脏的位置、大小、形态和内部结构，还能观察肾脏及周围的各种病变。临床广泛应用于诊断先天性肾脏异常、肾下垂及游走肾、肾内囊肿性病变、肾肿瘤、肾结石、肾外伤、感染性肾脏疾病、弥漫性肾脏疾病、肾静脉血栓、胡桃夹现象等。

（2）X线检查　腹部平片常用于显示泌尿系轮廓、位置、肿块或结石等。排尿性膀胱尿道造影（MCU）是评价下泌尿道的确定性的方法，可确定有无膀胱输尿管反流及严重程度。静脉尿路造影（IVU）能清晰显示全尿路解剖细节，准确显示尿路梗阻的程度及梗阻原因。其他如逆行肾盂造影（RPG）、CT扫描、磁共振尿路造影（MRU）和磁共振血管造影（MRA）可结合临床进行选用。

（3）放射核素检查　可评估肾脏的血液供应，显示肾实质功能和形态，对上尿路梗阻性疾病、肾内占位性病变的诊断及鉴别诊断有较大的临床价值，并可提供功能方面的定量数据。常用的方法有肾动态显影、肾静态显影和膀胱显影等。

4. 肾组织穿刺活检　（简称肾活检）　肾活检包括光镜、免疫荧光和电镜检查，目的在于：①明确病理分型；②明确病变严重程度；③估计疾病的预后；④指导临床治疗。

（1）肾活检适应证　主要用于诊断不明原因的弥漫性肾脏疾病，如下：

1）原发性肾脏病

①孤立血尿：红细胞管型或变形细胞提示肾小球性血尿。

②孤立蛋白尿：持续性蛋白尿。

③肾病综合征：婴儿或年长儿起病、肾炎型或激素治疗无效。

④急性肾炎：非链球菌感染后肾炎或尿异常持续存在。

⑤急进型肾小球肾炎：原则上应进行肾活检。

⑥急性肾衰竭：除外肾前及肾后梗阻性病因，考虑肾实质因素但无法确定者。

⑦慢性肾衰竭：不明病因者，特别是要肾移植时。

2）继发性或遗传性肾脏病　明确诊断；已明确者评价肾损伤程度，指导治疗和预后。

3）随访　治疗效果评价；药物毒副作用观察。

4）肾移植　排异、肾功能下降原因不明、疾病复发、感染、药物毒性。

（2）肾活检禁忌证　①出血素质：是唯一绝对禁忌证，可引起不能控制的失血，严重者导致肾切除。②严重或未纠正的贫血。③结构异常：孤立肾、异位肾、小肾、大或多发肾囊肿。④技术上的困难：肥胖、不合作的病人。

四、小儿泌尿系统的生理特点与中医"肾常虚"的相关性

肾主水，主气化，司开阖，是指肾气具有主持和调节全身水液代谢的作用。从泌尿系统生理特点来看，主要体现为肾脏生成尿液、排泄代谢产物和维持体液平衡的作用。小儿肾脏虽具备大部分成人肾的功能，但尚未发育成熟，调节功能较弱，贮备能力差，所以小儿时期，由于先天因素和疾病的影响，导致肾气不足，水液代谢失常，常可出现水肿等病证。

肾与膀胱互为表里，膀胱是州都之官，负责水液贮存和尿液排泄。尿液为津液所化，在肾的气化作用下生成尿液，下输于膀胱。因此，膀胱的开阖有赖于肾的气化功能，肾气充盛则膀胱开阖有度。因小儿有"肾常虚"的生理特点，小儿时期，肾气不充，膀胱开阖易于出现失常。西医学也认为，小儿膀胱容量小，排尿控制能力差，因此，临床易出现尿频、遗尿症等疾病。

第二节　急性肾小球肾炎

急性肾小球肾炎（acute glomerulonephritis，AGN）是指一组病因不一，临床表现为急性起病，多有前期感染，以血尿为主，伴不同程度的蛋白尿、水肿、高血压或肾功能不全为特点的肾小球疾患。可分为急性链球菌感染后肾小球肾炎（acute poststreptococcal glomerulonephritis，APSGN）和非链球菌感染后肾小球肾炎。小儿时期以前者占绝大多数。本节内容主要介绍APSGN，该病任何年龄皆可发病，5~14岁为多见，2岁以下少见。男女发病比例约为2:1。预后一般良好，多数在半年内恢复正常，少数尿轻微改变持续1年左右。

本病中医学属"水肿"之"阳水""尿血"等范畴。早期多属实证，后期多属虚证或虚中夹实。

【病因病机】

1. 西医病因、发病机制及病理

（1）病因　最常见的是A组乙型溶血性链球菌的某些致肾炎菌株，其他细菌如草绿色链球菌、肺炎双球菌、金黄色葡萄球菌、伤寒杆菌、流感杆菌等也可致病。另外，某些病毒（如流感病毒、腮腺炎病毒、柯萨奇病毒 B_4 和埃可病毒等）、真菌、钩端螺旋体、立克次体和疟原虫等感染也可导致急性肾炎。

（2）发病机制　细菌感染多数通过抗原－抗体免疫反应引起肾小球毛细血管炎症病变；而病毒和其他病原体则直接侵袭肾组织而致肾炎，在尿中常能分离到致病原。溶血性链球菌A组中的致肾炎菌株侵袭机体后，链球菌抗原或变性的IgG与抗体结合后，形成免疫复合物，称循环免疫复合物（CIC）。CIC经血循环流经肾，沉着在肾小球基底膜上，并激活补体，使肾小球基底膜及其邻近组织产生一系列免疫损伤。若原先固着在肾小球基底膜的抗原与其产生的抗

体，在抗原存在的部位发生反应，即为原位免疫复合物型损伤。此外，某些链球菌可通过神经氨酸苷酶或其产物的作用，与机体的免疫球蛋白（IgG）结合，改变其免疫原性，产生自身抗体和免疫复合物而致病。免疫损伤使肾小球基底膜破坏，血浆蛋白、红细胞和白细胞渗出形成血尿、蛋白尿和管型尿，肾小球毛细血管内皮增生、肿胀，管腔变窄，甚至堵塞，肾血流量减少，肾小球滤过率降低，从而使水钠潴留，产生水肿，血容量扩大，静脉压升高，循环负荷加重并产生高血压。急性链球菌感染后肾炎发病机理如图7-1。

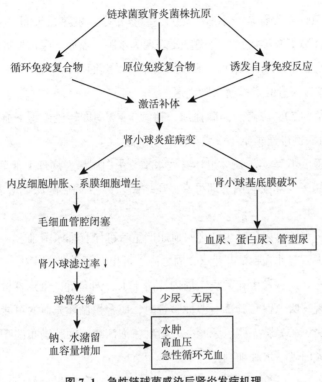

图7-1 急性链球菌感染后肾炎发病机理

（3）病理 急性链球菌感染后肾小球肾炎典型的病变呈毛细血管内增生性肾小球肾炎改变。肾小球体积增大，内皮细胞与系膜细胞增生，系膜基质增多，炎症细胞浸润，毛细血管管腔变窄。严重时肾小囊壁层细胞增生形成新月体，使囊腔变窄。免疫荧光检查在毛细血管袢和系膜区见到颗粒状IgG、补体C3、IgM、IgA等沉积物。电镜下，在基底膜上皮侧可见"驼峰"样电子致密物沉积，为本病的特征性改变。

2. 中医病因病机 本病外因为感受风邪、水湿或疮毒，内因为先天禀赋不足或素体虚弱，以致邪毒入里，伤及脏腑，导致肺、脾、肾三脏功能失调。

风寒或风热外袭，客于肺卫，肺气郁遏，宣降失司，通调失职，水道不利，以致风遏水阻、水湿溢于肌肤发为水肿；疮疡热毒内侵，初伤肺脾，继伤及肾，肺失通调，脾失健运，水失所主，三焦气化失常，则水泛为肿；湿热下注，热毒内侵，损伤下焦血络导致血尿。湿热久稽，耗气伤阴，导致邪恋正虚，使病程迁延。临床上出现手足心热、盗汗的阴虚邪恋之证；或出现身倦乏力，纳少便溏，易于感冒的气虚邪恋之证。病久入络，致络脉阻滞，可出现尿血不止、面色晦暗、舌质紫等血瘀之征。

若邪毒炽盛，郁于肝经，肝阳上亢，引动肝风，可致头痛、眩晕，甚则惊厥、神昏。若水邪泛滥，阻遏气机，上凌心肺，肺失肃降，心失所养，则咳嗽、气急、胸闷、心悸，甚则发绀。若湿浊内盛，壅塞三焦，升降失常，水毒内闭，则见少尿无尿，恶心呕吐，甚则昏迷。

总之，本病病位在肺、脾、肾。病机可概括为"其标在肺，其制在脾，其本在肾"。

【临床表现】

急性肾炎临床表现轻重悬殊，轻者全无临床症状仅发现镜下血尿，重者可呈急进性过程，短期内出现肾功能不全。

1. 前驱感染 发病前 1~3 周有上呼吸道或皮肤等前驱感染，经 1~3 周无症状的间歇期而急性起病。

2. 典型表现 急性期常有全身不适、乏力、食欲不振、发热、头痛、头晕、咳嗽、气急、恶心、呕吐、腹痛及鼻出血等症状。肾炎主要表现为水肿、血尿、蛋白尿和高血压。

（1）水肿 70%的病例有水肿，一般仅累及眼睑及颜面部，重者 2~3 天遍及全身，呈非凹陷性。1 周后常随着尿量的增多而水肿消退。

（2）血尿 50%~70%患者有肉眼血尿，持续 1~2 周即转显微镜下血尿。镜下血尿常持续 1~3 个月，少数病例可迁延半年或更久。

（3）蛋白尿 程度不等，有 20%可达肾病水平。蛋白尿患者病理上常呈严重的系膜增生。

（4）高血压 30%~80%病例早期可有血压增高，1~2 周后随尿量增多血压可逐渐下降，少数可迁延 1~2 个月。

（5）尿量减少 水肿时尿量减少，肉眼血尿严重者可伴有排尿困难。

3. 严重表现 少数患儿在疾病早期（2 周之内）可出现下列严重症状：

（1）严重循环充血 常发生在起病 1 周内，由于水、钠潴留，血浆容量增加而出现循环充血。当肾炎患儿出现呼吸急促和肺部有湿性啰音时，应警惕循环充血的可能性，严重者可出现呼吸困难、端坐呼吸、颈静脉怒张、频咳、吐粉红色泡沫痰、两肺满布湿啰音、心脏扩大，甚至出现奔马律、肝大而硬、水肿加剧。

（2）高血压脑病 由于脑血管痉挛，导致缺血、缺氧、血管渗透性增高而发生脑水肿。也有人认为是由脑血管扩张所致。常发生在疾病早期，血压升高，往往在 150~160mmHg/100~110mmHg 以上。年长儿会主诉剧烈头痛、呕吐、复视或一过性失明，严重者突然出现惊厥、昏迷。

（3）急性肾功能不全 常发生于疾病初期，由于尿少、尿闭，引起暂时性氮质血症、电解质紊乱和代谢性酸中毒，一般持续 3~5 日，随尿量增多而好转。

4. 非典型表现

（1）无症状性急性肾炎 患儿仅有显微镜下血尿或仅有血 C3 降低而无其他临床表现。

（2）肾外症状性急性肾炎 有的患儿水肿、高血压明显，甚至有严重循环充血及高血压脑病，此时尿改变轻微或尿常规检查正常，但有链球菌前驱感染和血 C3 水平明显降低。

（3）以肾病综合征表现的急性肾炎 少数病儿以急性肾炎起病，但水肿和蛋白尿突出，伴轻度高胆固醇血症和低白蛋白血症，临床表现似肾病综合征。

【辅助检查】

1. 尿常规 血尿，尿镜检除见多少不等的红细胞外，可见白细胞、颗粒管型、细胞管型等。尿蛋白多在（+）~（+++）之间，且与血尿的程度相平行。

2. 血常规 白细胞计数可增高或正常；血沉加快。

3. 肾功能检查 血尿素氮和肌酐可增高，肌酐清除率降低，随利尿消肿多数迅速恢复正常。

4. 血清补体 急性期绝大多数患儿总补体（CH50）及 C3、C5 ~ C9 下降，90% 以上于病后 8 周前恢复。

5. 抗链球菌抗体检查 上呼吸道链球菌感染者，其抗链球菌溶血素 O（ASO）60% ~ 80% 滴度升高，一般于 10 ~ 14 天后开始上升，3 ~ 5 周达高峰，半数患儿半年后恢复正常。皮肤感染后 APSGN 者 ASO 升高不明显，抗脱氧核糖核酸和抗透明质酸酶滴度升高。

【诊断与鉴别诊断】

1. 诊断 根据有前期链球菌感染史，急性起病，具备血尿、蛋白尿、水肿及高血压等特点，急性期血清 ASO 滴度升高，C3 浓度暂时性降低，均可临床诊断为急性肾炎。

2. 鉴别诊断

（1）IgA 肾病 以血尿为主要症状，表现为反复发作性肉眼血尿，多在上呼吸道感染后 24 ~ 48 小时出现血尿，多无水肿、高血压，血清 C3 正常。确诊靠肾组织活体检查免疫病理诊断。

（2）慢性肾炎急性发作 既往肾炎史不详，无明显前期感染，除有肾炎症状外，常有贫血，肾功能异常，低比重尿或固定低比重尿，尿改变以蛋白增多为主。

（3）原发性肾病综合征 具有肾病综合征表现的急性肾炎需与原发性肾病综合征鉴别。若患儿呈急性起病，有明确的链球菌感染的证据，血清 C3 降低，肾组织活体检查病理为毛细血管内增生性肾炎者有助于急性肾炎的诊断。

（4）继发性肾炎 还应注意与其他系统性疾病继发的肾炎如紫癜性肾炎、狼疮性肾炎、乙型肝炎病毒相关性肾炎等相鉴别，后者多伴有原发疾病特点，可助鉴别。

【治疗】

1. 治疗原则 清除残留感染病灶，积极对症处理，预防急性期并发症。中医治疗急性期以祛邪为主；恢复期则以扶正兼祛邪为要。恢复早期，湿热未尽者，治宜祛除湿热余邪，佐以扶正；后期湿热已渐尽，则应以扶正为主，佐以清热或化湿。若纯属正气未复，则宜用补益之法。

2. 西医治疗

（1）休息 急性期必须卧床休息 2 ~ 3 周，待肉眼血尿消失，水肿减退，血压正常后方可下床轻微活动。血沉正常后可上学，3 个月内宜避免剧烈的体力活动。当尿沉渣细胞绝对计数正常后恢复正常活动。

（2）饮食 有水肿、高血压者应限盐及限水；有氮质血症者应限制蛋白摄入；尿少尿闭时，应限制高钾食物。

（3）抗感染 有链球菌感染灶者应用青霉素 10 ~ 14 天，以彻底清除体内病灶中残余细菌，减轻抗原抗体反应。

（4）利尿 水肿、尿少、高血压时可口服氢氯噻嗪，每日 1 ~ 2mg/kg，分 2 次口服；明显循环充血患者可用呋塞米，每次 1mg/kg 静脉注射，每日 1 ~ 2 次。

（5）降压 凡经休息、限水、限盐、利尿而血压仍高者，或血压迅速升高至 140mmHg/90mmHg（18.5/12kPa），且有明显自觉症状时，应给予降压。①卡托普利，为血管紧张素转换酶抑制剂，剂量自每日 0.3 ~ 0.5mg/kg 起，最大剂量每日 5 ~ 6mg/kg，分 3 次口服，作用较快，

15 分钟即见效，与硝苯地平交替使用降压效果更佳。②硝苯地平（心痛定），开始剂量为每日 0.25mg/kg，最大剂量为每日 1mg/kg，分 3 次口服或舌下含服。

（6）严重并发症的治疗

①高血压脑病：选用降压效力强而迅速的药物。首选硝普钠，对伴肺水肿者尤宜，起效快，但维持时间短，停用后 5 分钟作用消失，须维持静滴，小儿可给 5～20mg 溶于 100mL 葡萄糖液中以每分钟 1μg/kg 速度开始静滴，视血压调整，输液瓶及输液管均应黑纸包裹避光。对持续抽搐者可应用地西泮每次 0.1～0.3mg/kg，总量不超过 10mg，静脉注射，利尿剂有协助降压的效果，宜采用速效有力的利尿剂和脱水剂。

②急性严重循环充血：严格卧床休息，限制水钠摄入量，使用强利尿剂（如呋塞米或依他尼酸静脉注射）。必要时加用酚妥拉明或硝普钠以减轻心脏前后负荷，经上述治疗仍未能控制者可行腹膜透析、血液滤过或血液透析，以及时迅速缓解循环的过度负荷。

③急性肾功能衰竭：是急性肾炎的主要死亡原因。治疗原则是保持水、电解质及酸碱平衡，严格控制 24 小时入液量，供给足够热量，防止并发症，促进肾功能的恢复。

3. 中医治疗

（1）辨证论治　本病以八纲辨证结合脏腑辨证为要，常证着重辨表里虚实，变证着重辨脏腑。急性期，邪盛为主，病位主要在肺、脾，治宜宣肺利水，解毒利湿，清热凉血；恢复期正虚邪恋，病位主要在脾、肾，治疗多以扶正祛邪为主；发生水凌心肺、邪陷心肝、水毒内闭等变证时，根据证候分别采用泻肺逐水、平肝泻火、通腑降浊之法，必要时中西医结合抢救治疗。

常证

①风水相搏

【证候】起病急，水肿自眼睑开始迅速波及全身，以头面部肿势为著，皮色发亮，按之凹陷随手而起，尿少色赤，恶风寒或发热汗出，咽红咽痛，骨节酸痛，鼻塞流涕，咳嗽，舌质淡，苔薄白或薄黄，脉浮。

【辨证】本证多见于病程早期，以颜面浮肿为甚，伴有风邪表证为特征。

【治法】疏风宣肺，利水消肿。

【方药】麻黄连翘赤小豆汤合五苓散加减。咳嗽气喘者加葶苈子、苏子、射干、桑白皮以泻肺平喘；骨节酸楚疼痛者加羌活、防己以疏风散寒；发热，汗出，口干或渴，苔薄黄，偏风热者加金银花、黄芩以疏风清热；血压升高明显，去麻黄，加钩藤、夏枯草、石决明平肝潜阳；血尿明显者加大蓟、小蓟、茜草以清热利湿，凉血止血。

②湿热内侵

【证候】浮肿或轻或重，尿少色赤，皮肤生疮或咽喉肿痛，头身困重，脘闷纳呆，口渴口苦，心烦，大便秘结或溏而不爽，或伴发热，舌红，苔黄腻，脉滑数。

【辨证】本证常见于湿热、疮毒内归患儿，以血尿，皮肤生疮或咽喉肿痛，头身困重，舌红苔黄腻为特征，血尿是本证突出的表现。

【治法】清热利湿，凉血止血。

【方药】五味消毒饮合小蓟饮子加减。小便赤涩者加白花蛇舌草、石韦、金钱草以清热利湿；口苦口黏，加茵陈、龙胆草、苍术、黄连以燥湿清热；皮肤湿疹者加苦参、白鲜皮、地肤子以燥湿解毒，祛风止痒；大便秘结者加生大黄以泻火降浊；口苦，心烦者加龙胆草、黄芩以泻火除烦。

③阴虚邪恋

【证候】神倦乏力，头晕，手足心热，腰酸盗汗，或有反复咽红，镜下血尿持续不消，舌红苔少，脉细数。

【辨证】本证是恢复期最常见的证型，临床以血尿迁延，手足心热，舌红苔少为特征。

【治法】滋阴补肾，兼清余热。

【方药】知柏地黄丸合二至丸加减。血尿明显者加小蓟、白茅根以清热利湿；血尿日久不愈者加仙鹤草、茜草以凉血止血或参三七、琥珀以化瘀止血；反复咽红者加玄参、山豆根、黄芩以清热利咽；盗汗明显者加龙骨、牡蛎以养阴收敛止汗；失眠多梦加酸枣仁、栀子以养阴清热安神。

④气虚邪恋

【证候】身倦乏力，面色萎黄，纳少便溏，自汗，易于感冒，或见血尿持续不消，舌淡红、苔白，脉缓弱。

【辨证】本证多见于素体肺脾气虚患儿，临床以乏力纳少，大便不实，自汗，易于感冒为特征。

【治法】健脾益气，兼化湿浊。

【方药】参苓白术散加减。汗多加白芍、龙骨、牡蛎收敛止汗；纳少加焦山楂、神曲消食助运；便溏加苍术、炮姜温运脾阳以止泻。若血尿持续不消，加参三七、当归养血化瘀止血；舌质淡暗或有瘀点，加丹参、红花、泽兰活血化瘀。

变证

①邪陷心肝

【证候】头痛眩晕，视物模糊，烦躁不安，口苦，恶心呕吐，甚至惊厥，抽搐，昏迷，肢体面部水肿，尿短赤，舌质红，苔黄糙，脉弦数。

【辨证】本证多见于病程早期血压急剧升高者，临床以头痛眩晕，视物模糊，甚至抽搐昏迷为特征。

【治法】平肝泻火，清心利水。

【方药】龙胆泻肝汤合羚角钩藤汤加减。大便秘结者加生大黄、芒硝以通便泻火；头痛眩晕较重，加夏枯草、石决明以清肝火，潜肝阳；恶心呕吐者加姜半夏、胆南星以化浊降逆止呕；昏迷抽搐者可加服牛黄清心丸或安宫牛黄丸解毒息风开窍。

②水凌心肺

【证候】全身明显水肿，频咳气急，胸闷心悸，烦躁不宁，不能平卧，面色苍白，甚则唇甲青紫，舌质暗红、舌苔白腻，脉沉细无力。

【辨证】本证多见于病程早期，由于水邪泛滥，上凌心肺所致，临床以全身浮肿，频咳气急，唇甲发绀，胸闷心悸，不能平卧为特征。

【治法】泻肺逐水，温阳扶正。

【方药】己椒苈黄丸合参附汤加减。轻症者加白芥子、紫苏子；面色灰白，四肢厥冷，汗出脉微，是心阳虚衰之危象，应急用独参汤或参附龙牡救逆汤以回阳固脱。

③水毒内闭

【证候】全身水肿，尿少或尿闭，色如浓茶，头晕头痛，恶心呕吐，畏寒肢冷，神疲乏力，嗜睡，甚则昏迷，血尿素氮、肌酐显著升高，舌质淡胖、苔垢腻，脉滑数或沉细数。

【辨证】本证多见于病程早期，临床以尿少尿闭，头晕头痛，恶心呕吐，嗜睡或昏迷为特征。

【治法】通腑泄浊，解毒利尿。

【方药】温胆汤合附子泻心汤加减。呕吐频繁者先服玉枢丹以辟秽止呕；不能进药者，可以上方浓煎成 100～200mL，待温，保留灌肠，每日 1～2 次。

（2）中成药　知柏地黄丸，用于恢复期阴虚邪恋证。每次 3g，每日 2～3 次口服。

（3）针灸疗法

①体针：取三焦俞、肾俞、水分、气海、复溜穴。初起加用肺俞、列缺、偏历、合谷；高血压配曲池、太冲。恢复期加用脾俞、足三里、阴陵泉。初起平补平泻，恢复期用补法，隔日 1 次，10 次为一疗程。

②耳针：取肺、脾、肾、膀胱、肾上腺、腹等穴，每次选 2～3 穴，毫针中等刺激。隔日 1 次，两耳轮换使用，10 次为一疗程。

（4）其他疗法：大黄煎液，点滴灌肠，用于水毒内闭证。

【预防与调护】

1. 预防　注意预防化脓性扁桃体炎、保持皮肤清洁是预防急性肾炎的有效措施。如已发生感染，应尽早使用抗生素治疗，并于 3 周内密切观察尿常规变化。

2. 调护

（1）注意休息。急性期必须卧床休息，3 个月内宜避免剧烈的体力活动。重症患儿必须住院治疗。

（2）水肿期应每日记录出入量，急性期高血压者每日测血压。

（3）水肿期保持皮肤，尤其褶皱处的干燥清洁。

第三节　肾病综合征

肾病综合征（nephrotic syndrome，NS）是一组由多种原因引起的肾小球滤过膜通透性增高，导致血浆内大量蛋白自尿中丢失的临床综合征，具有以下四大特点：大量蛋白尿，低蛋白血症，高胆固醇血症（高脂血症）和不同程度的水肿。肾病综合征按病因可分为原发性、继发性和先天性 3 种类型：90% 以上患儿属原发性；继发性者多见于过敏性紫癜、乙型肝炎病毒相关肾炎和系统性红斑狼疮等疾病；先天性者在我国较少见。本节主要叙述原发性肾病综合征。

肾病综合征是儿童肾脏疾病中的发病率较高的疾病之一，多发生于 2～8 岁小儿，其中以 2～5 岁发病率最高，男多于女，部分患儿因多次复发，病程迁延，严重影响小儿健康。部分难治性肾病最终可发展为慢性肾衰甚至死亡。

肾病综合征属中医"水肿"范畴，多属阴水。

【病因病机】

1. 西医病因、发病机制及病理生理

（1）病因和发病机制　原发性肾病综合征的病因及发病机制目前尚不明确。近年来的研究已证实：①肾小球毛细血管壁结构或电化学的改变可导致蛋白尿；②非微小病变型肾病肾内常见免疫球蛋白和／或补体成分沉积，局部免疫病理过程可损伤滤过膜的正常屏障作用而发生蛋白尿；③微小病变型肾病肾小球未见以上沉积，其滤过膜静电屏障损伤原因可能与细胞免疫失调有关；④ T 淋巴细胞功能异常与本病的发生有关；⑤某些类型的肾病可能与基因缺陷或突变有关。

（2）病理生理

①大量蛋白尿：为最关键的病理生理改变，也是导致 NS 其他三大特点的根本原因。由于肾小球滤过膜受免疫或其他原因的损伤，电荷屏障和／或分子筛的屏障作用减弱，血浆蛋白大量漏入尿中。在微小病变型 NS，主要是电荷屏障减弱或消失，使带阴电荷的白蛋白大量漏入肾小囊，形成选择性蛋白尿；而非微小病变型 NS，分子筛也常同时受损，故不同分子量的血浆蛋白均可漏出，导致非选择性蛋白尿。

②低白蛋白血症：大量血浆白蛋白自尿中丢失和从肾小球滤出后被肾小管吸收分解是低白蛋白血症的主要原因，其他一些因素如肝脏合成蛋白的速度和蛋白分解代谢率的改变也使血浆蛋白降低。低白蛋白血症对机体内环境（尤其是渗透压和血容量）的稳定及多种物质代谢可产生多方面的影响。

③高脂血症：患儿血清总胆固醇、甘油三酯和低密度、极低密度脂蛋白增高，其主要机制是低蛋白血症促进肝脏合成脂蛋白增加，其中的大分子脂蛋白难以从肾脏排出而蓄积于体内，导致了高脂血症。血中胆固醇和低密度脂蛋白，尤其 α 脂蛋白持续升高，而高密度脂蛋白却正常或降低，促进了动脉硬化的形成；持续高脂血症，脂质从肾小球滤出，可导致肾小球硬化和肾间质纤维化。

④水肿：水肿的发生机制尚不完全清楚。传统理论认为低蛋白血症使血浆胶体渗透压降低，血管内水分向组织间隙转移而出现水肿。另一方面由于血浆胶体渗透压降低使血容量减少，刺激渗透压和容量感受器，促使抗利尿激素（ADH）和肾素－血管紧张素－醛固酮分泌增加，心钠素减少，最终使远端肾小管钠、水重吸收增加，导致钠、水潴留。其他还可能与低血容量使交感神经兴奋性增高，近端肾小管 Na^+ 重吸收增加等因素有关。某些肾内因子改变了肾小管管周体液平衡机制，使近曲小管 Na^+ 吸收增加。肾病水肿可能是上述因素综合作用的结果。不同的病人，不同疾病阶段水肿的发生机制也不同。

（3）病理　原发性肾病综合征的主要病理改变在肾小球，常见的病理类型有：微小病变、局灶节段性肾小球硬化、膜性肾病、膜增生性肾小球肾炎、系膜增生肾小球肾炎等。小儿 NS 病理变化以微小病变最多见。

2. 中医病因病机　小儿禀赋不足、久病体虚，外邪入里，致肺脾肾三脏不足是本病发生的主要病因。而肺脾肾三脏功能虚弱，气化功能失常，封藏失职，精微外泄，水液停聚则是肾病综合征的主要病机。

人体水液的正常代谢、水谷精微输布及封藏，均依赖肺的通调、脾的转输、肾的开阖与三焦、膀胱气化来完成。当肺脾肾三脏虚弱，功能失常，必然导致水液代谢失调，水湿内停，泛溢肌肤,则发为水肿;精微不能输布、封藏而下泄,则出现蛋白尿。

外感、水湿、湿热、血瘀及湿浊是促进肾病综合征发生发展的病理环节,与肺脾肾三脏虚损之间互为因果。当肺脾肾三脏不足,卫外不固则易感受外邪,外邪进一步损伤肺脾肾,导致水液代谢障碍加重,病情反复或加重。水湿是贯穿于病程始终的病理产物。水湿内停,郁久化热可致湿热;或长期过量使用扶阳辛热之品而助火生热,或感受外邪,入里化热,邪热与水湿互结,亦可酿成湿热;水湿内停,阻碍气机运行,气滞则血瘀;血瘀又加重气滞,使气化不利而加重水肿;故本病常虚、瘀、湿、热互结,形成虚实夹杂、迁延难愈的复杂证候。水肿日久不愈,脾肾衰惫,气机壅塞,水道不利,而致湿浊瘀毒潴留则病情难愈。

肾病的病情演变,多以肺脾气虚、脾肾阳虚为主,病久不愈、反复发作或长期用激素,可阳损及阴,出现肝肾阴虚或气阴两虚之证。

总之,肾病综合征的病因病理涉及内伤、外感,影响到脏腑、气血、阴阳,以正气虚弱为本,邪实蕴郁为标,属本虚标实、虚实夹杂的病证。

【临床表现】

一般起病隐匿,常无明显诱因。水肿是最常见的临床表现,开始见于眼睑、颜面,逐渐遍及全身。水肿为凹陷性,重者可出现浆膜腔积液如胸水、腹水等,男孩可有显著阴囊水肿。严重水肿患儿于大腿和上臂内侧及腹壁皮肤可见皮肤白纹或紫纹。患儿常有面色苍白、精神萎靡、倦怠无力、食欲减退等症状。肾炎性肾病患儿可有血压增高和血尿。

【并发症】

1. 感染　肾病患儿极易患各种感染。其原因为:①免疫功能低下;②蛋白质营养不良;③高度水肿造成局部血液循环不良;④应用激素、免疫抑制剂。常见的有呼吸道感染、肠道感染、皮肤感染、尿路感染等。

2. 电解质紊乱和低血容量　常见的诱因为:①呕吐、腹泻、强力利尿而致水液、电解质丢失;②长期禁盐饮食;③低蛋白血症;④长期应用激素后突然停用。常见的电解质紊乱为低钾、低钠、低钙血症。严重的血容量不足时可出现低血容量性休克。

3. 血栓形成　肾病综合征易呈高凝状态而致各种动、静脉血栓形成,以肾静脉血栓形成最为多见。典型表现为突发腰痛,出现血尿或血尿加重,少尿甚至发生肾功能衰竭,双侧下肢不对称肿胀和活动障碍,但大部分病例为亚临床型,无明显症状。导致肾病综合征高凝状态的常见原因有:①高脂血症时血黏稠度增加;②肝脏合成凝血物质增加;③尿中丢失抗凝血酶;④血浆纤溶酶原活性下降;⑤感染或血管壁损伤激活内源性凝血系统;⑥肾上腺皮质激素的应用促进高凝;⑦强力利尿而致血液浓缩等。

4. 急性肾功能衰竭　5%微小病变型肾病可并发急性肾功能衰竭。

5. 肾小管功能障碍　由于大量蛋白尿的重吸收,可导致肾小管(主要是近曲小管)功能损害,出现肾性糖尿或氨基酸尿,严重者呈Fanconi综合征。

6. 生长迟缓　频繁复发和长期大剂量肾上腺皮质激素治疗的患儿,常出现维生素D及钙代谢紊乱、生长障碍和青春期开始时间延迟。但多数患儿在肾病缓解后有生长追赶现象。

【辅助检查】

1. 尿液分析　尿蛋白明显增多,定性检查≥(+++),24小时尿蛋白定量>50mg/kg。少数有短暂镜下血尿。大多可见透明管型、颗粒管型和卵圆脂肪小体。

2. 血浆蛋白　血浆总蛋白低于正常，白蛋白 <25g/L。

3. 血脂　血清胆固醇 >5.7mmoL/L，其他脂类如甘油三酯、磷脂等也可增高。

4. 肾功能检查　一般正常，单纯性肾病尿量极少时可有暂时性氮质血症，少数肾炎性肾病可伴氮质血症及低补体血症。

5. 血清补体测定　微小病变型 NS 或单纯性 NS 血清补体正常，肾炎性 NS 补体可下降。

6. 肾穿刺活组织检查　难治性肾病（激素耐药、频繁复发、激素依赖）和先天性肾病应行肾活检，以明确病理类型，指导治疗，估计预后。

【诊断与鉴别诊断】

1. 诊断　大量蛋白尿［尿蛋白（+++ ~ ++++），24 小时尿蛋白定量 ≥ 50mg/kg］；血浆白蛋白低于 25g/L；血浆胆固醇高于 5.7mmoL/L；不同程度的水肿。以上四项中以大量蛋白尿和低白蛋白血症为必要条件。

2. 分型

（1）依临床表现分为两型　符合上述诊断标准者为单纯性肾病；在符合单纯性肾病基础上凡具有以下四项之一或多项者属于肾炎性肾病：①分别在 2 周内 3 次以上离心尿沉渣检查高倍视野下红细胞 ≥ 10 个，并证实为肾小球源性血尿者。②反复或持续高血压（学龄儿童 ≥ 130/90mmHg，学龄前儿童 ≥ 120/80mmHg），并除外糖皮质激素等原因所致者。③肾功能不全，并排除由于血容量不足等所致者。④持续低补体血症。

（2）按糖皮质激素治疗反应分为　①激素敏感型 NS：以泼尼松足量 2mg/（kg·d）治疗 ≤ 4 周尿蛋白转阴者。②激素耐药型 NS：以泼尼松足量治疗 >4 周尿蛋白仍阳性者。③激素依赖型：指对激素敏感，但连续 2 次减量或停药 2 周内复发者。

（3）NS 复发与频复发　复发指连续 3 天，晨尿蛋白由阴性转为（+++）或（++++），或 24 小时尿蛋白定量 ≥ 50mg/kg，尿蛋白/肌酐（mg/mg）≥ 2.0。频复发是指 NS 病程中半年内复发 ≥ 2 次或 1 年内复发 ≥ 3 次。

3. 鉴别诊断

（1）急性肾小球肾炎　多见于溶血性链球菌感染之后，病初表现为晨起双睑水肿，以后发展至下肢及全身，水肿为非凹陷性。可见肉眼血尿或镜下血尿。

（2）过敏性紫癜性肾炎　患儿除有水肿、血尿、蛋白尿等表现外，又有过敏性紫癜皮疹、关节肿痛、腹痛、便血等。

（3）乙型肝炎病毒相关性肾炎　多数患儿可有血尿和/或蛋白尿，血清乙肝病毒抗原阳性，肾组织学改变为膜性肾病。

（4）狼疮性肾炎　多见于 10 ~ 14 岁女性儿童，主要表现为浮肿、蛋白尿、血尿及氮质血症，常伴有发热、皮疹、关节痛及贫血等。血清抗核抗体、抗双链 DNA 抗体及抗 SM 抗体阳性。

【治疗】

1. 治疗原则　正确使用肾上腺皮质激素为主的综合治疗。其中包括控制水肿、维持水电解质平衡、供给适量的营养、预防和控制感染。激素治疗过程中，或应用免疫抑制剂时，配合中医辨证治疗可以提高缓解率，减少复发，减轻药物副作用。

2. 西医治疗

（1）一般治疗

①休息：除高度水肿、并发感染者外，一般不需绝对卧床。病情缓解后活动量逐渐增加，但应避免过劳。

②饮食：显著水肿和严重高血压时应短期限制水钠摄入，病情缓解后不必继续限盐。活动期病例供盐每日 1～2g。蛋白质摄入每日 1.5～2g/kg，供给优质蛋白如乳、蛋、鱼、瘦肉等。此外应补充足够的钙剂和维生素 D。

（2）对症治疗

①利尿：水肿严重、合并高血压者可给予利尿剂。开始可用氢氯噻嗪 1mg/kg，每日 2～3 次，无效者可加至每次 2mg/kg，并加用螺内酯 1mg/kg，每日 3 次。必要时静脉给予呋塞米 1～1.5mg/kg；对利尿剂无效且血浆蛋白过低者，可给予低分子右旋糖酐 5～10mL/kg 扩容，内加多巴胺，滴数控制在每分钟 2～3μg/kg，滴毕静脉给予呋塞米 1～1.5mg/kg，重症水肿可连用 5～10 天，但要注意低分子右旋糖酐、利尿剂可导致肾小管损伤。大剂量利尿还需注意水、电解质紊乱，如低钾及低血容量休克等并发症。

②防治感染：注意预防患儿因免疫功能低下而反复发生感染，注意皮肤清洁，避免交叉感染，一旦发生感染应及时治疗。

（3）肾病综合征初治病例治疗

诊断确定后应尽早选用泼尼松治疗。

①诱导缓解阶段：采用足量泼尼松（泼尼松龙）每日 2mg/kg，全日量不超过 80mg，分 3 次口服，尿蛋白转阴后改为每晨顿服，疗程共 4 周。

②巩固维持阶段：采用隔日晨顿服 2mg/kg，继续用药 4 周，以后每 2 周减量 2.5～5mg，直至停药。一般总疗程 9～12 个月。

激素治疗的副作用：长期使用糖皮质激素易发生感染或诱发结核灶的活动，代谢紊乱，消化性溃疡，精神欣快，生长迟缓，还可出现白内障、无菌性股骨头坏死、急性肾上腺皮质功能不全、戒断综合征等。

（4）非频复发肾病复发的治疗　积极寻找复发诱因，积极控制感染，少数患儿控制感染后可自发缓解。若未缓解，可采用足量泼尼松每日 2mg/kg 重新诱导缓解，尿蛋白转阴 3 天后改为 1.5mg/kg，隔日晨起顿服 4 周，然后逐渐减量；也可在感染时增加激素维持量，改隔日口服激素治疗为同剂量每日口服，可降低复发率。

（5）频复发、激素依赖性及激素耐药性肾病的治疗　可采用拖尾疗法，或在感染时增加激素维持量，或应用提高肾上腺皮质激素受体水平的药物，或更换肾上腺皮质激素种类来降低复发率。也可肾穿明确病理类型并加用免疫抑制剂治疗。常用的免疫抑制剂：

①环磷酰胺（CTX）：有助于延长缓解期及减少复发，改善激素耐药者对激素的效应。口服剂量为每日 2.0～3.0mg/kg，分 3 次口服，疗程 8 周。静脉冲击剂量为每日 8～12mg/kg，连续 2 天，用药期间嘱多饮水，隔 4 周重复一次，共用 6 次，总累积量≤150mg/kg。副作用有白细胞减少，脱发，肝功能损害，骨髓抑制，出血性膀胱炎和远期性腺损伤等。

②环孢霉素 A：每日 3～6mg/kg，分 2 次口服，每 2 个月减量 1/4，口服疗程 6 个月左右，适用于频繁复发者以及激素耐药者。因本药可致肾间质小管的不可逆损伤，故应选择适应证，

监测血药浓度。

③霉酚酸酯（MMF）：每日 20～30mg/kg，分两次口服，（最大剂量 1g），疗程 12～24 个月。

激素耐药型肾病综合征还可考虑大剂量甲基泼尼松龙冲击治疗；增加免疫抑制剂。

（6）其他治疗　①抗凝治疗：肝素每日 1mg/kg，每日 1 次静滴，2 周为一疗程。此外还可用双嘧达莫、尿激酶等治疗。②血管紧张素转换酶抑制剂：对改善肾小球局部血流动力学，减少尿蛋白，延缓肾小球硬化有良好作用。③免疫调节剂：左旋咪唑，2.5mg/kg，隔日服用 3～6 个月。

3. 中医治疗

（1）辨证论治　本病的辨证首先要区别本证与标证。本证以正虚为主，有肺脾气虚、脾肾阳虚、肝肾阴虚及气阴两虚。初期、水肿期及恢复期多以阳虚、气虚为主；难治病例，病久不愈或反复发作或长期用激素，可由阳虚转化为阴虚或气阴两虚。标证以邪实为患，有外感、水湿、湿热、血瘀及湿浊。临床以外感、湿热、血瘀多见，水湿主要见于水肿期，湿浊则多见于病情较重或病程晚期。在肾病综合征不同阶段，标本虚实主次不一，或重在正虚，或重在标实，或虚实并重。一般来讲，在水肿期，多本虚标实，在水肿消退后，则以本虚为主。

治疗以扶正培本为主，重在益气健脾补肾，同时注意配合宣肺、利水、清热、化瘀、祛湿、降浊等祛邪之法。在具体治疗时应抓着不同阶段的病机关键，解决主要矛盾。如水肿严重或外邪湿热等邪实突出时，应先祛邪以急则治其标；在水肿、外邪等减缓或消失后，则扶正祛邪，标本兼治或继以补虚扶正为重。

应用激素、免疫抑制剂时，配合中医辨证论治，能明显减轻激素和免疫抑制剂的副作用，降低复发率，巩固远期疗效。临床多根据激素应用的不同阶段进行论治：①激素应用的初期，水肿明显，多表现为脾肾阳虚，治以温阳利水。②大剂量激素较长疗程服用时，多出现阴虚火旺症状，采用滋阴降火之法。③激素减至维持量时，表现为脾肾阳气不足，宜温肾健脾。④免疫抑制剂应用时，可出现气血两亏，宜补气养血；若有胃肠道症状，宜和胃降逆。总之，把握好中西医结合治疗的时机与方法，是提高肾病综合征疗效的关键环节。

本证

①肺脾气虚

【证候】全身浮肿，面目为著，小便减少，面白身重，气短乏力，纳呆便溏，自汗出，易感冒，或有上气喘息，咳嗽，舌淡胖，脉细弱。

【辨证】本证多在病初，临床以颜面水肿，自汗，乏力，舌淡为特征。

【治法】益气健脾，宣肺利水。

【方药】防己黄芪汤合五苓散加减。浮肿明显，加五皮饮利水行气；伴上气喘息、咳嗽者，加麻黄、杏仁、桔梗宣肺止咳；常自汗出而易感冒者，应重用黄芪，加防风、牡蛎，取玉屏风散之意，益气固表；若同时伴有腰脊酸痛，多为肾气虚，应加用五味子、菟丝子、肉苁蓉滋肾气。

②脾肾阳虚

【证候】全身明显浮肿，按之深陷难起，腰腹下肢尤甚，面白虚浮，畏寒肢冷，神疲倦卧，小便短少不利，可伴有胸水、腹水，纳少便溏，恶心呕吐，舌质淡胖或有齿印，苔白滑，脉沉细无力。

【辨证】本证多在肾病初期或复发时水肿明显时出现，临床以全身高度浮肿，按之深陷难起，腰腹下肢为甚，多伴胸水、腹水为特征。

【治法】温肾健脾，化气行水。

【方药】偏肾阳虚，真武汤合黄芪桂枝五物汤加减。偏脾阳虚者，实脾饮加减。肾阳虚偏重者，加用仙灵脾、仙茅、巴戟天、杜仲增温肾阳之力；水湿重者，加五苓散，药用桂枝、猪苓、泽泻通阳利水；若伴咳嗽胸满气促不能平卧者，加用己椒苈黄丸，药用防己、椒目、葶苈子泻肺利水；伴有腹水者，加带皮槟榔行气逐水；在温阳利水的同时，可加用木香、槟榔、大腹皮、陈皮、沉香行气以助气化。

③肝肾阴虚

【证候】浮肿或重或轻，头痛头晕，心烦躁扰，口干咽燥，手足心热或有面色潮红，目睛干涩或视物不清，痤疮，失眠多汗，舌红，苔少，脉弦细数。

【辨证】本证多在肾病反复日久或大剂量应用肾上腺皮质激素时出现，临床以心烦躁扰，手足心热或有面色潮红，痤疮，盗汗，舌红苔少，脉细数为特征。

【治法】滋阴补肾，平肝潜阳。

【方药】知柏地黄丸加减。偏肝阴虚者，加用沙苑子、天门冬、夏枯草养肝平肝；偏肾阴虚者，加枸杞子、五味子、龙眼肉滋阴补肾；阴虚火旺者，重用生地黄、知母、黄柏滋阴降火；有水肿者，加车前子利水。

④气阴两虚

【证候】面色无华，神疲乏力，汗出，易感冒或有浮肿，头晕耳鸣，口干咽燥或长期咽痛，咽部暗红，手足心热，舌淡红，少苔，脉细弱。

【辨证】本证多在肾病反复日久，病程较长时出现，临床以同时出现心烦兴奋，手足心热，盗汗等阴虚症状和面色无华，神疲乏力，易感冒等气虚症状为特征。

【治法】益气养阴，化湿清热。

【方药】六味地黄丸加黄芪。偏气虚证者，重用黄芪，加党参、白术增强益气健脾之功；阴虚偏重者，加玄参、怀牛膝、麦冬、枸杞子养阴；阴阳两虚者，应加益气温肾之品，如仙灵脾、肉苁蓉、菟丝子、巴戟天阴阳双补。

标证

①外感风邪

【证候】发热，恶风，无汗或有汗，头身疼痛，流涕，咳嗽，或喘咳气急，或咽痛乳蛾肿痛，苔薄，脉浮。

【辨证】本证多为在肾病过程出现的感冒、咳嗽、肺炎喘嗽等疾病的常见证型。

【治法】外感风寒，辛温宣肺祛风；外感风热，辛凉宣肺祛风。

【方药】外感风寒，麻黄汤加减。外感风热，银翘散加减。无论风寒、风热，如同时伴有水肿者，均可加五苓散宣肺利水；若乳蛾肿痛者，可加板蓝根、山豆根、冬凌草清热利咽。风寒闭肺者，用小青龙汤或射干麻黄汤加减，散寒宣肺。风热闭肺者，用麻杏石甘汤加减，清热宣肺。

②水湿

【证候】全身广泛浮肿，肿甚者可见皮肤光亮，可伴见腹胀水臌，水聚肠间，辘辘有声，或见胸闷气短，心下痞，甚有喘咳，小便短少，舌暗，苔白腻脉沉。

【辨证】本证多在肾病高度水肿时出现，临床以全身广泛浮肿，胸水，腹水为特征。

【治法】补气健脾，利水消肿。

【方药】五苓散合己椒苈黄丸加减。脘腹胀满者，加大腹皮、厚朴、莱菔子、槟榔以行气除胀；胸闷气短喘咳者，加麻黄、杏仁、苏子、生姜皮、桑白皮宣肺降气利水。

③湿热

【证候】皮肤脓疱疮、疖肿、疮疡、丹毒等；或口黏口苦，口干不欲饮，脘闷纳差等；或小便频数不爽、量少、有灼热或刺痛感、色黄赤混浊，小腹坠胀不适，或有腰痛、恶寒发热、口苦便秘；舌红，苔黄腻，脉滑数。

【辨证】本证多为肾病过程出现的皮肤感染、尿路感染等。上焦湿热临床以皮肤疮毒为特征；中焦湿热临床以口黏口苦，脘闷纳差，苔黄腻为特征；下焦湿热临床以小便频数，尿痛，小腹坠胀为特征。

【治法】上焦湿热，清热解毒燥湿；中焦湿热，和胃降浊化湿；下焦湿热，清热利水渗湿。

【方药】上焦湿热，五味消毒饮加减；中焦湿热，甘露消毒丹加减；下焦湿热，八正散加减。

④血瘀

【证候】面色紫暗或晦暗，眼睑下发青、发暗，皮肤不泽或肌肤甲错，有紫纹或血缕，常伴有腰痛或胁下有癥瘕积聚，唇舌紫暗，舌有瘀点或瘀斑，苔少，脉弦涩。

【辨证】本证可在肾病的各个阶段出现，临床以面色晦暗，眼睑下发青，肌肤甲错，紫纹或血缕，胁下有癥瘕，舌有瘀点为特征。实验室检查有高凝倾向也是微观辨证的依据。

【治法】活血化瘀。

【方药】桃红四物汤加减。尿血者，选加仙鹤草、蒲黄炭、旱莲草、茜草、三七止血；血瘀重者，加水蛭、三棱、莪术活血破血；血胆固醇过高，多从痰瘀论治，常选用泽泻、瓜蒌、半夏、胆南星、生山楂化痰活血；若伴有胸胁胀满、腹胀腹痛、嗳气呃逆等气滞血瘀症状，可选加郁金、陈皮、大腹皮、木香、厚朴行气化瘀。

⑤湿浊

【证候】面色无华，纳呆，恶心呕吐，身重困倦或精神萎靡，水肿加重，舌苔厚腻，脉濡。

【辨证】本证为肾病过程出现的急慢性肾功能衰竭，临床以面色无华，恶心呕吐，精神萎靡为特征。血尿素氮及肌酐增高也是辨证依据之一。

【治法】利湿降浊。

【方药】温胆汤加减。呕吐频繁者，加代赭石、旋覆花降逆止呕；舌苔黄腻，口苦口臭之湿浊化热者，可选加黄连、黄芩、大黄解毒燥湿泄浊；肢冷倦怠、舌质淡胖之阳虚者，可选加党参、淡附片、吴茱萸、姜汁黄连、砂仁等寒温并用；湿邪偏重、舌苔白腻者，选加苍术、厚朴、生薏仁燥湿开胃。

（2）中成药

①肾炎消肿片：用于脾虚湿困证。每次1~3岁1片，4~6岁2片，7~9岁3片，10~14岁4片，每日3次口服。

②肾炎温阳片：用于脾肾阳虚证。每次 1～3 岁 1 片，4～6 岁 2 片，7～9 岁 3 片，10～14 岁 4 片，每日 3 次口服。

③六味地黄丸（浓缩丸）：用于肝肾阴虚证。每次 6 岁以下 1～4 丸，7 岁以上 5～8 丸，每日 2 次口服。

【预防与调护】

1. 预防

（1）注意防止呼吸道感染。

（2）保持皮肤及外阴、尿道口清洁，防止皮肤及尿道感染。

（3）若有皮肤疮疖痒疹、龋齿或扁桃体炎等病灶应及时处理。

2. 调护

（1）水肿明显者应卧床休息，病情好转后可逐渐增加活动量。

（2）水肿期，每日应准确记录患儿的饮水量及尿量，测体重 1 次，了解水肿的增减程度。

【临证思维与启迪】

小儿肾病综合征的临床辨证与其病程密切相关。病程初期，水肿明显，此时辨证要注意水肿的特点，眼睑及颜面浮肿较甚，兼有肺系症状者，多属风，病在肺；腰腹以下肿甚，兼有畏寒怕冷，四肢不温，纳差便溏者，病在脾肾，阳虚为主。病程中后期，水肿消退，脏腑不足为主，注意辨别肺脾肾何脏为主以及气虚、阳虚、阴虚何者为甚。肾病辨证始终存在着标证辨证，标证有外感、水湿、湿热、血瘀及湿浊。临床以血瘀、外感、湿热多见，水湿主要见于明显水肿期，湿浊则多见于病情较重或病程晚期。小儿肾病综合征西医多采用激素和免疫抑制剂治疗，与中医辨证也密切相关，激素足量时多出现阴虚阳亢表现，激素减量阶段多出现气虚或阳虚表现。合用免疫抑制剂的病人多出现气血不足或气阴两虚的临床表现。

第四节　乙型肝炎病毒相关性肾炎

乙型肝炎病毒相关性肾炎（hepatitis B virus associated glomerulonephritis，HBV-GN），指由慢性乙型肝炎病毒感染导致的免疫复合物性肾小球疾病，临床上以不同程度蛋白尿为主要表现，可伴有镜下血尿。我国是乙型肝炎高发区，全国 20 家医院儿童肾脏活检结果 HBV-GN 占肾脏活检儿童的 8.7%。乙型肝炎病毒相关性肾炎在国内日益受到重视。本病多在 2～12 岁发病，平均年龄为 6 岁，男童显著多于女童。本病病程多较长，多数病例经数年常可自然缓解，预后良好，但如蛋白尿长期持续、肾小球已发生硬化或肾功能损害者预后不良。

古代中医文献对本病未作为独立论述，但根据其主要临床表现可参照"水肿"及"血尿"等病证进行辨证论治。

【病因病机】

1. 西医病因、发病机制及病理

（1）病因及发病机制　HBV-GN 的病因及发病机制尚未完全清楚。已知 HBV 抗原 - 抗体复合物沉积于肾小球导致免疫损伤是其主要机制。

①循环免疫复合物：HBV 感染人体后，与其血清抗体可能在血循环中形成免疫复合物，

除 HBsAg 外，HBeAg、HBcAg 复合物也参与膜性肾病的形成。尤以 HBeAg 更受重视。

②原位免疫复合物：分子量较小的 HBeAg 可以穿过基底膜与先植入上皮下的 HBeAb 结合形成原位免疫复合物，沉积于肾小球上皮下而致病。

病毒直接感染肾脏细胞致病机制尚需进一步研究。

（2）病理　由 HBV 引起的免疫复合物肾炎，其病理主要为膜性肾病、膜增生性肾炎及系膜增生性肾炎等，其中以膜性肾病最常见。但组织学改变与典型膜性肾病有所不同，在光镜下可表现为不典型改变，电镜下可见基底膜不规则增厚、部分断裂、上皮下电子致密物沉积，上皮细胞稍肿大，空泡变性，足突可融合。

2. 中医病因病机　感受湿热疫毒之邪为主要病因。湿热疫毒内侵，蕴于肝经，致肝失疏泄而出现木郁土壅，脾失健运，运化失司，水湿内停，泛溢肌肤而发为水肿；病久累及于肾，湿热疫毒伤肾，肾络受损，血溢络外而见血尿；邪扰肾关，肾失封藏，精微下泄而见蛋白尿；肾为邪困，气化失司，水湿内停，溢于肌肤而见水肿；邪毒内盛，留恋不化，日久耗伤正气，导致脾肾两虚，则可出现虚实兼夹之候。病程中还常因反复感受湿热疫毒的侵袭，引致血尿、蛋白尿时轻时重；甚则湿浊与瘀血互结，阻滞肾关，而出现癃闭之变。

【临床表现】

本病多有持续感染 HBV 的病史；许多患者起病隐匿，乙型肝炎病程不确定，约半数病人可无自觉症状，主要表现为疲乏无力，食欲减退，水肿等。尿的改变多在普查或因其他疾病作尿检查时发现有蛋白尿和 / 或血尿；肝脏自觉症状多不明显，约半数病人可有肝脏肿大或肝功异常。

临床表现的非典型性、多变性及迁延性是本病的特点。临床大多表现肾病综合征，有一些表现为非肾病范围蛋白尿和镜下血尿。水肿多不重。肉眼血尿、高血压和肾功能不全较少。大多无肝脏病症状。以血尿为主的病例与肾炎相似，但血压多不高、血沉不快。多变性系指起病时以肾炎为主要表现，经过一段时间可转为肾病综合征，反之亦然。另外，病程一般多迁延，对激素治疗反应欠佳，因此，在临床表现不典型及多变时应想到本病，需及时作血 HBV 标志物检测，以早期明确诊断。

【辅助检查】

1. 尿常规　可见程度不等的蛋白尿和 / 或血尿，偶可见管型。血尿伴蛋白尿占 74.2%，单纯血尿占 16.7%，单纯蛋白尿占 9.7%。

2. 血清 HBV 感染标志检测　对本病诊断有重要意义。特别是几种抗原抗体系统同时检测、动态观察和长期随访更可为诊断提供重要依据。

3. 血清补体　约半数病人可有补体 C3 下降，随病情缓解多可恢复。

4. 其他　约半数病人可有肝功能异常，谷丙转氨酶（ALT）和谷草转氨酶（AST）可升高。肾功能多正常，早期少数病例可有一过性尿素氮升高。抗"O"多数正常。

【诊断标准】

中华医学会儿科分会肾脏病学组于 2008 年修订断标准后，提出以下诊断标准：①血清乙肝病毒标志物持续阳性：大多数为 HBsAg、HBeAg 和 HBcAb 同时阳性，少数为 HBsAg、HBeAb 和 HBcAb 同时阳性，个别血清 HBsAg 阴性但 HBV–DNA 阳性。②患肾病或肾炎并除外其他肾小球疾病：大多数表现为肾病综合征，少数表现为蛋白尿和血尿。③肾小球中有 1 种或多种 HBV 抗原沉积：大多有 HBsAg、HBcAg 或 HBeAg 在肾小球沉积。④肾脏病理改变：绝大多数为膜性肾炎，少数为膜增生性肾炎和系膜增生性肾炎。

确诊标准为：

（1）同时具备上述第①、②和③条依据。

（2）同时具备上述第①、②条依据，并且第④条依据中为膜性肾病。

（3）个别患者具备上述第②和③条依据，血清乙肝病毒标志物阴性也可确诊。

【治疗】

1. 治疗原则　本病西医主要采用抗病毒治疗和对症治疗。中医学认为本病为本虚标实、虚实夹杂之证，初期以标实为主，后期以正虚邪实、虚实夹杂多见。宜扶正祛邪、标本兼治，以提高机体免疫功能，同时还能降低西药的副作用、缩短疗程。

2. 西医治疗　目前本病无特异治疗，以抗病毒治疗为主，对激素及免疫抑制剂的应用尚有争议，多数学者认为弊多于利。免疫抑制剂能加速 HBV 复制而加重 HBV 感染，因此不主张单用激素及免疫抑制剂。抗病毒治疗是一种有效的治疗手段。抗病毒治疗适合血清每毫升 HBV-DNA $\geq 10^5$ 拷贝（HBeAg 阴性者血清每毫升 HBV-DNA $\geq 10^4$ 拷贝）伴血清 ALT 上升超过正常上限的 2 倍患者。存在大量蛋白尿，血清 ALT 水平在正常上限的 2 倍内，但 HBV-DNA $\geq 10^5$ 拷贝 / 毫升也可考虑抗病毒治疗。常用抗乙肝病毒药物有：

（1）**重组人类干扰素**　具有抗病毒作用，通过与细胞表面受体特异性结合阻断病毒复制。儿童推荐剂量每次 300 万 ~ 600 万 IU 肌注，每周 3 次，疗程至少 6 个月。

（2）**拉米夫定**　对不耐受或不愿意干扰素注射治疗的儿童 HBV-GN 可采用口服拉米夫定抗病毒治疗。国内外随机对照临床试验表明拉米夫定治疗儿童慢性乙型肝炎的疗效与成人相似，安全性良好，每日口服 3mg/kg 可明显抑制 HBV-DNA 水平，疗程 1 年以上。

（3）**恩替卡韦**　最新抗乙肝病毒的药物。恩替卡韦是环戊酰鸟苷类似物，抗乙肝病毒效果优于拉米夫定，而且发生耐药的比例较低。成人每日口服 0.5mg 能有效抑制 HBV-DNA 复制，儿童剂量酌减。拉米夫定治疗失效也可选用。

其他还可以应用免疫调节剂，在抗病毒治疗同时应用免疫调节剂如胸腺素可提高 HBeAg 血清学转换率。

3. 中医治疗

辨证论治　本病病程长，临床以正虚邪实、虚实夹杂多见，正虚以肝脾肾不足为主，邪实主要是湿热疫毒、湿浊、瘀血，治疗当细辨虚实偏重，分清肝脾肾各自主症，采用疏肝、健脾、益肾、利湿、泄浊、活血等治法。

①肝郁脾虚

【证候】胁肋不适，脘腹胀闷，纳呆口苦，面色苍黄，神疲乏力，大便不调，小便短赤，甚者下肢浮肿，舌红苔黄腻，脉弦。

【辨证】本证多见于疾病初期，临床以胁肋不适，脘腹胀闷，小便短赤，神疲乏力为特征。

【治法】疏肝健脾。

【方药】逍遥散加减。若湿热邪盛，纳呆口苦，胁肋隐痛甚者，加茵陈、郁金、藿香、延胡索清热化湿、疏肝理气；若尿少肢肿者，加白茅根、泽泻、车前子利尿消肿；若有黄疸者，加茵陈、鸡骨草、凤尾草利湿退黄。

②脾肾两虚

【证候】肢体浮肿，神疲乏力，腰膝酸软，纳呆腹胀，饭后尤甚，大便溏薄，舌淡苔白，脉沉弱。

【辨证】本证多在病久出现，临床以肢体浮肿，神疲乏力，腰膝酸软，大便溏薄，神疲乏力，肢体浮肿为特征。

【治法】健脾益肾，利水除湿。

【方药】济生肾气丸加减。若恶心呕吐者，加陈皮、半夏、竹茹和胃止呕；若腹胀明显者，加枳壳、佛手理气除胀。血尿甚者，加白茅根、小蓟清热利湿止血。

③浊瘀内阻

【证候】胁痛隐隐，纳差消瘦，神疲乏力，面颊胸臂有血痣、丝状红缕，手掌赤痕，腰胀痛，便溏不爽，尿少色黄，舌暗红或有瘀斑，脉弦细。

【辨证】本证多见于疾病后期，临床以胁痛，纳差，乏力，面颊胸臂有血痣、丝状红缕，手掌赤痕为特征。

【治法】化瘀泄浊。

【方药】膈下逐瘀汤合五苓散加减。若便溏甚者，加山药、薏苡仁、白术健脾祛湿；若腰胀痛、胁下有痞块者，加炮山甲、鳖甲软坚化积。

【预防与调护】

1. 本病预防关键在于积极预防乙型肝炎病毒感染，特别注意母婴垂直感染，尽量避免不适当应用血液制品及非一次性输液器械等；须积极注射乙肝疫苗，并定期作免疫疗效检测。

2. 注意生活及饮食卫生调护。

3. 注意休息，忌食肥甘、煎炸、过咸食物，宜清淡饮食。

第八章   神经系统疾病

第一节   小儿神经系统解剖、生理特点及检查方法

一、解剖、生理特点

小儿神经系统发育最早，发育亦迅速。出生时脑重量平均为 370g，占体重的 1/9 ~ 1/8，已达成人脑重（约 1500g）的 25%；6 个月时脑重 600 ~ 700g；2 岁时达 900 ~ 1000g；7 岁时已接近成人脑重。出生时大脑的外观已与成人相似，有主要沟回，但较浅，大脑皮层较薄，细胞分化较差，而中脑、桥脑、延髓发育已较好，可保证生命中枢的功能。新生儿神经细胞数目已与成人相同，但其树突与轴突少而短。以后神经细胞体积增大，树突增多加长。3 岁时神经细胞已基本分化完成，8 岁时接近成人。神经髓鞘化到 4 岁时才完成，故在婴儿期各种刺激引起的神经冲动传导慢，而且易于泛化，不易在大脑皮层内形成稳定的兴奋灶。初生婴儿的活动主要由皮质下系统调节，因此动作多缓慢如蠕动样，且肌张力高，随着神经系统发育成熟，由大脑中枢进行调节。生长时期小儿脑的耗氧量较大，在基础状态下，小儿脑耗氧占总耗氧量的 50%（成人为 20%）。长期营养缺乏可引起脑的生长发育落后。

脊髓的发育在出生时已较成熟，重 2 ~ 6g，到 2 岁时已接近成人。脊髓下端在新生儿期位于第 2 腰椎下缘，4 岁时上移至第 1 腰椎，做腰椎穿刺时应注意。胎儿的脊髓发育相对较成熟，出生后即具有觅食、吸吮、吞咽、拥抱、握持等反射。2 岁后神经反射才稳定。

二、体格检查

小儿神经系统检查方法与成人比较原则上是一致的，但由于小儿在不断生长发育过程中，各年龄阶段有其自身的特点，临床应综合分析，灵活应用。

1. 一般检查

（1）意识和精神状态   意识障碍可根据小儿对外界的刺激反应状态来判断，其程度分别为嗜睡、意识模糊、昏睡、昏迷等；精神状态要注意有无烦躁、激惹、谵妄、幻觉、抑郁、迟钝等；小儿行为主要表现在与他人接触的能力，是否有多动、冲动、精神不集中等。

（2）头部的检查   首先要观察头颅的外形及大小。狭而长的"舟状头"见于矢状缝早闭；宽而短的扁平头见于冠状缝早闭；各颅缝均早闭则形成塔头畸形。还要注意头皮静脉是否怒张，头部有无外伤、肿物及瘢痕。头颅触诊要注意前囟门的大小和紧张度、颅缝的状况等。生后 6 个月不容易再摸到颅缝，若颅内压增高可使颅缝裂开，叩诊时可呈"破壶音"。

许多神经系统疾病可合并五官的发育畸形，如眼球小、白内障见于先天性风疹或弓形体感染，眼距宽可见于 21- 三体综合征、克汀病，耳大可见于脆性 X 染色体综合征，舌大而厚见于克汀病、黏多糖病等。

（3）脊柱的检查　注意有无畸形、强直、脊柱裂、脊膜膨出、叩击痛、异常弯曲、皮毛窦等。

（4）皮肤的检查　许多先天性神经系统疾病合并皮肤损害，应注意有无皮肤色素异常，毛发增生等。如结节性硬化症早期常可见皮肤色素脱失斑、面部血管纤维瘤，神经纤维瘤病可见咖啡牛奶斑。

2. 颅神经检查

（1）嗅神经　常通过观察小儿对香精、牙膏或橘子香味等气味的反应来判断。检查时不可用氨水、樟脑等刺激性强的物品。嗅神经损伤常见于先天性节细胞发育不良，或额叶、颅底病变者，有嗅觉障碍时，要排除慢性鼻炎。

（2）视神经　包括视力、视野和眼底。①视力：婴儿 3 个月就能较好地头眼协调，随光亮或色彩鲜明物体移动。可用视觉运动带在小儿眼前拉动，观察有无视动性眼震，如有则说明皮质视觉存在；年幼儿可使其辨认细小物品，或用图画视力表检查；年长儿的视力可用视力表检查。②视野：5~6 个月以上小儿可做此检查。年长儿可以直接用视野计检查。视野缺损或缩小见于视网膜、视神经和大脑枕叶视觉中枢的病变。③眼底：主要检查视神经乳头、网膜血管、黄斑部和网膜周边部。检查婴幼儿眼底，必须扩瞳后进行。正常新生儿视盘颜色较白，不可误诊为视神经萎缩。

（3）动眼、滑车、外展神经　三者共同支配眼球运动及瞳孔反射。检查时注意眼球位置，有无眼球震颤、眼球异常运动，眼睑是否下垂，以及瞳孔的大小、形状、对称性、对光反应和调节反应等。

（4）三叉神经　运动纤维支配咀嚼肌，感觉纤维司面部感觉。主要检查咀嚼肌的肌力、面部感觉和角膜反射。

（5）面神经　面神经支配除提上睑肌以外的所有面部肌肉。上部面肌受双侧大脑皮层支配，下部面肌仅受对侧支配。检查时主要观察鼻唇沟深浅，微笑时面部表情，闭眼、皱眉、露齿时左右是否对称。

（6）听神经　检查时观察小儿对声音、语言和耳语的反应，较大儿童可用音叉测试。前庭功能检查可选用旋转或外耳道冷水试验测定，正常时出现眼震，旋转停止后眼震随之消失；前庭神经或脑干病变时则不能引出；前庭器官或前庭神经兴奋增强时，眼震持续时间延长。

（7）舌咽神经及迷走神经　检查咽部和软腭的运动。舌咽、迷走神经损害时可见吞咽困难、声音嘶哑、咽反射减弱或消失。

（8）副神经　主要支配胸锁乳突肌及斜方肌。通过观察耸肩、转颈运动检查其功能。病变时患侧肩部变低，耸肩、向对侧转头力减弱。

（9）舌下神经　主要观察舌静止状态时的位置，伸舌是否居中，有无舌肌萎缩和肌纤维震颤等。一侧病变时，舌伸出偏向病灶侧，两侧舌下神经损害时，舌完全不能运动。

3. 运动功能检查

（1）肌容积　检查肢体有无肌萎缩或肥大。

（2）肌力 是指肌肉做主动收缩时的力量。上、下运动神经元麻痹均可有肌力减弱，但在锥体外系疾病时肌力不减弱。肌力可分为 0 ~ 5 级。0 级：肌肉无收缩；1 级：可触到或见到肌肉收缩，但未见肢体移动；2 级：在消除地心引力影响时，肢体可有主动运动；3 级：能抵抗地心引力而运动，但不能抵抗人为阻力；4 级：能抵抗中度阻力而运动；5 级：正常。

（3）肌张力 指安静情况下的肌肉紧张度。持病人肢体作屈伸、旋前旋后、内收外展等被动运动，感觉肌肉阻力；握捏被检肌组，注意其紧张度。阻力增强，或肌肉较硬，紧张度高，为肌张力增高；反之，为肌张力减低。生后 4 ~ 5 个月以内小儿四肢屈肌张力较高是正常现象。

（4）共济运动 ①指鼻试验：伸直前臂，用食指触鼻尖，先练习二三次，再让患儿闭眼重复同样的动作，观察动作是否稳准。②跟膝胫试验：病儿仰卧，抬高一腿，然后屈膝，将足跟放在另一侧膝部，沿胫骨前缘下滑，观察动作是否准确。③闭目直立试验：病人闭目并足直立，如摇摆欲倒，即 Romberg 征阳性，为共济失调的表现。小脑病变时睁眼或闭眼对共济失调的程度差别不大；前庭器官或深感觉障碍时，共济失调在闭眼时更为明显。

（5）姿势和步态 观察小儿各种运动中姿势有何异常。常见的异常步态包括：双下肢的剪刀式或偏瘫性痉挛性步态，足间距增宽的小脑共济失调步态，高举腿、落足重的感觉性共济失调步态，髋带肌无力的髋部左右摇摆"鸭步"等。

（6）不自主运动 主要见于锥体外系疾病，常表现为舞蹈样运动、扭转痉挛、手足徐动症或一组肌群的抽动等。每遇情绪紧张或进行主动运动时加剧，入睡后消失。

4. 感觉功能检查 检查感觉要设法取得病儿合作，必要时分次进行，并注意两侧对比。浅感觉包括痛觉、触觉、温度觉；深感觉包括位置觉、震动觉。皮层感觉是指闭目状态下测试两点鉴别觉，或闭目中用手辨别常用物体的大小、形态或轻重等。皮肤出现感觉障碍，要注意区别是按脊髓节段分布还是按周围神经分布。

5. 神经反射检查

（1）生理反射 正常小儿的生理反射有两种，第一类为终生存在的反射，即浅反射和腱反射；第二类为小儿时期的暂时性反射。生后数月婴儿存在许多暂时性反射。随着年龄增大，各自在一定的年龄期消失。当它们在应出现的时间内不出现，或该消失的时间不消失，或两侧不对称都提示神经系统异常。正常小儿暂时性反射出现与消失年龄见表 8-1。

表 8-1 正常小儿暂时性反射出现与消失年龄

反射	出现年龄	消失年龄	反射	出现年龄	消失年龄
拥抱反射	初生	3 ~ 6 月	支撑反射	初生	2 ~ 3 月
吸吮反射和觅食反射	初生	4 ~ 7 月	迈步反射	初生	2 ~ 3 月
握持反射	初生	3 ~ 4 月	颈拨正反射	初生	6 个月
颈肢反射	2 个月	6 个月	降落伞反射	9 ~ 10 月	终生

①浅反射：腹壁反射要到 1 岁后才比较容易引出，最初的反应呈弥散性。提睾反射要到出生 4 ~ 6 个月后才明显。

②腱反射：从新生儿期已可引出肱二头肌、膝和踝反射。腱反射减弱或消失提示神经、肌肉、神经肌肉接合处或小脑疾病。反射亢进和踝阵挛提示上运动神经元疾患。恒定的一侧性反射缺失或亢进有定位意义。

（2）病理反射　包括 Babinski 征、Oppenheim 征、Gordon 征、Hoffmann 征等。检查和判断方法同成人。如 Babinski 征，简称巴氏征。轻划足底外侧缘，正常时足趾跖屈。若姆趾背屈，其余四趾呈扇形散开，为阳性，提示锥体束损害。但也可见于 2 岁以内的正常小儿及昏迷病人。

6. 脑膜刺激征　脑膜刺激征见于脑膜炎、脑炎及各种原因引起的颅内压增高等。婴儿囟门及颅骨缝未闭，可以缓解颅内压，脑膜刺激征可能不明显或出现较晚。

（1）颈强直和 Brudzinski 征　患儿仰卧，下肢伸直，医生用手托其枕部，前屈其颈，正常时无抵抗，若颈部屈曲受阻，下颌不能贴近前胸，即颈强直阳性。若前屈其颈时，膝关节有屈曲动作，为 Brudzinski 征阳性。

（2）Kernig 征　简称克氏征。患儿仰卧，一侧下肢髋、膝关节屈曲成直角，然后试伸直其小腿，若有抵抗不能上举伸直，为阳性。

三、辅助检查

1. 神经电生理学检查

（1）脑电图（electroencephalography，EEG）　检查大脑皮层神经元电生理功能的一种辅助诊断方法。常用于惊厥、意识障碍、智能低下、精神行为异常、睡眠障碍的鉴别诊断以及颅内病灶的发现和定位等。对于诊断癫痫、判定癫痫发作类型及观察治疗效果，脑电图是最敏感、最有价值的辅助检查。

动态脑电图监测，可延长记录时间，提高异常脑电活动的阳性率。录像脑电监测，是将录像技术和脑电图描记结合起来，可同步记录患者的临床表现与脑电活动，有利于疾病诊断。

（2）诱发电位　是神经系统对某种特定的人为刺激所产生的反应性电位。目前应用于临床的有脑干听觉诱发电位、视觉诱发电位、体感诱发电位、事件相关电位等。

①脑干听觉诱发电位：是用耳机发出一定频率和强度的刺激，诱发一系列的电位波形。在儿科常用于筛查听力损伤及昏迷患儿脑干功能评价。

②视觉诱发电位：是指在一定的视觉刺激下，从枕区头皮记录到的皮层反应电位。临床可用于视神经炎和球后视神经炎、多发性硬化、前视路压迫性病变、后视路病变、皮质盲等及幼儿视敏度、视野、弱视的测定。

③体感诱发电位：以脉冲电流刺激肢体混合神经，沿体表记录感觉传入通路反应电位。多应用于周围神经损伤及脊髓病变。脊神经根、脊髓和脑内病变者可出现异常。

（3）肌电图（electromyogram，EMG）　常用于检查被测肌肉有无损害和损害的性质，特别有助于原发性肌病和神经源性肌病的鉴别。

2. 神经影像学检查

（1）电子计算机断层扫描术（computed tomography，CT）　常可用于癫痫、精神运动发育障碍、脑积水、脑脓肿、脑和脊髓先天畸形及围产期的脑疾病等的诊断。

（2）磁共振成像（magnetic resonance imaging，MRI）检查　能三维立体观察脑的结构，分辨不同组织结构之间的细微变化和早期的病理改变，但对脑内钙化性疾病不敏感，能观察儿童脑白质正常发育过程。

（3）数字减影血管造影（digital subtraction angiography，DSA）　是通过计算机程序把血管

NOTE

造影片上的骨与软组织影消除，仅突出血管的一种新的摄影技术。主要用于脑血管疾病的诊断，也可用于颅内占位疾病的诊断。

（4）颅脑 B 超（cranial ultrasonography）　可无创性实时观察颅内结构性病变，在儿科常用于新生儿及婴儿的头围异常增大、惊厥、先天性畸形、缺氧缺血性脑病、对治疗无反应的脑膜炎等。

3. 脑脊液检查　通过腰椎穿刺取得脑脊液标本，可进行多种项目检测，主要包括外观、压力、常规、生化和病原学等，对神经系统疾病特别是神经系统感染有重要的诊断和鉴别诊断意义。但对严重颅压增高的患儿，在未有效降低颅压之前，腰椎穿刺有诱发脑疝的危险，应特别谨慎。

四、小儿神经系统解剖、生理特点与中医"心常有余""肝常有余"的相关性

小儿脏腑娇嫩，心神怯弱，肝气未盛，感邪之后，邪气易于枭张，从阳化热，由温及火，因而易见火热伤心生惊，伤肝引动肝风的证候。即所谓"心常有余""肝常有余"。现代研究表明，在发育中，脑的易损性、末梢神经肌肉刺激阈的降低等多方面因素决定了神经系统在小儿发育、成熟过程中，极易受到各种病因的侵袭，导致以惊厥、意识障碍等为主症的多种神经系统疾病。

第二节　癫　痫

癫痫（epilepsy）是由多种原因引起的脑部慢性疾患，临床表现为意识、运动、感觉、认知及自主神经功能等方面的障碍。而癫痫发作（epileptic seizure）是指脑神经元过度超同步放电引起的一过性症状或体征。二者的含义不同，前者指反复癫痫发作为主要表现的慢性脑功能障碍性疾病；而后者是一种症状，既可以是癫痫病人的临床表现，又可以出现在其他急性疾病中。

癫痫可发生于任何年龄，半数以上起病于 10 岁以内，小儿癫痫的患病率为 3‰ ~ 6‰。一般认为，男性发病稍多于女性。其预后与病因、发作类型、发作频率、起病年龄及治疗是否合理等多种因素有关。

本病相当于中医"痫病""癫痫"。

【病因病机】

1. 西医病因　根据病因将癫痫分为三类：①特发性癫痫（原发性癫痫），指脑部未能找到有关的结构变化和代谢异常的癫痫，遗传因素可能起主要作用。②症状性癫痫（继发性癫痫），指由已知病变引起者。③隐源性癫痫，指尚未找到确切病因，但疑为症状性者。引起癫痫的病因很多，可归纳为以下几类：

（1）遗传因素　癫痫的遗传易感性，在小儿癫痫病因中起着重要作用。大量研究提示，癫痫包括单基因遗传、多基因遗传和染色体异常等。

（2）获得性因素　先天或后天脑损伤可产生异常放电的致癫痫病灶，或降低了癫痫发作阈值，如各种脑发育畸形、先天性代谢病和染色体病引起的脑发育畸形、脑变性和脱髓鞘性疾

病、宫内感染、颅内感染、中毒及肿瘤、产伤或脑外伤等。

（3）诱发因素　部分癫痫发作可有明显的诱因，如发热、过度换气、睡眠、饥饿或过饱，以及情绪刺激、视觉刺激、听觉刺激、前庭刺激、触觉或本体觉刺激等。

2. 中医病因病机　主要责之于先天因素、顽痰内伏、暴受惊恐、惊风频发、颅脑外伤等。

（1）顽痰阻窍　禀赋不足，或调摄不当，导致脾失健运，聚湿生痰，痰浊内生，痰阻经络，上逆窍道，脏腑气机升降失常，阴阳不相顺接，清阳被蒙，因而作痫。

（2）暴受惊恐　惊恐之因有先天、后天之分，先天之惊多指胎中受惊，胎儿在母腹之中，动静莫不随母，若母惊于外，则胎感于内，势必影响胎儿，生后若有所犯，则引发痫证。后天之惊与其生理特点有关，小儿神气怯弱，元气未充，尤多痰邪内伏，若乍见异物，卒闻异声，或不慎跌仆，暴受惊恐，可致气机逆乱，痰随气逆，蒙蔽清窍，阻滞经络，而发为痫证。

（3）惊后成痫　惊风反复发作，风邪与伏痰相搏，进而阻塞心窍，扰乱神明，横窜经络，因而时发时止，形成癫痫。即所谓"惊风三发便成痫"，三发是指惊风多次发作不愈，迁延可致癫痫。

（4）血滞心窍　产时手术损伤，或其他颅脑外伤，均可使血络受损，血溢脉外，瘀血停积，血滞心窍，精神失主，昏乱不识人，筋脉失养，一时抽搐顿作，发为癫痫。

此外，先天元阴不足，肝失所养，克脾伤心，生后不久亦可发生癫痫。癫痫频发日久，或迁延失治，顽痰壅滞，气血受损，可致脾虚痰盛或脾肾两虚之证。

总之，癫痫的病位在心、肝、脾、肾。痰、瘀为其主要病理因素。

【癫痫发作的分类及其临床表现】

1. 癫痫发作的分类　以临床发作形式和脑电图特点为基础，描述癫痫发作的具体类型。全国小儿神经病协作组于 1983 年参考国际抗癫痫协会 1981 年癫痫发作分类标准，结合我国儿科实际情况，提出了小儿癫痫发作分类建议（表 8-2）。

表 8-2　小儿癫痫发作分类

一、局灶性发作	二、全身性发作
1. 单纯局灶性发作	1. 强直 - 阵挛性发作
（1）运动性发作	2. 强直性发作
（2）感觉性发作	3. 阵挛性发作
（3）自主神经性发作	4. 肌阵挛发作
（4）精神症状性发作	5. 失张力发作
2. 复杂局灶性发作	6. 失神发作
3. 局灶性发作继发为全身性发作	三、其他分类不明的各种发作

2. 不同癫痫发作类型的临床表现

（1）局灶性发作　神经元异常放电起始于一侧大脑的局部区域，临床表现开始仅限于身体的一侧。

①单纯局灶性发作：发作时无意识障碍。

a. 运动性发作：多表现为一侧某部位的抽搐，以口、手部的抽动最为多见。若发作时头和眼转向一侧，躯体随之转动，为旋转性发作；若抽搐按大脑皮质运动区支配肌肉的顺序有规律地扩展，如发作先从一侧口角开始依次波及手、臂、肩、躯干、下肢等，称之为杰克逊发作；

NOTE

运动性发作后，抽动部位可出现一过性瘫痪，称 Todd 麻痹，持续数分钟至数小时。

b. 感觉性发作：包括躯体感觉性发作和特殊感觉性发作。

c. 自主神经性发作：以发作性自主神经症状为主要表现，如腹痛、呕吐、苍白、出汗、肠鸣、尿失禁等。临床少见单纯自主神经性发作。

d. 精神症状性发作：包括失语、记忆障碍、认知障碍、情感障碍、幻觉、错觉及其他高级脑功能紊乱。该发作较少单独出现，常见于复杂局灶性发作过程中。

②复杂局灶性发作：开始为单纯局灶性发作，继之出现意识障碍，或开始即有意识障碍，而后伴有自动症。自动症是在意识朦胧状态下的不自主动作，如吞咽、咀嚼、解衣扣、摸索行为或自言自语等。

③局灶性发作继发为全身性发作：随着癫痫放电的扩展，单纯局灶性发作与复杂局灶性发作均可进展为全身性发作。

（2）全身性发作　指发作一开始即两侧大脑半球同步放电，发作时常伴意识障碍。

①强直 - 阵挛性发作：又称大发作。发作前可有先兆，发作时突然意识丧失，肌肉明显地强直收缩，病人倒地呈强直状，发出喘鸣声或尖叫，面色青紫，可有舌咬伤、尿失禁。强直期后转入阵挛期，全身节律性抽动，口吐白沫。然后抽动渐少，呼吸加深，青紫消退。阵挛停止后，病人转入深睡，醒后一如往常。

②强直性发作：为一种僵硬、强烈的肌肉收缩，使肢体固定于某种特殊体位。常见头眼偏斜、呼吸暂停、角弓反张等。

③阵挛性发作：仅有肢体、躯干或面部肌肉节律性抽动。

④肌阵挛发作：局部或全身肌肉突然、短暂、触电样收缩，表现为突然点头、前倾或后仰、两臂突然抬起等，轻者仅感到患儿"抖"了一下，表现重者致跌倒。发作时脑电图可见多棘慢波、棘慢波或尖慢波。

⑤失张力发作：肌张力突然丧失，不能维持正常姿势，只有在立位或坐位时才能发现，可见头下垂、下颌松弛，或肢体的下垂。若全身肌张力丧失则摔倒。发作时脑电图可见多棘慢波、棘慢波。

⑥失神发作：突然发病，表现意识丧失，正在进行的活动停止，两目凝视前方或上视，一般不跌倒，大多持续 5 ~ 10 秒，极少超过 30 秒钟，过后意识很快恢复正常，其发作频繁，每日数次至数十次。对发作不能回忆，过度换气可诱发发作。发作时脑电图呈两侧对称、同步的 3Hz 棘慢复合波。

【小儿常见的几种癫痫综合征】

多年的临床研究发现，有些患儿的临床特征及脑电图表现有共性，而且在发病年龄及转归方面也有一定的规律性。因此总结出了多种癫痫综合征，如小儿良性癫痫伴中央 - 颞区棘波，儿童失神癫痫，婴儿痉挛症，Lennox-Gastaut 综合征，全面性癫痫伴热性惊厥附加症等。

1. 伴中央 - 颞区棘波的小儿良性癫痫　占小儿癫痫 20%，发病年龄 2 ~ 14 岁，以 5 ~ 10 岁最多，男孩多于女孩。常有家族癫痫史。发作与睡眠关系密切，多在入睡后不久或清晨要醒时发作。发作类型为局灶性发作，表现为口、咽部和一侧面部的抽动，可泛化成大发作。发作间期脑电图背景波正常，在中央区和颞中区出现棘波、尖波或棘 - 慢综合波。大多数智力发育正常，预后良好，多在 20 岁前停止发作，少数变异型，对认知功能产生一定影响。

2. 儿童失神癫痫　3 ~ 13 岁起病，5 ~ 9 岁高峰，女孩多于男孩，有明显遗传倾向。表现为频繁的失神发作，持续数秒，不超过 30 秒，不跌倒。典型脑电图为双侧同步的全部性 3Hz 棘 – 慢波。该病易于控制，预后良好。

3. 婴儿痉挛症　又称 West 综合征。主要特点为婴儿期起病，频繁的强直痉挛发作，高峰失律脑电图和智力发育障碍。本病 90% 以上在 1 岁以内发病，4 ~ 8 个月最多。临床表现为屈肌型痉挛、伸肌型痉挛和混合型痉挛。屈肌型痉挛较多见，呈两臂前举内收，头和躯干前屈，全身屈曲如虾状。伸肌型痉挛较少，呈头后仰，两臂向后伸展。痉挛多成串发作，可连续十余次甚至数十次。思睡或刚醒时容易发生。脑电图表现高峰失律（即持续不对称、不同步的高幅慢波，杂以尖波、棘波或多棘波，节律紊乱）。预后不良，常合并有严重智力低下和运动发育落后，部分患儿可转为 Lennox–Gastaut 综合征。

4. Lennox–Gastaut 综合征　1 ~ 7 岁起病，2 ~ 5 岁为高峰。临床发作形式多样，其中强直发作最常见，其次，有不典型失神发作、失张力发作、肌阵挛发作等。发作频繁，常有癫痫持续状态。发作期间脑电图背景活动变慢，清醒时有 1.5 ~ 2.5Hz 慢棘慢波。患儿大多伴有智力和运动发育落后，治疗困难，预后不良，是儿童期常见的一种难治性癫痫综合征。

5. 全面性癫痫伴热性惊厥附加症　热性惊厥家族史的儿童，6 岁之后仍有频繁的热性惊厥，或者出现不伴发热的全面性强直阵挛发作，为热性惊厥附加症。属常染色体显性遗传，预后良好，大多 25 岁前或儿童后期停止发作。

【癫痫持续状态】指癫痫发作持续 30 分钟以上；或反复发作而发作间期意识不能恢复超过 30 分钟以上者。突然停药、药物中毒、更换药物不当或感染高热等是癫痫持续状态的常见诱因。

【辅助检查】

1. 脑电图　对癫痫的诊断和分型具有重要价值。发作间期脑电图有癫痫样放电支持癫痫的诊断。癫痫波形包括棘波、尖波、棘慢波、尖慢波、多棘慢波和突出于正常背景的阵发性高幅慢波等。由于部分类型的癫痫在入睡时异常放电明显增多，因此脑电图描述应包括清醒和睡眠的图形。

2. 长程监测脑电图　包括 24 小时便携式脑电图监测和录像脑电图监测。前者可延长记录时间，并能记录完整的自然睡眠 – 觉醒周期，明显提高癫痫病人脑电图的阳性率；后者在记录脑电图的同时进行同步录像，可帮助分析发作时的症状表现与脑电图的关系，有利于发作性质的鉴别和癫痫发作类型的判断。

3. 神经影像学检查　包括 CT、磁共振成像技术（MRI）、单光子发射性 CT（SPECT）及正电子发射性 CT（PET）等。CT 最易发现脑内钙化灶，MRI 组织对比度高，血管病变诊断能力强，对发现颞叶癫痫的海马硬化及神经系统变形和发育畸形有较大价值，PET 和 SPECT 从神经元代谢及血流灌注方面反映脑功能的变化。

【诊断与鉴别诊断】

1. 诊断　主要包括病史、体格检查、脑电图检查、神经影像学检查等。病史、脑电图检查是诊断小儿癫痫的主要依据，临床必须详细询问病史，了解发作时症状、发作持续时间、发作频率、有无先兆、诱因、发作后情况及发作规律等，结合脑电图进行综合分析。值得注意的是，部分癫痫患儿发作间期脑电图检查正常，因此，不可因一两次脑电图正常而除外癫痫。体

NOTE

检、神经影像学检查有利于分析病因、发现病灶，必要时可进行代谢病筛查及脑脊液、染色体、血生化等检查。

2. 鉴别诊断

（1）晕厥　常见于年长儿，多有晕厥家族史。因一过性脑血流灌注不足而引起，往往发生于体位性低血压、劳累、情绪激动、闷热、阵发性心律失常等，发作时先有出汗、面色苍白、视物模糊，继之意识障碍，全身肌张力丧失，严重者可见惊厥发作，一般无二便失禁，持续数分钟很快恢复，无发作后有嗜睡及神经系统体征，脑电图正常或有非特异性慢波。

（2）屏气发作　见于6个月~6岁小儿，高发年龄为6~18个月。发作多有诱因，如恐惧、生气等。发作时先大哭，随之呼吸暂停，青紫，重者意识丧失、躯体强直或抽动，或苍白，失张力，心率减慢，持续1~3分钟缓解。与癫痫比较，屏气发作有明显的诱因，发作期及发作间期脑电图无癫痫波形，临床无需药物治疗，但应注意心理卫生，合理教养。

（3）抽动障碍　常表现为一组肌群短暂性抽动，并可能伴发声性抽动。患儿能有意识地暂时控制其发作，睡眠中消失，情绪紧张又导致发作加重，脑电图不会有癫痫样放电。

【治疗】

1. 治疗原则　宜采用以抗癫痫药物治疗为主的综合疗法，完全或大部分控制发作，去除病因。强调早期、长期规律用药，用药剂量个体化，定期复诊。对于发作间期较长、病情较轻的患儿，西药治疗效果不佳，以及不能耐受抗癫痫西药的患儿，可考虑采用中医辨证论治为主的综合疗法。中医宜分标本虚实，实证以治标为主，着重豁痰化瘀、息风定痫；虚证以治本为重，宜健脾化痰，补益脾肾。癫痫发作基本控制后，可将抗癫痫中药汤剂改为丸剂、散剂或糖浆剂，服用较为方便，易于长期用药。

2. 西医治疗

（1）抗癫痫药物选择　抗癫痫药的选择主要取决于发作类型。依药效顺序，各发作类型选药如表8-3。

表8-3　不同癫痫发作类型的药物选择

发作类型	药物选择
单纯局灶性发作	卡马西平、丙戊酸钠、苯巴比妥、苯妥英钠、妥泰
复杂局灶性发作	卡马西平、奥卡西平、苯巴比妥、苯妥英钠、扑痫酮
强直-阵挛性发作	丙戊酸钠、苯巴比妥、卡马西平、苯妥英钠、妥泰
失神发作	丙戊酸钠、拉莫三嗪、乙琥胺、氯硝西泮
肌阵挛、失张力发作	丙戊酸钠、氯硝西泮、妥泰、拉莫三嗪、乙琥胺
强直发作	卡马西平、苯巴比妥、丙戊酸钠、拉莫三嗪
婴儿痉挛症	促肾上腺皮质释放激素、硝西泮、氯硝西泮、丙戊酸钠
Lennox-Gastaut综合征	丙戊酸钠、氯硝西泮、拉莫三嗪、妥泰，ACTH

根据病情需要调整用药方案时，应保证两药交替之间的过渡期（2~4周）。一般认为，在发作控制后仍应服药2~5年，又经6~12个月逐渐减量后方可考虑停药。切忌骤停抗癫痫药物，以防病情反复，甚至加重癫痫发作。定期检测血常规和肝、肾功能，有条件应定期检测血

药浓度。

（2）癫痫持续状态的治疗

①快速控制发作：首选苯二氮䓬类药物，如地西泮、劳拉西泮或氯硝西泮。地西泮每次用量 0.3～0.5mg/kg，一次不超过 10mg（婴幼儿 ≤ 2mg），静脉注入速度每分钟 1mg，大多 5 分钟内生效。必要时 30 分钟～1 小时后可重复使用 1 次，24 小时内可用 2～4 次。静脉注射过程中注意观察是否有呼吸抑制。

②支持治疗：保持呼吸通畅，吸氧；维持生命功能，保护脑和其他重要脏器功能，防治并发症。发作停止后，给予抗癫痫药物以防再发。

3. 中医治疗

（1）辨证论治　癫痫辨证重在进行惊、风、痰、瘀等病理因素的辨别，临床应根据病史、发作诱因及症状表现综合分析。治疗以豁痰化瘀、镇惊息风为主。惊痫者宜镇惊安神，风痫者宜息风定痫，痰痫者宜涤痰开窍，瘀痫者宜活血通窍。若虚中夹实，则攻补兼施。

①惊痫

【证候】起病前常有惊吓史，发作时惊叫，吐舌，急啼，神志恍惚，面色时红时白，惊惕不安，如人将捕之状，四肢抽搐，夜卧不宁，舌淡红，苔白，脉弦滑，乍大乍小，指纹色青。

【辨证】本证多有惊吓或较强的精神刺激史，临床以平素胆小易惊，烦躁易怒；发作时惊叫急啼，精神恐惧，四肢抽搐为特征。

【治法】镇惊安神。

【方药】镇惊丸加减。抽搐明显者，加全蝎、蜈蚣息风止痉；夜卧不安者，加磁石、琥珀（冲服）镇惊安神。

②风痫

【证候】发作时突然仆倒，神志丧失，继而抽搐，颈项及全身强直，两目窜视，牙关紧闭，口吐白沫，口唇及面部色青，舌苔白，脉弦滑。

【辨证】本证多由惊风反复发作变化而来。临床以发作时肢体抽搐明显，常伴有神志不清，口吐白沫，口唇色青为特征。发作时间较长者，可危及生命。

【治法】息风定痫。

【方药】定痫丸加减。抽搐频繁者，加磁石（先煎）平肝息风；大便秘结者，加大黄（后下）通便泄热；烦躁不安，心火偏盛者，加黄连、山栀、竹叶清心降火。久治不愈，出现肝肾阴虚、虚风内动之象者，可加用白芍、甘草、当归、生地黄柔肝止痉。

③痰痫

【证候】发作时痰涎壅盛，喉间痰鸣，神志恍惚，状如痴呆，或为失神，瞪目直视，或仆倒于地，手足抽搐不甚明显，肢体麻木、疼痛，骤发骤止，舌苔白腻，脉滑。

【辨证】本证为痰气逆乱，扰腑阻络所致。临床以发作时抽搐症状较轻，而神识被蒙症状明显，或仅见头痛、腹痛、肢体麻木疼痛症状为特征。若见精神狂躁者多为痰郁化火，痰火上扰所致。

【治法】涤痰开窍。

【方药】涤痰汤加减。抽搐较甚者，加僵蚕、天麻风息止痉；痰涎壅盛者，加白金丸祛痰解郁。若痰阻气滞，主要表现反复腹痛、头痛，或恶心呕吐，精神抑郁或烦躁多汗，大便不调

NOTE

者，宜用疏肝理脾汤合二陈汤加减，顺气豁痰，柔肝止痛。痰火上扰，发作时神志不清，精神异常，或幻视幻听，平素性情急躁，大便干结者，宜用泻青丸合礞石滚痰丸加减，清肝泻火，化痰开窍。

④瘀血痫

【证候】常有产伤或颅脑外伤史，发作时头晕眩仆，神识不清，四肢抽搐，抽搐部位较为固定，头痛，消瘦，大便干硬如羊矢，舌红少苔或见瘀点，脉涩，指纹沉滞。

【辨证】本证有明显的产伤或脑外伤病史。临床以每次发作的部位、症状大致相同，发作的时间呈一定周期性，有瘀血留滞症状为特征。年长女孩的发作，可与月经周期有关，一般在行经前或经期血量少时易于发作。

【治法】活血化瘀，通窍息风。

【方药】通窍活血汤加减。抽搐较重者，加全蝎、地龙通络止痉；血瘀伤阴者，加生地黄、白芍、当归养阴活血。

⑤脾虚痰盛

【证候】癫痫发作频繁或反复发作，神疲乏力，面色无华，时作眩晕，食欲欠佳，大便稀薄，舌质淡，苔薄腻，脉濡缓。

【辨证】本证以癫痫反复发作，伴见脾胃虚弱证候为临床特征。

【治法】健脾化痰。

【方药】六君子汤加味。大便稀薄者，加山药、扁豆、藿香健脾燥湿；纳呆食少者，加山楂、神曲、砂仁醒脾开胃。癫痫反复发作，经久不愈，损伤气阴，偏于气虚者，重用太子参、白术健脾益气；偏于阴虚者，加用生地黄、龟板、黄精滋阴补肾；气阴两伤者，加服河车八味丸补气养阴。

⑥脾肾两虚

【证候】发病年久，屡发不止，瘛疭抖动，时有眩晕，智力迟钝，腰膝酸软，神疲乏力，少气懒言，四肢不温，睡眠不宁，大便稀溏，舌淡红，苔白，脉沉细无力。

【辨证】本证以发作性瘛疭、抖动，伴智能发育迟滞为临床特征。

【治法】补益脾肾。

【方药】河车八味丸加减。抽搐频繁者，加鳖甲、白芍滋阴潜阳息风；智力迟钝者，加益智仁、石菖蒲补肾开窍。

（2）中成药

①医痫丸：用于惊痫。每次1~2丸，每日2次口服。

②琥珀抱龙丸：用于惊痫。每次1丸，每日2次口服。薄荷汤或温开水送下。

（3）针灸疗法

①体针：发作期取穴人中、十二井（或十宣）、内关、涌泉，用泻法。发作后取穴大椎、神门、心俞、丰隆、合谷，平补平泻法；并灸百会、手三里、足三里。均隔日1次。

②耳针：取脑点、神门、心、脑干、皮质下、肝、肾，每次2~4穴，强刺激，留针20~30分钟。

（4）推拿疗法　分阴阳，推三关，退六腑，推补脾土，推肺经天门入虎口，运八卦，赤凤摇头，揉中渚，掐总筋，掐揉行间，掐揉昆仑。

（5）其他疗法

①敷贴疗法：将生吴茱萸研末，加冰片少许，用凡士林调制成膏，以膏敷贴穴位。风痫取神阙穴，痰痫取脾俞穴，惊痫取肝俞穴，其他痫证取神阙穴、加肝俞或脾俞。在此基础上随证加穴，如痰多加膻中，热重加大椎。

②埋线疗法：常用穴：大椎、腰奇、鸠尾。备用穴：翳风。每次选用2～3穴，埋入医用羊肠线，隔20日1次，常用穴和备用穴轮换使用。

【预防与调护】

1. 预防

（1）加强孕期保健，慎防产伤、外伤。

（2）避免和控制发作诱因，如高热，紧张，劳累，惊吓及不良的声、光刺激等。

（3）积极治疗惊风诸疾，防止后遗症。

2. 调护

（1）加强心理调适，树立患儿及家长的信心，恢复患儿对环境的正常适应性。嘱咐患儿不要到火边、水边玩耍，或持用刀剪锐器，以免发生意外。

（2）抽搐时，切勿强力制止，使患儿侧卧，并可用纱布包裹压舌板放在上下牙齿之间，保持呼吸道通畅，防止唇舌咬伤或发生窒息。

第三节 化脓性脑膜炎

化脓性脑膜炎（purulent meningitis）简称化脑，是小儿时期较为常见的由各种化脓菌引起的以脑膜炎症为主的中枢神经系统感染性疾病。临床主要以发热、惊厥、意识障碍、颅内压增高、脑膜刺激征阳性及脑脊液脓性改变为特征。本病可发生于任何年龄，尤以婴幼儿发病率高，90%以上病例为1个月～5岁的患儿。多数化脑好发于冬春季，化脑的预后与发病年龄、细菌种类、病情轻重、治疗早晚、有无并发症及细菌对抗生素的敏感性等多种因素密切相关。随着诊疗技术的进步及抗生素的合理使用，本病的预后有很大改观，但病死率仍在5%～15%之间，约1/3幸存者遗留各种神经系统后遗症。

化脑属中医"温病""惊风""痉病"等范畴。

【病因病机】

1. 西医病因、发病机制及病理

（1）病因 主要包括病原菌、机体的免疫及解剖缺陷。

化脑的常见致病菌有脑膜炎双球菌、肺炎链球菌和流感嗜血杆菌等，因发病年龄不同而有差别。新生儿及2个月以下婴儿以大肠杆菌、金黄色葡萄球菌和B组溶血性链球菌为主；2～3个月以上婴儿多由B型流感嗜血杆菌、肺炎链球菌和脑膜炎双球菌引起；5岁以上小儿主要为肺炎链球菌、脑膜炎双球菌引起。这些病原菌多来自体内感染灶，如上呼吸道、皮肤等感染。其中，上呼吸道感染是小儿化脑最常见的前期感染灶。

小儿机体免疫功能弱，血脑屏障功能差，因而小儿特别是婴幼儿化脑的患病率较高。若患有原发性或继发性免疫缺陷病，则更易感染。另外，先天或获得性神经与皮肤的解剖异常如颅底骨折、脑脊膜膨出、皮肤窦道等均可增加化脑的发病率。

（2）发病机制 化脑主要由体内感染灶经血行播散至脑膜所致。患儿前期体内多有化脓菌感染病灶，致病菌由局部感染灶入血，经血循环波及脑膜，由于小儿脑脊液中补体成分和免疫球蛋白水平相对低下，使致病菌得以迅速繁殖，引起脑膜和表层脑组织的炎症性病变，形成化脓性脑膜炎。少数化脑可由邻近组织的感染扩散所致，如中耳炎、副鼻窦炎、乳突炎、头面部软组织感染及颅骨骨髓炎等。

（3）病理 以蛛网膜、软脑膜和表层脑组织为主的炎症反应，表现为广泛的血管充血、大量的中性粒细胞浸润和纤维蛋白渗出，伴有弥漫性脑水肿。严重者可有血管壁坏死和灶性出血，脑积水，脑脓肿，或发生灶性脑梗死。

2. 中医病因病机 热毒之邪侵袭为发病外因；机体正气不足为发病内因。

热毒外袭，伤及人体，毒邪稽留，卫气同病，则发热口渴，头痛不宁。由于热毒炽盛，热毒之邪循经上扰，脑窍不利，精明失司，则发生化脑。化脑的病位主要在脑。脑为奇恒之腑，与心肝关系密切。心主神明，热毒犯脑，神明失主，则精神萎靡，嗜睡，甚或昏迷。邪扰脑窍，风阳枭张，则剧烈头痛、惊厥瘛疭。热毒痛脓，壅积于脑，脑络不利，血行瘀滞，毒瘀互结，则病情深重。毒邪内闭，阳气外脱，则致危候。若邪热方衰，正气不足，余邪留恋不除，则成邪恋正虚之证。

【临床表现】多数患儿起病急，病前常有胃肠道或上呼吸道感染病史。年长儿与成人的临床表现相似，婴幼儿症状一般较隐匿或不典型。流行性脑脊髓膜炎的暴发型，起病急骤，迅速出现皮肤出血点、瘀斑和休克。如得不到及时治疗可在 24 小时内危及生命。

1. 感染中毒及急性脑功能障碍症状 突起高热、头痛、呕吐、肌肉关节疼痛、精神萎靡，随着病情进展，可见进行性加重的意识障碍，表现为嗜睡、谵妄、昏睡、昏迷及深度昏迷。30% 以上的患儿出现反复的全身性或局灶性惊厥。部分患儿可有偏瘫、感觉异常等。

2. 颅内压升高 主要症状有剧烈头痛、喷射性呕吐。婴儿可表现前囟膨隆、颅缝增宽等。重症患儿可有呼吸循环功能受累、昏迷、去大脑强直，甚至出现脑疝。

3. 脑膜刺激征 为脑膜炎的特征性表现，包括颈项强直、克氏征及布氏征阳性等。

3 个月以下婴儿，起病隐匿，缺乏典型症状和体征，发热可有可无或体温不升，颅内压增高、脑膜刺激征和惊厥均不明显，仅表现吐奶、尖叫、呼吸暂停、心率慢、发绀、昏迷等症状。

【并发症】

1. 硬脑膜下积液 多见于 1 岁以内的肺炎链球菌和流感冒嗜血杆菌脑膜炎患儿，临床往往出现在治疗中体温不降，或热退后复升，进行性前囟饱满，颅缝分离，头围增大，呕吐，惊厥，意识障碍等。颅骨透照、头颅 B 超或 CT 检查有助于诊断。经前囟硬膜下穿刺可明确诊断。正常小儿硬膜下腔液体小于 2mL，蛋白定量在 0.4g/L 以下。并发硬脑膜下积液可见液体量增多，蛋白含量增加，涂片可找到细菌。

2. 脑室管膜炎 多见于诊断治疗不及时的革兰阴性杆菌感染引起的新生儿或婴儿脑膜炎。临床往往出现治疗中发热不退、惊厥频繁、呼吸衰竭，CT 检查有明显脑室扩大，侧脑室穿刺检查脑室液可确诊。治疗大多困难，病死率和致残率高。

3. 抗利尿激素异常分泌综合征 因炎症累及下丘脑或垂体后叶，导致抗利尿激素过量分泌，引起稀释性低钠血症所致。由于脑水肿加重，临床表现惊厥和意识障碍加重。

4. 脑积水 多见于新生儿及婴儿，因炎症渗出物阻碍脑脊液循环所致。严重患儿头围进行性增大，骨缝分离，前囟扩大而饱满，头皮静脉扩张，头颅破壶音，晚期出现落日眼。

5. 其他 炎症波及视神经和听神经可导致失明和耳聋，脑实质受累可导致继发脑性瘫痪、癫痫等。

【辅助检查】

1. 血常规 白细胞总数明显升高，可达（20 ~ 40）×10⁹/L，分类以中性粒细胞为主，占80%以上。重症患儿可见白细胞总数减少。贫血常见于流感杆菌脑膜炎。

2. 脑脊液检查 临床要尽早采集脑脊液标本。典型化脑的脑脊液外观混浊或稀米汤样，压力增高；白细胞总数显著增多，达 1000×10⁶/L 以上，分类以中性粒细胞为主；糖含量明显降低，常 <1.1mmoL/L；蛋白质含量增高，多 >1g/L。

早期确认致病菌对明确诊断和指导治疗均有重要意义。因此在做脑脊液常规的同时必须涂片及培养。脑脊液涂片找菌是早期明确致病菌的重要方法。细菌培养阳性者应做药物敏感试验。利用多种免疫学方法检测脑脊液中致病菌的特异性抗原对诊断有参考价值。

3. 其他

（1）血培养 是明确致病菌的重要方法。早期未用抗生素治疗者可能获阳性结果，新生儿化脑时阳性率较高。

（2）瘀点涂片 是发现脑膜炎双球菌重要而简便的方法。

（3）血清降钙素原 可能为鉴别细菌性脑膜炎和无菌性脑膜炎的特异和敏感的指标之一，血清降钙素原 >0.5ng/mL 提示细菌感染。

（4）影像学检查 化脑患儿通常不作该项检查。当疑有颅内局限性脓肿、硬膜下积液或脑积水时可进行头颅 CT 或 MRI 检查。

【诊断与鉴别诊断】

1. 诊断 早期诊断治疗非常重要。凡急性起病，并伴有神经系统的异常症状和体征，应及时进行脑脊液检查，以确立诊断。但对有明显颅内压增高者，应先适当降低颅内压后再行腰椎穿刺，以防发生脑疝。

2. 鉴别诊断

（1）病毒性脑膜炎 临床表现与化脑相似，全身感染中毒及神经系统症状较轻。脑脊液外观清亮，白细胞数 0 ~ 数百 ×10⁶/L，以淋巴细胞为主，蛋白轻度增高，糖、氯化物正常，细菌学检查阴性，脑脊液中病毒特异性抗体和病毒分离有助诊断。

（2）结核性脑膜炎 除婴儿外，一般起病较缓，常有结核接触史及其他部位结核病灶。PPD 检查阳性有重要参考价值。脑脊液外观呈毛玻璃状，白细胞数多 <500×10⁶/L，偶尔超过1000×10⁶/L，以淋巴细胞为主，糖及氯化物明显减低，蛋白增高达 1 ~ 3g/L，涂片抗酸染色和结核菌培养可帮助确定诊断。

【治疗】

1. 治疗原则 化脓性脑膜炎是儿科急症，任何不应有的延缓治疗或不恰当用药对预后均有不良影响，因此宜尽早采用有效抗生素治疗。中医以清热解毒、消痈排脓为原则。后期邪恋正虚，应发挥中医中药的优势，并可配合针灸、推拿等疗法。

2. 西医治疗

（1）抗生素治疗 及早合理使用有效的抗生素是治疗化脑的关键。应选择对病原菌敏感，且能较高浓度透过血脑屏障的药物。急性期要静脉给药，用药早、足量、足疗程。

①在病原菌未明确的初始治疗，目前多主张用第三代头孢菌素。如头孢噻肟每日200mg/kg，或头孢曲松每日100mg/kg，疗效欠佳，应注意除外脑内并发症，或可联合万古霉素。

②病原菌明确后，应参照药物敏感试验结果选择抗生素。流感嗜血杆菌脑膜炎：对氨苄西林敏感者可继续应用，耐药者可用第三代头孢菌素联合美罗培南，疗程10~14天。肺炎链球菌脑膜炎：多对青霉素耐药，应按病原菌未明确方案选药。脑膜炎球菌：目前大多数对青霉素仍然敏感，故首先选用，但耐药者需选用第三代头孢菌素，疗程7天。金黄色葡萄球菌脑膜炎，应参照药敏试验选用萘夫西林、万古霉素或利福平等，疗程21天以上。革兰阴性杆菌除应用第三代头孢菌素外，可加用氨苄西林或美罗培南。

（2）肾上腺皮质激素的应用 化脑患儿在抗菌治疗的同时必须使用肾上腺皮质激素，以减轻炎症反应和中毒症状，降低颅内压，改善脑代谢，从而降低病死率，减少后遗症。常用地塞米松，每日0.2~0.6mg/kg，分次静脉注射，连用3~5天。

（3）并发症治疗 ①硬脑膜下积液：积液多时应反复穿刺放液，若硬膜下积脓，可进行局部冲洗，并根据病原菌注入相应的抗生素。②脑室管膜炎：可作侧脑室控制性引流，并注入抗生素。③抗利尿激素异常分泌综合征：适当限制液体入量，以钠盐逐渐纠正。④脑积水：主要依赖手术治疗。

（4）对症治疗 ①严密观察生命体征，维持水和电解质平衡。②及时处理高热、惊厥、感染性休克等。③及时使用脱水剂，减低颅内高压，防止发生脑疝。

3. 中医治疗

（1）辨证论治 本病辨证重在辨别病邪浅深，并注意邪正之间的消长转化。病初邪在卫气，治以辛凉解表，清气泄热；疾病极期气营两燔，治以清热凉营，泻火解毒；若病情深重，脓毒积脑，治以泻火解毒，祛瘀开窍；后期邪恋正虚，治以益气养阴，托脓解毒。

①邪在卫气

【证候】在原有上感、肺炎、中耳炎等疾病的同时，出现发热头痛，颈项强直，前囟饱满，或伴呕吐，舌质红，舌苔薄黄，脉数。

【辨证】本证多有原发疾病史，临床以发热头痛，颈项强直为特征。

【治法】辛凉解表，清气泄热。

【方药】银翘散合白虎汤加减。呕吐明显，加黄芩、半夏降逆止呕；里热炽盛，重用生石膏，加黄芩、野菊花清热解毒；若头痛剧烈，加菊花、钩藤、蔓荆子疏风止痛。

②气营两燔

【证候】高热不退，头痛剧烈，项强，反复呕吐，口渴唇干，或烦躁谵妄，前囟凸起，四肢抽搐，大便干结，小便黄赤，舌红或绛，苔黄或黄燥，脉弦数。

【辨证】本证以持续高热，剧烈头痛，项强呕吐，或谵妄惊厥，舌质红绛为临床特征。

【治法】清热凉营，泻火解毒。

【方药】清瘟败毒饮加减。若抽搐频作，加钩藤、石决明平肝息风；若热甚，加犀角或安宫牛黄丸清心开窍。

③脓毒积脑

【证候】高热不退，或稍降复升，头痛不休，昏迷惊厥，颈项强直，囟门凸起，或有失明、耳聋、面瘫、肢体瘫痪等，舌紫绛，苔黄燥，脉滑数或脉微欲绝。

【辨证】本证以高热头痛，神昏惊厥，舌质紫绛为临床特征。

【治法】泻火解毒，祛瘀开窍。

【方药】清瘟败毒饮合通窍活血汤加减。头痛剧烈，囟门凸起，加龙胆草、车前子、牛膝平肝泻火；呕吐明显，加半夏、竹茹降逆止呕；视力减退，加青葙子、决明子、蔓荆子清肝泻火；运动障碍，加桑枝、赤芍、地龙活血通络。

④邪恋正虚

【证候】低热绵延，或体温时高时低，或不发热，神萎嗜睡，面白，气短乏力，四肢欠温，口渴，自汗或盗汗，舌质红，苔薄白或少苔，脉细无力。

【辨证】本证以低热绵延，气短乏力，或神萎嗜睡为临床特征。

【治法】益气养阴，托脓解毒。

【方药】托里透脓汤加减。血虚亏耗，合四物汤补血养血；阴伤虚热，加青蒿鳖甲汤养阴清热；阳气虚衰，加肉桂、补骨脂、菟丝子温阳补肾。

（2）针灸疗法　惊厥者，针刺人中、百会、印堂、合谷、内关、太冲、涌泉；高热者，针刺曲池、大椎，十宣放血。

【预防与调护】

1. 预防

（1）增强体质，并注意室内通风，减少呼吸道感染。

（2）积极治疗各种感染性疾病。

2. 调护

（1）密切观察患儿的生命体征。昏迷患儿要注意变换体位，清洁皮肤，防止褥疮。

（2）对服用中药困难的患儿，可通过灌肠或鼻饲给药。

第四节　病毒性脑炎

病毒性脑炎（viral encephalitis）是由多种病毒感染引起的脑实质的炎症。以发热、头痛、呕吐、意识障碍或精神异常为主要临床表现，但病情轻重不一，轻者可自然缓解，危重者可有死亡或后遗症。如果脑膜同时受累则称为病毒性脑膜脑炎。

本病属中医"温病""惊风"范畴。

【病因病机】

1. 西医病因、发病机制及病理

（1）病因　很多病毒可引起脑膜炎、脑炎，常见的病毒有柯萨奇病毒、埃可病毒等肠道病毒；虫媒病毒；单纯疱疹病毒、EB病毒等疱疹病毒科病毒；麻疹病毒、流行性腮腺炎病毒等副黏病毒属病毒。

（2）发病机制　病毒自呼吸道或胃肠道进入人体后，先在淋巴系统和多个器官中增殖，然

NOTE

后进入血液，形成病毒血症，最后病毒通过血脑屏障，侵犯脑或脑膜组织，直接侵袭中枢神经系统而产生脑炎或脑膜炎。

（3）病理　病毒直接损伤脑组织，引起神经组织变性、坏死和炎症细胞浸润，以及胶质细胞增生；另外，病毒抗原的免疫反应，可导致神经纤维脱髓鞘病变及血管病变，从而加重脑组织损伤。

2. 中医病因病机　主要因感受温热毒邪，包括风热、暑热、燥热毒邪等，暑热之邪常兼夹湿邪。

温热毒邪侵袭人体，易于化热化燥，一旦发病，往往起病急骤，变化迅速，热极化火生风，病情大多按卫气营血传变。但本病症状轻重不一，病情演变并不都是按卫气营血传变，但总不离热、痰、风的相互转化。"热盛生风，风盛生痰，痰盛生惊"，热为生风生痰的始动因素。热郁肌表，或邪热内扰，则发热；热邪烁津炼液为痰，痰蒙清窍，则神识昏蒙；火热生风，或邪陷心肝，引动肝风，则抽搐。

【临床表现】

多急性起病，病前常有前驱的或非特异性呼吸道及消化道症状，而后出现神经系统的症状和体征。

1. 颅内压增高　表现为头痛、呕吐、血压增高等，婴儿表现为烦躁不安、易激惹、前囟饱满等，若出现呼吸节律不规则或瞳孔不等大，则考虑颅内高压并发脑疝的可能性。

2. 意识障碍　轻者无意识障碍，重者可出现不同程度的意识障碍、精神症状和异常行为。如躁狂、幻觉、失语，以及定向力、计算力与记忆力障碍等。

3. 惊厥　主要表现为全部性或局灶抽搐发作。

4. 病理反射和脑膜刺激征　均可阳性。

5. 局灶性症状体征　脑部病变累及的部位及程度不同，临床表现多样。如小脑受累明显可出现共济失调；脑干受累明显可出现交叉性偏瘫和中枢性呼吸衰竭；基底神经节受累明显则出现手足徐动、舞蹈动作和扭转痉挛。

因感染病毒不同，临床伴有症状各有特点，如肠道病毒性脑炎，可出现皮疹；单纯疱疹病毒性脑炎常有口唇或角膜疱疹；腮腺炎病毒性脑炎常有腮腺肿大。

【辅助检查】

1. 脑脊液检查　脑脊液压力正常或增高，外观清亮或微浊。白细胞总数正常或轻度增多，以淋巴细胞为主。蛋白质轻中度升高，糖含量正常。涂片和培养无细菌发现。

2. 病原学检查　发病早期收集脑脊液，进行相关病毒分离与鉴定，以明确病原。病毒性脑炎患儿的血清检测病毒特异性 IgM 抗体阳性。恢复期血清特异性抗体滴度较急性期升高 4 倍以上有诊断价值。

3. 脑电图检查　主要为弥漫性高波幅慢波。有些患儿脑电图也可正常。

4. 影像检查　主要提示大脑弥漫性的水肿。

【诊断与鉴别诊断】

1. 诊断　病毒性脑炎的诊断主要根据病毒感染的流行病史、临床表现、相应的脑脊液改变和病原学鉴定。应注意排除颅内其他非病毒感染、Reye 综合征等急性脑部疾病。

2. 鉴别诊断

（1）*颅内其他病原感染*　主要根据脑脊液外观、常规、生化和病原学检查，与化脓性、结核性及隐球性脑膜炎进行鉴别（见表8-4）。

（2）*Reye 综合征*　具有发热、昏迷、惊厥等急性脑病表现，脑脊液无明显异常，与病毒性脑炎易混淆。但前者有肝功能异常，部分患者血糖下降等特点。

表8-4　常见颅内感染性疾病的脑脊液改变特点

	压力 （KPa）	常规分析		白细胞 （×10⁶/L）	生化分析		糖 （mmoL/L）	氯化物 （mmoL/L）	其他
		外观	Pandy 试验	白细胞 （×10⁶/L）	蛋白 （g/L）	糖 （mmoL/L）	氯化物 （mmoL/L）		其他
正常	0.69～1.96 新生儿 0.29～0.78	清亮 透明	（－）	0～10 婴儿 0～20	0.2～0.4 新生儿 0.2～1.2	2.8～4.5 婴儿 3.9～5.0	117～127 婴儿 110～122	
化脓性脑膜炎	不同程度增高	米汤样混浊	（+）～（+++）	数百至数千，多核为主	明显增高	降低	降低	涂片Gram染色和培养可发现致病菌
结核性脑膜炎	不同程度增高	微混，毛玻璃样	（+）～（+++）	数十至数百，淋巴细胞为主	明显增高	降低	降低	薄膜涂片抗酸染色及培养可发现抗酸杆菌
病毒性脑膜炎	正常或轻度增高	清亮，个别微浊	（－）～（+）	正常至数百，淋巴细胞为主	正常或轻度增高	正常	正常	特异性抗体阳性，病毒培养可能阳性
隐球菌性脑膜炎	增高或明显增高	微混，毛玻璃样	（+）～（+++）	数十至数百，淋巴细胞为主	增高	明显降低	降低	涂片墨汁染色和培养可发现致病菌

【治疗】

1. 治疗原则　急性期尤其是重症病人，主要以西医对症和支持疗法为主，中医治疗按卫气营血辨证；恢复期、后遗症期患者，可配合针灸、按摩及功能训练等综合措施康复治疗。

2. 西医治疗

（1）*对症和支持治疗*　①注意营养供给，维持水和电解质平衡。②重症患儿应注意呼吸道和心血管功能的监护与支持。③积极控制脑水肿和颅内高压。④控制惊厥发作。

（2）*抗病毒治疗*　疱疹病毒脑炎宜尽早给予阿昔洛韦，每次5～10mg/kg，每8小时静脉滴注1次，疗程10～14天。

（3）*肾上腺皮质激素的应用*　对重症、急性期的病例，可考虑用肾上腺皮质激素制剂如地塞米松，可减轻炎症、水肿，降低血管通透性。但不宜长期使用，一般不超过5天。

（4）*其他*　可酌情选用干扰素和丙种球蛋白等。

3. 中医治疗

（1）*辨证论治*　本病辨证，病机属性宜辨热炽、痰浊；脏腑分证宜辨在心、在肝。临床以清热、涤痰为治疗原则，痰热壅盛者宜泻火涤痰；痰蒙清窍者以涤痰开窍；痰瘀阻络者宜涤痰通络，活血化瘀。并配合应用开窍、息风、活血之法。后期应积极配合针灸、推拿治疗以利康复。

①痰热壅盛

【证候】高热不退，头痛剧烈，恶心呕吐，神识不清，或谵语妄动，烦躁不安，喉中痰鸣，唇干渴饮，颈项强直，四肢抽搐，舌质红绛，舌苔黄腻，脉数或滑数。

【辨证】本证以高热不退，头痛呕吐，神识不清为临床特征。

【治法】泻火涤痰。

【方药】清瘟败毒饮加减。腹胀，便秘，加大黄、玄明粉通腑泄热；呕吐明显，加生姜、竹茹降逆止呕；抽搐频繁，加羚羊角粉、钩藤，合紫雪丹清热息风；昏愦不省，加安宫牛黄丸清心开窍；喉间痰鸣，烦躁谵语，加天竺黄、鲜竹沥涤痰开窍；口干唇燥，舌绛光剥或干裂，加鲜生地黄、麦冬、石斛养阴生津；面白肢厥，呼吸不利，加独参汤益气固脱。

②痰蒙清窍

【证候】起病稍缓，表情淡漠，目光呆滞，喃喃自语，神识模糊，或见痴呆，语言不利，或见失语，口角流涎，喉间痰鸣，纳差乏力，舌质胖嫩，舌苔白，脉弦滑。

【辨证】本证以神识模糊，表情淡漠，痴呆失语为临床特征。

【治法】涤痰开窍。

【方药】涤痰汤加减。痰涎壅盛，喉间痰鸣，加礞石、玄明粉涤痰；兼见抽搐，加钩藤、天麻、僵蚕平肝息风。若痰郁化火，痰火内扰，症见狂躁不宁，嚎叫哭吵，目瞪怒视，不知秽洁，甚至毁物伤人，舌红苔黄，脉滑数，用龙胆泻肝汤合礞石滚痰丸加减以涤痰泻火。

③痰瘀阻络

【证候】神识不明，肢体不用，僵硬强直，或震颤抖动，肌肉萎软，或见面瘫、斜视，舌紫暗或有瘀点，舌苔薄白，脉弦滑。

【辨证】本证以肢体不用，僵硬强直，或震颤抖动，肌肉萎软为临床特征。

【治法】涤痰通络，活血化瘀。

【方药】指迷茯苓丸合桃红四物汤加减。肢体强直者，加白僵蚕、全蝎、白花蛇、鸡血藤活血通络；震颤者，加白芍、当归、龟板、鳖甲滋阴柔筋；肉削者，加黄芪、党参健脾益气；骨槁者，加地黄、枸杞子、沙苑子、菟丝子补肾壮骨；肢凉者，加桂枝、附片温阳通络。

（2）中成药 安宫牛黄丸，用于痰热壅盛证。每次1~3岁1/4丸，4~6岁1/2丸，7~9岁2/3丸，10~14岁1丸，每日1次口服。

（3）针灸疗法 高热惊厥，针刺大椎、曲池、合谷；痰涎壅盛，针刺膻中、中脘、丰隆；吞咽困难，针刺天突、内庭、合谷、廉泉；失语，针刺哑门、通里、廉泉、合谷、涌泉；呼吸困难，针刺膻中、肺俞、中府；面瘫，针地仓透颊车，阳白透鱼腰，颧髎透四白，迎香透睛明，鱼腰透眉梢，均配合下关、太阳、合谷、后溪、廉泉等穴，每次选用1~2对透穴及远端配穴；尿闭，针刺中极、三阴交；二便失禁，针刺太溪、关元、气海，灸长强。

【预防与调护】

1.预防

（1）积极注射各种减毒疫苗（麻疹、乙脑、风疹等），保护易感人群，防治病毒感染。

（2）积极消灭蚊虫，有效控制传染源。

（3）积极治疗各种感染性疾病，防止邪毒入脑。

2. 调护

（1）密切观察患儿的病情变化，包括体温、呼吸、脉搏、血压、面色、神志、瞳孔等，以便必要时及时处理。

（2）昏迷、瘫痪病人需经常翻身，拍背，随时吸痰，保持呼吸道通畅；注意患儿皮肤的清洁，防止褥疮发生。

（3）对留有后遗症者，可给予功能训练、针灸、按摩、高压氧等康复措施，以促进各种功能的恢复。

第五节 吉兰-巴雷综合征

吉兰-巴雷综合征（Guillian-Barre syndrome，GBS）又称急性感染性多发性神经根神经炎，主要临床特征为急性、进行性、对称性、弛缓性麻痹及不同程度的感觉障碍，常合并颅神经麻痹。本病是以运动神经受累为主的急性周围神经病，四季均可发病，以夏秋季居多；任何年龄均见，但以儿童和青年为主；男性略多，发病率约每年 0.6～1.9/10 万人。起病较急，具有可逆性及自限性，大多预后良好，重者可出现呼吸肌麻痹甚至危及生命。

本病属中医"痿证"范畴。

【病因病机】

1. 西医病因、发病机制及病理

（1）病因与发病机制 本病的确切病因尚不完全清楚，多认为是与感染有关的自身免疫性疾病。诱因主要是呼吸道感染和/或胃肠道感染，如人类疱疹病毒（EB病毒、巨细胞病毒）、空肠弯曲杆菌及肺炎支原体等，其中最常见的为空肠弯曲杆菌。发病机制可能系病原微生物与宿主的某些结构有共同的表位，感染后在神经组织引发保护性免疫反应，破坏神经结构或引起功能改变，异常的细胞免疫应答直接损害周围神经系统是 GBS 发病机制的一个重要特点。如空肠弯曲菌的菌体脂多糖涎酸等终端结构，与周围神经表位的多种神经节苷脂如 GMl、GDla 等存在类似分子结构，从而发生交叉免疫反应。当感染发生后，血清中同时被激发抗 GMl 和抗 GDla 等抗神经节苷脂自身抗体，导致周围神经免疫性损伤。

（2）病理及分型 典型病理改变为周围神经的髓鞘脱失、轴索变形及炎症细胞浸润，根据病理及临床表现可分为以下四种类型：

①急性炎症性脱髓鞘性多神经病（AIDP）：周围神经的多灶节段性髓鞘脱失，伴显著巨噬细胞和淋巴细胞浸润，轴索相对完整，运动和感觉纤维均受累。

②急性运动轴索性神经病（AMAN）：以运动神经轴索损伤（Wallerian 变性）为主，伴轻微髓鞘脱失或炎症反应者。

③急性运动感觉轴索性神经病（AMSAN）：以轴突 Wallerian 样变性为主，但同时波及运动和感觉神经元纤维。

④Miller-Fisher 综合征（MFS）：以眼肌麻痹、共济失调和腱反射消失三联征为特征，无肢体瘫痪。

2. 中医病因病机 外感湿热之邪为其主要病因；湿热相搏，肺热津伤，筋脉失养为该病主要病机。

夏秋之季，天暑下逼，地湿上腾，最易感受湿热病邪。《素问·生气通天论》指出"湿热不攘……小筋弛长……弛长为痿"。指出湿酿化热，有伤筋膜，可成为痿。《素问·痿论》所言："有渐于湿，以水为事，若有所留，居处相湿，肌肉濡渍，痹而不仁，发为肉痿。"湿邪浸淫经脉，郁遏生热，湿热相搏，则宗筋失引，肉萎而肢体不用，则为湿热阻络之证；若热重于湿，邪热耗伤阴津，筋脉肌肉失于濡养，则麻木不仁，软瘫不收，则可为肺胃津伤之证；湿为阴邪，易伤阳气，小儿脾常不足，亦可感受寒湿出现脾肾阳虚等证。

恢复期瘫痪一般不再进展，其病机在于湿浊壅滞，经脉不畅。"湿土之气同类相召，故湿热之邪始虽外受，终归脾胃"。脾胃受伤，运化失司，生化乏源，气血亏耗，肢体失于濡养，加之筋肉不用则废，以至筋脉弛张，肌肉萎软，日久逐渐瘦弱。进一步发展，则脾虚累及肝肾，肝肾阴虚，筋萎骨槁，肢体瘦削，以致长期瘫痪，留下后遗症。

【临床表现】

大多急性起病，约55%的患儿起病前1~2周有前驱病毒感染史，如呼吸道感染、风疹、腮腺炎、腹泻等。

1. 运动障碍　主要表现为进行性肌肉无力。往往先有肌肉不适、疼痛，继而肌无力，多下肢首发，呈对称性、弛缓性、上行性麻痹进展。少数呈下行性麻痹，先有颅神经受累，然后涉及上肢及下肢。腱反射减弱或消失。病情严重者可见呼吸肌麻痹，患儿声音低微，咳嗽力弱，呼吸困难。

2. 颅神经麻痹　病情严重者可见颅神经麻痹，患儿出现吞咽困难，进食时呛咳。

3. 感觉障碍　一般只在发病初期短暂一过性出现，程度较轻，多在肢体远端，主要表现神经根痛和皮肤过敏，肢体痛、痒、麻及呈手套样、袜套样感觉异常等。

4. 自主神经功能障碍　多见汗出异常，面部潮红，肢体发凉，心率增快，甚则出现期前收缩、血压不稳、便秘、一过性尿潴留等。

【辅助检查】

1. 脑脊液检查　脑脊液压力大多正常；白细胞数正常，但蛋白量增高，多数患儿呈蛋白-细胞分离现象，第2周开始升高，第3周达高峰，为本病特征之一，之后逐渐下降；糖含量正常，细菌培养阴性。

2. 神经传导功能测试　神经传导电生理改变与GBS的型别有关。AIDP型主要呈现运动和感觉神经传导速度明显减慢，远端潜伏期延长和反应电位时程增宽；AMAN型主要呈现运动神经反应电位波幅显著减低；AMASN则同时有运动和感觉神经电位波幅减低，传导速度基本正常。

【诊断与鉴别诊断】

1. 诊断　急性或亚急性起病，无发热，呈进行性、对称性、迟缓性瘫痪，腱反射减低或消失，无传导束型感觉缺失和持续性尿潴留者，均应考虑本病的可能性。若证实有脑脊液蛋白-细胞分离和/或神经传导功能异常，即可确立本病的诊断。

2. 鉴别诊断

（1）肠道病毒引起的迟缓性瘫痪　虽野生型病毒脊髓灰质炎已基本消灭，但仍可见不典型及免疫接种后脊髓灰质炎，以及肠道病毒71等引起类婴儿瘫综合征。多表现发热后伴急性不对称性弛缓性麻痹，脑脊液中可有白细胞增多，蛋白多正常，急性期粪便病毒分离阳性，恢复期血清抗体比急性期增高 4 倍或 4 倍以上，可资鉴别。

（2）急性脊髓炎　早期常见发热，伴背部及腿部疼痛；脊髓休克期有典型的迟缓性瘫痪、肌张力低下、感觉障碍平面及括约肌功能障碍；脊髓休克期后，出现痉挛性瘫痪，肌张力增高，腱反射亢进及病理反射阳性。急性期周围神经传导功能正常，脊髓 MRI 检查有助于诊断。

（3）脊髓肿瘤　多一侧间歇性神经根性疼痛，不对称性运动神经元性瘫痪；有感觉及直肠、膀胱功能障碍，神经影像学检查可确诊。

（4）低血钾性周期性麻痹　近端为主的弛缓性麻痹，严重者会呼吸困难，腱反射减弱，无感觉障碍，脑脊液正常，血钾低，心音低钝，U 波和 ST-T 改变。钾治疗后很快恢复。

【治疗】

1. 治疗原则　急性期特别是在呼吸肌麻痹时，应积极进行抢救，采用中西医结合综合治疗措施，使患儿度过危险期；恢复期，采用中药、针灸、推拿和功能训练等综合疗法，促进患儿康复；遵循"治痿者独取阳明"之法，即以"调理脾胃"为其基本治疗原则。

2. 西医治疗

（1）一般性治疗　严密观察病情变化和呼吸情况，加强支持、护理，及时对症处理坠积性肺炎、心律失常、血栓性静脉炎等各种并发症。

（2）丙种球蛋白治疗和血浆置换　大剂量短程静脉滴注免疫球蛋白（IVIG），每日 400mg/kg，连用 5 天，已被证实是有效的，应在出现呼吸肌麻痹前尽早实施。血浆置换也可缩短病程。

（3）呼吸肌麻痹的处理　及时有效治疗呼吸肌麻痹，是降低该病死亡率的关键。对出现明显呼吸困难，咳嗽无力，特别是吸氧后仍有低氧血症者，应及时行气管切开术。必要时用人工呼吸器辅助呼吸。

（4）其他　肾上腺皮质激素治疗无明确疗效，故并不推荐应用；环磷酰胺细胞毒性大，一般不作为首选药；神经节苷脂有时会加重病情，也不提倡用药。

3. 中医治疗

（1）辨证论治　本病首辨虚实。急性期多实，为湿热阻络，肺热津伤，治宜利湿通络，养肺清热；若寒湿阻滞，脾肾阳虚，治宜祛寒除湿，温肾助阳。恢复期多虚，主要责之于脾胃虚弱，肝肾亏虚，治宜益气滋阴，活血通络。

①湿热阻络

【证候】四肢酸沉乏力，麻木疼痛，继而上行性瘫软痿废，以下肢为著，两侧对称，或胸部束带感，脘痞腹胀，食欲不振，渴不欲饮，舌苔黄腻，脉滑数。

【辨证】本证以下肢软瘫为著，脘痞腹胀为临床特征。辨证时应注意辨热重和湿重。

【治法】清热利湿，通络利筋。

【方药】四妙丸加味。肢体麻木疼痛，加防己、桑枝、秦艽化湿通络；湿重者，加藿香、萆薢、白豆蔻化湿行浊；暑湿困阻，加藿香、佩兰、菖蒲，或加新加香薷饮清化暑湿；腹泻明显者，加葛根黄芩黄连汤清热利湿。

②肺热津伤

【证候】发热后，肢体痿软，或胸部束带感，甚或吞咽困难，肌肉瘦弱，皮肤干燥，心烦口渴，面色潮红，尿黄便秘，舌红，苔黄，脉细数。

【辨证】本证以肢体痿软，消瘦，皮肤干燥为临床特征。

【治法】清热润燥，养肺生津。

【方药】清燥救肺汤加减。四肢麻木、感觉障碍者，加桃仁、当归、全蝎活血通络；大便干结者，加生地黄、玄参、黄芪益气增液通便；纳差消瘦者，加白术、白蔻仁、焦三仙等醒脾健脾消导；肢体萎软无力者，加黄芪、白术、党参益气健脾。

③寒湿阻滞

【证候】突然四肢软瘫，多上行性瘫，或四肢麻木，面色晦滞，手足发凉，甚则肢冷汗出，或胸部束带感，进而吞咽困难，喉间痰鸣，呼吸气促，唇甲青紫，舌质淡，苔薄白，脉沉迟或沉伏。

【辨证】本证以四肢软瘫，麻木不适，手足发凉为临床特征。辨证时应注意辨寒重和湿重。

【治法】助阳祛寒，温肾健脾。

【方药】麻黄附子细辛汤合参术汤加味。湿重者，加苍术燥湿；脾虚甚者，加黄芪、茯苓健脾益气；脾阳不足，肢冷便溏，加干姜、蔻仁温补脾阳；若患儿呼吸困难明显，四肢厥冷，冷汗频出，阳气欲脱者，去麻黄、细辛，重用人参、附子，加干姜、黄芪以益气回阳固脱。

④脾胃虚弱

【证候】急性期过后，肢体仍软瘫不用，弛缓不收，肌肉枯萎，或四肢麻木，面色不华，神疲倦怠，气短乏力，食欲不振，腹胀便溏，舌质淡，舌体胖大，苔薄白，脉沉细或弱。

【辨证】本证以四肢软瘫，肌肉枯萎，神疲倦怠，食少便溏为临床特征。

【治法】健脾益气，活血通络。

【方药】补中益气汤加减。肢痹不仁，加桂枝、鸡血藤活血通络；大便溏甚，加煨姜、炒苍术、焦山楂健脾燥湿；下肢微肿，加泽泻、车前子、木瓜利水消肿；若湿浊已化，气血两虚，用十全大补汤加减以益气补血，活血通络。迁延日久，肝肾阴虚，患儿四肢痿弱不用，骨肉瘦削，头晕耳鸣，潮热盗汗，舌红少苔，脉细弱，用虎潜丸加减以滋补肝肾，育阴清热。

（2）中成药

①二妙丸：用于湿热阻络证。每次 6～9g，每日 3 次口服。

②补中益气丸：用于脾胃虚弱证。每次 1 丸，每日 2 次口服。

（3）针灸疗法

1）针刺疗法

①湿热阻络证：取大椎、腰阳关、命门、麻痹水平上下的华佗夹脊穴、曲池、合谷、手三里、足三里、三阴交。加减：吞咽不利，言语困难，加天柱、廉泉；呼吸困难，胸如束带，加膻中、尺泽。操作：用强刺激泻法，不留针。华佗夹脊穴及督脉经腧穴的针感要求向胸胁部、腰骶部放射；天柱穴注意深度，防止刺伤延脑。每日 1 次。

②寒湿阻滞证：上肢取尺泽、曲池、外关、八邪；下肢取足三里、委中、昆仑、八风。麻木刺痛局限于指趾端者，刺手足十宣出血。采用平补平泻法。畏寒肢冷，加温针灸或艾条悬灸。隔日 1 次；十宣刺血每隔 3～4 天 1 次。

③脾胃虚弱证：取脾俞、胃俞、命门、两侧华佗夹脊穴、足三里、解溪、曲池、合谷。食欲不振，腹胀便溏，加中脘、天枢。采用补法或平补平泻法，并针后加灸。隔日 1 次。

2）梅花针叩打法　瘫痪后期手足下垂、肌腱挛缩者，以梅花针叩打阳明经脉，配合患部穴位。

3）穴位注射法　上肢瘫痪取肩髃、曲池、臂臑、外关、手三里、合谷；下肢瘫痪取髀关、伏兔、上巨虚、解溪、环跳、殷门、阳陵泉、悬钟；躯干瘫痪取肾俞、肺俞、脾俞、命门。每次轮换选 4 ~ 6 穴。用复方当归注射液或三磷腺苷、维生素 B_1、维生素 B_{12}，每穴注入 0.5 ~ 1mL。隔日 1 次，10 次为 1 疗程。

（4）推拿疗法　上肢瘫痪拿肩井，揉捏臂臑、手三里、合谷部肌筋，点肩髃、曲池等穴，搓揉臂肌来回数遍。下肢瘫痪拿昆仑、承山，揉承扶、伏兔、殷门部肌筋，点腰阳关、足三里、环跳、委中、犊鼻、内庭、解溪等穴，搓揉股肌来回数遍。手法刚柔相济，以深透为主。

（5）中药外治法　老鹳草、伸筋草各 30g，红花、续断各 15g，水煎，药浴患处。

【预防与调护】

1. 预防　加强锻炼，预防病毒感染，避免过劳及受潮感湿，可减少发病。

2. 调护

（1）强化对重症患儿的监护。①保持呼吸道通畅，可采用湿化气体吸入、拍击患儿背部、体位引流等措施，防止痰液阻塞。②吞咽困难者，要鼻饲以防吸入性肺炎。③在气管切开术后要做好无菌操作的处理，防止交叉感染。术后注意吸痰，防止发生肺不张、肺炎等。

（2）瘫痪病儿要保证饮食营养，使其体位舒适，勤翻身，维持肢体功能位，并按摩患肢，进行适度功能锻炼，预防肌肉萎缩，促进功能恢复。

第六节　脑性瘫痪

脑性瘫痪（cerebral palsy，CP）是指受孕开始至婴儿期非进行性脑损伤和发育缺陷所致的综合征，主要表现为运动障碍及姿势异常，可伴有智力低下，惊厥发作，行为异常，听力、视力障碍等。发达国家脑瘫的发病率在 1.5‰ ~ 5‰ 之间，我国几个省市大规模脑瘫流行病学调查中，脑瘫患病率为 1.2‰ ~ 2.7‰。

根据脑瘫临床症状和体征的描述，属于中医"五迟""五软""五硬"和"痿证"的范畴。

【病因病机】

1. 西医病因和病理

（1）病因

①产前因素：主要由于宫内感染、缺氧、中毒、接触放射线、孕妇营养不良，妊高症及遗传因素等引起脑发育不良或脑发育畸形。

②产时因素：早产、过期产、多胎、低体重、窒息等因素，可能使分娩时胎儿发生缺氧缺血性脑病；产伤可造成脑损伤和缺氧。

③产后因素：高胆红素血症、颅脑损伤、颅内出血、感染等。

目前认为胚胎早期的发育异常，很可能是导致婴儿早产、低体重和易有围生期缺氧缺血等事件发生的重要原因。

（2）病理　大脑皮层不同程度萎缩、脑回变狭、脑沟增宽、脑室扩大等；脑性瘫痪的基本病理变化为大脑皮层神经细胞变性坏死、纤维化；大脑皮层各层次的神经细胞数目减少、层次紊乱、变性、胶质细胞增生。

2. 中医病因病机 主要原因为患儿先天禀赋不足，"脑为髓之海"，脑髓充实，方能职司神明。产前孕母将养失宜，损及胎儿，导致小儿先天肾精不充，脑髓失养；或产时及产后因素导致瘀血、痰浊阻于脑络，而致脑髓失其所用。

（1）肝肾亏虚 《灵枢·海论》说："脑为髓之海。"脑与髓的名称虽异，但均依赖于肾中精气的化生。肾藏精，肝藏血，精血同源，共滋脑髓。若肝肾精血不足，则脑髓空虚，出现痴呆、失语、失听、失明、智力发育迟缓等症状。肝主筋，肾主骨生髓，肝肾亏虚，筋骨失养，则出现肢体不自主运动，关节活动不灵，手足徐动或震颤，动作不协调等症状。

（2）脾肾两亏 脾主运化，全身的肌肉都依靠脾胃所运化的水谷精微来营养，才能使肌肉发达丰满；肾主骨生髓。若胎儿先天禀赋不足，肾精亏虚，后天脾胃运化功能失司，则筋骨、肌肉失养，可出现头项软弱不能抬举，口软唇弛，吸吮或咀嚼困难，肌肉松软无力等症状。

（3）肝强脾弱 肝主筋，脾主肌肉四肢，脾胃虚弱，土虚木亢，肝木亢盛，则出现肢体强直拘挛，肢体强硬失用，烦躁易怒。木旺又乘土，致使脾土更虚，导致肌肉瘦削等症，病情缠绵难愈，形成恶性循环。

（4）痰瘀阻滞 痰湿内盛，蒙蔽清窍，则见智力低下；病程迁延，络脉不通，瘀阻脑络，气血运行不畅，脑失所养，则毛发枯槁，肢体运动不灵，关节僵硬。

综上所述，"肾藏精，主骨生髓""肝藏血，主筋""脾为后天之本，主肌肉四肢"，因此，脑瘫的发病与肝、脾、肾关系密切，三脏功能失调则能损伤脑髓，导致本病发生。本病大多属虚证，若血瘀痰阻，脑窍闭塞，亦可见虚实夹杂证。

【临床表现】

1. 基本表现 以生后非进行性运动发育异常为特征，有以下4种表现：

（1）运动发育落后和主动运动减少 患儿的粗大运动（抬头、翻身、坐、爬、站立及行走）和手指的精细动作发育等均落后于同龄正常儿；瘫痪部位肌力降低，主动运动减少。

（2）肌张力异常 痉挛型表现为肌张力增高；肌张力低下型表现为肌肉松软；手足徐动型表现为变异性肌张力不全。

（3）姿势异常 受异常肌张力和原始反射延迟消失不同情况的影响，患儿可出现多种肢体异常姿势。

（4）反射异常 多种原始反射消失延迟；痉挛型脑瘫患儿腱反射活跃，可引出踝阵挛和巴氏征阳性。

2. 临床分型 根据瘫痪的不同性质，可分为以下不同类型：

（1）痉挛型 是临床上最常见的脑瘫类型，主要病变在锥体系。表现为肌张力增高、肌力差，腱反射亢进，病理反射阳性。两侧上肢肘关节屈曲，腕关节掌屈，拇指内收，下肢髋关节屈曲、膝关节屈曲，足跖屈。扶站时，足尖着地，膝反张，步行时呈剪刀步态等异常姿势。可见四肢瘫，或双瘫，或偏瘫。

（2）不随意运动型 主要表现在锥体外系，临床的主要特征为全身肢体的不随意运动增多，表现为手足徐动，四肢震颤，舞蹈样动作，肌张力不全等。

（3）肌张力低下型 此型比较少见，往往是其他类型的过渡形式。临床主要表现为肌张力低下，自主运动很少，抬头、坐位困难，常取仰卧位，仰卧位时，四肢外展、外旋，形成蛙姿位。

（4）共济失调型　多由小脑损伤引起，患儿表现有意向性震颤，眼球震颤，张口流涎，平衡功能障碍，躯干摇摆多动，步态不稳，走路时两足间距加宽，肌张力低下，肌肉的收缩调节能力障碍等。

（5）强直型　全身肌张力显著增高，四肢呈僵硬状态，自主运动很难完成，被动活动也难达正常范围。

（6）混合型　在患儿身上同时具有两种类型或两种类型以上脑瘫的特点。临床上最多见于痉挛型与不随意运动型相混合。

【诊断与鉴别诊断】

1. 诊断　认真询问病史和体格检查，遵循脑瘫的定义，一般可建立正确诊断。需注意以下几点：①引起脑性瘫痪（简称脑瘫）的脑损伤为非进行性；②引起运动障碍的病变部位在脑部；③症状在婴儿期出现；④有时合并智力障碍、癫痫、感知觉障碍及其他异常；⑤除外进行性疾病所致的中枢性运动障碍及正常小儿暂时性的运动发育迟缓。

2. 鉴别诊断

（1）婴儿脊髓性进行性肌萎缩　为常染色体隐性遗传病，出生时一般情况尚可，患儿智力正常，大多数患儿于 3～6 个月后出现，对称性肌无力，肌张力低下，腱反射减低或消失等。本病呈进行性，无力情况逐渐加重，可与脑瘫患儿鉴别，脊髓 MRI 和肌电图可协助诊断。

（2）脑白质营养不良　为常染色体隐性遗传性疾病，1～2 岁发病前运动发育正常。发病后，症状呈进行性加重，表现为步态不稳，语言障碍，视神经萎缩，最终呈去大脑强直。

【治疗】

1. 治疗原则　重视早期康复治疗，特别是出生后 3～9 个月的阶段内采取中西医综合康复疗法，即中医辨证、推拿、针灸与西医体能运动训练、技能训练、语言训练等相结合，纠正患儿异常姿势，促进正常运动发育，力求患儿全面的康复。

2. 西医治疗

（1）躯体训练（physical therapy，PT）　主要训练粗大运动，特别是下肢的功能，利用机械的、物理的手段，改善残存的运动功能，抑制不正常的姿势反射，诱导正常的运动。常用的有 Bobath，Vojta 等方法。

（2）技能训练（occupational therapy，OT）　主要训练上肢和手的功能，提高日常生活能力并为以后的职业培训工作能力。

（3）语言训练（speech therapy，ST）　包括发音训练、咀嚼吞咽功能训练，提高语言能力和交流能力。

（4）物理疗法　包括各种电疗、蜡疗、光疗、磁疗、超短波、温热疗法、激光疗法、水疗、生物反馈疗法等，对患儿的康复能起辅助治疗作用。如水疗患儿在水中能产生更多的自主运动，肌张力得到改善，对呼吸运动有调整作用，对改善语言障碍也有帮助。

（5）药物治疗　目前尚未发现治疗脑瘫的特效药物，年龄较小的患儿，可根据情况适当给予营养神经类药物，如神经节苷脂等药物，但不易长期应用。临床上常用 A 型肉毒毒素肌肉注射治疗痉挛型脑瘫患儿，可引起较持久的肌肉松弛作用。对合并症状如癫痫者可应用抗癫痫药物。

（6）手术治疗　主要用于强直型或痉挛型脑瘫，目的是矫正畸形，改善肌张力，恢复肌力及平衡功能。

3. 中医治疗

（1）辨证论治　采用脏腑辨证与经络辨证相结合的方法。对脑性瘫痪患儿进行辨证时，以往多从虚而论，随着对脑性瘫痪认识的加深，本病也可为虚实夹杂证。表现为手足徐动或智力障碍，多病在肝肾；表现为肌肉软弱无力，手足躯体痿软者，多病在脾肾；表现为肢体强直拘挛，肌肉瘦削，多病在肝脾，为虚实夹杂证。治疗以健脾、柔肝、补肾为主，病久而有气血虚惫之候者，则佐以益气养血。

①肝肾亏虚

【证候】肢体不自主运动，关节活动不灵，手足徐动或震颤，动作不协调，或语言不利，或失听失明，或失聪，舌淡，苔薄白，脉细软。

【辨证】本证以肢体不自主运动，或震颤，或智力障碍，语言不利为临床特征。

【治法】滋补肝肾，强筋健骨。

【方药】六味地黄丸合虎潜丸加减。失明者，加桑椹、沙苑子或羊肝食疗养肝明目；失语者，加远志、郁金、石菖蒲化痰开窍。

②脾肾两亏

【证候】头项软弱，不能抬举，腰膝痿软，口软唇弛，吸吮或咀嚼困难，肌肉松软无力，按压失于弹性，面白，舌淡，苔薄白，脉沉无力。

【辨证】本证以头项软弱，肌肉无力，腰膝痿软为临床特征。

【治法】健脾补肾，生肌壮骨。

【方药】补中益气汤合补肾地黄丸加减。伴元气不足而哭声无力者，加人参或太子参健脾益气；口干者，加石斛、玉竹滋养胃阴；大便秘结者，加当归、火麻仁润肠通便。

③肝强脾弱

【证候】肢体强直拘挛，强硬失用，烦躁易怒，遇到外界刺激后加重，食少纳呆，肌肉瘦削，舌质胖大或瘦薄，舌苔少或白腻，脉沉弱或细。

【辨证】本证以病程较长，肌肉瘦削，肌张力增高，肢体强直拘挛为临床特征。

【治法】柔肝健脾，益气养血。

【方药】缓肝理脾汤加减。肢体强直，加黄精、当归、伸筋草、透骨草养血柔肝；食欲欠佳，加焦山楂、鸡内金健脾消食。

④痰瘀阻络

【治法】自出生之后反应迟钝，智力低下，肌肤甲错，毛发枯槁，口流痰涎，吞咽困难，关节强硬，肌肉软弱，动作不自主，或有癫痫发作，舌质紫暗，苔白腻，脉沉涩。

【辨证】本证以病程较长，智力低下，肢体运动不灵，关节僵硬为临床特征。

【治法】涤痰开窍，活血通络。

【方药】通窍活血汤合二陈汤加减。肢体强直，加当归、鸡血藤养血活血；抽搐者，加龙骨、牡蛎、天麻、钩藤息风止痉。

（2）针灸疗法

①体针：循经取穴，上肢瘫取肩髃、臂臑、手三里、合谷。下肢瘫取环跳、髀关、阳陵泉、悬钟、解溪。输合配穴，上肢取曲池、三间；下肢取足三里陷谷。对症取穴，剪刀步取髀关、风市；尖足取解溪、太白；足内翻取丘墟、昆仑、承山外1寸；足外翻取商丘、太溪、承山内1寸；颈项软瘫，取天柱、大椎、列缺；腰部软瘫，取肾俞、命门、腰阳关；二便失禁取上髎、次髎、中极、关元穴；智力低下，取百会、四神聪、智三针；语言障碍，取通里、廉泉；流涎取上廉泉、地仓；吞咽困难取廉泉、天突。根据肢体瘫痪部位不同，分别针刺华佗夹脊穴的不同节段。肌力低下患儿，针刺后加艾灸。

②头针：取运动区、足运感区。若上肢瘫痪，取对侧顶颞前斜线中2/5；下肢瘫痪，取对侧顶颞前斜线上1/5及顶旁线。

（3）推拿疗法 采用循经推按点穴的基本手法作用于患肢。遵循"以柔克刚，以刚制柔"即肌张力较高时手法宜轻柔；肌力较低时手法宜重。应用摇、扳、拔伸等手法改善肌腱的挛缩，使患肢尽量恢复于功能位。在推拿过程中配以点按穴位，头部取头维、百会、四神聪等穴；手部取阳溪、曲池和肩贞等穴；足部内、外翻分别取丘墟、太溪、商丘、昆仑等穴以缓解痉挛，降低肌张力，增强肌力。背部推拿的"捏脊疗法"和"脊背六法"，即在背部督脉、华佗夹脊穴及膀胱经第一侧线各脏腑俞穴采取推脊法、捏脊法、点脊法、叩脊法、拍脊法和收脊法六种手法，以提高背部核心肌群稳定性与协调性，促进运动发育。

（4）中药外治法 将黄芪、当归、川芎、鸡血藤、红花、伸筋草等药加水煮沸，将药液倒入浴盆中，待温度适当时，用药液浸洗患肢，每次浸洗30分钟，隔日一次。

【预防与调护】

1.预防

（1）禁止近亲结婚，婚前进行健康检查。

（2）妊娠期间，保证充足营养，防止外伤；避免接触有毒物质，放射线照射；防止妊娠中毒症、流产、早产以及感染性疾病；筛查遗传病。

（3）分娩时注意产程变化，防止新生儿窒息，缺血缺氧性脑病的发生；密切观察新生儿黄疸，必要时进行光疗和换血，防止核黄疸。

2.调护 对脾胃亏虚的患儿应少食多餐，采用捏脊疗法或按摩中脘、内关、足三里等穴，以增强脾胃功能。

【临证思路与启迪】

脑性瘫痪康复方案的制定与中医脏腑辨证及经络辨证密切相关。临证时应首先明确脑性瘫痪疾病类型及中医辨证分型，其次制定康复计划。痉挛型脑瘫多见肝强脾弱证，在进行躯体训练（PT）、技能训练（OT）纠正异常姿势前给予"输合配穴-抑木扶土"针推法及中药熏洗等中医疗法，能有效改善各种关节活动度，缓解肌肉痉挛，减轻肌肉的牵拉给患儿带来的痛苦，从而提高临床依从性。肌张力低下型多见脾肾两亏证，给予运动疗法及作业疗法时配合"脊背六法"，能改善背部核心肌群稳定性与协调性，促进运动功能的发育。

第九章   儿童常见心理障碍

第一节   注意缺陷多动障碍

注意缺陷多动障碍（attention deficit hyperactivity disorder，ADHD）又称儿童多动综合征，是儿童时期最常见的一种神经行为障碍，临床以与年龄不相称的注意力不集中，不分场合的动作过多，情绪冲动，可伴有认知障碍和学习困难，智力正常或基本正常为特征。好发年龄为6～14岁。男孩发病较多，男:女为（4～9）:1。因儿童期的行为问题，易对其学业成绩、适应能力、社会交往能力等造成广泛影响，故患者通常需要长期接受治疗。

本病在古代医籍中无专门记载，根据其多动、冲动，与中医学中的"脏躁""躁动"类似，又因易出现精神涣散、注意力不集中导致的学习障碍，称作"健忘"等。

【病因病机】

1. 西医病因、发病机制及病理   本病的病因及发病机制比较复杂，目前尚无定论，研究指向遗传、脑损伤、神经系统解剖异常，神经生理、生化代谢异常，免疫、环境及社会心理等多因素相互作用引起的行为障碍。

（1）遗传   研究发现单卵双生子同病率较高、ADHD家系中发生该症的危险性远高于健康组；另外患儿一、二级亲属中患病较正常人群多见，且患儿父母反社会人格、物质依赖、癔症的比例高。但至今未找到特定的遗传基因，可能是多种遗传组合形式，某些遗传特质引起脑内多巴胺代谢和应用发生改变而引发本病。

（2）神经生化   病理基础可能是单胺类神经递质代谢通路障碍，部位可能在纹状体多巴胺系统的靶细胞受体，机制可能为多巴胺活动过度或突触后多巴胺（DA）受体超敏。此外也与5-羟色胺（5-HT）、去甲肾上腺素（NE）、兴奋性氨基酸（GLu，ASP）和抑制性氨基酸（GABA，Gly）、内啡肽等功能失调有关。

（3）神经生理   中枢神经系统（主要是前额叶）的成熟延迟或大脑皮质的觉醒不足也是引发本病的因素，这与患儿症状随年龄增长而逐渐减轻的特征相吻合。

（4）环境与教育   有研究认为，食物过敏、食品添加剂、水杨酸盐类及轻度铅中毒均会引起小儿的活动过多。不良的社会、家庭环境和教育方式对本病亦有一定的影响。

（5）其他   母亲在怀孕期间吸烟、酗酒、接触某些药物、疾病、惊厥、感染或X线暴露、抑郁、重大生活事件及早产、产伤、窒息、中毒、创伤、药物等均能增加儿童ADHD的风险。

2. 中医病因病机   先天禀赋不足、后天调护不当、产伤外伤、情志失调等均可导致小儿阴阳失于平秘，发为本病。主要发病机制为阴阳平衡失调，即阳动有余，阴静不足，阴不制阳，阳失制约则兴奋多动。《素问·生气通天论》云："阴平阳秘，精神乃治。"人的正常精神情志活动，是阴阳保持协调统一的结果。小儿阴常不足，阳常有余。若先天不足、后天失调或他病所伤，最易形成阴亏阳亢的病理变化。

（1）先天禀赋不足　父母素体虚弱，或孕妇精神调养失宜，致胎儿先天不足，肝肾精血亏虚。

（2）后天调护不当　饮食失节，脾胃受损，气血生化乏源则气血亏虚，运化水湿失常则痰浊内生；病后失养，脏腑受损，气血亏虚，阴阳失调；小儿心脾不足，若教育不当，则冲动任性，情志抑郁，心神不定。

（3）产伤外伤瘀滞　产伤及其他外伤，致患儿气血瘀滞，经脉流行不畅，心肝失养。

心主血，藏神，心火炽盛，炼液成痰，痰热互结，扰及心神，而出现注意力不集中，情绪不稳定；肾主骨生髓，藏志，髓通于脑，肾精亏虚，髓海不充，则记忆力欠佳，遗尿等；肝为刚脏而性动，藏魂，其志在怒，若肝阴不足，肝阳偏亢，则表现为冲动任性，容易发怒，好动难静；脾属土为至阴之脏，其性静，藏意，在志为思，若脾虚失养，则静谧不足，而兴趣多变，做事有头无尾，言语冒失，不能自制。

总之，本病的主要发病机制为阴阳平衡失调，其病位常涉及心、肝、脾、肾，阴虚为本，阳亢、痰浊、瘀血为标，属本虚标实之证。

【临床表现】

1. 活动过度　多数患儿自幼即表现过度活动、格外活泼等，学步时往往以跑代走；至学龄前期和学龄期症状更趋明显，常表现多动不宁、翻箱倒柜、课堂上小动作多，喜欢插嘴，常干扰别人，不听劝阻等。

2. 注意力不集中　患儿主动注意功能明显减弱，不能过滤无关刺激，即便是游戏时也常常不专心；学龄前及学龄期注意力难以集中，听不清或者记不住老师布置的作业，或难以完成作业，做任何事情都不能善始善终。

3. 情绪不稳、冲动任性　患儿缺乏自制能力，易激惹，对愉快或不愉快的事情常出现过度反应。想要什么，非得立刻满足不可。情绪不稳定，常常喊叫吵闹，做事不顾后果等。

4. 学习困难　尽管本病患儿大多智力正常或接近正常，但因多动、注意力不集中而给学习带来一定的困难。

5. 其他　可出现某些共患病，如对立违抗障碍、品行障碍、焦虑障碍、心境障碍、特定的学习障碍等，部分患儿合并抽动症。

【辅助检查】

目前尚无特异性辅助检查，脑电图、脑诱发电位、智能测试、影像学检查等对鉴别诊断有一定帮助，但不能作诊断依据。

【诊断与鉴别诊断】

1. 诊断标准　诊断本病主要根据病史、体格检查和心理测试。2013年美国《精神疾病诊断统计手册》第5版（DSM-V）诊断标准，见表9-1。在诊断标准中强调本病的多动、冲动及注意力不集中与正常小儿的发育年龄不相称，因此生理性的与年龄相应的多动，不能诊断为本病。

NOTE

表 9-1　ADHD 的诊断标准（DSM-V，2013）

A. 一种持续的注意缺陷和 / 或多动 - 冲动的模式，干扰了正常的功能和发育，以下列（1）和 / 或（2）为特征

（1）注意缺陷　下列症状存在 6 项（或更多），持续至少 6 个月，达到与发育水平不相称的程度，并影响了社会、学业 / 职业活动

a）在完成作业、工作中或从事其他活动时，常粗心大意、马虎、不注意细节，例如经常忽略或遗漏细节，工作常出错

b）在完成任务或游戏活动的时候经常很难保持注意力集中，例如很难保持注意力于听课、谈话或阅读冗长的文章

c）当直接对他讲话时，常像没听见一样，思想好像在别处，尽管并没有任何明显干扰他的东西存在

d）很难按照指令与要求行事，导致不能完成家庭作业、家务或其他工作任务，例如开始启动某个任务后很快离开主题，转而去做另一件事

e）经常难于组织好分配给他的任务或活动，例如很难处理和保持有序的工作，难以有秩序地收拾好资料和属于他的物品；工作凌乱、没有条理；时间管理能力差，不能在截止日期前完成任务

f）经常回避、不喜欢、不愿意或做那些需要持续脑力的事情，例如课堂或家庭作业；年长儿或成人不愿撰写报告，绘制表格或阅读冗长乏味的文章

g）经常丢失一些学习、活动中所需的东西，例如学习资料、铅笔、书本、工具、钱包、钥匙、文件、眼镜和手机等

h）经常容易因外界的刺激而分散注意力，年长儿或成人可能是因无关的想法

i）在日常活动中经常忘东忘西，例如处理琐事或办事时，年长儿或成人则会忘记回电话、付账单或赴约会

（2）多动 - 冲动　下列症状存在 6 项（或更多），持续至少 6 个月，达到与发育水平不相称的程度，并影响了社会、学业 / 职业活动

a）经常坐不住，手脚动个不停或者在座位上扭来扭去

b）在教室或者其他需要坐在位子上的时候，经常离开座位，例如在教室、办公室或其他工作场所，或其他需要留在位子上的地方

c）经常在一些不适合的场合跑来跑去或爬上爬下，年长儿或成人可能仅有坐立不安的主观感觉

d）经常无法安静地玩耍或从事休闲活动

e）经常活动不停，好像"被发动机驱动着"一样，例如在饭店就餐或开会需要耗时较长时，不能保持安静或感到不舒服，可能被其他人理解为烦躁不安，难以相处

f）经常话多

g）经常在问题没说完时抢先回答，例如在交谈中抢话头，不能等待按顺序发言

h）经常难以按顺序排队等待

i）经常打断或干扰别人，例如打断对话、游戏或其他活动；不问或未经别人允许，就开始使用他人物品；年长儿或成人可能强行加入或接管他人正做的事情

B. 有些注意缺陷、多动 - 冲动的症状在 12 岁以前出现

C. 有些注意缺陷、多动 - 冲动的症状存在于两种或以上的场合（例如，在家里、学校和工作场所，与朋友或亲戚相处时，在从事其他活动时）

D. 有明确的证据显示症状干扰或损害了患者社会、学业和职业功能的质量

E. 这些症状不是发生在精神分裂症或其他精神障碍的病程中，也不能用其他精神障碍来解释（如心境障碍、焦虑障碍、分离障碍、人格障碍、物质中毒或戒断）

注：上述症状不是对立行为、违抗、敌意的表现，也不是因为不理解任务或指令所引起的。

2. 鉴别诊断

（1）正常顽皮儿童　主要以主动注意力和是否能自我制约为鉴别点，正常儿童多数时间能集中精力，在集体中可遵守纪律、自我约束。

（2）精神发育迟滞（MR）　MR 患儿常伴有注意缺陷和多动，但同时有明显的智力低下

（IQ <70）、语言和运动发育落后，可能有相应的遗传病史，中枢兴奋剂疗效不及 ADHD 显著，少有 ADHD 的其他特征。

（3）广泛性发育障碍（PDD）　孤独症谱系障碍患儿常伴有明显的多动和异常兴奋行为，特征是语言落后和社交障碍、活动内容刻板、难与他人沟通，故不难鉴别。Asperger 综合征（AS）具有较好的语言沟通能力和认知水平，但社交困难更明显，活动单调和重复性多，自我为中心更显著，具有特殊而顽固的偏好，无法与他人建立友谊。

（4）抽动障碍　以运动性抽动和发声性抽动为主，其多动是因肌肉抽动引起，与本病容易鉴别。

（5）儿童精神分裂症　多起病于 10 岁以后，病前社会功能正常，表现情感淡漠、孤僻离群、行为怪异、思维脱离现实，可伴有幻听幻觉及被害妄想。

【治疗】

1. 治疗原则　应采取综合治疗措施。轻症及学龄前儿童主要采取中医辨证用药或中医外治法（包括针灸、推拿、耳穴按压）加心理行为干预；针对较为顽固、复杂兼有共患病的患儿，经上述疗法症状难以控制者，可在口服中药同时配合西医药物治疗，并联合应用心理、行为等综合疗法。

2. 西医治疗　除了对患儿进行认知行为、疏泄疗法、感觉统合训练及合理管理教育等行为治疗外，药物治疗是目前 ADHD 治疗的主要方法，主要应用的是中枢兴奋药（如哌甲酯）、选择性 NE 再摄取抑制剂（托莫西汀），对中枢兴奋剂治疗效果不理想并伴有焦虑和抑郁的患者可应用三环类抗抑郁药（如丙咪嗪），伴有抽动障碍的 ADHD 患儿可选择去甲肾上腺素能受体激动剂（可乐定）等。需定期随访，注意观察其疗效和副作用。

3. 中医治疗

（1）辨证论治　以八纲辨证为主，结合脏腑辨证，以明确病位。阴静不足者，症见注意力不集中，自控制力差，情绪不稳，神思涣散；阳亢躁动者，症见动作过多，冲动任性，急躁易怒。在心者，注意力不集中，情绪不稳定，多梦烦躁；在肝者，易于冲动，易激惹，容易发怒，常不能自控；在脾者，兴趣多变，做事有始无终，记忆力差；在肾者，学习成绩差，记忆力欠佳，或有遗尿，腰酸乏力等。

本病以调和阴阳为原则，实则泻之，虚则补之，虚实夹杂者治以攻补兼施，标本兼顾。

①肝肾阴虚

【证候】多动难静，急躁易怒，冲动任性，注意力不集中，动作笨拙，遇事善忘，或学习成绩低下，或有遗尿，腰酸乏力，或五心烦热，睡眠不宁，舌红，苔少，脉弦细数。

【辨证】本证以急躁易怒，冲动任性，注意力不集中，记忆力差，五心烦热为临床特征。辨证时应注意辨肾阴虚和肝阳亢。

【治法】滋阴潜阳，宁神益智。

【方药】杞菊地黄丸加减。夜寐不安者，加酸枣仁、五味子养心安神；盗汗者，加浮小麦、煅龙骨、煅牡蛎敛汗宁神；急躁易怒者，加石决明、钩藤平肝息风；大便秘结者，加火麻仁、黑芝麻润肠通便；记忆力差者，加石菖蒲、远志宁神益智。

②心脾两虚

【证候】神思涣散，精神倦怠，做事有始无终，动作散漫无目的，情绪不稳，头晕健忘，记忆力差，多梦易惊，面色萎黄，或食少便溏，舌淡苔白，脉虚细弱。

【辨证】本证以神思涣散，注意力不集中，情绪不稳，倦怠乏力为临床特征。

【治法】健脾益气，养心安神。

【方药】归脾汤合甘麦大枣汤加减。神思涣散者，加益智仁、龙骨养心敛神；睡眠不宁者，加五味子、夜交藤养血安神；记忆力差，动作笨拙，苔厚腻者，加半夏、陈皮、石菖蒲化痰开窍；小动作多，自汗出者，加煅龙骨、煅牡蛎宁神敛汗。

③痰火内扰

【证候】多动多语，冲动任性，急躁易怒，注意力不集中，兴趣多变，胸闷烦热，懊憹不眠，口苦食少，溲赤便结，舌红，苔黄腻，脉滑数。

【辨证】本证以多动多语，冲动任性，急躁易怒，懊憹不眠为临床特征。

【治法】清热泻火，化痰宁心。

【方药】黄连温胆汤加减。烦躁易怒者，加钩藤、夏枯草、龙胆草平肝泻火；大便秘结者加决明子、生大黄通腑泻火。食滞纳呆，加莱菔子、麦芽、蔻仁消食醒脾；狂躁不宁，加礞石滚痰丸降火逐痰开窍。

④脾虚肝旺

【证候】注意力涣散，多动多语，坐立不安，兴趣多变，烦躁不宁，急躁易怒，言语冒失，记忆力差，胸闷纳呆，睡眠不实，面色无华，便溏，舌淡红，苔薄白，脉弦细。

【辨证】本证偏肝旺证以多动多语，兴趣多变，急躁易怒，脉弦为临床特征，偏脾虚证以注意力涣散，记忆力欠佳，纳呆，便溏，舌淡为临床特征。

【治法】健脾疏肝，宁心安神。

【方药】逍遥散加减。烦躁易怒，加生石决明、钩藤、栀子平肝除烦；睡眠不安者，加琥珀、酸枣仁、珍珠母养心安神。

（2）中成药

①静灵口服液：用于肝肾阴虚证。每次10mL，每日2次口服。

②知柏地黄丸：用于肝肾阴虚证兼虚火上炎证。每次3g，每日2～3次口服。

③人参归脾丸：用于心脾两虚证。每次3～5g，每日2～3次口服。

（3）针灸疗法

①体针：常选四神聪、百会、神庭、心俞、内关、风池、大椎、太冲、太溪、足三里、三阴交、隐白等穴位，经皮浅刺，不留针。隔日1次。

②耳针：取心、神门、交感、脑点。王不留行籽压穴，每日刺激2～3次。

（4）推拿疗法　补脾经，揉内关、神门，按揉百会、足三里，揉心俞、肾俞、命门，捏脊，擦督脉、膀胱经侧线。

【预防与调护】

1.预防

（1）注意孕产期保健，提倡优生优育，尽量避免早产、难产及产伤。

（2）合理喂养及饮食，尽量控制含色素、香精、防腐剂的食品及饮料的摄入。

2.调护

（1）家长、老师要关心体谅患儿，对患儿的进步应及时给予表扬、鼓励，教育要循序渐进，切勿急躁、歧视患儿。

（2）帮助患儿树立信心，明确学习动机，消除精神紧张，提高学习兴趣，培养自制能力。

（3）加强管理，谨防患儿攻击性、破坏性、危险性行为的发生。

第二节　抽动障碍

抽动障碍（tic disorders，TD）曾称多发性抽动症（multiple tics，MT）、抽动-秽语综合征（Tourrette Syndrome，TS），是起病于儿童和青少年时期，以不自主、反复、快速的一个或者多部位肌肉（群）运动或者发声抽动，甚至猥秽语言为主要临床表现的慢性神经精神疾病。病程中既有运动障碍，又有行为障碍，常与强迫和多动等行为以及情绪障碍共存。发病无季节性，起病年龄为 2～21 岁，以 5～10 岁最多见；发病率为 0.05%～3%，男性多于女性，男女之比约（3～5）：1。病程持续时间较长，可自行缓解或加重。

中医古代文献中无本病的记载，根据临床表现，可归于"肝风"、"抽搐"、"瘛疭"、"痉风"、"颤震"、"梅核气"、"郁证"等范围。

【病因病机】

1. 西医病因及发病机制　目前本病的病因和发病机制尚不完全清楚，往往是遗传、生物、心理和环境等因素相互作用的结果。

（1）遗传　家系和双生子研究发现 TD 有一定遗传倾向，双生子同病率较高，抽动症患儿一、二级亲属中患病较正常人群多见，确切遗传方式仍不清楚，有常染色体显性遗传伴外显不全、主基因传递效应以及多基因遗传模式等学说。

（2）神经生化　可能涉及多个神经系统和不同神经递质，包括中枢多巴胺（DA）能、去甲肾上腺素（NE）能、5-羟色胺（5-HT）能、γ-氨基丁酸（GABA）能及阿片系统等，其中 DA 活动过度或突触后 DA 受体超敏感为发病的重要环节。

（3）神经解剖　近年发现，患儿存在中枢神经系统发育缺陷和解剖异常，病变主要在基底节、额叶皮质和胼胝体、扣带回、纹状体、海马、丘脑等部位。

（4）社会心理及环境　患儿不同程度的人格障碍、精神创伤（家庭、社会）、精神压力过大（如学习压力、工作任务等）、情绪波动、疲劳与兴奋（如剧烈体育活动、长时间电脑游戏或看电视等）、过度惊吓等均可诱发或加重抽动。

2. 中医病因病机　本病的病因包括先天因素、后天因素和诱发因素。先天因素常见先天禀赋不足，或出生异常（如早产、出生窒息、产伤等）；后天因素常见饮食不节、情志失调等；而感受外邪、劳倦过度、情志过急则是诱发因素。本病病位主要在肝，常涉及心、脾、肾三脏。肝风夹痰，风痰鼓动为其基本病机。

（1）肝亢风动　若情志失调，气机不畅，可化火生风而致肝亢风动。因风盛生痰，风痰鼓动，上犯清窍，流窜经络，则见眨眼、摇头、耸肩、秽语、肢体抽动。

（2）痰火扰心　小儿饮食不节，过食辛辣香燥、肥甘厚味，导致痰热内蕴，上扰心神，则抽动呼叫、秽语不由自主。

（3）脾虚肝旺　因素体脾虚，或饮食伤脾，或久病体虚，脾失健运，痰浊内生；因土虚木

NOTE

窍，肝风夹痰上扰走窜，则喉发异声、噘嘴、口唇蠕动。

（4）**阴虚风动** 因素体肾阴不足，或久病及肾，肾阴亏虚，水不涵木，可致筋脉失养而出现虚风内动。相火妄动，夹痰上扰，闭阻咽喉，金鸣异常，则喉发异声。

【**临床表现**】

1. 运动性抽动 为本病早期主要临床症状之一。常由眼、面部开始，表现为突然、快速、多变、难以控制、反复发生、无节律的抽动。简单运动性抽动，有眨眼、挤眉、噘嘴、作怪相、摇头、耸肩、甩臂、搓指、握拳、挺胸、扭腰、收腹、踮脚、抖腿、步态异常等；复杂运动性抽动，多表现为稍慢似有目的的动作行为，如冲动性触摸东西、弯腰、后仰、下蹲、屈膝、走路旋转、猥亵动作等。抽动可因情绪激动、紧张而加重，睡眠及全神贯注于某种活动时，抽搐明显减少。

2. 发声抽动 分为简单发声和复杂发声。简单发声为清嗓、清鼻腔声，呈爆破音、呼噜音、咳嗽、喷鼻声、气喘声等；舌肌抽动则发出"咂舌""咔嗒""嘘""吱""嘎"声。复杂发声则出现重复语言、模仿语言、唠叨等。

3. Tourette 综合征 又称抽动–秽语综合征。发声抽动与运动抽动同时存在，往往在最不适合的地点和场合，以罕见的抑扬顿挫、无理方式、大声地表达猥亵语言。

4. 其他 约有半数的患儿会出现共鸣，最常见的形式是模仿他人的语言、习惯等。本病还常伴有行为紊乱，轻者躁动不安、过分敏感、易激惹或行为退缩，重则呈现难以摆脱的强迫行为、注意力不集中、破坏行为及学习困难等。但患儿智力正常，体格及神经系统检查未见异常。

【**辅助检查**】

无特异性辅助检查，脑电图、头颅 CT 或 MRI 等检查有助于排除脑部其他器质性病变。

【**诊断与鉴别诊断**】

1. 诊断 采用临床描述性诊断方法，以临床现象学诊断为主，依据抽动症状及相关伴随精神症状表现进行诊断。可参照美国《精神障碍诊断和统计手册》第 5 版（DSM–V）。

（1）Tourette 障碍

①在疾病的某段时间内存在多种运动和 / 或一个或更多的发声抽动，两者同时存在。

②抽动的频率可以增加或减少，但自第一次抽动发生起持续超过一年，一年内症状缓解不超过两个月。

③于 18 岁之前发生。

④这种障碍不能归因于某种物质（如可卡因）的生理效应或其他躯体疾病（如亨廷顿舞蹈病、病毒后脑炎）。

（2）慢性运动或发生抽动障碍

①运动抽动或发声抽动为主要临床表现，但运动抽动和发声抽动并不同时存在。

②抽动常 1 天多次，可每天或间断出现，抽动时间持续 1 年以上。

③起病于 18 岁之前。

④这种障碍不能归因于某种物质（如可卡因）的生理效应或其他躯体疾病（如亨廷顿舞蹈病、病毒后脑炎）

⑤从不符合 Tourette 障碍的诊断标准，除外小舞蹈症、药物或神经系统其他疾病所致。

（3）暂时性抽动障碍

①单个或多个运动和 / 或发声抽动，常表现为简单运动抽动。

②抽动每天发生，1 天多次，已持续两周，但不超过 1 年。

③于 18 岁之前发生。

④这些症状不能用药物（如可卡因）的影响或其他疾病（如亨廷顿舞蹈病、病毒后脑炎）来解释。

⑤不符合 Tourette 障碍或持续性（慢性）运动或发声抽动障碍的诊断标准。

2. 鉴别诊断　需与风湿性舞蹈病、癫痫肌阵挛发作等疾病鉴别。

（1）风湿性舞蹈病　6 岁以后多见，女孩居多，是风湿热主要表现之一。表现为四肢较大幅度、无目的、不规则的舞蹈样动作，生活经常不能自理。肌张力减低，无发声抽动或秽语症状，抗风湿治疗有效，可资鉴别。

（2）肌阵挛　是癫痫发作的一个类型，具有发作性，每次持续时间短暂，常伴意识障碍，脑电图异常，抗癫痫药治疗有效。

【治疗】

1. 治疗原则　对于暂时性抽动或者轻、中度患儿无明显精神行为障碍者，可以中医辨证治疗为主，以平肝息风、豁痰定抽为基本治则，同时可配合心理治疗；症状严重，病程较长，影响学习和工作者，应注意辨别其合并其他精神障碍的种类，采用中西医结合并进行精神、行为干预的综合治疗措施。

2. 西医治疗

（1）药物治疗

①改善抽动症状：氟哌啶醇、硫必利、匹莫齐特比较常用。其中氟哌啶醇为多巴胺受体强有力的阻滞剂，剂量应从每日 0.25 ~ 1mg 开始，分 2 ~ 3 次服用；视临床具体情况每 4 ~ 7 天增加 0.25 ~ 0.5mg，直至症状完全控制为止。一般每天总量为 1.5 ~ 4mg，最大不超过 8mg。硫必利则较和缓，口服开始剂量为每次 50mg，每日 2 ~ 3 次，最高剂量不超过每日 300mg。

②改善伴发障碍：伴多动者，首选可乐定，为 α 肾上腺素能阻滞剂，尤其作用于 α_2 肾上腺素能受体，有口服片剂和经皮肤治疗的贴片。此外，合并其他精神障碍的患儿可采用相应的如抗抑郁、抗强迫等疗法。

（2）心理治疗　包括对患儿进行支持性心理治疗、行为治疗和对家长进行指导等，目的在于让患儿及家长调整家庭关系，了解疾病的性质、症状及波动的原因，消除人际关系和环境中可能对症状的产生或维持有不良作用的因素，减轻患儿因抽动症状所激发的焦虑和抑郁情绪，并积极配合治疗。此外，还应合理安排患儿作息时间和日常活动内容，避免过度紧张和疲劳。

3. 中医治疗

（1）辨证论治　以八纲辨证为主结合脏腑辨证，分清虚实及所累及脏腑。就虚实辨证而言，起病较急、病程较短、抽动频繁有力者，属实，多由肝郁化火，或痰火扰心所致；而起病较缓、病程较长、抽动无力、时作时止者，属虚或虚实夹杂，常由脾虚，或阴虚所致。根据脏腑阴阳虚实辨证，各随其宜，实证治宜清肝泻火，豁痰息风；虚证治宜滋肾补脾，柔肝息风。

①肝亢风动

【证候】抽动频繁有力，挤眉眨眼，面部抽动明显，烦躁易怒，噘嘴喊叫，声音高亢，摇头耸肩，面红目赤，大便秘结，小便短赤，舌红，苔黄，脉弦数。

【辨证】本证以抽动频繁有力，面部抽动明显，烦躁易怒为临床特征。

【治法】清肝泻火，息风镇惊。

【方药】天麻钩藤饮加减。抽动频繁者，加全蝎、僵蚕平肝息风止痉；喉中痰鸣怪声者，加竹茹、地龙清热化痰止痉。

②痰火扰心

【证候】头面、躯干、四肢肌肉抽动，频繁有力，喉中痰鸣，怪声不断，或口出异声秽语，烦躁口渴，睡眠不安，便秘溲赤，舌质红，苔黄腻，脉滑数。

【辨证】本证以喉中痰鸣，怪声不断，烦躁口渴，睡眠不安为临床特征。

【治法】泻火涤痰，清心安神。

【方药】黄连温胆汤加减。抽动甚者，合止痉散平肝息风止痉；积滞内停者，加山楂、麦芽、槟榔消食导滞；睡眠不安者，加珍珠母、莲子心清心安神。怪声不断加石菖蒲、苍耳子、蝉蜕疏风通窍。

③脾虚肝旺

【证候】腹部抽动明显，抽动无力，时发时止，时轻时重，喉中吭吭作响，面色萎黄，精神疲惫，食欲不振，睡卧露睛，舌质淡，苔白或腻，脉沉弦无力。

【辨证】本证以腹部抽动明显，抽动无力，时发时止，时轻时重，面色萎黄，精神疲惫为临床特征。

【治法】益气健脾，平肝息风。

【方药】缓肝理脾汤加减。喉中痰鸣者，加桔梗、苏子降气化痰利咽；食少便溏者，加神曲、麦芽、白扁豆、山药理脾开胃；抽动频繁者，加白芍、鸡血藤活血通络，柔肝缓急。

④阴虚风动

【证候】耸肩摇头，肢体震颤，筋脉拘急，咽干清嗓，挤眉眨眼，性情急躁，口出秽语，睡眠不安，形体消瘦，五心烦热，大便干结，舌质红绛，舌苔光剥，脉细数无力。

【辨证】本证以肢体震颤，咽干清嗓，五心烦热，性情急躁为临床特征。

【治法】滋阴潜阳，柔肝息风。

【方药】大定风珠加减。心神不定、惊悸不安者，加茯神、钩藤、炒枣仁养心安神；血虚失养者，加何首乌、玉竹、沙苑子、天麻养血柔肝。

（2）中成药

①当归龙荟丸：用于肝亢风动证。每次2~3g，每日2~3次口服。

②杞菊地黄丸：用于阴虚风动证。每次3~6g，每日2~3次口服。

③菖麻息风片：用于肝风夹痰证。4~6岁，每次1片；7~11岁，每次2片；12~14岁以上每次3片，每日3次口服。

（3）针灸疗法

①体针：主穴取四神聪、太冲、风池、百会；配穴取印堂、迎香、地仓、内关、丰隆、神门。平补平泻，隔日1次，每次留针30分钟，10次一疗程。

②耳针：取神门、肝、脾、肾、心、肾上腺、皮质下、脑点、内分泌、丘脑等，耳穴上压王不留行籽。每次2~3穴，耳穴埋针。

（4）**推拿疗法**　推脾土，揉脾土、五指节，运内八卦，分阴阳，推上三关，揉涌泉、足三里。

【预防与调护】

1. 预防

（1）注意围产期保健，孕妇应保持心情舒畅，生活规律，营养均衡，避免造成胎儿发育异常的可能因素。

（2）培养儿童良好的生活习惯，减轻儿童学习负担和精神压力。

2. 调护

（1）加强精神调护，耐心讲解病情，给予安慰和鼓励，避免精神刺激。

（2）合理安排患儿生活及教育。

（3）饮食清淡富含营养，少食含色素、香精、防腐剂等含添加剂的食品和饮料，锻炼身体，增强体质。

【临证思维与启迪】

中西医治疗小儿多发性抽动症各有所长，西医治疗多能快速控制症状，但是多存在如嗜睡、流涎、震颤等不同程度的不良反应；中医药不仅可以改善抽动症状，还在改善诸如易怒、纳呆、夜卧不安、便秘腹胀等证候方面具有优势，且不良反应较少。短暂性抽动障碍为发病初期，病程较短，以中医辨证论治为主；慢性发声或运动障碍、发声与多种运动联合的抽动障碍多病程较长，中西医结合治疗效果更佳。

第十章　造血系统疾病

第一节　小儿造血功能及血液特点

一、小儿造血特点

小儿造血可分为胚胎期造血和生后造血。

1. 胚胎期造血　造血首先在卵黄囊的血岛出现，然后是肝、脾、胸腺、淋巴结等髓外造血器官，最后转移至骨髓，因而形成三个不同的造血期。

（1）中胚叶造血期　胚胎第 10～14 天开始在卵黄囊形成许多血岛，血岛的内部细胞形成原始的血细胞，血岛外周的细胞分化为血管内皮细胞。胚胎第 8 周后，血岛开始退化，原始的红细胞逐渐减少，至胚胎第 12～15 周消失。

（2）肝脾造血期　胚胎中期以肝脏造血为主。自胚胎第 6～8 周开始，肝出现活动的造血组织。肝造血时主要产生有核红细胞，也可产生少量粒细胞和巨核细胞，至胎儿期 6 个月后肝造血逐渐减退，约至出生时停止。

脾脏于胎儿第 8 周左右可生成红细胞、粒细胞，至 12 周时出现淋巴细胞和单核细胞，至胎儿 5 个月时造红细胞和粒细胞的活动减少，并逐渐消失，而造淋巴细胞的功能可维持终身。

胸腺是中枢淋巴器官，第 6～7 周人胚胎已出现胸腺，并开始生成淋巴细胞，来源于卵黄囊、肝脏或骨髓的淋巴干细胞在胸腺中诱导分化为前 T 细胞，并迁移至周围淋巴组织中增殖并发育为 T 淋巴细胞，这种功能维持终生。胚胎期胸腺还可以生成少量的红细胞和粒细胞，但持续时间甚短。

自胚胎第 11 周，淋巴结开始生成淋巴细胞。从此，淋巴结成为终生产生淋巴细胞和浆细胞的器官。胎儿期淋巴结亦具有短时间的红系造血功能。

（3）骨髓造血期　自胎儿 4 个月开始，骨髓出现造血活动。并迅速地成为主要的造血器官。至胎儿 30 周，骨髓中粒、红及巨核细胞等系统的增生都已很活跃。直至出生 2～5 周后成为唯一的造血场所。

2. 生后造血

（1）骨髓造血　生后骨髓是生成红细胞、粒细胞和巨核细胞的主要器官，同时也生成淋巴细胞和单核细胞。在生后头几年内，所有的骨髓均为红髓；5～7 岁开始，于长骨中出现脂肪细胞（黄髓）。随着年龄的增长，部分红髓逐渐为黄髓所代替。至 18 岁时红髓仅分布于脊柱、胸骨、肋骨、肩胛骨、颅骨、骨盆及肱骨、股骨的近端。但当造血需要增加时，黄髓可以转变为红髓，重新发挥造血功能。小儿在出生后头几年缺少黄髓，故造血的代偿潜力甚少，如果需要增加造血，就会出现髓外造血。

（2）骨髓外造血　在正常情况下，出生2个月以后骨髓外造血停止（除淋巴细胞与吞噬细胞外）。当婴幼儿遇到各种感染、溶血、贫血、骨髓受异常细胞侵犯及骨髓纤维化等情况时，因骨髓造血储备力小，其肝、脾、淋巴结可以随时适应需要，回复到胎儿时期的造血状态。此时肝、脾和淋巴结肿大，周围血常规出现有核红细胞和幼稚中性粒细胞。这是小儿造血器官的一种特殊反应，称为"骨髓外造血"。当病因去除后，又可恢复正常的骨髓造血。

二、小儿血常规特点

各年龄期小儿的血常规不同。

1. 红细胞数和血红蛋白量　红细胞的生成受红细胞生成素的特异性调节，组织缺氧可刺激红细胞生成素的生成。由于胎儿期组织氧含量低，故红细胞数和血红蛋白量较高，出生时红细胞数为 $5.0 \times 10^{12}/L \sim 7.0 \times 10^{12}/L$，血红蛋白量约 $150 \sim 220g/L$，未成熟儿可稍低。生后 6 ~ 12 小时因不显性失水，血液浓缩，红细胞数往往比出生时稍高。随着肺呼吸的建立，血氧含量增加，红细胞生成素合成明显减少，骨髓暂时性造血功能降低，另外胎儿红细胞寿命较短，且破坏较多（生理性溶血），加之婴儿生长发育迅速，血循环量迅速增加等因素，红细胞数和血红蛋白量逐渐降低；至 2 ~ 3 个月时达最低水平，红细胞数降至 $3.0 \times 10^{12}/L$，血红蛋白量降至 100g/L 左右，出现轻度贫血，称为"生理性贫血"。

网织红细胞数在初生 3 天内为 4% ~ 6%；于生后 4 ~ 7 天迅速下降至 0.5% ~ 1.5%；3 个月后上升，婴儿期以后降至与成人相同 1% ~ 1.5%。

2. 白细胞数与分类　初生时白细胞总数为 $15 \times 10^9/L \sim 20 \times 10^9/L$，生后数小时增加，至 24 小时达高峰，然后逐渐下降，1 周时平均为 $12 \times 10^9/L$；婴儿期白细胞数维持在 $10 \times 10^9/L$ 左右；学龄期后接近成人水平。

白细胞分类主要是中性粒细胞与淋巴细胞比例的变化。出生时中性粒细胞约占 65%，淋巴细胞约占 30%。随着白细胞总数的下降，中性粒细胞比例也相应下降，生后 4 ~ 6 天时两者比例约相等；以后淋巴细胞约占 60%，中性粒细胞约占 35%，至 4 ~ 6 岁时两者又相等；7 岁后白细胞分类与成人相似。初生儿外周血液中也可出现少量幼稚中性粒细胞，但在数日内即消失。

3. 血小板数　血小板计数与成人相同，为 $150 \times 10^9/L \sim 300 \times 10^9/L$。

4. 血红蛋白的种类　在胚胎、胎儿、儿童和成人的红细胞内，正常情况下有 6 种不同的血红蛋白分子，它们分别由不同肽链组成。胚胎期的血红蛋白为 Gower1、Gower2 和 Portland，在胚胎 12 周时消失，并为胎儿血红蛋白（HbF）所代替，随着成人血红蛋白 HbA 合成逐渐增加，生后 HbF 迅速又为 HbA 所代替。成人的 HbA 约占 0.95，HbF 不超过 0.02。

5. 血容量　小儿血容量相对较成人多，新生儿血容量约占体重的 10%，平均 300mL；儿童血容量占体重的 8% ~ 10%；成人血容量占体重的 6% ~ 8%。

三、中医学对血的功能及生成的认识

1. 中医学对血的生理功能的认识　血的生理功能包括两个方面，其一是濡养滋润全身脏腑组织,《难经·二十二难》将血的这一作用概括为"血主濡之"。全身各部分(内脏、五官、九窍、四肢、百骸)无一不是在血的濡养作用下发挥其生理功能的。《素问·五脏生成》篇曰:"肝受血而能视,足受血而能步,掌受血而能握,指受血而能摄。"其二是神志活动的主要物质基础,《灵枢·平人绝谷》篇曰:"血脉和利,精神乃居。"《灵枢·营卫生会》曰:"血者,神气也。"血液供给充足,神志活动正常。

2. 血的生成、循行与脏腑的关系

(1)心主血脉　《素问·阴阳应象大论》篇曰:"心主血。""在体为脉,在脏为心。"全身的血液,依赖心气的推动,通过经脉而输送到全身,发挥其濡养作用。心气的推动是否正常,在血液循环中起着十分重要的作用。

(2)肺朝百脉　心气的推动是血液运行的基本动力,而血的运行,依赖气的推动,随着气的升降而运行至全身。肺主一身之气而司呼吸,调节着全身的气机,辅助心脏推动和调节血液的运行。

(3)脾为气血生化之源　《灵枢·决气》曰:"中焦受气取汁,变化而赤,是谓血。"故脾胃为气血生化之源。若中焦脾胃虚弱,不能运化水谷精微,化源不足,往往导致血虚。脾主统血,五脏六腑之血全赖脾气统摄,脾气健旺,气血旺盛,则气之固摄作用健全,而血液不会溢出脉外。

(4)肝主藏血　肝具有贮藏血液和调节血量的功能。根据人体动静的不同情况,调节脉管中的血液流量,使脉中循环血量维持在一个恒定水平上。此外,通过肝的疏泄功能调畅气机,对血液通畅的循行起着作用。《素问·调经论》曰:"肝者,其充在筋,以生血气。"所以肝脏也有造血功能。

(5)肾藏精,精血同源　《素问·生气通天论》曰:"骨髓坚固,气血皆从。"说明血的生成来源于骨髓。又"肾主骨,生髓",肾在血的生成中主要有两方面的作用:一是肾中精气化生元气,促进脾胃化生水谷精微,进而奉心化赤为血;二是肾藏精,精与血可以互化,即血可养精,精可化血,即古之所谓"精血同源"之说。

血液正常地循行需要两种力量:即推动力和固摄力。推动力是血液循行的动力,体现在心的主血脉功能、肺的助心行血功能及肝的疏泄功能方面;另一方面是固摄的力量,它是保障血液不致外溢的因素,体现在脾统血和肝藏血的功能方面,这两种力量的协调平衡维持着血液的正常循行。若推动力量不足,则可出现血液流速缓慢,出现滞涩、血瘀等改变;若固摄力量不足,则可出现血液外溢,导致出血。综上所述,血液循行是在心、肺、肝、脾等脏腑相互配合下进行的,因此,其中任何一个脏腑生理功能失调,都会引起血行失常。

第二节　小儿贫血概述

贫血(anemia)是指外周血中单位容积内的红细胞数、血红蛋白量或红细胞压积低于正常。根据世界卫生组织资料,血红蛋白的低限值在 6 个月~6 岁者为 110g/L;6~14 岁为 120g/L;海拔每增高 1000m,血红蛋白升高约 4%;低于此值者称为贫血。6 个月以下的婴儿由于生理性贫血等因素血红蛋白值变化较大,我国小儿血液学组(1989 年)暂定贫血的诊断标准（以海平面计）：生后 10 天内新生儿血红蛋白 <145g/L；1~4 个月时 <90g/L；4~6 个月时 <100g/L。

【贫血分类】

1. 按贫血程度分类 根据检测外周血血红蛋白含量或红细胞数可分为四度：①轻度，血红蛋白 120~90g/L；②中度，血红蛋白为 90~60g/L；③重度，血红蛋白为 60~30g/L；④极重度，血红蛋白 <30g/L。新生儿血红蛋白为 144~120g/L 者为轻度，120~90g/L 为中度，90~60g/L 为重度，<60g/L 者为极重度。

2. 按形态分类 根据红细胞平均容积（MCV）、红细胞平均血红蛋白量（MCH）和红细胞平均血红蛋白浓度（MCHC）将贫血分为 4 类，具体见表 10-1。

表 10-1 贫血的细胞形态分类

	MCV（fl）	MCH（pg）	MCHC（%）
正常值	80~94	28~32	32~38
大细胞性	>94	>32	32~38
正细胞性	80~94	28~32	32~38
单纯小细胞性	<80	<28	32~38
小细胞低色素性	<80	<28	<32

3. 按病因分类 造成贫血的主要原因是红细胞的生成与破坏两者失去平衡，故大体可分为 3 类，即红细胞或血红蛋白生成不足性贫血（营养性贫血、再生障碍性贫血等）、溶血性贫血（遗传性球形红细胞增多症、葡萄糖 -6- 磷酸脱氢酶缺陷、地中海贫血等）和失血性贫血。

第三节 营养性缺铁性贫血

营养性缺铁性贫血（nutritional iron deficiency anemia，NIDA）是由于体内铁缺乏，使血红蛋白合成减少，临床以小细胞低色素性贫血、血清铁蛋白减少和铁剂治疗有效为特点的贫血症。本病多见于 6 个月~2 岁的婴幼儿，严重危害小儿健康，是我国重点防治的小儿常见病之一。

本病属中医"血虚""萎黄""黄肿病""疳证"和"虚劳"等范畴。

【铁的代谢】

1. 人体铁元素的含量及其分布 正常人体内的含铁总量随着年龄、体重、性别和血红蛋白水平的不同而异。总铁量中 64% 用于合成血红蛋白，3.2% 用于合成肌红蛋白，32% 以铁蛋白及含铁血黄素形式贮存于骨髓、肝和脾内，0.8% 存在于含铁酶内和以运铁形式存在于血浆中。

2. 铁的来源 铁主要有两方面来源。其一，从食物中摄取铁。食物中的铁分为血红素铁和非血红素铁。动物性食物（如精肉、血）含铁高且为血红素铁，吸收率达 10%~25%；植物性食物中大豆含铁较高，但属非血红素铁，吸收率低，为 1.7%~7.9%。其二，红细胞释放的铁。体内红细胞衰老或被破坏所释放的血红蛋白铁，几乎可全部被再利用。

3. 铁的吸收和运转 食物中的铁主要以 Fe^{2+} 形式在十二指肠和空肠上段被吸收。进入肠

黏膜细胞的 Fe^{2+} 被氧化成 Fe^{3+}，其中一部分与细胞中的去铁蛋白结合，形成铁蛋白，暂时保存于肠黏膜细胞中；另一部分 Fe^{3+} 与细胞质中载体蛋白结合后移出细胞外，进入血液与血浆中的转铁蛋白结合，随血液循环将铁运送到需铁和储铁的组织。

正常情况下，血浆中的转铁蛋白仅 1/3 与铁结合，此结合的铁称为血清铁（serum iron，SI）；其余 2/3 的转铁蛋白仍具有与铁结合能力，在体外加入一定量的铁可使其成饱和状态，所加的铁量称为未饱和铁结合力。血清铁与未饱和铁结合力之和称为血清总铁结合力（total iron binding capacity，TIBC）。血清铁在总铁结合力中所占的百分比称之为转铁蛋白饱和度（transferin saturation，TS）。

4. 铁的利用、储存与排泄　铁到达骨髓造血组织后即进入幼红细胞，在线粒体中与原卟啉结合形成血红素，血红素与珠蛋白结合形成血红蛋白。此外，铁还在肌红蛋白的合成中和某些含铁酶中被利用。在体内未被利用的铁以铁蛋白及含铁血黄素的形式储存。在机体需要铁时，通过酶的还原作用，使铁蛋白中的 Fe^{3+} 转化成 Fe^{2+} 释放，然后被氧化酶氧化成 Fe^{3+}，再与转铁蛋白结合后被转运到需铁的组织。正常情况下每日仅有极少量的铁排出体外，约 2/3 随脱落的肠黏膜细胞、红细胞和胆汁由肠道排出，其他经肾脏、汗腺和表皮细胞脱落丢失。

5. 胎儿和儿童期铁代谢特点　胎儿通过胎盘从母体获得铁，孕后期的 3 个月获铁量最多，足够其生后 4 ~ 5 个月内之用。另外，由于生后的"生理性溶血"释放的铁增多，"生理性贫血"需铁相对减少，使婴儿早期不易发生缺铁。6 个月 ~ 2 岁，由于生长发育快，而乳制品中铁含量较低，此期小儿缺铁性贫血发生率较高。

【病因病机】

1. 西医病因及发病机制

（1）病因　引起小儿缺铁的常见原因有：①先天储铁不足：由于孕母严重缺铁导致胎儿从母体获铁减少，导致铁储备不足。②铁摄入量不足：乳制品含铁少，未及时添加含铁丰富食物所致。③生长发育迅速，对铁需要量增加，主要发生在 5 个月 ~ 1 岁期间。④肠道吸收障碍：主要见于慢性腹泻患儿。⑤铁的丢失过多：主要见于长期慢性失血的疾病，如钩虫病、肠息肉等。

（2）发病机制　铁是合成血红蛋白的原料，当体内缺铁时，血红素的合成减少，红细胞内血红蛋白含量不足，细胞质较少，细胞变小；而缺铁对细胞的分裂、增殖影响较小，故红细胞数量减少的程度不如血红蛋白减少明显，从而形成小细胞低色素性贫血。缺铁还可影响肌红蛋白的合成，引起体内含铁酶的活性减低，以致细胞呼吸发生障碍，影响组织器官的功能，因而临床可出现胃肠道、循环和神经等非血液系统的功能障碍。此外，缺铁还可引起细胞免疫功能降低，对感染的易感性增高。

2. 中医病因病机　血液是维持人体生命活动的重要物质，其生化与脾肾心肝功能密切相关。脾胃为后天之本，气血生化之源；心主血，既行血以维持全身各脏腑的正常功能活动，又参与血的生成，肝藏血，与肾同源，血充精足，则肾有所主，肝有所藏，精血可以相互转化。故脾肾心肝功能正常，则血液化生充盈，皮肉筋骨、五脏六腑得以濡养。若先天禀赋不足，后天喂养不当或罹患他病而损伤上述脏腑功能，影响血液化生时，则可导致本病的发生。

（1）脾胃虚弱　脾为后天之本，主运化，脾胃为气血生化之源，若孕母在孕期失于调摄，饮食摄入不足或偏食挑食，致使小儿气血内亏，先天脾胃虚弱；若生后喂养不当，偏食少食，或疾病影响、药物克伐等，也可损伤小儿脾胃功能，导致脾胃虚弱，生化无权，产生血虚之证。

（2）心脾两虚 脾主生血，心主血脉，心血全依赖于脾气转输的水谷精微而化生。贫血日久不愈，脾胃虚弱日甚，气血生化乏源加重，致使心血亏虚，心失所养，则在脾胃虚弱基础上出现头晕心悸，夜寐欠安，语声低弱等心脾两虚之候。

（3）肝肾阴虚 肝藏血，肾藏精，肝肾同源，精血互生，阴血同本。若贫血日久加重，病情迁延，则血不化精，血虚及阴，导致肝肾阴血亏虚，肝肾失养，则在血虚同时出现头晕目涩，潮热盗汗，爪甲枯脆等肝肾阴虚之候。

（4）脾肾阳虚 若久病耗伤，精血大虚，阴损及阳，导致脾肾阳虚，则血虚同时出现精神萎靡，大便溏泄，畏寒肢冷，囟门迟闭等脾肾阳虚之候。

总之，本病总的病机为血虚不荣，病位主要在脾胃，可累及心肝肾。

【临床表现】

1. 一般表现 皮肤黏膜逐渐苍白，以唇、口腔黏膜及甲床较明显。易疲乏，不爱活动。年长儿可诉头晕、眼前发黑、耳鸣等。

2. 髓外造血表现 由于髓外造血，肝、脾可轻度肿大；年龄愈小、病程愈久、贫血愈重，肝脾肿大愈明显。

3. 非造血系统症状

（1）消化系统症状 食欲减退，少数有异食癖（如嗜食泥土、墙皮、煤渣等）；可有呕吐、腹泻；可出现口腔炎、舌炎或舌乳头萎缩；重者可出现萎缩性胃炎或吸收不良综合征。

（2）神经系统症状 表现为烦躁不安或萎靡不振，精神不集中、记忆力减退，严重者智力低于同龄儿。

（3）心血管系统症状 明显贫血时心率增快，严重者心脏扩大甚至发生心力衰竭。

（4）其他 因细胞免疫功能降低，常合并感染。可因上皮组织异常而出现反甲。

【辅助检查】

1. 外周血象 血常规示小细胞低色素性贫血。血红蛋白降低（Hb）降低，外周血涂片可见红细胞大小不等，以小细胞为多，中央淡染区扩大。外周血红细胞呈小细胞低色素性改变：平均红细胞容积（MCV）<80fl，平均红细胞血红蛋白含量（MCH）<26pg，平均红细胞血红蛋白浓度（MCHC）<31%。网织红细胞数正常或轻度减少。

2. 骨髓象 有核红细胞增生活跃，粒红比例正常或红系增多，红系以中幼红细胞增多明显，各期红细胞胞体均小，胞质少，染色偏蓝，胞质成熟程度落后于胞核。

3. 有关铁代谢的检查

（1）血清铁蛋白（serum ferritin，SF） SF值可较敏感地反映体内贮存铁的情况。在缺铁早期（储存铁减少，但供红细胞合成血红蛋白的铁尚未减少）即可表现降低。应用放射免疫法测定，当SF<12μg/L时，提示缺铁。

（2）红细胞游离原卟啉（free erythrocyte protoporphyrin，FEP） 缺铁时，FEP不能完全与铁结合成血红素，血红素合成减少，又反馈使FEP合成增多。当FEP>0.9μmoL/L（500μg/dL）时，提示细胞内缺铁。

（3）血清铁（SI）、总铁结合力（TIBC）和转铁蛋白饱和度（TS） 这三项检查反映血浆

NOTE

中铁含量，通常在缺铁后期（表现明显小细胞低色素性贫血）才出现异常。表现为 SI 减低，<9~10.7μmoL/L（50~60μg/dL）有意义；TIBC 增加，>62.7μmoL/L（350μg/dL）有意义；TS 明显下降，<15%有诊断意义。

4. 骨髓可染铁　骨髓涂片观察红细胞内的铁粒细胞数，如<15%，提示细胞内铁减少。这是一项反映体内贮铁的敏感而可靠的指标。

【诊断与鉴别诊断】

1. 诊断　根据喂养史、临床表现和血常规特点，一般可作出初步诊断。进一步做有关铁代谢的生化检查有确切意义，必要时可做骨髓检查。用铁剂治疗有效可证实诊断。

2. 鉴别诊断

（1）营养性巨幼细胞性贫血　是由于缺乏维生素 B_{12} 或叶酸，使细胞分裂、增殖的速度明显减慢的大细胞性贫血。临床主要表现为贫血，神经精神症状，红细胞的胞体变大，骨髓中出现巨幼红细胞。用维生素 B_{12} 和/或叶酸治疗有效。

（2）再生障碍性贫血　是由多种原因引起的骨髓造血功能低下或衰竭导致的一种全血细胞减少综合征，临床以贫血、出血、感染等为特征。血常规呈全血细胞减少，网织红细胞减少。骨髓象多部位增生减低，三系造血细胞明显减少，非造血细胞增多。

【治疗】

1. 治疗原则　西医主要是去除病因和补充铁剂；中医基本治则为调理脾胃，补益气血。轻度贫血时，应以合理喂养为主；中度以上贫血时，采用补充铁剂治疗，同时配合中医辨证施治，既可以减轻铁剂的副作用，又能促进铁的吸收。

2. 西医治疗

（1）去除病因　对喂养不当者，应指导其科学喂养；对一些慢性失血性疾病，如钩虫病等，应及时治疗。

（2）铁剂治疗

①口服铁剂：应采用亚铁制剂口服补铁，利于铁的吸收。多种亚铁制剂可供选择，应根据供应等情况决定采用何种制剂，但应按元素铁计算补铁剂量，即每日补充元素铁 4~6mg/kg，分 3 次，餐间服用。可同时口服维生素 C 促进铁吸收。牛奶、茶、咖啡及抗酸药等与铁剂同服均可影响铁的吸收。②注射铁剂：对口服不耐受或胃肠道疾病影响铁的吸收时，可用注射铁剂，常用的有右旋糖酐铁复合物，肌肉注射或静脉注射。注射铁较容易发生不良反应，甚至可发生过敏性反应致死，故应慎用。

铁剂治疗有效者于 2~3 天后网织红细胞即见升高，5~7 天达高峰，2~3 周后下降至正常；治疗 1~2 周后，血红蛋白相应增加，临床症状亦随之好转。血红蛋白达正常水平后应继续服用铁剂 6~8 周再停药，以补足铁的贮存量。如 3 周内血红蛋白上升不足 20g/L，应注意寻找原因。

（3）输红细胞　一般不必输红细胞。适应证：①贫血严重，尤其并发心力衰竭。贫血越严重，每次输注量应越少。Hb 在 30g/L 以下者，应采用等量换血方法；Hb 在 30g~60g/L 者，可输注 4~6mL/kg 浓缩红细胞；Hb 在 60g/L 以上，不必输红细胞。②合并感染者。③急需外科手术者。

3. 中医治疗

（1）辨证论治 本病以脏腑辨证为主，兼用气血阴阳辨证。以虚证为多，按"形之不足，温之以气；精之不足，补之以味"的原则，运用调理脾胃，阴阳双补之法，使阳生阴长，精血互生。临证时首先辨明病因，根据脏腑、气血和阴阳虚损的主次，抓住病机，分清轻重缓急辨证施治。

①脾胃虚弱

【证候】面色萎黄无华，唇淡不泽，指甲苍白，长期食欲不振，神疲乏力，形体消瘦，大便不调，舌淡苔白，脉细无力，指纹淡红。

【辨证】本证多见于轻、中度贫血，临床以面黄少华，唇淡甲白，纳呆乏力，大便不调为特征。

【治法】健运脾胃，益气养血。

【方药】六君子汤加减。食欲不振，加山楂、谷麦芽、鸡内金消食化积；便秘，加柏子仁、火麻仁润肠通便；便溏，食物不化，加干姜、扁豆、山药温中止泻；腹胀，加枳壳、木香行气导滞。

②心脾两虚

【证候】面色萎黄或苍白，唇甲淡白，发黄枯燥，容易脱落，心悸气短，头晕目眩，夜寐欠安，语声低弱，精神萎靡，注意力不集中，食欲不振，舌淡红，苔薄白，脉细弱，指纹淡红。

【辨证】本证多见于中度贫血，临床以除脾胃虚弱外还出现头晕心悸，夜寐欠安，语声低弱等心失所养症状为特征。

【治法】补脾养心，益气生血。

【方药】归脾汤加减。血虚明显，加鸡血藤、白芍补血养血；食少便溏，腹胀明显，去当归、白芍、熟地黄，加苍术、陈皮、砂仁运脾理气；心慌，便秘，加柏子仁、酸枣仁宁心润肠。

③肝肾阴虚

【证候】头晕目涩，面色苍白，肌肤不泽，毛发枯黄，爪甲易脆，四肢震颤抽动，两颧潮红，潮热盗汗，发育迟缓，舌红，苔少或光剥，脉弦数或细数。

【辨证】本证多见于中重度贫血患儿。临床以除血虚较重外，伴有头晕目涩，潮热盗汗，爪甲枯脆等肝肾阴虚之证为特征。

【治法】滋养肝肾，益精生血。

【方药】左归丸加减。潮热盗汗，加地骨皮、鳖甲、白薇养阴清热；智力发育迟缓，加紫河车补肾开窍；眼目干涩，加石斛、夜明砂、羊肝补肝明目；四肢震颤，加沙苑子、白芍、钩藤、地龙养肝息风。

④脾肾阳虚

【证候】面白虚浮，唇舌爪甲苍白，毛发稀疏，精神萎靡不振，发育迟缓，囟门迟闭，方颅，鸡胸，畏寒肢冷，纳谷不馨，或有大便溏泄，舌淡苔白，脉沉细无力，指纹淡。

【辨证】本证见于贫血重症，临床以除较重贫血外，伴有精神萎靡，大便溏泄，畏寒肢冷，囟门迟闭等脾肾阳虚之证为特征。

【治法】温补脾肾，益精养血。

【方药】右归丸加减。畏寒肢冷，加熟附块、桂枝温补肾阳；囟门晚闭，加龟板、牡蛎、龙骨补肾壮骨；发稀，加党参、当归补血生发；大便溏泄，加益智仁温阳止泻；下肢浮肿，加茯苓、猪苓利湿消肿。

（2）中成药

①小儿生血糖浆：用于贫血各证。每次 1～3 岁小儿 10mL，3～5 岁一次 15mL，每日 2 次口服。

②健脾生血颗粒：用于脾胃虚弱证、心脾两虚证。每次 <1 岁 2.5g，1～3 岁 5g，3～5 岁 7.5g，5～12 岁 10g，每日 3 次口服。

③归脾丸：用于心脾两虚证。每次 3g，每日 3 次口服。

（3）针灸疗法　取膈俞、足三里、隐白、三阴交为主穴，配气海、命门。采用补法，每日针 1 次，针后加灸。对较小患儿可单用灸法。10 天为一疗程。

（4）推拿疗法　推补脾经，推三关，补心经，分手阴阳，运内八卦，揉足三里，摩腹，揉血海，捏脊。每日推拿 1 次，10 次为一疗程，每疗程后休息 3～5 天继续治疗。

（5）中药外治法　党参、白术、茯苓、黄芪、丹参、陈皮、丁香、肉桂、莱菔子等，制成药膏，敷贴穴位可选血海、足三里、三阴交、气海、神阙等。每次选贴单侧 4 个穴位，隔 3 天换药 1 次，连贴 10 周，共敷药 20 次。具有益气养血生血的作用。

【预防与调护】

1. 预防

（1）提倡母乳喂养，及时添加含铁丰富的辅食。

（2）养成良好的饮食习惯，合理配置饮食结构，纠正偏食、挑食、吃零食等不良习惯。

2. 调护

（1）贫血患儿要预防感冒，注意寒暖调摄。重度贫血应避免剧烈运动，注意休息。

（2）宜摄入易于消化、营养丰富的饮食，多吃含铁丰富且铁吸收率高的食品，如肝、瘦肉、鱼等。

第四节　免疫性血小板减少症

免疫性血小板减少症（immune thrombocytopenia，ITP）是儿童临床最常见的出血性疾病，既往称为特发性血小板减少性紫癜。其临床特点为皮肤、黏膜自发性出血，血小板减少，出血时间延长和血块收缩不良，束臂试验阳性。

本病属中医"血证""肌衄""紫斑"和"虚劳"等范畴。

【病因病机】

1. 西医病因及发病机制

（1）病因　ITP 的发病原因尚未完全阐明，一般认为与病毒感染有关，多数患儿在发病前 1～3 周有病毒感染史，如上呼吸道感染、风疹、麻疹、水痘、传染性单核细胞增多症等。

（2）发病机制　目前认为病毒感染不是导致 ITP 的直接因素，而是与其感染后产生的免疫机制有关。病毒感染后，体内可形成病毒抗原–抗体复合物附着于血小板表面，使血小板受损；病毒感染后可产生血小板相关抗体（PAIgG），PAIgG与血小板膜发生交叉反应，使血小板损伤而被单核–巨噬细胞系统吞噬和破坏。PAIgG的含量与血小板呈负相关：即PAIgG愈高，血小板数愈低。但也有少数患儿的PAIgG含量不增高。因血小板和巨核细胞有共同抗原性，抗血小板抗体同样作用于骨髓中的巨核细胞，导致巨核细胞成熟障碍，巨核细胞生成和释放均受到严重影响，使血小板进一步减少。近年研究证实辅助性T细胞（Th）和细胞毒T细胞（CTL）的活化及相关细胞因子紊乱是导致本病慢性化过程的重要原因。

2. 中医病因病机 本病外因为感受风、热、疫毒诸邪，内因为脏腑气血虚损，使邪热内伏营血，致血液离经外溢。

初起多因外感风热邪毒，侵袭肺卫，郁于肌表，伤于血络，血溢脉外所致紫癜，此为风热伤络；若风热邪毒入里化热，或内热化火，内舍血分，迫血妄行，溢于脉外，出现皮肤黏膜紫癜，此为血热妄行；若小儿先天禀赋不足，或久病耗气伤阴，均可导致气虚阴伤。脾气虚则不能统摄血液，以致血不循经，溢于脉络之外，渗于皮肤之间形成紫癜，此为气不摄血；若阴虚火旺则虚火灼伤脉络，血溢脉外而致紫癜，此为虚火灼络。本病出血后，血不归经，血流脉外，离经之血常导致瘀血内阻，使出血加重，或反复出血，此为瘀血阻络，为虚实夹杂之证。

总之，本病多为本虚标实之证，主要病机在于热、虚、瘀，初期以实证为主，病久则以虚证多见，或虚实夹杂。

【临床表现】

本病各年龄期均可发生，好发于1~5岁，男女发病数无差异，冬春季发病率较高。新诊断的ITP患儿于发病前1~3周有病毒感染史。大多数患儿发疹前无任何症状，部分可有发热。以自发性皮肤和/或黏膜出血为突出表现，瘀点、瘀斑呈针尖至米粒大小，遍布全身，以四肢多见。常见鼻衄、牙龈出血，呕血、便血少见，偶见肉眼血尿；青春期女孩可有月经过多；出血严重者可有贫血；颅内出血少见，表现为颅内高压症状，如头痛、呕吐、嗜睡或躁动、昏迷、抽搐。约85%的患者于6个月内自然痊愈，10%~20%的患儿呈慢性病程。病死率为0.5%~1%，主要致死原因为颅内出血。

【辅助检查】

1. 血液检查 血小板计数$<100 \times 10^9$/L，出血轻重与血小板数量有关。血小板计数一般在50×10^9/L以下，易有出血倾向；低于20×10^9/L时，出血明显；低于10×10^9/L则出血严重。出血时间延长，在3分钟以上，血块收缩不良。

2. 骨髓象 典型ITP无需骨髓检查，当临床表现不典型或对治疗反应差时，骨髓检查是必要的。骨髓检查的主要目的是排除其他造血系统疾病。新诊断的ITP和持续性ITP骨髓巨核细胞数正常或轻度增多，慢性ITP骨髓巨核细胞数显著增多；同时伴巨核细胞成熟障碍。

3. 血小板抗体测定 ITP患儿可见PAIgG含量明显增高，但并非是该病的特异性改变，其他免疫性疾病亦可增高；若同时测定PAIgM和PAIgA，以及测定结合在血小板表面的糖蛋白、血小板内抗GPⅡb/Ⅲa的自身抗体可提高临床诊断的敏感性和特异性。

4. 其他 束臂试验阳性。

【诊断与鉴别诊断】

1. 诊断 临床以出血为主要症状，无明显肝脾肿大和淋巴结肿大，血小板计数$<100 \times 10^9$/L，

骨髓中巨核细胞正常或增多，伴成熟障碍，并除外其他引起血小板减少的疾病可诊断。美国血液学会（ASH，2011）根据临床病程的长短将原发性 ITP 分为 3 型：①新诊断 ITP：病程 <3 个月；②持续性 ITP：病程 3 ~ 12 个月的 ITP；③慢性 ITP：病程 >12 个月。以上分型不适用于继发性 ITP。另外，ASH 还界定了重型 ITP（severe ITP）：即发病时出血症状需立即处理，或病程中新的出血症状必须应用提升血小板的药物治疗，包括增加原有药物剂量。难治性 ITP：是指脾脏切除术后仍为重型的 ITP 的患儿。

2. 鉴别诊断

（1）过敏性紫癜　紫癜多见于下肢、臀部皮肤，为出血性斑丘疹，呈对称分布，伸侧面多于屈侧面，血小板并不减少。常伴有荨麻疹及不同程度的关节痛和腹痛。

（2）再生障碍性贫血　以发热、贫血和出血为主要表现，除血小板减少外，呈全血减低现象，红细胞、白细胞总数及中性粒细胞多减少，网织红细胞不高。骨髓系统生血功能减低，三系造血细胞均减少，巨核细胞减少或极难查见。

【治疗】

1. 治疗原则　西医主要使用肾上腺皮质激素、免疫抑制剂或大剂量丙种球蛋白治疗。中医治疗原则为宁络止血，实证、热证，治以清热解毒、凉血止血；虚实夹杂证，治以滋阴清热，益气活血；虚证，治以补气摄血，佐以活血养血。在长期应用皮质激素的同时，配合中药滋阴清热，可缓解激素的副作用，减少使用剂量，缩短激素应用的时间。

2. 西医治疗

儿童 ITP 多为自限性，治疗措施更多取决于出血的症状，而非 PLT。当 PLT ≥ 20×10^9/L，无活动性出血表现，可先观察随访，不予治疗。在此期间，必须动态观察 PLT 变化；如有感染需抗感染治疗。

（1）一般疗法　适当限制活动，避免外伤；有细菌感染者，酌情使用抗生素；避免应用影响血小板功能的药物，如阿司匹林等；慎重预防接种。

（2）ITP 的一线治疗　选用肾上腺皮质激素、大剂量静脉注射丙种球蛋白。

1）肾上腺糖皮质激素　其主要药理作用为降低毛细血管通透性；抑制血小板抗体产生；抑制单核 – 吞噬细胞系统对有抗体吸附的血小板的破坏。一般用泼尼松口服，剂量为每日 1.5 ~ 2mg/kg，分 3 次服，视病情逐渐减量，疗程一般不超过 4 周。也可用等效剂量的其他糖皮质激素制剂代替。

2）大剂量静脉注射丙种球蛋白　其作用：①封闭巨噬细胞 Fc 受体，抑制巨噬细胞对血小板的结合和吞噬；②在血小板上形成保护膜，抑制血浆中的 IgG 或免疫复合物与血小板结合，从而使血小板避免被巨噬细胞所破坏；③抑制自身免疫反应，使血小板抗体减少。常用剂量每日 0.4g/kg，静滴，连用 5 天；或每日 1g/kg 静滴，连用 2 天。

（3）ITP 的二线治疗　对一线治疗无效病例需对诊断再评估，进一步除外其他疾病。然后根据病情酌情应用二线药物治疗。如大剂量地塞米松、抗 CD20 单克隆抗体（Rituximab，利妥昔单抗）、促血小板生成剂、重组人血小板生成素（TPO）、免疫抑制剂等。发生颅内出血或内脏出血，应用其他疗法无效时，可考虑脾切除。脾切除指征可参考以下指标：①经以上正规治疗，仍有危及生命的严重出血或急需外科手术者。②病程 >1 年，年龄 >5 岁，且有反复严重出血，药物治疗无效或依赖大剂量糖皮质激素维持（>30mg/d）。③病程 >3 年，PLT 持续

$<30 \times 10^9/L$，有活动性出血，年龄 >10 岁，药物治疗无效者。④有使用糖皮质激素的禁忌证。

（4）ITP 的紧急治疗 若发生危及生命的出血，应积极输注浓缩血小板制剂以达迅速止血的目的。同时选用甲泼尼龙冲击治疗 $10 \sim 30mg/$（$kg \cdot d$）共用 3 天，和 / 或静脉输注丙种球蛋白 $1g/$（$kg \cdot d$）连用 2 天，以保证输注的血小板不被过早破坏。

3. 中医治疗

（1）辨证论治 本病的辨证以八纲辨证为主，兼用脏腑辨证。根据起病的缓急和临床不同的证候，分清实证、虚证、虚实夹杂证。起病急，病程短，紫癜颜色鲜明者，多属实；起病缓，病程缠绵，紫癜颜色较淡者，多属虚；新诊断 ITP 多为实证，治疗宜采用清热解毒、凉血止血之法；持续性 ITP 多虚中夹实，治疗宜滋阴清热，益气活血等；慢性 ITP 多属虚证，治疗宜采用益气健脾，养血摄血之法。

①风热伤络

【证候】发病前常有外感病史，表现为发热，微恶风寒，咳嗽，咽痛等，而后皮肤出现针尖大小的瘀点，色红鲜明，可伴有齿衄鼻衄，舌红，苔薄黄，脉浮数。

【辨证】本证多由外感诱发，以初起风热表证，后见皮肤紫癜，或风热表证和皮肤紫癜并见为临床特征。

【治法】疏风清热，凉血止血。

【方药】银翘散加减。皮肤瘀点密集者，加紫草、仙鹤草凉血止血；咽喉肿痛加牛蒡子、板蓝根清热利咽。

②血热伤络

【证候】起病急骤，皮肤出现瘀斑瘀点，色红鲜明，伴有齿衄鼻衄，偶有尿血，面红目赤，心烦口渴，便秘，舌红，苔黄，脉数。

【辨证】本证以起病急骤，皮肤紫癜密集，色红，心烦口渴，便秘尿赤为临床特征。

【治法】清热解毒，凉血止血。

【方药】犀角地黄汤加减。发热烦渴喜饮者，加羚羊角粉、生石膏、知母清热泻火；便秘者，加生大黄通腑泄热；瘀点成片者，加紫草、侧柏炭凉血解毒；尿血者，加小蓟、白茅根、仙鹤草凉血止血；便血者，加三七粉、地榆收敛止血。

③气不摄血

【证候】皮肤、黏膜瘀斑瘀点反复发作，颜色暗淡，伴鼻衄齿衄，神疲乏力，面色萎黄或苍白无华，食欲不振，大便溏泄，头晕心悸，舌淡红，苔薄，脉细弱。

【辨证】本证以紫癜反复，病程迁延，颜色暗淡，神疲乏力为临床特征。

【治法】益气健脾，摄血养血。

【方药】归脾汤加减。出血不止者，加云南白药、白及、蒲黄炭和血止血；纳呆便溏者，去酸枣仁、龙眼肉，加焦山楂、谷麦芽、陈皮、山药健脾消食。

④阴虚火旺

【证候】皮肤黏膜散在瘀点瘀斑，下肢尤甚，时发时止，颜色鲜红，伴齿衄、鼻衄或尿血，低热盗汗，手足心热，心烦颧红，口干咽燥，舌红少苔，脉细数。

【辨证】本证以紫癜时发时止，颜色鲜红，手足心热，舌红少苔为临床特征。

【治法】滋阴清热，凉血宁络。

【方药】大补阴丸合茜根散加减。虚火内炽、发热明显者，加青蒿、地骨皮、鳖甲；盗汗明显者，加地骨皮、煅龙骨、煅牡蛎；齿衄、鼻衄明显者，加焦栀子、白茅根、仙鹤草。

⑤瘀血阻络

【证候】病程缠绵，出血反复不止，皮肤紫癜色暗，面色晦暗，舌暗红或紫或边有紫斑，苔薄白，脉细涩。

【辨证】本证以紫癜反复，病程迁延，颜色紫暗，舌暗红或紫或边有紫斑为临床特征。

【治法】活血化瘀，养血补血。

【方药】桃红四物汤。气虚者，加党参、黄芪补脾益气；尿血者，加白茅根凉血止血；瘀斑久不消者，加三七粉或云南白药活血祛瘀。

（2）中成药

①宁血糖浆：用于气不摄血证。每次 5～10mL，每日 3 次口服。

②云南白药：用于鼻衄、齿衄、便血。每次 0.5～1g，每日 2～3 次，开水冲服。

（3）中药外治法　山栀末少许塞两侧鼻孔，用于紫癜伴鼻出血者。

【预防与调护】

1. 预防

（1）积极参加锻炼，增强体质，提高抗病能力。

（2）积极寻找引起本病的各种原因，防治各种感染性疾病。

2. 调护

（1）急性期或出血量多时，卧床休息，限制患儿活动，消除紧张情绪。

（2）大出血者，应绝对卧床休息。

（3）避免外伤和跌仆碰撞，防止创伤和颅内出血。

第十一章 内分泌疾病

第一节 小儿内分泌系统的生理功能及特点

一、生理功能

内分泌系统的主要生理功能是调节体液和物质代谢、脏器功能、生长发育、生殖与衰老等生理活动，维持人体内环境的相对稳定以适应复杂的体外变化。同时，人体的内分泌系统与神经、免疫系统有着紧密的联系，共同构成的网络系统以调控机体内各种脏器功能，使之保持协调稳定。

内分泌系统主要是通过激素和相关物质的作用，来促进和协调人体生长、发育、性成熟和生殖等生命过程。激素是内分泌系统调节机体生理代谢活动的化学信使，它们由各种内分泌细胞所合成、贮存和释放，在细胞之间传递信息。根据激素的化学本质，可以将其分为蛋白质（肽）和非蛋白质（脂溶性激素）两大类：前者包括了蛋白、肽和多肽类激素，如下丘脑和垂体所分泌的各种激素、胰岛素、胰高血糖素、甲状旁腺素和降钙素；后者则包括类固醇激素（黄体酮、皮质类固醇、维生素D等）、氨基酸衍生物激素（5-羟色胺、多巴胺、甲状腺素等）和脂肪酸衍生物（前列腺素、血栓素等）等。经典的内分泌是指激素释放入血循环，并转运至相应的靶细胞发挥其生物学效应，它是与外分泌（将分泌物释放到体外或体腔中）相对而言的。现代广义的所谓内分泌概念则是指激素能以传统的内分泌方式起作用，也能以旁分泌、自分泌、神经分泌和神经内分泌等方式发挥作用。在正常的生理状态时，内分泌系统中各内分泌激素之间，在下丘脑-垂体-靶腺轴反馈环的调节下，可通过协同或拮抗作用，在体内相互影响，形成动态平衡。

内分泌系统的含义近年已从传统意义的"内分泌器官"，扩展到全身各个系统和细胞中。经典的内分泌腺体包括脑垂体、松果体、甲状腺、甲状旁腺、胸腺、胰腺的胰岛、肾上腺和性腺等；另外，一些内分泌细胞则分散存在于某些脏器中，如分泌肾素-血管紧张素、促红细胞生成素、胃泌素和促胰液素等激素的细胞和参与维生素D代谢的细胞等；也有些内分泌细胞广泛分布于全身组织中，如分泌前列腺素和各种生长因子的细胞；此外，还有一些具有内分泌功能的神经细胞集中于下丘脑的视上核、室旁核、腹正中核及附近区域。

纵观儿科的范畴，从出生、新生儿、婴儿、儿童、青少年乃至青年，整个生长发育过程，经历了身体、性发育、心理情感、认知行为等巨大的变化。从胚胎形成直至青春发育期，整个机体都在不断地生长、发育、成熟，小儿的内分泌系统也处于不断地成熟和完善之中，内分泌

NOTE

系统的异常除影响小儿的代谢外，也会影响到小儿的生长发育及组织分化，可造成小儿机体形态、功能的改变及异常。

二、内分泌疾病的分类

一般可分为六类：①下丘脑–垂体疾病；②甲状腺疾病；③甲状旁腺疾病；④肾上腺疾病；⑤性腺疾病；⑥儿童期糖尿病。其中，性早熟、先天性甲状腺功能低下所致克汀病、垂体发育不良或功能障碍造成的矮小症、甲状腺功能亢进、先天性肾上腺皮质增生症、库兴综合征、糖尿病等，是小儿时期常见的内分泌代谢疾病。

小儿时期内分泌疾病与成人期比较，有自己的特点。如甲状腺功能不足，在成人引起黏液性水肿和生理功能低下，在小儿更会影响生长发育。有些遗传代谢因素造成的内分泌疾病，出生后即存在生化代谢紊乱和激素功能障碍，如不能及早诊断和治疗，会严重影响体格和智能发育，造成残疾甚至夭折。

目前，由于多学科交叉促进，儿科内分泌的重点已由宏观的内分泌生理功能深入到微观的分子、基因机制的研究。除了常见的小儿内分泌疾病外，遗传学与分子生物学的结合，使肥胖、代谢综合征等成人常见疾病成为内分泌"源于胎儿的成人病"研究重点；罕见病研究尤其是内分泌遗传代谢相关疾病的早期诊断，成为国内外重视的热点。中医药干预肥胖、性早熟、月经病等中西医结合临床实践和研究也不断深入。

三、小儿生长发育生理及五脏虚实的中医理论与小儿内分泌

肾为先天之本，主藏精，主生长发育与生殖。小儿骨骼的坚固、性功能的成熟，以及齿、发、耳等的正常发育，均与中医学肾有着密切的联系。《素问·上古天真论》指出："女子七岁，肾气盛，齿更发长；二七而天癸至，任脉通，太冲脉盛，月事以时下，故有子。""丈夫八岁肾气实，发长齿更；二八肾气盛，天癸至，精气溢泻，阴阳和，故能有子。"说明"肾"与人体的生长、发育及生殖机能的成熟有着密切的关系。小儿初生，肾气尚未充盛，随年龄增长不断发育成熟。现代医学认为内分泌系统对人体生长发育、生殖与衰老等生理活动有极其重要的作用，而这些内分泌的功能与中医"肾"的功能是密切相关的。

小儿的生长发育与父母的遗传有着密切的关系。首先小儿体质强弱禀赋于父母的先天之精，有赖于肾精的填髓与充养。正如《内经》云："人之始生，以母为基，以父为楯。"又云："人始生，先成精，精成而后脑髓生，骨为干，脉为营，筋为刚，肉为墙。"肾藏精，寓元阴元阳，肾主骨生髓，主生殖发育，为先天之本。若患儿先天禀赋不足，肾精不充可致五脏不坚，筋骨不强，影响小儿的生长发育，则可出现五迟、五软、身材矮小等病证。小儿的生理特点为"阳常有余"而"阴常不足"，若各种原因导致肾的阴阳失调，肾阴不足，不能制阳，阴虚火旺则性征提前，天癸早至，发为早熟。小儿出生后，其生长发育的先天之精、脏腑、筋脉、气血等全赖后天之本脾胃转输的水谷气血精微濡养，但小儿"脾常不足"，加之小儿饮食不知自节，以及家长缺乏喂养知识，若因饮食失调，或喂养不当，或因病致脾胃损伤等，均可致脾运失健，脾胃不能腐熟、运化水谷精微物质，则气血不充，五脏失养，亦可致小儿生长发育缓慢。而肝藏血、心主血脉，若肝血亏虚，筋骨失养，或心血不足，脑髓失充，亦可影响小儿生长发育。可见小儿出现五迟、五软、身材矮小、早熟等生长发育相关病证，不仅与父母禀赋、先天

之本的肾及后本之本的脾胃密切有关，也与心肝两脏有关，因此小儿生长发育虽多源于肾亏、脾虚，但与五脏虚实有一定关联。

第二节　儿童期糖尿病

糖尿病（diabetes mellitus，DM）是由于胰岛素绝对或相对缺乏而造成的糖、脂肪和蛋白质代谢紊乱。儿童期糖尿病主要是指 15 岁以下发生的糖尿病，以 5~7 岁和 10~13 岁两组年龄最多见。儿童期糖尿病分为 1 型糖尿病、2 型糖尿病和其他特殊类型糖尿病三大类，其中 1 型糖尿病最多见。近年来，随着饮食及生活习惯的改变，儿童超重和肥胖明显增加，2 型糖尿病的比例也有增高。糖尿病相当于中医的"消渴病"范畴。

【分类】

儿童期糖尿病按病理生理及病因分为 1 型糖尿病和 2 型糖尿病，这两型是糖尿病儿童最常见的类型，其他特殊类型的糖尿病较少见，多有特殊的遗传代谢因素。

1. 1 型糖尿病　多因胰岛 β 细胞破坏导致胰岛素分泌绝对缺乏所造成，且必须使用胰岛素治疗，故又称胰岛素依赖型糖尿病。包括免疫介导类型、病因不明的特发型。

2. 2 型糖尿病　以胰岛素抵抗为主，伴胰岛 β 细胞分泌胰岛素不足或相对缺乏所致，也称非胰岛素依赖型糖尿病。可分为经典型和非典型两类。

3. 其他特殊类型糖尿病　如胰岛 β 细胞功能遗传缺陷，包括 MODY 综合征（青少年成年发病型糖尿病）；Wolfram 综合征（尿崩、糖尿病、耳聋、视神经萎缩四联症）等；药物或化学品损伤（如糖皮质激素、环孢霉素等药物）；其他原因导致的胰腺损伤（如胰腺炎、放射治疗等）。

本节将主要讲述儿科最常见的 1 型糖尿病。

【病因病机】

1. 西医病因、发病机制及病理

（1）病因　近年来的最新研究表明，1 型糖尿病的发生与胰岛自身免疫、遗传易感性及环境因素密切相关。但确切的病因仍不十分清楚。

①自身免疫：据研究发现，免疫系统对胰岛细胞等自身组织的攻击，是发生 1 型糖尿病的病理生理基础。

②遗传易感性：遗传因素在 1 型糖尿病的发病过程中起着重要的作用。目前已知有多个基因与糖尿病的遗传易感性有关，研究最多的是人类白细胞抗原（HLA）的 D 区 II 抗原基因。

③环境因素：病毒感染可以是 1 型糖尿病的触发因素。有报道风疹病毒、柯萨奇病毒、巨细胞病毒、流行性腮腺炎病毒在动物模型和人类流行病学调查中与糖尿病发生密切相关；有研究牛乳蛋白（酪蛋白）也可作为 1 型糖尿病体液和细胞免疫的靶抗原，导致机体产生相应交叉抗体。精神紧张和接触某些有毒化学物质可能也与 1 型糖尿病的发病有关。

（2）发病机制　1 型糖尿病的发生是免疫反应的失控所致，多发生于有遗传倾向的个体，这些个体拥有特定的易感性基因或缺乏一些保护性的基因，疾病是否出现决定于基因及环境因素对免疫反应的综合影响。正常情况下，特异 T 淋巴细胞受到免疫调节机制限制，针对相应

的胰岛 β 细胞（自身抗原）处于自身免疫耐受状态。当多种诱因造成患儿免疫调节机制失调时，相应的自身反应性 T 淋巴细胞活化、增殖，发生免疫反应，损伤、破坏胰岛 β 细胞，进而发生 1 型糖尿病。

（3）病理　主要病理变化为胰岛 β 细胞数量明显减少。一般在临床发病早期即已有 80%～90%β 细胞遭受破坏，胰岛呈现纤维化和萎缩，且有大量淋巴细胞浸润；分泌胰高糖素的 α 细胞和其他细胞则表现为相对增生现象。

（4）病理生理

人体中有 6 种涉及能量代谢的激素：胰岛素、胰高糖素、肾上腺素、去甲肾上腺素、皮质醇和生长激素。胰岛素能促进能量的储存和葡萄糖的利用，降低血糖，是其中唯一的降糖激素；其他 5 种在饥饿状态时都能促进能量释放，促进血糖升高，因而称为胰岛素拮抗激素。

正常人在摄食后血中胰岛素随着血糖增高而增加，它能促进葡萄糖、氨基酸和钾离子的膜转运；促进糖利用和蛋白质合成；促进肝、肌肉、脂肪组织储存多余的能量；抑制肝糖原和脂肪分解。饥饿状态时，血中胰岛素浓度甚低，胰岛素拮抗激素增高，使机体动用葡萄糖以外的能源，将储存能量转变为释放能量。

糖尿病患儿胰岛素分泌阙如或不足，葡萄糖的利用（进入细胞）量减少，而增高的胰高糖素、生长激素和皮质醇等却又促进肝脏糖原分解和葡萄糖异生作用，使脂肪和蛋白质分解加速，结果是血糖和细胞外液渗透压增高，细胞内液向细胞外液转移。当血糖浓度超过肾阈值时，即产生糖尿，导致渗透性利尿，临床上可出现多尿症状；每日丢失大量的水和电解质，因而造成严重的电解质失衡和慢性脱水。作为代偿，患儿可呈现渴感增强、饮水增多；又因为组织不能利用葡萄糖，能量不足而产生饥饿感，引起多食。胰岛素不足和胰岛素拮抗激素的增高可促进脂肪分解，血中脂肪酸增高，肌肉和胰岛素依赖性组织利用这类游离脂肪酸供能，以弥补细胞内葡萄糖不足，而过多的游离脂肪酸在进入肝脏后则在胰高糖素等生酮激素作用下加速氧化，导致乙酰乙酸、β-羟丁酸等酮体累积体内，形成酮症酸中毒。如治疗不及时，最终可造成中枢神经系统的损伤，甚至出现昏迷。

2. 中医病因病机　消渴发病主要病机为阴虚为本，燥热为标，为本虚标实。多由于感受外邪，饮食失节，情志失调，劳倦内伤等多种因素相互作用影响，导致燥热内盛，阴液亏耗。病变涉及上、中、下三焦，病位在肺、脾（胃）、肾。

肺居上焦，为水之上源，输布津液，因燥热灼伤肺脏，肺津不布则口渴，治节无权，津液不能敷布而直趋下行，清浊不分而直下膀胱，致小便频多或有膏脂而甜；脾胃同居中焦，为水谷之海，脾胃受燥热所伤，胃火炽盛，脾阴不足，则消谷善饥而多食，胃火上炎而口渴多饮；久病脾虚，升降失职，精华与糟粕皆下趋注入小便，致多尿而尿甜；肾居下焦，肾气亏损，气化失常，难以蒸腾化气，固摄失权，致尿频量多。因此消渴一病，阴虚为本，燥热为标。若病久不愈，正气愈亏，则变证丛生。肺脾两虚则劳热骨蒸；肝肾阴亏则耳聋目瞀；燥热内结，蕴毒成脓可发为疮疡、痈疽；痰湿内阻，蒙蔽清窍而神识昏蒙。

【临床表现】

1 型糖尿病起病较急，多数患儿常因感染、饮食不当或情绪激惹的诱发而起病，临床上一般可表现为多饮、多尿、多食和体重减轻，称之为"三多一少"。婴幼儿多饮多尿不易发现，但易发生脱水和酸中毒。学龄儿童亦有因夜间遗尿而就诊者。病史较长的年长儿可见消瘦、精神不振和倦怠乏力等征象。

临床约 1/3 以上的糖尿病患儿出现糖尿病酮症酸中毒，急性感染、过食、诊断延误或突然中断胰岛素治疗等为引发酮症酸中毒的常见诱因。初期表现为突然进食减少，恶心呕吐，腹痛，关节或肌肉疼痛。继而迅速出现皮肤黏膜干燥，不规则深长呼吸，口中有酮味，严重者血压下降，嗜睡，甚至昏迷。常被误诊为肺炎、败血症、急腹症或脑膜炎等。血气分析显示不同程度的代谢性酸中毒，血和尿中酮体明显增高。

病程较久的糖尿病患儿可因治疗不当，出现生长发育迟滞而身体矮小、性发育延迟等并发症，后期可能出现糖尿病视网膜病、糖尿病肾病等。

【辅助检查】

1. 血液检查　①血糖：增高，随机检测血糖 ≥ 11.1mmol/L；空腹血糖 ≥ 7.0mmol/L；②血脂：血清胆固醇、甘油三酯均可明显增高；③血气分析和电解质检测：发生酮症酸中毒时血电解质紊乱，应测血 Na^+、K^+、Cl^-、CO_2CP、血 pH、血浆渗透压。

2. 尿液检查　①尿糖：血糖超过肾阈值（>8.0 ~ 10mmol/L）时，可尿糖阳性；②尿酮体：糖尿病酮症酸中毒时尿酮体阳性；③尿微量白蛋白排泄率（UAE）：正常人每分钟 <20μg，定量分析尿中白蛋白含量，可及时了解肾脏病变情况。

3. 糖化血红蛋白（HbA1c）　血红蛋白在红细胞内与血中葡萄糖或磷酸化葡萄糖呈非酶化结合，形成糖化血红蛋白。可以反映红细胞半寿期即 60 天内的血糖平均水平。正常人 <6.5%，未治疗患者常大于正常的 2 倍以上。糖尿病患儿 HbA1c 若 <7.5% 为较理想的控制水平。

4. 葡萄糖耐量试验（OGTT）　空腹或随机血糖能确诊者，一般不用做 OGTT。多用于无明显症状、尿糖偶尔阳性、血糖正常或稍高的患儿协助诊断。

5. 抗体检测　胰岛细胞自身抗体（ICA）、抗谷氨酸脱羧酶抗体（GAD）、酪氨酸磷酸化酶自身抗体（IA2）和胰岛素自身抗体（IAA），主要用于 1 型糖尿病的诊断与鉴别诊断。

【诊断与鉴别诊断】

1. 诊断　世界卫生组织和国际青少年糖尿病联盟的糖尿病诊断标准如下：①空腹血糖 ≥ 7.0mmol/L；②随机血糖 ≥ 11.1mmol/L；③糖耐量试验中 120 分钟血糖 ≥ 11.1mmol/L。凡符合上述任何一条即可诊断为糖尿病。儿童 1 型糖尿病一旦出现临床症状、尿糖阳性、空腹血糖达 7.0mmol/L 以上和随机血糖在 11.1mmol/L 以上，一般不需做 OGTT 就能确诊。

2. 鉴别诊断

（1）肾性糖尿病　无糖尿病症状，多在体检筛查尿常规时发现，血糖及胰岛素分泌正常。

（2）非糖尿病性葡萄糖尿症　如 Fanconi 综合征、肾小管酸中毒、胱氨酸尿症或重金属中毒等患儿都可发生糖尿，主要依靠空腹血糖测定，必要时可进行糖耐量试验。

（3）假性高血糖　短期大量食入或输入葡萄糖液或应激状态时，可有尿糖和 / 或血糖一过性增高。

（4）其他还原糖尿症　尿液中果糖和戊糖等其他还原糖均可使斑氏试液呈色，用葡萄糖氧化酶法检测尿液可以鉴别。

【治疗】

1. 治疗原则　1 型糖尿病是终身的内分泌代谢性疾病，应采取胰岛素治疗为主的综合性治疗措施，同时需要配合营养和饮食管理，适当运动和精神心理治疗，防治并发症。中医治疗可作为儿童糖尿病的辅助手段，根据疾病标本缓急，虚实阴阳，辨证施治，调整体质偏颇，改善患儿的生长发育状况。

2. 西医治疗

（1）胰岛素治疗

①胰岛素制剂和作用：目前所用胰岛素从作用时间上分为速效、短效、中效和长效类。各类制剂作用时间见表 11-1。

表 11-1　胰岛素的种类和作用时间

胰岛素种类	起效时间	高峰时间	维持时间
速效	10～20 分钟	0.5～1.5 小时	3 小时
短效（RI）	0.5～1 小时	2～4 小时	6～10 小时
中效（NPH）	1～4 小时	4～12 小时	16～24 小时
长效（PZI）	1～2 小时	无高峰	24～36 小时

②胰岛素的常用剂量与调节：新诊轻症患儿开始胰岛素治疗剂量为每日 0.5～1.0U/kg，青春期患儿则需适当增加。胰岛素治疗方案及剂量需要个体化，参考年龄、病程、生活方式及医师经验等因素确定并调节。每日胰岛素总量的分配一般分为 4 次：早餐前 30%～40%、中餐前 20%～30%、晚餐前 30%、临睡前 10%。一般饮食和运动量固定时血糖是调节胰岛素的根据。用 RI 时应根据每餐后及下一餐前的血糖调节次日该餐前的胰岛素剂量。每次增加或减少胰岛素的剂量不宜过大，以 1～2U 为宜。

③胰岛素应用的注意事项

a. 低血糖：是胰岛素治疗中最易发生的并发症。当胰岛素用量过大或胰岛素注射后未能及时进餐，或餐前运动量过大均可发生低血糖。严重低血糖可导致永久性脑损伤。因此，当发生低血糖时应及时加餐或引用含糖饮料。

b. 慢性胰岛素过量（Somogyi 现象）：为治疗 1 型糖尿病过程中常见情况。由于胰岛素慢性过量，在午夜至凌晨时发生低血糖，低血糖引发胰岛素抵抗激素分泌增多，使清晨出现高血糖，称低 - 高血糖反应。如清晨尿糖阴性或弱阳性，而尿酮体阳性，则提示可能夜间低血糖，应测早晨 2～3 时血糖。通过减少晚餐前或睡前胰岛素用量即可消除。

c. 慢性胰岛素不足：持久的胰岛素用量不足可使患儿长期处于高血糖状态，症状不能完全消除，导致生长缓慢、肝脾肿大、高血糖和高血脂，并易发生酮症酸中毒。

（2）营养管理　1 型糖尿病的饮食管理是为了使血糖能控制在要求达到的范围内，饮食应基于个人口味和嗜好，且必须与胰岛素治疗同步进行。

热量供给应满足儿童生长发育和日常生活的需要。每日总热量 kcaL（千卡）= 1000+［（70～100）× 年龄］，对年幼儿宜偏高。按糖类 50%～55%、蛋白质 15%～20%、脂肪 30%，脂肪宜用含不饱和脂肪酸的植物油，蛋白质宜选用动物蛋白。全日热量分三大餐和三次点心分配。早餐为总热量的 2/10，午餐和晚餐各 3/10，上午和下午的餐间点心各 0.5/10，睡前点心为 1/10。

（3）运动治疗　糖尿病患儿运动应在血糖控制良好后开始，并坚持每日固定时间运动，有利于热量摄入量和胰岛素用量的调节。运动前应减少胰岛素的用量或运动前后适当加餐，防止发生低血糖。

（4）酮症酸中毒的治疗

①纠正脱水、酸中毒及电解质紊乱

a.补液：补液方法有48小时均衡补液和24小时传统补液。目前国际上推荐采用48小时均衡补液法，目的是将纠正脱水的速度放慢，避免脑水肿的发生。48小时补液量＝累积丢失量＋生理维持量 ×2天。首先按20mL/kg，于30~60分钟输入生理盐水，扩充血容量，改善血液循环和肾功能。其余液体量以总张力1/2~2/3张，在48小时内匀速输入。而24小时传统补液法则遵循先快后慢、先浓后淡的原则，前8小时输入累积丢失量的1/2，余量在后16小时输入，维持液24小时均匀输入。

b.补钾：随着酸中毒的纠正，特别是胰岛素的应用，血钾迅速转入细胞内，使血钾迅速降低。因此需及时补钾。补液见排尿后，即加入氯化钾每日3~6mmoL/kg，钾浓度为40mmoL/L（0.3g/dL），进食后可改为口服。

c.纠正酸中毒：只有当血pH<6.9时才用碳酸氢钠纠正酸中毒，通常先给计算量的一半，再测血气，如pH>7.2时则不再需碱性液。

②应用胰岛素：一般在补液后1小时开始使用。最好用小剂量胰岛素持续静脉滴入。按0.05~0.1U/（kg·h）计算，加生理盐水中缓慢输入。输入1~2小时后，应复查血糖以调整输入量，血糖下降速度为2~5mmoL/h，以防止低血糖发生。

③控制感染：临床上酮症酸中毒时常并发感染，应采用有效的抗生素治疗。

（5）糖尿病的教育和监控

①糖尿病教育：包括糖尿病的性质和危害；糖尿病治疗的目的和原则；胰岛素注射技术和胰岛素剂量调整；饮食治疗的重要性和食谱的制定；运动疗法的选择及注意事项；血糖、尿糖、尿酮体的监测和记录；预防感染；糖尿病患儿及家长的心理治疗。

②糖尿病监控：每日应常规4次测量血糖（三餐前及临睡前），每周测一次凌晨2~3时血糖；每2~3个月检测一次糖化血红蛋白；每年检测1~2次尿微量白蛋白排泄率；严密观察血压。

3. 中医治疗

（1）辨证论治　主要按照八纲辨证结合脏腑辨证进行辨证论治。病初多为阴虚燥热，若失治误治，病情迁延，可由阴津亏虚发展为阴阳两虚，甚至虚阳浮越。久病不愈，若发疮、疖、痈等，需加用清热解毒之品；并发目盲，则治以滋补肝肾。

①肺热津伤

【证候】口渴多饮，随饮随渴，舌燥咽干，尿频量多，舌尖红，苔薄黄少津，脉洪数或细数。

【辨证】本证多见于病之初起，热伤肺津患儿。临床以多饮口渴，舌燥咽干，舌尖红少津为特征。

【治法】清热润肺，生津止渴。

【方药】玉女煎加减。若烦渴不止，小便频数，脉数乏力者为气阴两伤，加人参、黄芪，重用麦冬、天花粉、知母益气养阴，生津止渴。

②胃燥津伤

【证候】多食善饥，口渴多饮，形体消瘦，大便燥结，小便频数，舌红，苔黄，脉数。

【辨证】本证多见于病之极期，胃火炽盛患儿。临床以多食善饥，口渴多饮，形瘦便干为临床特征。

【治法】清胃泻热，养阴保津。

【方药】白虎加人参汤合增液汤加减。可加黄连、栀子清热泻火。

③肾阴亏损

【证候】尿频量多，口干舌燥，或渴而多饮，五心烦热，头昏乏力，腰膝酸软，形体消瘦，舌红，脉细数。

【辨证】本证多见于糖尿病病程较长患儿。临床以尿频量多，头昏腰酸，五心烦热为特征。

【治法】滋阴补肾，生津清热。

【方药】六味地黄丸加减。阴虚火旺而烦躁，五心烦热，盗汗，失眠者，可加知母、黄柏滋阴泻火；尿频明显可加益智仁、乌药或煅龙骨、煅牡蛎；视物不清可加决明子、菊花。

④阴阳两虚

【证候】小便频数，混浊如脂膏，甚则饮一溲一，腰膝酸软，头晕耳鸣，咽干唇燥，面容憔悴，耳轮干枯，四肢欠温，大便溏薄，舌淡，苔白而干，脉沉细无力。

【辨证】本证多见于消渴病病情重、病程长，肾之阴阳俱虚的患儿。临床以溲混如膏，腰酸腿软，唇燥面憔，肢冷便溏为特征。

【治法】育阴温阳，阴阳双补。

【方药】金匮肾气丸加减。可酌加覆盆子、桑螵蛸、金樱子补肾固摄。

（2）中成药

①六味地黄丸：用于肾阴亏虚证。每次 3~6g，每日 2 次。

②消渴丸：用于肺燥津亏，气阴两亏证。每次 3~5 丸，每日 3 次。

（3）针灸推拿

①耳针：取内分泌、胰、肾、三焦、神门、肺、胃。用王不留行籽或磁珠埋压，外以胶布固定，每 5 日换药 1 次，7 次为 1 疗程。

②推拿：头部取水沟、兑端、内分泌、神门穴，以点、叩、振、颤手法。腹部取章门、中极、横骨穴，以推、拿、摩、点手法。背部取小肠俞、肾俞、三焦俞，以捏脊手法为主。四肢取中渚、三阴交穴，以推、按、点、揉手法，每日 1 次，每次 15~20 分钟，15 天为 1 疗程。

【预防与调护】

1. 预防

（1）早期发现，及时治疗。如年长儿无故遗尿或夜尿增多需及时就诊。

（2）平时要注意锻炼身体，增强体质，避免反复感染。

2. 调护

（1）饮食要有规律，多样化，在营养师指导下，根据运动与饮食状况调整热卡供给，尽量考虑患儿口味与营养。

（2）父母及保育人员应注意观察，定时检测血糖，早期发现治疗中的不良反应与并发症，并及早治疗。

第三节　性早熟

性早熟（precocious puberty）是指儿童青春期特征提早出现的一类生长发育异常的内分泌疾病，国际上一般把女孩 8 岁之前，男孩 9 岁之前出现第二性征发育定义为性早熟。在临床上，性征与真实性别一致的称为同性性早熟，不一致者称为异性性早熟。儿童性早熟的发病率，由于不同国家、种族及地区间的生长发育资料评估的差异，在 0.6% ~ 1.7% 之间。本病女孩较男孩多见，男女比例约为 1:4。性早熟在古代医学文献中无相应病名。现代中医沿用性早熟做病名。

【病因病机】

1. 西医病因及发病机制

（1）病因与分类　性早熟的病因较为复杂，最新分为两大类，见表 11-2。

表 11-2　性早熟的病因和分类

中枢性性早熟 促性腺激素释放激素依赖	外周性性早熟 非促性腺激素释放激素依赖
1. 特发性（体质性） 2. 中枢神经系统病变 （1）颅内肿瘤或占位性病变 （2）颅内感染（脑炎、结核性脑膜炎等） （3）获得性脑损伤（外伤、化疗等） （4）原发性甲状腺功能减低 3. 外周性性早熟转化 4. 不完全性性早熟 （1）单纯性乳房早发育 （2）单纯性阴毛早现 （3）孤立性早潮	1. 同性性早熟 （1）女孩　卵巢囊肿、卵巢肿瘤、肾上腺肿瘤、异位分泌 HCG 肿瘤、McCune-Albright 综合征、外源性雌激素摄入 （2）男孩　先天性肾上腺皮质增生症、肾上腺皮质肿瘤、睾丸间质细胞瘤、异位分泌 HCG 肿瘤、外源性雄激素接触 2. 异性性早熟 （1）女孩　先天性肾上腺皮质增生症、外源性雄激素摄入、（男性性征）分泌雄激素的肾上腺皮质或卵巢肿瘤 （2）男孩　分泌雌激素的肾上腺皮质、睾丸肿瘤、（女性性征）异位分泌 HCG 肿瘤、外源性雌激素接触

（2）发病机制　青春期的生理发育和性器官成熟是受下丘脑 – 垂体 – 性腺轴（HPGA）的调控。青春期前，儿童的 HPGA 轴功能处于较低水平；青春期，下丘脑以脉冲形式分泌促性腺激素释放激素（GnRH），刺激垂体前叶分泌促性腺激素（Gn），即卵泡刺激素（FSH）和黄体生成素（LH），从而促进卵巢和睾丸发育，分泌雌二醇（E_2）和睾酮（T）。

中枢性性早熟又称真性性早熟，是由于儿童 HPGA 轴功能提前启动所致。下丘脑 GnRH 脉冲释放明显增强，垂体 LH、FSH 和卵巢、睾丸类固醇性激素浓度提前升高，配子开始形成，其发病机制复杂。其中原因不明者，称为特发性性早熟，又称为体质性性早熟，多见于女性。继发性性早熟则多见于中枢神经系统的异常。

假性性早熟又称外周性性早熟，非受控于 HPGA 轴，有第二性征的发育和性激素水平的升高，但是患儿的 HPGA 轴并未启动，反而受到体内存在的性激素的负反馈抑制，无性腺的发育。

NOTE

以前单独分类的不完全性性早熟，现在归为中枢性性早熟的变异，属提早的部分的中枢一过性发动，可能与患儿下丘脑负反馈机制尚未建立而受到致病因素刺激，出现一过性 FSH 和 E_2 的增高有关。部分会转化为中枢性性早熟。

2. 中医病因病机　中医认为肾与人体的生长、发育及生殖机能的成熟有密切关系，而乳房、阴部为足厥阴肝经循行部位，故人体正常的生长发育、性腺的成熟和"天癸"的期至，与肝肾功能有关。小儿为"稚阴稚阳"之体，易虚易实，易发生阴阳失衡，出现阴虚火旺、阴虚阳亢，对相应的病邪即致病因素（外因）存在明显的易感性。这种易感性，成为本病发生的主要内因。长期营养过剩，过食膏粱厚味，耗阴动火；或大量、长期摄入含有性激素的药物或食物；或者反复受到社会心理方面不良因素的影响，是导致本病发生的主要外因。

肾藏精，寓元阴元阳，主生殖、发育。小儿为稚阴稚阳之体，小儿"肾常虚""肝常有余"，在病因影响下，易出现肾阴阳失调，肾阴不足不能制阳，相火偏亢，阴虚火旺，性征提前，天癸早至；而肾虚，水不涵木，致肝阳偏亢，则见烦躁易怒；湿热熏蒸于上，则面部出现痤疮；湿热下注，则带下增多。

性早熟病因以体质易感为内因，加之多种外因综合作用。病机为儿童肝肾阴阳平衡失调，肾虚肝亢，阴虚火旺，相火妄动。病位主要在肝肾，以肾为主。

【临床表现】

1. 中枢性性早熟　正常青春期发育临床上可分为 5 期（Tanner 分期），性早熟患儿多提前。女性一般先有乳房发育，可有触痛，扪及乳核，逐渐发育成熟，成女性体态。继而大小阴唇发育，阴道分泌物增多及阴毛生长，然后月经来潮和腋毛出现。开始多为不规则阴道出血，亦无排卵，以后逐渐过渡到规则的周期性月经。男孩睾丸容积增大（≥ 4mL），逐渐阴茎增大，出现阴茎勃起及排精，并出现阴毛、痤疮、变声。由于过早发育引起患儿近期蹿长，骨骼生长加速，骨龄提前，骨骺可提前融合，影响终身高。中枢性性早熟临床表现中第二性征发育的顺序与正常发育是一致的，但是明显提前并且加速。

2. 外周性性早熟　有第二性征出现，但一般无性腺增大，下丘脑－垂体－性腺轴并未发动。性早熟表现根据不同病因表现有一定差异。如误服含性激素的药物、食物或接触含雌激素的化妆品，女孩多可出现乳房发育、乳头、乳晕色素沉着明显，甚至有阴道出血。男孩若出现性发育征象但睾丸大小无明显青春发育增大，应考虑排除肾上腺皮质增生、肾上腺肿瘤等。

【辅助检查】

1. 骨龄（BA）　左手和腕部 X 线摄片，采用 GP（Greulich–Pyle）图谱法或 TW_2 法读片，骨龄超过生活年龄 1 年以上可视为骨龄超前。

2. 超声检查　盆腔 B 型超声波检查子宫和卵巢形态学变化及卵泡大小变化，可以帮助判断女孩性腺发育的程度。男孩可检查睾丸和肾上腺皮质等部位。同时可以协助了解有无占位性病变。

3. CT 或 MRI 检查　对怀疑有中枢神经系统器质性病变或肾上腺皮质病变等患儿应进行脑部或腹部的扫描。

4. 激素测定　测定基础 FSH、LH、E_2 和 T 有一定的临床意义。性激素分泌有显著的年龄特点，其水平与发育程度相关。性早熟患儿性激素水平较同龄儿显著升高，性腺肿瘤者升高更明显。血清 17- 羟孕酮（17-OHP）及尿 17 酮类固醇升高提示先天性肾上腺皮质增生可能。血

T_3、T_4、TSH 测定有助于判断有无原发性甲状腺功能减低症。

5. GnRH 兴奋试验　亦称黄体生成素释放激素（LHRH）兴奋试验。其原理是通过 GnRH 刺激垂体分泌 LH 和 FSH，从而评价垂体促性腺激素细胞储备功能，对鉴别中枢性和外周性性早熟非常有价值。中枢性性早熟者静脉注射 LHRH 后 15～30 分钟，FSH 及 LH 水平成倍增高，LH/FSH>0.6。

【诊断与鉴别诊断】

1. 诊断　我国性早熟的年龄界限定义为：女孩 8 岁前、男孩 9 岁前出现性征发育，欧洲和日本的标准认为女性 9.5～10 岁前出现月经初潮也应属于性早熟的范畴。诊断程序首先应确定是否为性早熟；其次根据 Tanner 分期，确定性征的发育程度，再区分性早熟是中枢性还是外周性；还需要鉴别性早熟的病因，特发性还是器质性。

2. 鉴别诊断

（1）中枢性性早熟和外周性性早熟　可以通过 GnRH 兴奋试验鉴别。

（2）单纯性乳房早发育与中枢性性早熟　区别在于前者仅有乳房增大，无其他第二性征发育，且不伴有生长加速及骨龄提前变化，B 超检查子宫、卵巢容积无明显青春期增大。

（3）McCune-Albright 综合征　本症是由于 G 蛋白 α-亚基突变，可激活多种内分泌激素受体。患儿除性早熟表现外，尚伴有皮肤牛奶咖啡斑和骨纤维发育不良，部分患儿长期随访可发生多种内分泌腺体的肿瘤等病变。

【治疗】

1. 治疗原则　本病由于病因不同，治疗方法各不相同。一般临床上治疗性早熟多采用根据病情分阶段的中西医结合治疗：对占临床多数的部分性性早熟、外源性激素引起的假性性早熟以及特发性性早熟早期或轻症患儿，可以采用中医治疗为主；对部分特发性性早熟重症或后期，采用促性腺激素释放激素类似物治疗，可控制和延缓性成熟速度，抑制性激素引起的骨骺提前成熟，防止骨骺过早融合。

2. 西医治疗

（1）病因治疗　根据不同病因采取相应的治疗方法。

肿瘤占位病变引起者应手术摘除或进行放、化疗等；甲状腺功能减退者给予甲状腺激素补充治疗；先天性肾上腺皮质功能增生者采用肾上腺相关激素替代治疗。

（2）促性腺激素释放激素类似物（GnRHa）　此类药物是将天然 GnRH（10 肽）分子结构中的第 6 位甘氨酸换成 D-色氨酸、D-丝氨酸、D-亮氨酸或 D-组氨酸等长效合成激素，由于生物活性较天然显著提高，可导致受体活性调节下降，竞争性抑制自身分泌的 GnRH，减少垂体促性腺激素的分泌。按 50～100μg/kg 体重给药，每 4 周皮下或肌肉注射一次。有初潮患儿首剂两周后宜强化 1 次。少部分患儿可出现生长减速或甲状腺暂时受抑制等副作用。

3. 中医治疗

（1）辨证论治　性早熟治疗需辨病与辨证相结合。中医治疗适用于非器质性病因性早熟。本病辨证主要应以"肾"为主，阴虚火旺为本，部分伴有肝经郁热证候，可予疏肝泻火；若患儿喜荤少素，痰湿壅滞，可佐以健脾化痰；一般中医辨证宏观证候表现明显者多为中枢性性早熟，部分性早熟尤其婴幼儿主观中医证候不明显，舌脉指纹变异较大，可结合微观辨证，参考理化指标按阴虚火旺轻症给药。

①阴虚火旺

【证候】女孩乳房发育或伴其他性征及内外生殖器发育，甚者月经提前来潮；男孩睾丸容积增大（≥4mL），或伴喉结突出，变声，或有遗精。或伴有潮热，盗汗，五心烦热，便秘，舌红或舌尖红，苔薄白或少苔，脉数或细数。

【辨证】本证多见于单纯性乳房早发育和部分真性性早熟患儿病情早、中期。临床以第二性征过早发育，烦热盗汗，舌红少苔为特征。

【治法】滋补肾阴，清泻相火。

【方药】知柏地黄丸加减。五心烦热，可加竹叶、莲心清心除烦；盗汗，可加地骨皮、白薇养阴清热；阴道分泌物多，可加椿根白皮健脾燥湿。

②肝经郁热

【证候】女孩乳核增大，触之疼痛，阴道分泌物增多；男孩睾丸增大，阴茎增粗，阴茎勃起，变声。伴胸闷不舒，心烦易怒，痤疮，便秘，舌红，苔黄或黄腻，脉弦数或弦细数。

【辨证】本证可见于假性外源性性早熟和部分真性性早熟患儿。临床除性征发育外，多见患儿心烦易怒，便秘，舌红，脉弦为特征。

【治法】疏肝解郁，清利湿热。

【方药】丹栀逍遥散加减。乳房胀痛明显，可加香附、郁金疏肝理气；带下色黄量多，可加黄柏清热燥湿；口臭，可酌加黄连清胃火。

③痰湿壅滞

【证候】女孩乳核增大，阴道分泌物增多，阴唇发育，色素沉着，甚或月经来潮；男孩提前出现睾丸增大，阴茎增粗。伴形体偏肥胖，胸闷叹息，肢体困重，口中黏腻，多食肥甘，舌质红，苔腻，脉滑数。

【辨证】本证多见于营养过剩、肥胖患儿。临床患儿喜食肥甘厚味，多静少动，形体肥胖。

【治法】健脾燥湿，化痰散结。

【方药】知柏地黄丸合二陈汤加减。乳房硬结明显者，可加橘核、浙贝母、麦芽、山慈菇、皂角刺化痰散结；阴道分泌物多者，加椿根皮、芡实固涩止带；外阴瘙痒者，加地肤子、白鲜皮、椿根皮燥湿止痒。

（2）中成药

①知柏地黄丸：用于阴虚火旺型轻症。每次3g，每日2～3次口服。

②大补阴丸：用于阴虚火旺型轻症。每次3g，每日2～3次口服。

③逍遥丸：用于肝郁脾虚型轻症。每次3g，每日2～3次口服。

【预防与调护】

1.注意营养均衡荤素搭配，避免偏食、挑食，少吃油炸快餐，人工合成含糖饮料等食品，避免营养过剩或摄入过多有害化学品；不宜随便进补，尤其补肾药品及保健品，少接触含有性激素成分的食品、营养品和化妆品。

2.在儿童面前父母适当注意言行，对现代媒体中不适于儿童的与性相关的内容应加以限制。

3.同步进行性早熟儿童的青春期教育和心理辅导，防止出现精神心理疾病。

【临证思维与启迪】

儿童性早熟非一个疾病，而是一类疾病，首先需要辨病，需要排除一些继发性疾病引起的性早熟，如肿瘤、中枢神经系统损伤，McCune- Albright 综合征器质性性早熟等。对于临床大多数非器质性病因的性早熟，儿科界实际上已经形成一个分阶段、分病情轻重的分别采用中西治疗的中西医结合诊疗方案。临证思维方多采取宏观辨证与微观辨证相结合的方式。

部分假性性早熟、单纯性乳房早发育和真性性早熟患儿早期，阴虚、肝郁或痰湿等中医证候表现不明显，甚至宏观辨证无证可辨，则要根据病史询问如饮食和生活习惯，结合临床经验，详细询问病史，辅助检查，可按照肾虚火旺证或肝郁或痰凝轻症辨证，单用中医药治疗即可。临床约 1/3 单纯性乳房早发育患儿可进展为特发性中枢性性早熟，则可根据病情和中医证候审证治疗。

特发性性早熟又称体质性性早熟，临床占性早熟多数，大多数患儿表现出典型的肾虚火旺证、肝经郁热证，或伴痰湿（热）阻滞，或一种证型为主，同时兼有其他两型的中医证候，需要临床根据患儿病情、病程及理化指标等微观辨证指标分别对待。若患儿发病早期、性征如乳房 Tanner 在 3 期以下，GnRH 兴奋试验结果尚可（0.6<LH/FSH<1，LH<10），骨龄与年龄相当或较年龄超前在 1 岁以内，成年预期身高较高的患儿，这部分患儿属于临床缓慢进展性，可根据病情和表现审证单独中医药治疗，可有效减缓患儿性早熟的进展速度；若患儿病程持续 1 年以上，性征在 Tanner3 期以上，GnRH 兴奋试验反应明显（LH/FSH>1，LH>10），骨龄较年龄超前在 1 岁以上，成年预测身高随访中明显减少，病情呈快速进展型，则需要及时给予注射促性腺激素释放激素并维持治疗。

第十二章　结缔组织病及免疫性疾病

第一节　风湿热

风湿热（rheumatic fever，RF）是一种由咽喉部感染 A 组乙型溶血性链球菌后反复发作的急性或慢性风湿性疾病。临床表现以关节炎和心肌炎为主，可伴有发热、皮疹、皮下小结、舞蹈病等。急性发作时通常以关节炎较为明显，急性发作后常遗留轻重不等的心脏损害，尤其以瓣膜病变最为明显，形成慢性风湿性心脏病或风湿性瓣膜病。本病多见于 5～15 岁儿童和青少年，无性别差异。四季均可发病，以冬春季多见。

本病属中医"痹证"范畴，因经常出现发热，故与热痹尤为接近，如并发心肌炎，可参照"心悸"进行辨证论治。

【病因病机】

1. 西医病因、发病机制及病理

（1）病因　风湿热是 A 组乙型溶血性链球菌咽峡炎后的自身免疫性疾病。该菌引起的咽峡炎患儿中 0.3%～3% 于 1～4 周后发生风湿热。影响本病发生的因素有：1）链球菌在咽峡部存在时间越长，发病的机会越大；2）特殊的致风湿热 A 组溶血性链球菌菌株；3）患儿的遗传学背景，一些人群具有明显的易感性。

（2）发病机制

①链球菌抗原的分子模拟：是风湿热发病的主要机制。A 组乙型溶血性链球菌的细胞壁外层的 M 蛋白和 M 相关蛋白、中层多糖中 N–乙酰葡糖胺和鼠李糖均与人体心肌、心瓣膜糖蛋白有共同抗原；细菌的荚膜透明质酸与人体关节、滑膜有共同抗原；细菌的细胞膜的脂蛋白与人体心肌肌纤维膜和丘脑下核、尾状核有共同抗原。在链球菌感染后产生的特异抗体，一方面可清除链球菌起到保护作用，另一方面这种抗体与人体抗原产生交叉免疫反应而导致器官的损害。

②免疫复合物反应：链球菌抗原与抗链球菌抗体作用形成的免疫复合物可沉积于关节、心肌、心瓣膜，激活补体成分产生炎性病变。

此外，宿主遗传背景导致的易感性、免疫应答中的细胞免疫损伤及 A 组溶血性链球菌产生的外毒素和胞外酶对人体心肌和关节的直接毒性作用，在该病的发病机制中也起到了一定的作用。

（3）病理　病变的发展过程分为三期。

①急性渗出期：主要累及心脏、关节滑膜及其周围组织、皮肤等结缔组织，表现为变性、

水肿、淋巴细胞和浆细胞浸润等渗出性炎症反应；心包膜纤维素性渗出，关节腔内浆液性渗出。本期持续约 1 个月。

②增生期：出现本病特征性的风湿小体（Aschoff 小体）。Aschoff 小体中央为胶原纤维素样坏死物质，外周有淋巴细胞、浆细胞和巨大的多核细胞（风湿细胞）浸润，好发部位为心肌、心瓣膜、心外膜、关节处皮下组织和腱鞘，是诊断风湿热的病理依据。此期持续 3~4 个月。

③硬化期：风湿小体中央变性和坏死物被吸收，炎症细胞减少，纤维组织增生和瘢痕形成。心瓣膜增厚，形成瘢痕。二尖瓣最常受累，其次为主动脉瓣，很少累及三尖瓣。此期约持续 2~3 个月。

此外，大脑皮层、小脑、基底核可见散在非特异性细胞变性和小血管透明变性，可能是舞蹈病的病理基础。

2. 中医病因病机　痹证的病因既有内因，又有外因，内因责之于小儿体质虚弱，外因则责之于风寒湿热之气夹杂。风寒湿热之邪外侵皮腠，壅塞于筋骨关节之间，进而内舍于心，致心脉运行不畅而成痹证。

（1）湿热阻络　小儿稚阴稚阳，卫外不固，若感受风热之邪与湿邪相并，或因风寒湿邪郁久从阳化热，热邪与人体气血相搏，阻于经络，气血运行不畅，使肌肉、关节失养而致见关节红肿热痛、发热等证候。

（2）寒湿阻络　小儿阳气未充，腠理不固，长期居处潮湿，或感受寒湿之邪，寒邪收引，湿邪黏滞，寒湿壅阻经络，气血运行不畅，则筋脉失养而致关节酸痛，局部不红，遇寒加剧，得温痛减等证候。

（3）风湿痹心　痹证迁延，正虚邪恋，五脏气血虚少，经脉凝滞，气血不畅，波及于心，导致心脉痹阻，血不养心而导致心悸气短，舌色紫暗。

（4）心脾阳虚　久病必虚，痹证日久损伤阳气，导致心脾阳虚，水液失于温化而泛溢周身，出现心悸、气促不能卧、水肿等证候。

（5）气虚血瘀　疾病日久，营血化生不足，气血亏虚，则心脉痹阻，血行不畅，瘀血由之而生，出现神疲乏力、心悸、唇甲发绀等气虚血瘀之证。

（6）阴虚风动　若湿热久羁，郁火伤阴，筋脉失养，引动肝风，以致手足舞蹈，挤眉眨眼，努嘴吐舌等。

此外，若风邪留于肌肤腠理之间，营卫不和，皮肤可见环形红斑；若湿邪蕴郁，凝结于肌肉筋脉之间可见皮下小结。

风为阳邪，善行而数变；湿为阴邪，停滞而留恋。故本病起病较急，病情缠绵，且易复发。病初多属实证，久则正虚邪实，虚实夹杂。

【临床表现】

急性风湿热发生前 1~6 周常有链球菌咽峡炎病史。风湿热多呈急性起病，亦可为隐匿性进程。病初多有发热、咽痛、颌下淋巴结肿大、疲倦、面色苍白、多汗、鼻出血等症状，随后出现风湿热的特征性表现。风湿热有 5 个主要表现：心肌炎、游走性多发性关节炎、舞蹈病、皮下结节及环形红斑，这些表现可以单独出现或合并出现。

1. 心肌炎　40%~50% 的风湿热患者累及心脏，一般于起病 1~2 周内出现心肌炎的症状。

初次发作时以心肌炎和心内膜炎最多见，同时累及心肌、心内膜和心包膜者，称为全心炎。

（1）心肌炎　轻者可无症状，重者可伴不同程度的心力衰竭。心肌受累时可出现如下表现：①心率加快，与体温升高不成比例；②心尖部第一心音低钝，有时可闻及奔马律，心尖部可听到轻度收缩期吹风样杂音；③心电图可显示 P-R 间期延长，伴 T 波低平和 ST 段异常，或心律失常；④心脏轻度或明显扩大。

（2）心内膜炎　急性期瓣膜损害多为充血水肿，恢复期可逐渐消失。多次复发可造成心瓣膜永久性瘢痕形成，导致风湿性心瓣膜病，主要侵犯二尖瓣和 / 或主动脉瓣，造成关闭不全。二尖瓣关闭不全表现为心尖部 2～3/6 级吹风样全收缩期杂音，向腋下传导，有时可闻及二尖瓣相对狭窄所致舒张中期杂音；主动脉瓣关闭不全时胸骨左缘第 3 肋间可闻及舒张期叹气样杂音。超声心动图检查能敏感地发现临床听诊无异常的隐匿性心瓣膜炎。

（3）心包炎　患儿可有心前区疼痛。积液量很少时，于心底部听到心包摩擦音，超声心动图可确诊少量心包积液；积液量多时心音遥远，有颈静脉怒张、肝肿大等心包填塞表现，X 线检查心影向两侧扩大呈烧瓶形，心电图示低电压，早期 ST 段抬高，随后 ST 段回到等电线，并出现 T 波改变。临床上有心包炎表现者，提示心肌炎严重，易发生心力衰竭。

2. 关节炎　见于 50%～60% 患儿，以游走性和多发性为特点，主要累及四肢大关节，不对称分布，表现为局部关节红、肿、热、痛，功能障碍；可同时侵犯数个关节，或从一个关节到另一个关节游走，一般在数日或数周消失，不留畸形。X 线检查无关节面破坏。

3. 舞蹈病　起病缓慢，表现为面部或四肢肌肉不自主、无目的地快速运动，如伸舌歪嘴、挤眉弄眼、耸肩缩颈、语言障碍、书写困难、细微动作不协调等锥体外系神经系统症状，在兴奋或注意力集中时加剧，入睡后消失，常伴肌无力和情绪不稳定。以 8～12 岁女孩多见，病程 3 个月左右。

4. 皮肤症状

（1）皮下小结　常在起病后数周出现，常伴发严重心肌炎。小结呈坚硬、圆形、无痛，直径在 0.5～1cm，与皮肤不粘连，可活动，主要分布于肘、腕、膝、踝等关节的伸侧面，或枕部、前额头皮以及胸、腰椎棘突的突起部位。经 2～4 周自然消失。

（2）环形红斑　较少见，环形或半环形边界清楚的粉红色斑，边缘稍隆起，环内肤色正常。见于四肢关节的屈侧面和躯干，呈一过性，或时隐时现呈迁延性，可持续数周。

【辅助检查】

1. 链球菌感染的证据　咽拭子培养仅 1/3 患儿可发现 A 组乙型溶血性链球菌；链球菌感染 1 周后，患儿抗链球菌溶血素 "O"（ASO）滴度开始上升，2 个月后逐渐下降。此外，尚有抗脱氧核糖核酸酶 B（Anti-DNase B）、抗链激酶（ASK）、抗透明质酸酶（AH）等抗体滴度上升。这些抗体增高只能说明近期有过链球菌感染，提示风湿热可能。

2. 风湿热活动指标　C 反应蛋白阳性、黏蛋白增高、周围血常规示白细胞计数及中性粒细胞增高、血沉增快、α_2 球蛋白增高，可提示风湿活动，但均非风湿热所特有指标。

【诊断与鉴别诊断】

1. 诊断标准　按 1992 年修订的 Jones 风湿热诊断标准（表 12-1），结合病史、症状和实验室检查结果进行综合分析。在确定链球菌感染证据的前提下，有两项主要表现或一项主要表现加两项次要表现，提示风湿热高度可能。但作出完整诊断应注意三点：①除外其他疾病；②有无心肌炎以决定治疗和预后；③是否处于风湿活动。由于近年风湿热不典型和轻症病例增多，硬性按照 Jones 标准，易造成诊断失误。因此应进行综合判断，必要时需追踪观察，方能提高确诊率。

表 12-1　风湿热的诊断标准

主要表现	次要表现	链球菌感染证据
心肌炎	发热	咽试培养阳性
多关节炎	关节痛	快速链球菌抗原试验阳性
舞蹈病	风湿热既往史	抗链球菌抗体滴度升高
环形红斑	血沉增高、CRP 阳性	近期猩红热病史
皮下小结	P-R 间期延长	

注：主要表现为关节炎者，关节痛不再作为次要表现；主要表现为心肌炎者，P-R 间期不再作为次要表现。

2. 鉴别诊断

（1）幼年类风湿关节炎　多见于 3 岁以下小儿，侵犯小关节较多，很少呈游走性，反复发作后遗留关节畸形。病程长者 X 线骨关节摄片可见关节面破坏，关节间隙变窄和邻近骨骼骨质疏松。

（2）结核性风湿病　为结核菌感染引起的变态反应性关节炎，结核菌素试验强阳性，可有原发复合征和支气管淋巴结核等病灶，可伴有疱疹性角膜结膜炎。

（3）感染性心内膜炎　先天性心脏病或风湿性心脏病合并感染性心内膜炎时易与风湿性心脏病伴风湿活动相混淆，长期发热、贫血、脾肿大、皮肤瘀斑或其他栓塞症状有助于诊断，血培养阳性，超声心动图可看到心瓣膜或心内膜有赘生物。

【治疗】

1. 治疗原则　西医提倡早期应用抗生素，以清除链球菌感染，同时合理应用抗风湿药及肾上腺皮质激素以减轻机体的非特异性炎症；中医则病初以祛邪为主，病久以扶正为要，同时配合针灸、推拿等综合治疗。

2. 西医治疗

（1）控制链球菌感染　应用青霉素 80 万 U 肌肉注射，每日 2 次，持续 2 周，以彻底清除链球菌感染。青霉素过敏者可改用其他有效抗生素，如红霉素等。

（2）抗风湿治疗　以应用水杨酸制剂和肾上腺皮质激素为主，两药均有退热、消除关节症状及抑制心肌炎的作用。

有心肌炎者宜早期使用肾上腺皮质激素，泼尼松每日 2mg/kg，每日最大量 ≤ 60mg，分次口服，一般 2～4 周后减量，总疗程 8～12 周。一般急性风湿热病例，特别是不合并心肌炎的患儿，可采用水杨酸制剂治疗，常用的阿司匹林剂量为每日 100mg/kg，每日最大量 ≤ 3g，分次服用，2 周后逐渐减量，疗程 4～8 周。

（3）对症治疗　有充血性心力衰竭时应视为心肌炎复发，及时静脉注射大剂量糖皮质激素，如甲基强的松龙，每日 10～30mg/kg，每日 1 次，连用 1～3 天。慎用洋地黄制剂。同时低盐饮食、吸氧，可给予利尿剂、洋地黄制剂和血管扩张剂，并注意限制液体入量，纠正电解质紊乱。舞蹈病可用苯巴比妥、地西泮等镇静剂。

3. 中医治疗

（1）辨证论治　本病以八纲辨证、脏腑辨证为主。初起以实证为多，根据感受风、寒、湿、热之邪的不同特点，分别投以祛风、散寒、利湿、清热等法；久病耗伤气血，损及肝肾，治疗当以扶正为先，或扶正祛邪并用；若病延日久，内舍于心，出现心脉瘀阻、脾虚水泛、耗伤气阴的证候，当明辨标本虚实之主次而治之。

①湿热阻络

【证候】发热恶风，汗出，关节肿痛，局部灼热，或呈游走性，可有鼻衄，皮肤红斑，小便短赤，大便黏滞不爽，舌质红，苔黄厚腻，脉滑数。

【辨证】本证以发热口渴，关节肿痛，大便黏滞不爽为临床特征。

【治法】清热化湿，祛风通络。

【方药】宣痹汤加减。若热重，加生石膏、黄芩、板蓝根清热解毒；关节肿胀，加威灵仙、牛膝、丝瓜络以通络；关节痛剧，加姜黄、海桐皮通络止痛；皮肤红斑，加牡丹皮、紫草凉血化斑；口渴，加麦冬、石斛养阴生津；鼻衄，加鲜仙鹤草、白茅根凉血止血。

②寒湿阻络

【证候】关节酸痛，局部不红，遇寒加剧，得温痛减，或有低热，气短乏力，心悸怔忡，舌质淡，苔白腻，脉濡缓。

【辨证】本证以关节酸痛，局部不红，遇寒加剧为临床特征。

【治法】散寒除湿，通络止痛。

【方药】蠲痹汤合独活寄生汤加减。若关节肿胀，皮肤色白，加防己、木瓜、苍术以祛湿；肌肤麻木不仁，加海桐皮、稀莶草祛风湿，通经络；疼痛剧烈，局部不红，可加制附片温经散寒。

③风湿痹心

【证候】发热不退，头重身困，心悸气短，疲乏无力，关节肿痛，纳呆泛恶，舌质淡，苔腻，脉濡滑。

【辨证】本证以关节肿痛，心悸气短，疲乏无力为临床特征。

【治法】祛风除湿，通络宁心。

【方药】大秦艽汤加减。若心悸肢冷，加桂枝、白芍、郁金温经散寒；若纳呆泛恶，加法半夏、焦山楂降逆止呕。

④心脾阳虚

【证候】心悸怔忡，动则气短，难以平卧，面色无华，浮肿尿少，手足不温，舌质淡胖，苔薄白，脉结代。

【辨证】本证以心悸怔忡，动则气短，浮肿尿少，手足不温为临床特征。若不及时治疗可出现心阳虚脱、阴竭阳脱等危证。

【治法】温阳利水。

【方药】真武汤合金匮肾气丸加减。如喘息不得卧，自汗出者，可加人参、五味子、煅牡蛎、煅龙骨益气敛汗固脱；心悸甚，加人参、丹参、炙甘草养阴益气复脉。

⑤气虚血瘀

【证候】病程日久，神疲乏力，心悸气短，动则尤甚，面晦颧红，唇甲发绀，形体瘦弱，舌质紫暗，苔薄，脉细弱或结代。

【辨证】本证病程较长，临床以神疲乏力，心悸气短，唇甲发绀为特征。

【治法】养血活血，益气通脉。

【方药】补阳还五汤加减。若纳呆食少，疲乏无力甚者，可酌加党参、茯苓、白术健脾益气；若咳喘甚而有黏痰者，可酌加苏子、杏仁、白芥子、法半夏祛痰宣肺平喘；若咳嗽咯血甚者，加三七散瘀止血。

⑥阴虚风动

【证候】不自主动作，皱眉挤眼，努嘴吐舌，精神疲倦，肢体消瘦，手足心热，头晕目眩，夜寐多汗，舌质红，少苔，脉细数。

【辨证】本证多见于疾病后期，临床以不自主动作，神疲形瘦，手足心热，舌红少苔为特征。

【治法】滋补肝肾，活血通络

【方药】三甲复脉汤加减。肢体拘急，疼痛不适加伸筋草、鸡血藤舒筋活络；阴虚症状明显者加西洋参、石斛、玉竹养阴生津；不自主动作过于频繁时加全蝎、蜈蚣息风止痉。

（2）中成药　四妙丸，用于湿热阻络证。每次 3～6 岁 2g，7～9 岁 4g，9 岁以上 6g，每日 3 次口服。

（3）针灸疗法

①针刺治疗：关节痛常用穴位为肩髃、曲池、外关、后溪、环跳、阳陵泉、绝骨、足三里、膝眼等，每次取 3～5 穴，中强刺激，以泻法为主，适用于较大儿童；心肌炎常用穴位为间使、神门、郄门、心俞、膻中等。每日 1 次，10 次为一疗程。

②灸法：采用温和灸法，可用于寒湿性关节疼痛。

（4）推拿疗法　发热重清天河水，开天门，推坎宫；上肢关节痛揉肩井，推三关，揉一窝风；下肢关节痛按揉足三里，掐膝眼，揉昆仑，拿委中。每日 1 次，10 次为一疗程。

【预防与调护】

1. 预防

（1）初次发作的预防　无风湿热病史儿童主要是增强体质，防止上呼吸道感染，避免寒冷潮湿，及时应用青霉素治疗链球菌性咽峡炎可有效预防风湿热的发生。

（2）复发的预防　是指对已患过风湿热的小儿进行预防。首选药物为苄星青霉素（长效青霉素），每月肌肉注射 120 万 U 以预防链球菌感染，注射期限至少 5 年，最好延长到 25 岁。有风湿性心脏病者，宜作终身药物预防。对青霉素过敏者可改用红霉素类药物口服，每月口服 6～7 天，疗程同前。

（3）预防细菌性心内膜炎　风湿热或风湿性心脏病患儿，当拔牙或行其他手术时，术前、后应给予抗生素静脉滴注预防细菌感染。

2. 调护

（1）急性期应卧床休息，期限取决于心脏受累程度和心功能状态。在急性期无心肌炎患儿，应卧床休息 2 周；有心肌炎无心力衰竭者应卧床休息 1 个月；有心肌炎并心力衰竭者应绝对卧床休息 2 ~ 3 个月。

（2）对于关节肿痛者应控制活动。

【预后】

风湿热预后主要取决于心肌炎的严重程度、是否复发、有无并发症、是否早期诊断与接受合理治疗，以及是否按期进行预防风湿热复发措施。严重心肌炎伴充血性心力衰竭者预后较差。

第二节　幼年特发性关节炎

幼年特发性关节炎（juvenile idiopathic arthritis，JIA）是儿童时期常见的风湿性疾病，以慢性关节滑膜炎为主要特征，常伴全身发热、皮疹、肝脾和淋巴结肿大、胸膜炎及心包炎等全身多脏器损害。该病命名繁多，如幼年类风湿关节炎、Still 病、幼年慢性关节炎、幼年型关节炎等。多数患儿预后良好，少数患儿可能留下关节永久损害和慢性虹膜睫状体炎，是小儿时期致残的主要原因。可发生于任何年龄，但 1 岁以内少见。

根据临床症状，可归属于中医"温病""痹证""尪痹"等范畴。尪痹是指因风、寒、湿、热之邪留滞于筋骨关节，久之损伤肝肾气血，以关节晨僵、小关节对称性多发性肿痛，活动受限，甚至僵硬变形为主要表现的一类疾病。

【病因病机】

1. 西医病因、发病机制及病理

（1）病因与发病机制　病因至今尚不明确，可能与多种因素有关。

①感染因素：虽有许多关于细菌（链球菌、耶尔森菌、空肠弯曲菌和沙门菌属等）、病毒（细小病毒 B_{19}、风疹病毒和 EB 病毒等）、支原体和衣原体感染与本病有关的报道，但都不能证实是诱导本病的直接原因。

②遗传因素：很多资料证实 JIA 具有遗传学背景，研究最多的是人类白细胞抗原（HLA），具有 HLA-DR4（特别是 DR1*0401），DR8（特别是 DRB1*0801）和 DR5（特别是 DRI*1104）位点者是 JIA 的易发病人群。其他与 JIA 发病有关的 H LA 位点为 HLA-DR6、HLA-A2 等。

③免疫学因素：有许多研究证实 JIA 为自身免疫性疾病，主要证据有：部分患儿血清和关节滑膜液中存在类风湿因子（RF）和抗核抗体（ANA）等自身抗体；外周血 $CD4^+T$ 细胞克隆扩增；多数患儿的血清 IgG、IgM 和 IgA 上升；血清和关节滑膜液中炎症细胞因子明显增高；关节滑膜液中有 IgG 包涵体和类风湿因子的吞噬细胞（类风湿关节炎细胞，RAC）。

综上所述，JIA 的发病机制可能为：各种感染性微生物的特殊成分作为外来抗原，作用于具有遗传学背景的人群，激活免疫细胞，通过直接损伤或分泌细胞因子、自身抗体触发异常免疫反应，引起自身组织的损害和变性。

（2）病理　主要病理改变为关节的慢性非化脓性滑膜炎。早期受累关节呈非特异性水肿、充血、纤维蛋白渗出、淋巴细胞和浆细胞浸润。继之滑膜增生形成绒毛状突出于关节腔中，附着于软骨上并向软骨延伸形成血管。软骨被吸收，软骨下骨质被侵蚀，随之关节面相互粘连，并被纤维性或骨性结缔组织所代替，引起关节畸形、僵直。受累关节附近可发生肌炎、腱鞘炎、骨质疏松、骨膜炎；皮疹部位毛细血管有炎性细胞浸润，皮下小结中心为坏死组织、纤维素和免疫复合物及增生的纤维细胞、肉芽肿；胸膜、心包膜和腹膜呈非特异性纤维素性浆膜炎；眼部病变可见虹膜睫状体炎及肉芽肿样浸润。

2. 中医病因病机 本病内因主要为胎禀不足、脏腑虚损、气血亏虚、营卫不和、腠理不固；外因为感受风寒湿热之邪。外邪侵袭，使肌肉、筋骨、关节痹阻，气血运行不畅，瘀血内生，凝津成痰，痰瘀互结关节，致关节肿痛，僵硬变形。

患儿冒雨涉水，居处潮湿，或因气候变化，均易受风寒湿邪侵袭，寒湿凝滞关节，气血运行不畅，则关节肿痛，得暖痛减，遇寒加重，形成寒痹。若素体阳气偏亢，内有蕴热或阴虚阳亢之体，感受外邪易从热化，或风、寒、湿邪留注经络关节日久不愈，郁而化热，损伤血脉，致关节灼热红肿疼痛，而形成热痹。小儿为纯阳之体，外邪化热生火，热毒内传，充斥表里，气营两燔，病情发展迅速，可致高热弛张，汗多渴饮，甚至烦躁谵语。痹病日久，风寒湿热之邪留注经络关节，瘀血内生，津凝成痰，痰瘀互结致关节僵硬变形，痛有定处。若寒邪伤阳，进一步可致阳虚寒凝；或热邪伤阴，致阴虚火旺；或耗损气血，致气血亏虚，引起经络、筋骨、关节失养，不荣而痛，僵硬变形，屈伸受限；正虚体弱，屡发不已，日久病邪内舍于脏，致心、脾、肝、肾等内脏虚损，肝藏血，主筋，肾藏精，主骨，肝肾同源，以养筋骨。若肝肾精血不足，邪气侵袭筋骨，痹阻经络，流注关节，渐至筋挛骨松、关节变形，终成残疾。

【JIA 的分类及临床表现】

1. 幼年特发性关节炎分类

为了便于国际协作，国际风湿病学联盟将儿童期不明原因的关节肿胀并持续 6 周以上的关节炎，定名为幼年特发性关节炎，此分类已逐渐取代原有的美国应用的幼年类风湿关节炎和欧洲应用的幼年慢性关节炎这两个分类标准。见表 12-2。

表 12-2 幼年特发性关节炎分类与美国和欧洲分类的比较

美国风湿病学会（ACR）	欧洲风湿病联盟（EULAR）	国际风湿病联盟（ILAR）
幼年类风湿关节炎（JRA）	幼年慢性关节炎（JCA）	幼年特发性关节炎（JIA）
全身型	全身型	全身型
多关节炎型	多关节炎型 JCA	多关节炎型（RF 阴性）
		多关节炎型（RF 阳性）
少关节炎型	幼年类风湿关节炎	少关节炎型
	少关节炎型	持续型
		扩展型
	银屑病性关节炎（JpsA）	银屑病性关节炎
	幼年强直性脊柱炎（JAS）	与附着点炎症相关的关节炎
		其他关节炎

2. 各型幼年特发性关节炎的定义及临床特点（欧洲分类）

（1）全身型关节炎（systemic JIA） 任何年龄皆可发病，但大部分起病于 5 岁以前。

①定义：每日发热至少 2 周以上，伴有关节炎，同时伴随以下②～⑤项中的一项或更多

症状。

②短暂的、非固定的红斑样皮疹。

③淋巴结肿大。

④肝脾肿大。

⑤浆膜炎：如胸膜炎和心包炎。

⑥应排除下列情况：银屑病患者；8 岁以上 HLA-B27 阳性的男性关节炎患儿；家族史中一级亲属有 HLA-B27 相关的疾病（强直性脊柱炎、与附着点炎症相关的关节炎、急性前葡萄膜炎或骶髂关节炎）；两次类风湿因子阳性，两次间隔为 3 个月。

本型的发热呈弛张高热，每天体温波动在 36℃~40℃。其皮疹特点为随体温升降而出现或消退。关节症状主要是关节痛或关节炎，发生率在 80% 以上，为多关节炎或少关节炎，常在发热时加剧，热退后减轻或缓解。关节症状既可首发，又可在急性发病数月或数年后才出现。部分有神经系统症状。

（2）多关节型，类风湿因子阴性（polyarticular JIA，RF negative）

①定义：发热最初 6 个月 5 个关节受累，类风湿因子阴性。

②应排除下列情况：银屑病患者；8 岁以上 HLA-B27 阳性的男性关节炎患儿；家族史中一级亲属有 HLA-B27 相关的疾病（强直性脊柱炎、与附着点炎症相关的关节炎、急性前葡萄膜炎或骶髂关节炎）；两次类风湿因子阳性，两次间隔为 3 个月；全身型 JIA。

本型任何年龄都可起病，但起病有两个高峰，即 1~3 岁和 8~10 岁。女孩多见。受累关节 ≥ 5 个，多为对称性。大小关节均可受累，颞颌关节受累时可致张口困难，小颌畸形。有 10%~15% 患者最终出现严重关节炎。

（3）多关节型，类风湿因子阳性（polyarticular JIA，RF positive）

①定义：发热最初 6 个月 5 个关节受累，类风湿因子阳性。

②应排除下列情况：银屑病患者；8 岁以上 HLA-B27 阳性的男性关节炎患儿；家族史中一级亲属有 HLA-B27 相关的疾病（强直性脊柱炎、与附着点炎症相关的关节炎、急性前葡萄膜炎或骶髂关节炎）；全身型 JIA。

本型发病亦以女孩多见。多于儿童后期起病，本型临床表现基本上与成人 RA 相同。关节症状较类风湿阴性组为重，后期可侵犯髋关节，最终约半数以上发生关节强直变形而影响关节功能。除关节炎表现外，可出现类风湿结节。

（4）少关节型（oligoarticular JIA）

①定义：发病最初 6 个月 1~4 个关节受累。疾病又分两个亚型，①持续性少关节型 JIA：整个疾病过程中关节受累均在 4 个以下；②扩展型少关节型 JIA：在疾病发病后 6 个月发展成关节受累 ≥ 5 个，约 20% 患儿有此情况。

②应排除下列情况：银屑病患者；8 岁以上 HLA-B27 阳性的男性关节炎患儿；家族史中一级亲属有 HLA-B27 相关的疾病（强直性脊柱炎、与附着点炎症相关的关节炎、急性前葡萄膜炎或骶髂关节炎）；两次类风湿因子阳性，两次间隔为 3 个月；全身型 JIA。

本型女孩多见，起病多在 5 岁以前。多为大关节受累，膝、踝、肘或腕等大关节为好发部位，常为非对称性。虽然关节炎反复发作，但很少致残。20%~30% 患儿发生慢性虹膜睫状体炎而造成视力障碍，甚至失明。

（5）与附着点炎症相关的关节炎（enthesitis related JIA，ERA）

①定义：关节炎合并附着点炎或关节炎或附着点炎症，伴有以下情况中至少2项：a.骶髂关节压痛或炎症性腰骶部及脊柱疼痛，而不局限在颈椎；b. HLA-B27阳性；c. 8岁以上的男性患儿；d.家族史中一级亲属有HLA-B27相关的疾病（强直性脊柱炎、与附着点炎症相关的关节炎、急性前葡萄膜炎或骶髂关节炎）。

②应排除下列情况：a.银屑病患者；b.两次类风湿因子阳性，两次间隔为3个月；c.全身型JIA。

本型以男孩多见，多于8岁以上起病。四肢关节炎常为首发症状，但以下肢大关节如髋、膝、踝关节受累多见，表现为肿、痛和活动受限。

骶髂关节病变可于病初发生，但多数于起病数月至数年后才出现。典型症状为下腰部疼痛，初为间歇性，数月或数年后转为持续性，疼痛可放射至臀部，甚至大腿。直接按压骶髂关节时有压痛。随着病情发展，腰椎受累时可致腰部活动受限，严重者病变可波及胸椎和颈椎，使整个脊柱呈强直状态。在儿童常只有骶髂关节炎的X线改变，而无症状和体征。

患儿还可有反复发作的急性虹膜睫状体炎和足跟疼痛，这是由于跟腱及足底筋膜与跟骨附着处炎症所致。本型HLA-B27阳性者占90%，多有家族史。

（6）银屑病关节炎（psoriatic JIA）

①定义：1个或更多的关节炎合并银屑病，或关节炎合并以下任何两项：a.指（趾）炎；b.指甲凹陷或指甲脱离；c.家族史中一级亲属有银屑病。

②应排除下列情况：8岁以上HLA-B27阳性的男性关节炎患儿；家族史中一级亲属有HLA-B27相关的疾病（强直性脊柱炎、与附着点炎症相关的关节炎、急性前色素膜炎或骶髂关节炎）；两次类风湿因子阳性，两次间隔为3个月；全身型JIA。

本型儿童时期罕见。发病以女性占多数。女与男之比为2.5∶1。表现为一个或几个关节受累，常为不对称性。大约有半数以上患儿有远端指间关节受累及指甲凹陷。关节炎可发生于银屑病发病之前或数月、数年后。40%患者有银屑病家族史。发生骶髂关节炎或强直性脊柱炎者，HLA-B27阳性。

（7）未定类的幼年特发性关节炎（undefined JIA）　不符合上述任何一项或符合上述两项以上类别的关节炎。

【辅助检查】

1.急性期反应物　活动期血沉明显增快，但少关节型患儿血沉多正常。多关节型和全身型患儿急性期C反应蛋白、IL-1、IL-6增高。

2.自身抗体

（1）类风湿因子（RF）　类风湿因子的阳性率与临床类型有关，提示严重关节病变及有类风湿结节；隐匿型类风湿因子可见于约75%的血清RF阴性JIA患儿。

（2）抗核抗体（ANA）　约40%JIA患儿出现低中滴度的ANA阳性。

3.血常规　急性期可有轻-中度贫血；外周血白细胞数常增多，特别是全身型，JIA白细胞可高达（30～50）×10^9/L，甚至出现类白血病反应。

4.关节液检查　关节液分析不能确诊JIA，但可以鉴别化脓性关节炎、结核性关节炎等。

5.X线检查　早期（病程1年左右）表现为关节附近软组织肿胀、骨质稀疏和骨膜炎。后

NOTE

期可出现关节面破坏和软骨间隙变窄、融合，以手腕关节多见。

6. CT、MRI 及超声波图像检测　对诊断关节病变均有帮助。CT 扫描可早期发现骶髂关节、颞颌关节及足部病变。超声波可以发现儿童关节炎时关节腔渗出和滑膜增厚。MRI 能更敏感地发现在未出现骨侵蚀前软骨的损害。

【诊断与鉴别诊断】

JIA 的诊断主要依靠临床表现，采用排除诊断法，凡 16 岁以下儿童不明原因关节肿胀，持续 6 周以上者可诊断为幼年特发性关节炎。必须排除了其他疾病后方能作出诊断。以少关节炎为表现的患儿应注意除外化脓性关节炎、结核性关节炎、骨髓炎、莱姆关节炎。全身症状多的 JIA 患儿应注意与系统性红斑狼疮、风湿热、传染性单核细胞增多症及白血病、败血症等疾病鉴别。有腰、骶部疼痛者要注意考虑儿童强直性脊柱炎、炎症性肠病、Reiter 综合征等病。特别要提出的是个别 JIA 患儿有严重的肺部病变时应注意与各型儿童细菌性、病毒性肺炎鉴别。

【治疗】

1. 治疗原则　本病多采用中西医结合治疗，西医主张早期采用综合疗法，预防关节炎症加重，恢复关节功能活动，预防关节功能不全和残疾。中医采用辨证治疗，同时配合推拿、针灸、中药浴等方法，可缓解临床症状，提高生存质量。

2. 西医治疗

（1）非甾体类抗感染药

①肠溶阿司匹林：推荐剂量为每日 60～90mg/kg，分 4～6 次口服，1～4 周内见效，待病情缓解后逐渐减量，以最低有效量长期维持，可持续数年。本药的主要副作用是胃肠道刺激症状如恶心、呕吐、厌食、出血倾向等。久服者应定期查血、尿常规及肝、肾功能。

②萘普生：为高效低毒类抗感染药，长期服用耐受良好，剂量为每日 10～15mg/kg，分早、晚两次口服。副作用为出血时间延长和胃肠道反应。

③布洛芬：对各种类型的类风湿病均有效。剂量为每日 50mg/kg，分 2～3 次口服。

（2）病情缓解药　本类药物作用缓慢，常需数周至数月方能见效，故又称慢作用抗风湿药。近年认为及早使用本组药物可以控制骨病变的加重。

①羟氯喹：该药能稳定溶酶体膜，灭活抗体，分解免疫复合物，抑制 5- 羟色胺和前列腺素等。剂量为每日 5～6mg/kg，最大量不超过 250mg/ 日，分次服用。疗程 3 个月～1 年。长期服药应监测视力及定期查血常规、肝功能，注意有无白细胞减少。

②柳氮磺胺吡啶：剂量为每日 50mg/kg，1～2 个月起效。副作用可有胃肠道反应、皮疹、哮喘、贫血、溶血、骨髓抑制、中毒性肝炎和不孕症。

（3）肾上腺皮质激素　激素只能缓解症状而不能使关节炎治愈，即使在用药过程中也不能阻止关节破坏的进展。全身型 JIA 与伴虹膜睫状体炎者是用激素的指征，一般采用泼尼松，剂量为每日 0.5～1mg/kg（每日 ≤ 40mg）。

（4）免疫抑制剂　适用于上述药物均无效或有严重反应者，或伴有严重并发症的重症 JIA。常用药有甲氨蝶呤（MTX），剂量为每周 10mg/m^2 口服，对治疗多关节型安全有效。其他免疫抑制剂可选用硫唑嘌呤、环磷酰胺、雷公藤多苷片。应用上述药物时应注意其副作用，定期查血常规和肝功能。

3. 中医治疗

（1）辨证论治　本病是一种以正气亏虚、肝肾不足为本，风、寒、湿、热邪痹阻关节经络，久则痰瘀阻络为标的慢性反复发作性疾病。在发作期以卫气营血辨证为主，缓解期以脏腑辨证为主。初起实证多见，治疗应以祛邪为主，根据感受风、寒、湿、热之邪的不同特点，分别投以祛风、散寒、利湿、清热等法。病久可致血瘀，临床应配以活血化瘀之品。久病耗伤气血，损及肝肾，故治疗当以扶正为先，或扶正祛邪并用。

①湿热流注

【证候】起病较急，多伴发热，手足小关节红肿灼痛，关节屈伸不利，自汗烦渴，眼干泪少，大便干结，舌红，苔薄黄，脉滑数或细数。

【辨证】本证多见于初期，临床以手足小关节红肿灼痛，关节屈伸不利为特征。

【治法】清热利湿，祛瘀通络。

【方药】丁氏清络饮加减。关节肿痛较剧者，加秦艽、威灵仙、海风藤、延胡索清热利湿通络；大关节受累，肌肉萎缩，舌紫暗者，加木瓜、乌梢蛇、全蝎、桃仁活血通络。

②气营两燔

【证候】高热弛张，斑疹显现，面红目赤，汗多渴饮，烦躁谵语，关节疼痛，舌质红绛，舌苔黄，脉洪数。

【辨证】本证多见于本病发作期全身型。临床以长期弛张高热，斑疹显现，关节疼痛，舌质红绛为特征。

【治法】清气泄热，凉营化斑。

【方药】清瘟败毒饮加减。热重，加金银花、连翘、龙胆草清热解毒；便干，加生大黄通腑泄热；汗出、口渴，加石斛、天花粉清热生津；下肢肿痛，小便短赤者，加海桐皮、防己清热利湿。

③寒湿郁滞

【证候】起病稍缓，体温正常或低热，形寒肢冷，关节拘急疼痛，患处不红不热，得暖痛减，遇寒加重，晨僵，舌淡，苔白滑，脉沉细。

【辨证】本证常见于发作期多关节型与少关节型，临床以关节剧痛，得温痛减，关节晨僵为特征。

【治法】温经散寒，活血通络。

【方药】薏苡仁汤加减。寒盛者，加细辛辛温散寒；风盛者，加海风藤、乌梢蛇祛风活络；关节腔有积液者，加白芥子，重用麻黄温化寒湿；关节肿大变形，加当归、红花、乳香、没药活血通络。

④痰瘀痹阻

【证候】痹证日久，关节漫肿，僵硬变形，活动不便，痛有定处，或痛如针刺，口燥，舌质紫暗，或有瘀斑，苔白腻，脉涩或弦滑。

【辨证】本证病程较长，临床以关节僵硬变形，活动不便，痛有定处，或痛如针刺为特征。

【治法】化痰行瘀，蠲痹通络。

【方药】双合汤加减。痰浊滞留，皮下有结节者，加胆南星、天竺黄化痰泄浊；瘀血明显，关节刺痛、固定，舌质紫暗，脉涩者可加莪术、三七、地鳖虫破瘀通络；疼痛不已者，加穿山甲、白花蛇、全蝎、蜈蚣、地龙搜剔络道。

⑤肝肾亏虚

【证候】反复发作关节疼痛，拘挛不利，局部轻度灼热红肿，伴头晕目眩，舌干口燥，手足心热，腰膝酸软，舌光红，脉细数。

【辨证】本证病程较长，临床以关节疼痛，拘挛不利，手足心热，舌光无苔为特征。

【治法】滋补肝肾，养血通络。

【方药】独活寄生汤加减。气虚者，加黄芪益气养血；关节不利者，加桑枝、地龙、白僵蚕通络止痛；骨节疼痛较重者，加姜黄、豨莶草祛风胜湿通络。

（2）中成药

①湿热痹片：用于湿热流注证。每次6岁以下2片，7～9岁3～4片，10～14岁5～6片，每日2～3次口服。

②寒湿痹冲剂：用于寒湿郁滞证。每次6岁以1/3袋下，7～9岁1/2袋，10～14岁1袋，每日2～3次，温水冲服。

③尪痹冲剂：用于肝肾亏虚证。每次6岁以下，7～9岁1/2袋，10～14岁1袋，每日2～3次，温水冲服。

④瘀血痹冲剂：用于痰瘀痹阻证。每次6岁以下，7～9岁1/2袋，10～14岁1袋，每日2～3次，温水冲服。

（3）针灸疗法　早期发热较盛者，取穴合谷、外关、曲池、大椎，泻法不留针；下肢关节肿痛者，取穴环跳、足三里、阳陵泉、昆仑，平补平泻法；上肢关节肿痛者，取穴合谷、外关、曲池，平补平泻法，每日1次，一般留针时间以10～15分钟为宜。

（4）中药外治法　海风藤、海桐皮、两面针、桂枝、红花、透骨草各30g，水煎后熏洗关节处，每次20～30分钟，每日1～2次。用于关节肿痛者。

【预防与调护】

1.注意防寒、防潮和保暖，尤其在气候变化反常时，要避免汗出当风，防止感冒。阴雨寒湿天气更应注意保护，可在疼痛处加用护套，以免病情加重或急性发作。

2.饮食宜营养丰富，少食辛辣刺激食物。根据脏腑气血不足的情况，酌情选用各种补养食品，以增强机体的抗病能力。

3.注意自身功能锻炼，循序渐进，持之以恒，使肢体活动，筋骨强健。

第三节　过敏性紫癜

过敏性紫癜（anaphylactoid purpura）又称亨 - 舒综合征（Henoch-Schonlein syndrome, Henoch-Schonlein purpura，HSP），是一种以小血管炎为主要病变的全身性血管炎综合征。以皮肤紫癜、关节肿痛、腹痛、便血及血尿、蛋白尿为主要临床表现。各年龄均可发病，常见发病年龄为2～8岁，男孩发病率高于女孩，一年四季均有发病，以春秋两季多见。

本病相当于中医的"紫癜"，属于中医文献"血证""肌衄""紫斑"等范畴。

【病因病机】

1. 西医病因、发病机制及病理

（1）病因与发病机制 导致本病发生的因素较多，但直接致病因素尚难确定，可能涉及的病因有：①感染：细菌和病毒感染是引起本病最常见的原因。细菌感染尤以链球菌所致上呼吸道感染最为多见；病毒感染最常见为微小病毒、风疹病毒、水痘病毒、腺病毒、流感病毒等。此外寄生虫感染也为本病的较常见原因。②食物：主要有鱼、虾、蟹、蛋、牛奶等。③药物：常用的如青霉素、链霉素、各种磺胺类、解热镇痛及镇静剂等。④其他：如植物花粉、昆虫咬伤、预防接种、寒冷等因素也是发病诱因之一。

上述各种因素对特异性体质具有致敏作用，导致 B 淋巴细胞克隆活化，产生大量抗体，主要为 IgA（少量为 IgG、IgM、IgE），引起自身免疫反应，形成免疫复合物。大量的 IgA 免疫复合物沉积在血管壁上，损伤小动脉和毛细血管，进而引起广泛的毛细血管炎，使毛细血管通透性增高，导致皮下组织、黏膜及内脏器官出血及水肿。

（2）病理 全身性白细胞碎裂性小血管炎是本病基本病变。皮肤小血管周围有多形核细胞、淋巴细胞、嗜酸性细胞浸润，浆液及红细胞外渗以致间质水肿，毛细血管及肾小球血管壁上有大量 IgA 沉积和少量补体及其他免疫反应物沉积。在常见病变部位（胃肠道、关节滑膜、肾脏、中枢神经系统）均可见毛细血管、小动脉、小静脉炎症及局部水肿和纤维细胞肿胀，血管壁灶性坏死、纤维沉积。肾脏的病理变化轻重不一，多为局灶性肾小球病变，重者为增殖性肾炎伴新月体形成。荧光显微镜检查，可见 IgA 免疫复合物沉积。

2. 中医病因病机 小儿素体正气亏虚是发病的内因，外感风热及饮食不当等是发病的外因。风热邪毒蕴于肌肤，热伤血络，或气阴亏虚，虚火上炎，血脉受损，血溢脉外而致。离经之血经久不去，导致瘀血阻络，往往加重出血，使病程迁延。

（1）风热伤络 外感风热之邪，蕴郁于皮毛肌肉，热伤血络，溢于脉外，渗于皮下，发为紫癜；风热侵袭肺卫，肺卫失宣则可见发热、咳嗽、咽痛等。

（2）血热妄行 邪热由表入里，或饮食内有蕴热，热入血分，迫血妄行，血溢脉外，留于皮下，发为紫癜；邪热损伤胃肠血络则见呕血、便血；气血瘀滞肠络，不通则痛，可致腹痛；邪热夹湿下注膀胱，灼伤下焦血络而见尿血。

（3）湿热痹阻 邪热与内湿相合，湿热邪毒留注四肢关节，阻滞经络，则关节肿痛；湿热邪毒损伤血络，血溢脉外，泛溢肌肤，发为紫癜。

（4）阴虚火旺 素体阴虚，或热邪伤阴，或久病耗伤阴血，阴虚火旺，虚火灼伤络脉，血溢脉外，渗于皮下，发为紫癜。

（5）气虚血瘀 先天禀赋不足，或疾病反复发作后脏腑虚损，气虚则运血无力，瘀血阻滞，血液不循常道，溢于脉外发为紫癜。

综上所述，本病初期多为实证，多为血热、血瘀；病久多致虚证，或虚实夹杂，多为气虚、阴虚。瘀血贯穿于本病各阶段，是主要的病理产物。

【临床表现】

发病一般较急，多数病儿在发病前 1~3 周有上呼吸道感染史，多以皮肤紫癜为首发症状，一般在 1~4 周内渐呈现一组典型的临床综合征。主要症状和体征有：

1. 皮肤紫癜 以病程中反复出现皮肤紫癜为本病特点。多见于下肢和臀部，对称分布，伸

NOTE

侧居多，部分累及上肢、躯干，面部少见。典型皮疹初为小型荨麻疹或紫红色斑丘疹，高出皮肤，此后红斑中心发生点状出血，颜色加深，并可融合成片，压之不褪色，重症患儿大片融合成大疱伴出血性坏死。皮疹分批出现，新旧并存。一般4～6周消退，不留痕迹；也可迁延数月，反复发作。有时发病早期手臂、足背、眼周、前额、头皮及会阴部出现血管神经性水肿，肿胀处可有压痛。

2. 消化道症状　约2/3患儿出现消化道症状。以脐周或下腹部绞痛伴呕吐为主。部分病儿出现便血，甚至呕血。少数患儿可并发肠套叠、肠梗阻、肠穿孔及出血性小肠炎，需外科手术治疗。如果腹痛在皮肤症状之前出现，易被误诊为外科急腹症，甚至错行开腹手术。

3. 关节症状　近1/3病例出现多发性大关节肿痛，以膝、踝受累多见，肘、腕次之，可单发也可多发，呈游走性、对称性，常反复发作，关节腔内为浆液性渗出积液，数日后消失，不留畸形。

4. 肾脏症状　30%～60%患儿出现肾脏损害的临床表现。多在皮疹出现后1个月出现，也可出现于皮疹消退后或疾病静止期。肾脏症状轻重不一，多数患儿出现血尿和蛋白尿，少数重症患儿伴浮肿及高血压，为紫癜性肾炎。少数呈肾病综合征表现。肾脏病变轻重与预后关系密切，多数病儿肾脏病变能完全恢复，少数患儿在几年后发展为慢性肾炎，偶有发生急性肾功能衰竭，死于尿毒症。

5. 其他表现　中枢神经系统病变是本病潜在危险之一，偶可发生颅内出血、惊厥、昏迷、失语等。

【辅助检查】

1. 外周血象　白细胞总数正常或增加，分类中嗜酸性粒细胞可增高；血小板计数正常或升高；出血和凝血时间正常，血块收缩试验正常。部分患儿毛细血管脆性试验阳性。血沉轻度增快。

2. 尿常规　肾脏受累时可出现镜下血尿及蛋白尿，重症有肉眼血尿。

3. 大便常规　有消化道症状，如腹痛患儿，大便潜血试验可阳性。

4. 免疫学检查　约半数病人IgA水平升高，IgG、IgM水平升高或正常，补体C3、C4正常或升高。抗核抗体及RF阴性。

5. 其他　腹部超声检查有利于早期诊断肠套叠；头颅MRI对有中枢神经系统症状患儿可予确诊；肾脏症状较重和迁延患儿可行肾穿刺以了解病情，并给予相应治疗。

【诊断与鉴别诊断】

1. 诊断　主要依靠典型的皮肤紫癜，或同时伴腹痛、便血、关节肿痛、肾损害等表现来进行诊断。

2. 鉴别诊断　当以单一症状起病时，初期需与以下疾病鉴别。

（1）**免疫性血小板减少症**　皮肤、黏膜可见出血点及瘀斑，不高出皮肤，分布在全身各处，血小板数量减少，出血时间延长，骨髓中成熟巨核细胞减少。

（2）**细菌感染**　如脑膜炎双球菌菌血症、败血症及亚急性细菌性心内膜炎均可出现紫癜样皮疹，这些疾病的紫癜一开始即为瘀血斑，其中心部位可有坏死。起病急骤，全身中毒症状重，血培养阳性。

（3）急腹症　在皮疹出现前发生腹痛等症状应与急腹症鉴别。儿童期出现急性腹痛者，要考虑过敏性紫癜的可能，此时应仔细寻找典型皮肤紫癜，注意关节、腹部、肾脏的综合表现。

（4）其他　肾脏症状明显时应与链球菌感染后肾小球肾炎、IgA 肾病等相鉴别；有关节症状者应注意与风湿性关节炎鉴别。

【治疗】

1. 治疗原则　目前西医尚无特异性治疗方法，主要采取支持和对症治疗。中医治疗初期以清热凉血为主，久则治以滋阴清热。恢复期常用扶正祛邪，以防复发。紫癜为离经之血，皆属瘀血，故活血化瘀之品应用始终贯穿在整个治疗中。

2. 西医治疗

（1）对症治疗　有腹痛时应用 654-2、阿托品等解痉药物；有消化道症状时应限制粗糙饮食，大剂量维生素 C、钙剂及抗组胺药可降低过敏反应强度，缓解部分病人腹痛症状；有消化道出血时应禁食，可静脉滴注西咪替丁，每日 20 ~ 40mg/kg。

（2）肾上腺皮质激素与免疫抑制剂　激素的使用对缓解严重的血管神经水肿、关节痛、腹痛有效。一般采用短程用药，在急性发作症状明显时服用泼尼松，每日 1 ~ 2mg/kg，分次口服 1 ~ 2 周，或甲基泼尼松龙每日 5 ~ 10mg/kg，分 2 次静滴，症状缓解后可改为激素口服，并逐渐减量至停药。若并发肾炎且经激素治疗无效者，可考虑联合用免疫抑制剂如硫唑嘌呤、环磷酰胺（冲击或口服）或雷公藤多苷片以抑制严重免疫损伤，有利于保护残存肾功能。

（3）抗凝治疗　阿司匹林每日 3 ~ 5mg/kg，每日 1 次口服；潘生丁每日 2 ~ 3mg/kg，分次口服，可阻止血小板聚集和血栓形成，改善微循环。以过敏性紫癜肾炎为主要表现时可选用肝素钠，每次 120 ~ 150U/kg，每日 1 次静脉滴注，连用 5 日。

3. 中医治疗

（1）辨证论治　首辨虚实，根据起病、病程、紫癜颜色等辨别。凡起病急，病程短，紫癜颜色鲜明者多属实、热证；起病缓，病情反复，病程缠绵，紫癜颜色较淡者多属虚、寒证。治疗上初起热毒较盛，治应清热解毒凉血；久则耗伤气阴，故恢复期常用滋阴清热、益气健脾等法以进一步清除余邪，调和气血；瘀血为其主要病理产物，则活血化瘀贯穿治疗始终。

①风热伤络

【证候】起病较急，紫癜以下肢和臀部为多，呈对称性，颜色鲜红，呈丘疹或红斑，大小形态不一，可融合成片，或有痒感，伴发热恶风，咳嗽咽痛，舌质红，苔薄黄，脉浮数。

【辨证】本证多见于疾病初起，临床以紫癜颜色鲜红，或有瘙痒，常伴风热表证为特征。

【治法】疏风清热，凉血止血。

【方药】银翘散加减。皮肤瘙痒者，加地肤子、蝉蜕、钩藤祛风止痒；尿血者，加白茅根、小蓟、茜草凉血止血；关节痛者，加秦艽、防己、牛膝祛风通络；腹痛者，可加广木香、延胡索行气止痛。

②血热妄行

【证候】起病急骤，面赤咽干，皮肤瘀点瘀斑密集或成片，或伴关节肿痛，或伴腹痛，便血尿血，或有发热，大便干燥，舌质红绛，苔黄燥，脉弦数。

【辨证】本证起病急骤，临床以皮肤紫癜密集成片，心烦口渴，舌质红绛为特征。

【治法】清热解毒，凉血化斑。

【方药】犀角地黄汤加减。皮肤紫癜多者，加藕节炭、茜草炭、地榆炭、三七粉（吞）凉血化斑；鼻衄量多者，加白茅根、炒栀子凉血解毒；尿血者，加小蓟、仙鹤草凉血止血；便血者，加地榆炭收敛止血；便秘者，加生大黄通腑泄热；目赤者，加青黛、菊花清肝泻火。腹痛甚者，加炒延胡索缓急止痛；便血可加槐花炭、地榆炭收敛止血。

③湿热痹阻

【证候】皮肤紫癜多见于关节周围，尤以膝踝关节为主，关节肿胀灼痛，影响肢体活动，偶见腹痛、尿血，舌质红，苔黄腻，脉滑数或弦数。

【辨证】本证常见于关节症状突出者，临床以关节周围皮肤紫癜较多，关节肿胀灼痛明显，舌质红，苔黄腻等为特征。

【治法】清热利湿，通络止痛。

【方药】四妙丸加减。关节肿痛，活动受限者，加赤芍、鸡血藤、忍冬藤清热利湿通络；小便出血者，加小蓟、石韦凉血止血；若腹痛较著者，则可配以芍药甘草汤缓急止痛。

④阴虚火旺

【证候】起病缓慢，时发时隐，或紫癜已退，仍有腰背酸软，五心烦热，潮热盗汗，头晕耳鸣，尿血，便血，舌质红，少苔，脉细数。

【辨证】本证病程较长，临床以紫癜时发时止，五心烦热，潮热盗汗，舌红少苔为特征。

【治法】滋阴补肾，活血化瘀。

【方药】大补阴丸加减。若尿血重者，可另吞服三七粉、琥珀粉凉血止血。

⑤气虚血瘀

【证候】病情反复发作，斑疹紫暗，腹痛绵绵，神疲倦怠，面色少华，纳少，舌淡边尖有瘀点瘀斑，苔薄白，脉细弱。

【辨证】本证病程迁延。临床以紫癜反复发作，斑疹紫暗，神疲倦怠，面色少华为特征。

【治法】补中益气，化瘀止血。

【方药】补中益气汤加减。关节肿痛者，加独活、威灵仙、防己、薏苡仁除湿止痛；腹痛便血者，加防风、地榆、木香理气止痛；食欲不振加砂仁、神曲醒脾消食。

（2）中成药

①荷叶丸：用于血热妄行证。

②维血宁冲剂：用于阴虚火旺证。

③白及粉：用于过敏性紫癜消化道出血。

（3）针灸疗法　主穴选用曲池、足三里，配穴选用合谷、血海。腹痛者加刺三阴交、太冲、内庭。

【预防与调护】

1. 预防

（1）注意寻找引起本病的各种原因，去除过敏原。

（2）清除慢性感染灶，积极治疗上呼吸道感染。

2. 调护

（1）急性期或出血量多时，宜卧床休息，限制患儿活动，消除紧张情绪。

（2）密切观察腹痛、腹泻、黑便及关节疼痛、肿胀情况。

（3）发病期间饮食宜清淡，适当增加含维生素 C 丰富的水果（菠萝除外）。

【预后】本病为自限性疾病，多数患儿预后良好。轻症经 7 ~ 10 天痊愈，部分患儿可复发，复发间隔时间数周至数月不等，也可反复发作持续 1 年以上。发生肾功能衰竭或伴颅内出血者预后不良。

第四节　皮肤黏膜淋巴结综合征

皮肤黏膜淋巴结综合征（mucocutaneous lymphnode syndrome, MCLS）又称川崎病（Kawasaki disease, KD），是一种以急性全身性中、小动脉炎为主要病理改变的血管炎综合征，表现为发热、皮疹、球结膜充血、口腔黏膜充血、手足红斑和硬性水肿以及颈部淋巴结肿大。1967 年日本人川崎富作首次报道，70 年代以来，世界各国均有发生，近年来我国病例逐年增多。以 5 岁以下婴幼儿发病为主，男孩多见，四季均可发生。

中医根据其急性发热伴皮疹的临床特点，将其归为"温病"范畴。

【病因病机】

1. 西医病因、发病机制及病理

（1）病因　本病病因尚未明确，推测与感染有关。曾提出立克次体、葡萄球菌、链球菌、逆转录病毒、支原体等为其病因，但均未得到证实。

（2）发病机制　本病的发病机制尚不清楚。推测感染原的特殊成分，如超抗原可不经过单核 / 巨噬细胞，直接通过与 T 细胞抗原受体（TCR）片段结合，激活 T 细胞。在 T 细胞的诱导下，B 淋巴细胞多克隆活化和凋亡减少，产生大量免疫球蛋白和细胞因子。抗中性粒细胞胞浆抗体（ANCA）、抗内皮细胞抗体和细胞因子损伤血管内皮细胞，导致血管壁损伤。

（3）病理　本病病理变化为全身性血管炎，好发于冠状动脉。病理过程可分为 4 期，各期变化如下。

①Ⅰ期：1 ~ 9 天，其特点主要是小动脉周围炎，冠状动脉主要分支血管壁上的小营养动脉和静脉受到侵犯。同时在心包、心肌间质及心内膜有中性粒细胞、嗜酸性粒细胞及淋巴细胞浸润。

②Ⅱ期：10 ~ 26 天，以中等动脉全层血管炎为主，主要累及冠状动脉，血管内膜、外膜及中膜均受炎性细胞浸润，血管弹力纤维和肌层断裂，可形成血栓和动脉瘤。

③Ⅲ期：28 ~ 31 天，其特点为动脉炎症消退；中等动脉发生肉芽肿及血栓，纤维组织增生。

④Ⅳ期：数月至数年，血管的急性炎症病变大多消失，阻塞、狭窄的血管可能再通，心肌可能遗留永久的疤痕。

2. 中医病因病机　本病主要是外感温热毒邪，犯于肺卫，蕴于肌腠，侵犯营血所致。

温热毒邪主要从口鼻而入，蕴于肺胃，导致肺胃炽热。邪热上攻咽喉，可见咽红；热毒内迫营血，流注络脉，故手掌、足底潮红；毒入血分，由里出表则出疹；温热毒邪炼液为痰，阻于脉络，故颈部淋巴结肿大。温毒之邪，易从火化，伤津耗液，故舌色深绛，状如杨梅，唇红皲裂。目为肝窍，肝火上炎，发为两目红赤。热毒流注经脉而致关节肿痛。热炽营血，血液凝滞，运行不畅，造成血瘀诸症。后期热盛伤津，气血耗损，肢末失养，可见黏膜脱皮，甚至脱甲。因此，本病初起病位主要在肺胃，随着病情发展，由于热毒炽盛，随营血走窜流注，可内侵于心，或影响三焦气化，或留滞于筋脉、关节、肌肉。

【临床表现】

1. 主要症状和体征

（1）发热 常见持续性发热，39℃~40℃，7~14天或更久（2周至1个月），呈稽留热或弛张热，抗生素治疗无效。

（2）皮肤黏膜表现 ①皮疹：发热2~4天可出现多形红斑样或猩红热样皮疹，约1周左右消退。肛周皮肤发红或脱皮。②肢端变化：急性发热早期手足呈硬性水肿，继之手掌、足底弥漫性红斑，恢复期于甲床皮肤交界处出现特征性的膜状脱皮，重者指、趾甲也脱落。③黏膜表现：双眼球结膜充血，但无脓性分泌物，持续于整个发热期；口腔咽部黏膜呈弥漫性充血，口唇充血、皲裂，舌乳头突起呈草莓舌。

（3）颈部淋巴结肿大 一过性急性非化脓性颈淋巴结肿胀，直径为1.5cm左右，大多在单侧出现，少数为双侧，质较硬，稍有压痛，数日后自愈。

2. 心血管症状和体征 常于发病1~6周出现心肌炎、心包炎、心内膜炎和心律失常。冠状动脉损害（冠状动脉瘤或狭窄）常在第2~4周出现，也可发生于疾病恢复期。心肌梗死和冠状动脉瘤破裂可致心源性休克，甚至猝死。3岁以下的男孩，红细胞沉降率、血小板、C-反应蛋白明显升高是冠状动脉病变的高危因素。

3. 其他伴随症状 偶见腹痛、腹泻及关节肿痛，少数患儿可出现肝肿大、黄疸，偶有无菌性脑膜炎和间质性肺炎。

【辅助检查】

1. 血液检查 急性期白细胞总数及中性粒细胞比例增高，核左移。轻度贫血，血小板计数早期正常，从第2周开始增多，血液呈高凝状态。血沉明显增快，C反应蛋白阳性，补体正常。

2. 心电图 心电图可见多种改变，以ST段和T波异常多见，也可出现P-R、Q-T间期延长，异常Q波及心律失常。

3. 超声心动图 急性期可见心包积液，左心室内径增大，二尖瓣、主动脉瓣或三尖瓣反流；可有冠状动脉异常，如冠状动脉扩张（3mm<直径≤4mm为轻度；4mm<直径<7mm为中度）、冠状动脉瘤（直径≥8mm）、冠状动脉狭窄。

4. 冠状动脉造影 超声波检查有多发性冠状动脉瘤，或心电图有心肌缺血表现者，应进行冠状动脉造影，以观察冠状动脉病变程度，指导治疗。

5. 多层螺旋CT 在检测冠状动脉狭窄、血栓、钙化方面的能力明显优于超声心动图，可部分取代传统的冠状动脉造影。

【诊断与鉴别诊断】

1. 诊断标准 日本MCLS研究会（1984年）提出本病诊断标准应在下述六条主要临床症状中包括发热在内的5条即可确诊：①不明原因的发热，持续5天或更久；②双侧球结膜弥漫性充血，非化脓性；③口腔及咽部黏膜弥漫充血，唇充血皲裂，舌乳头突起、充血，并呈草莓舌；④发病初期手足硬肿和掌跖发红，恢复期指趾端出现膜状脱皮；⑤多形性皮疹；⑥颈淋巴结非化脓性肿大。如除发热的其他临床表现不足4项，但超声心动图有冠状动脉损害，亦可确诊为川崎病。

2. 鉴别诊断

（1）猩红热 病后1～2天出现皮疹，为粟粒状弥漫性均匀皮疹，疹间皮肤潮红，指趾肿胀不明显，有口周苍白圈、帕氏线、杨梅舌等特殊体征，青霉素治疗有效。

（2）传染性单核细胞增多症 持续发热、淋巴结肿大与川崎病有相似之处，但无球结膜充血及口腔黏膜改变，四肢末端无硬肿及脱皮。外周血白细胞分类以单核淋巴细胞为主，占70%～90%，异常淋巴细胞达10%。

（3）幼年类风湿关节炎 持续低热反复发作，皮疹时隐时现（热退疹隐），关节肿痛，无手指、足趾末端红肿，无掌跖潮红、球结膜充血、口唇潮红、口咽黏膜充血及草莓舌，无冠脉损害等症状。

（4）渗出性多形红斑 婴儿少见，皮疹范围广泛，有疱疹及皮肤糜烂出血，有口腔溃疡。

【治疗】

1. 治疗原则 本病目前尚无特效治疗方法，西医强调及时诊断、早期治疗，主要采用对症、支持和抗凝疗法；中医治疗主要根据疾病的不同阶段辨证论治，以清热解毒凉血为总的治疗原则，活血化瘀法应贯穿本病治疗之始末。

2. 西医治疗

（1）阿司匹林 每日30～50mg/kg，分2～3次服，2周左右减至每日3～5mg/kg，维持6～8周。有冠状动脉病变者可根据血小板数调整剂量，疗程至冠状动脉病变恢复正常。

（2）静脉丙种球蛋白（IVIG） 宜于发病早期（10天以内）大剂量应用，可迅速退热，预防冠状动脉病变发生。应用剂量为1～2g/kg，于8～12小时静脉缓慢输入。同时加口服阿司匹林，剂量和疗程同上。部分患儿对IVIG治疗不反应，可重复使用1～2次。

（3）糖皮质激素 在其他药物治疗无效时可使用，但因可促进血栓形成，故不宜单独应用，可与阿司匹林和双嘧达莫合并应用，泼尼松剂量为每日2mg/kg，用药2～4周。

（4）双嘧达莫 适用于血小板显著增多或有冠状动脉病变、血栓形成者，潘生丁，每日3～5mg/kg，分2次口服。

3. 中医治疗

（1）辨证论治 本病以温病卫气营血辨证为主。初发多为卫气同病，继而气营（血）两燔，热退后多为气阴两伤之证。治疗以清热解毒，活血化瘀为主，病初佐辛凉透表，气营两燔时配合凉血、活血，热退宜益气养阴。瘀血贯穿本病的始终，应注意活血化瘀法的应用。

①卫气同病

【证候】病起急骤，持续发热，不恶寒或微恶风，口渴喜饮，无汗，微咳，目赤头痛，口咽潮红，手掌足底潮红，面部、躯干部初现皮疹，颈部淋巴结肿大，胃纳减退，或有吐泻，舌边尖红，苔薄白或薄黄，脉浮数。

【辨证】本证多见于疾病初期，临床以高热持续，目赤咽红，皮疹，手掌足底潮红，颈部淋巴结肿大为特征。

【治法】清热解毒，辛凉透表。

【方药】银翘散合白虎汤加减。若有轻度腹泻者，去芦根加车前子清热利湿止泻；颈部淋巴结肿大者，加浙贝母、僵蚕消肿散结；皮疹鲜红者，加大青叶、赤芍、玄参清热解毒。

②气营两燔

【证候】壮热不已，汗出不畅，渴欲冷饮，目赤唇红，斑疹鲜红，单侧或双侧颈部淋巴结肿大，坚硬触痛，手足呈坚实性肿胀，掌跖及指趾端潮红，草莓舌，指纹紫或脉细数。

【辨证】本证多见于疾病的极期，临床以壮热不退，目赤唇干，肌肤斑疹，手足硬肿，颈部淋巴结肿大为特征。

【治法】清热解毒，凉营化瘀。

【方药】清瘟败毒饮加减。淋巴结肿大者，加夏枯草、僵蚕消肿散结；口唇干燥者，加石斛、天花粉养阴生津；口舌糜烂者，加山栀清热泻火。若见面色苍白，乏力，口唇青紫，脉结代者，可予生脉散加红花、丹参配合应用，益气复脉，活血化瘀。

③气阴两伤

【证候】身热已退（或有低热留恋），疲乏少力，自汗盗汗，手足硬肿及红斑消退，指趾末端出现膜样脱皮，口渴喜饮，舌红少津，苔少，指纹紫，脉细数。有的患儿可见心悸、脉结代等。

【辨证】本证为疾病恢复期，临床以疲乏少力，自汗盗汗，咽干口渴，指趾端脱皮，舌红少苔为特征。

【治法】益气养阴，清解余邪。

【方药】沙参麦冬汤加减。若热退未尽者，可加地骨皮、银柴胡养阴清热；纳呆者，加生谷芽、麦芽、乌梅等健脾消食；若有心悸、脉结代者，可与生脉散加丹参益气养阴活血。

（2）针灸疗法 热在气营者，取穴大椎、曲池、合谷、十宣，快针强刺激，泻法不留针；热在营血，扰动心神者，取穴心俞、神门、内关，平补平泻法，留针20分钟。每日1次。

【预防与调护】

1. 预防 本病病因未明，尚无针对病因的特异性预防措施。

2. 调护

（1）补充足够的水分，饮食宜清淡、新鲜。

（2）注意起居，限制活动，清洁口腔。

（3）注意患儿面色、呼吸、脉搏及心脏检查。

【预后】

本病呈自限性，多数预后良好。未经治疗的患儿，并发冠状动脉瘤者达20%～30%，即使应用大剂量IVIG治疗，仍约有15%患儿发生冠状动脉病变。无冠状动脉病变的患儿出院后1个月、3个月、6个月及1～2年进行一次全面检查（包括体格检查、心电图和超声心动图等）。

第十三章　营养性疾病

第一节　小儿肥胖症

肥胖症（obesity）是由于长期能量摄入超过人体消耗，使体内脂肪过度积累，体重超过一定范围的一种营养障碍性疾病。肥胖可发生于任何年龄，以婴儿期、5~6岁与青春期多见。近年来小儿肥胖症发病率呈明显上升趋势。有研究表明，小儿肥胖症有10%~30%可能发展为成人肥胖症，发生率随肥胖发生的年龄及严重程度而增加，而后者与心血管疾病、高脂血症、肝脏疾病、胆石症、糖尿病等严重危害人类健康的疾病有关。

95%~97%肥胖症患儿不伴有明显的神经、内分泌及遗传代谢性疾病，称之为单纯性肥胖；而由各种内分泌、遗传、代谢性疾病所致的肥胖，称之为继发性肥胖。本节主要讨论单纯性肥胖。

中医无肥胖症病名记载，但在中医文献中可见相关证候的记载，如《灵枢集注》说："中焦之气，蒸津液，化其精微……溢于外则皮肉膏肥，余于内则膏肓丰满。"指出肥胖症的发生与食物摄入过量有关。《石室秘录》说："肥人多痰，乃气虚也。虚则气不能运行，故痰生之。"指出肥胖与脾胃气虚酿湿生痰有关。

【病因病机】

1. 西医病因及病理生理

（1）病因

①饮食因素：摄入的营养素超过机体代谢需要，多余的能量便转化为脂肪贮存于体内，引起肥胖。

②运动因素：缺乏适当的活动和体育锻炼，是肥胖发生的重要因素。因能量消耗过少，即使摄食不多，也可引起肥胖。同时，肥胖儿童由于活动不便、动作笨拙，多不喜欢运动，形成恶性循环。室内外活动量明显降低是肥胖儿童的一个生活特点。

③遗传因素：肥胖有高度遗传性，父母皆肥胖者，其后代肥胖率高达70%~80%；双亲之一肥胖者，后代肥胖发生率为40%~50%；而双亲正常的后代发生肥胖者仅10%~14%。

④其他因素：如精神创伤以及心理异常等因素亦可致儿童进食过量。

（2）病理生理

肥胖的发生主要是脂肪细胞数目增多或体积增大。正常体重的新生儿脂肪细胞的增殖和细胞扩大可能在出生前3个月、生后第1年和青春期。若肥胖发生在这三个关键时期，即引起脂肪细胞数目增多并且体积增大，治疗较困难且容易复发；不在此关键期发生的肥胖，仅出现脂肪细胞体积增大而数目正常，治疗容易奏效。肥胖患儿可有以下内分泌与代谢改变：

①体温调节与能量代谢：因肥胖儿对外界温度的变化反应不甚敏感，故有低体温倾向。

②脂类代谢：肥胖儿血浆的甘油三酯、胆固醇、极低密度脂蛋白（VLDL）及游离脂肪酸增加，高密度脂蛋白（HDL）减少，故易并发动脉硬化、冠心病、胆石症及高血压等病。

③蛋白质代谢：肥胖儿因嘌呤代谢异常，血尿酸水平增高，易患痛风症。

④内分泌变化：肥胖儿易于发生内分泌变化，常见有甲状腺功能变化、甲状旁腺激素及维生素D代谢异常、生长激素下降、性激素变化、糖皮质激素变化、胰岛素与糖代谢变化等。

2. 中医病因病机　引起小儿肥胖症的主要病因为饮食因素和遗传因素。

（1）**饮食因素**　饮食不节，平素嗜食辛辣膏粱肥甘厚味，致胃腑热盛，热蒸肉长而致肥胖；饮食壅滞难化，损伤脾胃，脾虚则内湿不运，日久躯脂满溢，发为肥胖。

（2）**遗传因素**　先天禀赋不足，脾肾虚弱，水湿不运，聚湿成痰，壅滞于体内，发生肥胖。

正常情况下，饮食物经脾胃的吸收、转运，肺的输布，肝的疏泄，肾的蒸腾气化而运行、营养全身。小儿脾常不足，若饮食不节，嗜食肥甘厚味，损伤脾气，脾不能为胃行其津液，痰湿内生，而发为肥胖；痰湿内蕴化热，导致胃中积热，胃强脾弱，消谷善饥，摄食过量，导致脾虚运化无力更甚。小儿过于安逸，伤及一身之气，或先天禀赋不足，脾肾两虚，或肝之疏泄功能、肺之输布功能失调等，都可引起津液及脂膏的生成、输布失常，导致痰湿、脂膏停于体内，外至四肢百骸，内至脏腑，发生肥胖。本病的基本病机是脾胃运化失常，痰湿、脂膏内停。痰湿、脂膏为其主要病理产物。病变部位主要在脾、胃，涉及肝、肺、肾，属本虚标实之证。

【临床表现】

小儿常表现为食欲旺盛，喜食甜食和高脂食物，懒于活动。明显肥胖儿常有疲乏感，活动时有心慌、气短、易疲劳和不爱参加体力活动的行为习惯。严重肥胖者由于脂肪堆积，限制胸廓扩展和膈肌运动，使肺换气量减少，可造成缺氧、气急、发绀、红细胞增多、心脏增大或出现充血性心力衰竭，甚至死亡，称肥胖 – 换氧不良综合征（Pickwickian syndrome）。

体格检查患儿皮下脂肪丰满，分布均匀，腹部膨隆下垂，严重肥胖者胸腹、臀部及大腿皮肤可出现白纹或紫纹。男性患儿因大腿内侧和会阴部脂肪过多，阴茎隐匿在脂肪组织中而被误诊为阴茎发育不良。女性患儿胸部脂肪过多应与乳房发育相鉴别。后者可触及乳腺组织硬结。由于体重过重，行走时下肢负荷过重，可致膝外翻和扁平足。

肥胖小儿性可较早发育，但最终身高可能低于正常小儿，另外还常伴有心理上的障碍，如自卑、胆怯、孤独等。

【辅助检查】

肥胖儿血清甘油三酯、总胆固醇大多增高，严重者血清 β 白蛋白也增高；血清胰岛素水平增高；血生长激素水平偏低。肝脏超声波检查常有脂肪肝。

【诊断与鉴别诊断】

1. 诊断

（1）**身高体重法**　当身高的体重在 P_{85}–P_{97} 为超重，>P_{97} 为肥胖。

（2）体质指数（body mass index，BMI）法　是体重和身高平方的比值（kg/cm²）。小儿BMI 随年龄性别而有差异，若 BMI 值在 P_{85}–P_{95} 为超重，>P_{95} 为肥胖。

2. 鉴别诊断

（1）性幼稚–低肌张力综合征（Prader-Willi syndrome）　为常染色体显性遗传。1～3 岁开始发病，呈周围型肥胖体态，身材矮小，智力低下，手脚小，肌张力低，外生殖器发育不良，到青春期常并发糖尿病。

（2）Bardet-Biedl 综合征　为常染色体隐性遗传。1～2 岁即开始肥胖，呈周围型，智能轻度低下，视网膜退行性病变，多指趾，性功能减低。

（3）Alstrom 综合征　为常染色体隐性遗传。2～5 岁即开始肥胖，呈中央型，视网膜色素变性，失明，神经性耳聋，糖尿病，智商正常。

（4）肥胖性生殖无能综合征（Frohlich syndrome）　继发于下丘脑及垂体病变，其体脂主要分布在颈、颌下、乳房、下肢、会阴及臀部，手指、足趾纤细，身材矮小，低血压，低体温，第二性征延迟或不出现。

（5）其他内分泌疾病　如肾上腺皮质增生症、甲状腺功能减低症、生长激素缺乏症等都伴有皮脂增多的表现，但各有其疾病特点，不难鉴别。

【治疗】

1. 治疗原则　以饮食和运动疗法为最基本的治疗措施，使患儿体重控制在接近理想状态，但以不影响小儿健康及正常生长发育为原则。中医认为本病属本虚标实，故治疗以补虚泻实为主，调理中焦脾胃，化湿涤痰。同时采取针灸、推拿等方法治疗。

2. 西医治疗

（1）饮食疗法　鉴于儿童处于生长发育的关键阶段及肥胖治疗的长期性，提供的能量既要低于机体的能量消耗，又要能满足营养的需要，故应选用低脂肪、低碳水化合物和高蛋白、高微量营养素、适量纤维素的食谱。新鲜的蔬菜和水果富含多种维生素和纤维素、热量低且体积大、饱腹感明显，可鼓励多进食此类食物。注意培养良好的饮食习惯，如重视早餐摄入，不吃夜宵，不吃零食，减慢进食速度等。

（2）运动疗法　单纯控制饮食不易减轻体重。适当运动可促使脂肪分解，减少胰岛素分泌，使脂肪合成减少，加强蛋白质合成，促进肌肉发育。但活动过度使食欲激增。活动量以运动后轻松愉快，不感到疲劳为原则。如晨间跑步、跳绳、爬楼梯、做操等。

（3）其他　目前一般不主张儿童应用药物来降低食欲或增加消耗，该类药物疗效不持久，且副作用大。

3. 中医治疗

（1）辨证论治　临床应细辨本虚与标实。病初邪实为主，治以清胃泻热；若脾虚与痰湿并见，虚实夹杂，则补虚泻实并重，治疗以调理中焦脾胃，化湿涤痰；后期以虚为主，治疗以补为要，健脾益肾。

①胃腑热盛

【证候】肥胖臃肿，消谷善饥，喜食肥甘，口渴喜饮，大便秘结，舌苔黄厚，脉滑数。

【辨证】本证见于肥胖早期，临床以形体肥胖，消谷善饥，喜食肥甘，舌苔黄厚，脉滑数为特征，以实证为主。

【治法】清胃泻热。

【方药】泻黄散加减。若胃热甚，口渴者，可加芦根、石斛、天花粉、黄连清热生津；若湿盛者，可加薏苡仁、车前子、滑石清热除湿，或加藿香、佩兰、砂仁芳香化浊；若便秘，可加草决明、大黄清热通便。

②脾虚痰阻

【证候】肢体虚胖、困重，疲乏无力，少气懒言，纳差，腹满，小便少，舌质淡红，苔白腻，脉沉缓。

【辨证】本证以肥胖臃肿，身重乏力，纳差腹满，苔白腻，脉沉缓为临床特征，为虚实夹杂。

【治法】运脾除湿。

【方药】胃苓汤加减。若腹满明显者，可加槟榔、木香、香附行气除胀；若湿盛者，可加车前子、薏苡仁、冬瓜仁淡渗利湿；若脾肾气虚明显者，可加党参、黄芪益气健脾；若脾阳不足，可加砂仁、干姜、附子温中运脾。

③脾肾两虚

【证候】肥胖虚浮，疲乏无力，腰膝酸软，甚者畏寒肢冷，懒言少动，舌质淡红，苔白，脉沉缓无力。

【辨证】本证以肥胖虚浮，疲乏无力，腰膝酸软，舌淡红，苔白，脉沉缓无力为特征，以虚证为主。

【治法】补益脾肾，温阳化湿。

【方药】实脾饮加减。

（2）针灸疗法

①脾虚痰阻证：取穴内关、水分、天枢、丰隆、三阴交；②胃腑热盛证：取穴曲池、支沟、三阴交、内庭；③脾肾两虚证：取穴脾俞、肾俞、足三里、天枢、三阴交、太溪。用平补平泻手法，中等刺激，脾肾两虚者用补法。每日1次，10次为一疗程。

（3）推拿疗法　推擦肩背，按揉及拿捏腹部，揉臀部，拿捏手足三阳经、三阴经，并顺经推擦四肢。脾虚痰阻者加补脾经，按揉丰隆、足三里；胃腑热盛证者加按揉中脘，掐揉四横纹；脾肾两虚者加捏脊，补脾经，补肾经，推上七节骨，推上三关。

【预防与调护】

1. 预防

（1）孕期指导母孕后三个月，应避免营养过度，以减少肥胖儿的出生。

（2）养成良好的进食习惯，保持膳食平衡，不得偏食糖类、高脂等高热量食物。适量运动。

2. 调护

（1）定期到儿科保健门诊接受系统的营养监测及指导。

（2）建立良好的饮食行为，不吃零食，能量摄入要适量，多参加户外活动。

（3）对于严重肥胖而并发气促、低氧血症等情况，要给予及时处理。

【临证思维与启迪】

小儿单纯性肥胖与饮食、运动、遗传以及心理、精神创伤等密切相关。中医认为小儿肥胖症多为先天禀赋不足及后天脾胃功能失调，即"阳化气"功能不足和"阴成形"湿、痰太过所致。西医治疗强调以运动处方为基础，以行为矫正为关键技术，饮食调整和健康教育贯彻始终。一般不宜应用减肥药，药物主要用于并发症的治疗，如护肝、降血脂、增加胰岛素的敏感性等。近年来除中医辨证分型药物治疗外，尚有针灸、耳针、按摩、推拿减肥等外治方法。

第二节　蛋白质－能量营养不良

蛋白质－能量营养不良（protein–energy malnutrition，PEM）是由于各种原因所致能量和／或蛋白质缺乏的一种营养缺乏症，临床以体重不增、体重下降、渐进性消瘦或水肿、皮下脂肪减少或消失，常伴全身各组织脏器不同程度的功能低下及新陈代谢失常为特征。主要见于 3 岁以下婴幼儿，PEM 常伴多种微量元素缺乏，可能导致儿童生长障碍、抵抗力下降、智力发育迟缓、学习能力下降等，对其成年后的健康和发展也可产生长远的不利影响。

本病在中医属于"疳证"范畴。中医认为疳证是由于喂养不当，或受多种疾病的影响，使脾胃受损，气液耗伤而引起的一种慢性疾病。临床表现以形体消瘦，面黄发枯，饮食异常，精神萎靡或烦躁不安为特征，病久容易合并其他疾病甚至危及生命，因而古代医家把小儿疳证列为儿科四大要证（痧、痘、惊、疳）之一。

【病因病机】

1. 西医病因及病理生理

（1）病因

①喂养因素：多为供给不足、喂养不当和不良饮食习惯所致。婴幼儿生长发育迅速，对营养的需要相对较多，必须合理喂养，供给足够的营养物质才能满足需要。如因母乳不足而未及时添加其他乳品，或人工喂养调配不当，或母乳喂养时间过长未及时添加辅食、骤然停奶，或长期以淀粉类食品为主，以及不良饮食习惯（如偏食、挑食、零食过多）等均可导致长期摄入不足而发生本病。

②疾病因素：常与消化吸收障碍和需要量增加有关。消化系统解剖和功能上的异常，如唇裂、幽门梗阻、慢性腹泻、肠吸收不良综合征等可影响饮食的消化和吸收；长期发热、各种急慢性传染病的恢复期等均可导致分解代谢增加，营养需求量增多；慢性消耗性疾病，如糖尿病、大量蛋白尿、甲状腺功能亢进、恶性肿瘤等则可致代谢消耗过多。

③先天因素：多见于胎儿营养不良引起的低体重出生儿、早产、多胎、宫内感染及先天代谢缺陷病等。

（2）病理生理

1）新陈代谢失调

①蛋白质：因蛋白质摄入量少或丢失过多，使体内蛋白质代谢处于负平衡，体重减轻；白蛋白的缺乏，血浆胶体渗透性降低，可发生低蛋白水肿。

②脂肪：能量摄入不足，机体动员脂肪以维持必要的能量消耗，以维持生命活动的需要，

故血清胆固醇浓度下降；脂肪消耗过度，超过肝脏的代谢能力可造成肝脏脂肪浸润及变性。

③糖类：由于食物不足或消耗增多，可出现低血糖。

④水、盐代谢：营养不良时 ATP 合成减少，影响细胞膜上钠泵转运，致使细胞内水钠潴留；低蛋白血症可加剧水肿。

⑤低体温：由于热量摄入不足，皮下脂肪薄，散热快，氧耗量及周围血循环减少，导致体温偏低。

2）各系统组织器官功能低下

①消化系统：最为突出，胃肠黏膜萎缩变薄，各种消化酶分泌减少，活性低下，消化功能显著减退，肠蠕动减弱，易引起腹泻和胃肠道感染。

②循环系统：心肌细胞混浊肿胀变性，心肌收缩力减弱，心搏出量减少，心电图示低电压，血压也偏低。

③泌尿系统：肾小管重吸收功能降低，出现尿量增多而比重下降。

④神经系统：脑细胞数量减少和成分发生变化。患儿表现精神抑制、反应迟钝、记忆力减退等。如营养不良发生在胎儿期、新生儿期及婴儿期等脑发育的关键期，则可导致不可逆的改变，乃至影响日后的智力和行为。

3）免疫功能抑制：非特异性和特异性免疫功能均降低，故极易并发各种感染。

2. 中医病因病机　疳证主要是由于喂养不当，或其他疾病的影响，或先天禀赋不足，导致脾胃受纳腐熟运化的功能失调，气血津液化生不足而致。疳证的基本病机是脾胃受损，津液消亡。主要病变部位在脾胃，可涉及五脏六腑，气血阴阳。

（1）**饮食不节**　小儿"脾常不足"，若过食肥甘厚味、生冷瓜果之品，或乳食不节，饥饱无度，或一味燥热性食补，或长期寒凉性滋润，都可以发生伤乳、伤食等病因积累，伤胃、伤脾等病机转归，导致胃不受纳，脾失健运，发为乳食积滞。若反复发生，则积久不消，气液亏耗，形体日渐消瘦而转化成疳，故有"积为疳之母，无积不成疳"之说。

（2）**疾病影响**　由于小儿久吐久泻、反复外感、各种虫证，都可影响脾胃功能，导致气血亏虚，津液耗伤，而形成疳证。再加上不恰当的治疗，一味地清、解、消、导等亦可致脾胃受损而发生本病。

（3）**禀赋不足**　小儿先天胎禀不足，或早产、多胎，或孕期久病，重症呕吐，饮食不进等同样可造成元气亏虚，脾胃功能薄弱，气血生化无源，也是容易形成疳证的常见原因。

疳证按病情进展程度分为疳气、疳积和干疳。本病初起，仅表现为脾胃失和，运化失常，或胃气未损，脾气已伤，胃强脾弱，为病情轻浅；继之脾胃受损，运化失常，积滞内停，壅塞气机，阻滞络脉，则呈现虚实夹杂的疳积证候；若失于调治，或病情进一步发展，脾胃日渐衰败，津液消亡，气血耗伤，则导致干疳。

干疳或疳积重症阶段，因脾胃虚衰，气血津液生化乏源，诸脏失于濡养，可累及其五脏，出现各种兼证。如脾病及肝，则肝阴不足，不能上承于目，而见视物模糊，夜盲目翳者，谓之"眼疳"；脾病及心，心开窍于舌，心火上炎则见口舌生疮，称为"口疳"；脾病及肺，肺气受损，卫外不固，易感受外邪而见咳喘，潮热者，为"肺疳"；脾病及肾，肾精不足，骨失所养，日久可致骨骼畸形，称为"骨疳"；脾肾阳虚，气不化水，水湿泛溢肌肤，则出现"疳肿胀"。若脾虚失于统摄，血不归经而溢出脉外者，则见皮肤瘀点、瘀斑及各种出血证候。重者脾气衰败，元气耗竭，直至阴竭阳脱而死亡。

【临床表现】

营养不良的早期表现是体重不增，继而体重逐渐下降，皮下脂肪减少或消失。皮下脂肪层厚度是判断营养不良程度的重要指标之一。营养不良初期，身高不受影响，但随病情加重，骨骼生长减慢，身高亦低于正常。轻度 PEM 精神状态正常；重度可有精神萎靡、反应差、体温偏低、脉细无力、无食欲，腹泻与便秘交替。血浆白蛋白明显下降时出现凹陷性水肿，严重时感染形成慢性溃疡。重度营养不良可伴有重要脏器功能损害。

严重蛋白质-能量营养不良分为能量摄入不足的消瘦型（marmamus）、蛋白质严重缺失为主的水肿型（又称恶性营养不良，kwashiorkor）和中间型（marmamic kwashiorkor，介于两型之间）。

营养不良常见的并发症有：①营养性贫血：由于营养不良常伴有铁、叶酸、维生素 B_{12} 等营养物质缺乏而导致贫血，最常见者为营养性缺铁性贫血。②维生素及微量元素缺乏：尤以维生素 A 缺乏最为常见，还可伴有维生素 B、C 的缺乏。由于生长迟缓，钙、磷需要较少，因而继发严重的维生素 D 缺乏较为少见。③感染：由于免疫力低下，易患各种感染，感染又可加重营养不良，形成恶性循环。④自发性低血糖：迁延不愈的营养不良患儿可突然发生低血糖，若不及时诊治，可危及生命。

【辅助检查】

1. 血浆蛋白 血浆白蛋白浓度降低是最为特征性改变，但由于其半衰期较长（19～21天），故不够灵敏。某些代谢周期短的血浆蛋白水平降低具有早期诊断价值，如维生素 A 结合蛋白、前白蛋白、甲状腺结合前白蛋白、转铁蛋白等。

2. 血浆胰岛素生长因子 I（IGF-I） 反应灵敏且不受肝功能的影响，故是 PEM 早期诊断的灵敏可靠指标。

【诊断】

根据小儿年龄、喂养史、体重低下、生长迟缓、皮下脂肪减少、全身各系统功能紊乱，以及其他营养素缺乏的症状和体征，结合实验室检查，典型的营养不良不难诊断。但轻症或早期营养不良患儿易被漏诊，应定期监测、随访才能确诊。5 岁以下儿童营养不良的分型和分度（均值离差法）如下。

（1）体重低下（underweight） 体重低于同年龄、同性别参照人群值的均数减 2 个标准差以下为体重低下。如在均数减 2～3 个标准差之间为中度；低于均数减 3 个标准差为重度。此指标反映患儿有慢性或急性营养不良。

（2）生长迟缓（stunting） 身长（高）低于同年龄、同性别参照人群值的均数减 2 个标准差以下为生长迟缓。如在均数减 2～3 个标准差之间为中度；低于均数减 3 个标准差为重度。此指标主要反映慢性长期营养不良。

（3）消瘦（wasting） 体重低于同性别、同身高参照人群值的均数减 2 个标准差以下为消瘦，如在均值减 2～3 个标准差之间为中度，低于均值减 3 个标准差为重度。此指标主要反映儿童近期、急性营养不良。

【治疗】

1. 治疗原则　西医采取去除病因，调整饮食，补充营养物质，改善消化功能和积极治疗并发症等综合治疗措施，重在"外"补；中医治疗以顾护脾胃为本，通过调理脾胃，助其运化、受纳，使后天生化有源，气血津液得以充盛，故重在"内"调；其治法有攻、补、和、消，有内服，更有外治诸法。总以运脾和胃，启迪化源，滋生气血，填精盈津，调补五脏，荡泻余热为其法则。中西医治疗的侧重点不同，二者优势的结合可以提高本病的疗效。

2. 西医治疗

（1）去除病因　在查明病因的基础上，积极治疗原发病，如纠正消化道畸形，控制感染性疾病，根治各种消耗性疾病等。

（2）调整饮食及补充营养物质　根据营养不良的程度、消化功能和对食物的耐受力逐步调整营养。调整原则是由少到多，由稀到稠，由单一到多样化，直到小儿恢复到正常饮食，营养改善为止。

轻度营养不良可从每日 250～334kJ（60～80kcaL）/kg 开始，较早较快添加含蛋白质和高热量的食物；中、重度营养不良从每日 167～250kJ（50～70kcaL）/kg 开始，并根据情况逐渐少量增加，当增加能量至满足追赶生长需要时，一般可达 628～711kJ（150～170kcaL）/kg。待体重接近正常后，再恢复至正常生理需要量。蛋白质摄入量从每日 1.5～2.0g/kg 开始，逐渐增加至每日 3.0～4.5g/kg。若患儿不能接受大量食品，可口服水解蛋白，10～20g/次，放入糖水果汁中服下，2～4次/日。

对极少数严重患者，或胃肠对食物不耐受者，可短期给予静脉营养疗法，酌情选用葡萄糖、氨基酸、脂肪乳等疗法。

由于营养治疗后，组织修复增加，因此维生素和矿物质的供给量应大于每日推荐量。治疗早期即应给予一次剂量的维生素 A，每日给铁、锌元素。此外，还需及时补充钾、镁、钙等矿物质和多种维生素。

（3）促进消化及改善代谢　①给予各种消化酶，如胃蛋白酶、胰酶等以辅助消化。②应用蛋白同化类固醇制剂，如苯丙酸诺龙。③食欲差者，给予胰岛素肌注，可降低血糖，增加饥饿感。注射前可口服葡萄糖，1～2周为一疗程；因营养不良患儿均存在不同程度缺钾，应用胰岛素时要注意补钾。④锌制剂可提高味觉敏感度，增加食欲，每日可口服锌元素。血锌过低者，可加 1% 硫酸锌，连用四周。

（4）治疗并发症　①合并细菌感染时，应查明病灶并给予相应的抗生素治疗。②严重贫血时，可少量多次给予输血，每次 <10mL/kg，且输血速度应慢。③营养不良患儿出现严重脱水、酸中毒、电解质紊乱、休克、低血糖昏迷及维生素 A 缺乏引起眼部损害等情况时，应给予及时处理。

3. 中医治疗

（1）辨证论治　疳证有主证、兼证之不同，主证以八纲辨证为纲，重在辨清虚、实；兼证以脏腑辨证为纲，以分清累及的脏腑。主证按病程长短、病情轻重分为疳气、疳积、干疳的三个阶段，疳气以和为主；疳积以消为主，或消补兼施；干疳以补为要。出现兼证以调理脾胃为本兼治他脏合参。出现并发症时，立足西医救急扶正之法，同施中医随证治之之理。

①疳气

【证候】形体略见消瘦，食欲不振，夜卧不安，面色少华，毛发稀疏，手足心热，入睡汗多，精神欠佳，性急易怒，大便干稀不调，舌质略淡，苔薄微腻，脉细或弦。

【辨证】本证为疳证早期，病情尚轻，以形体略消瘦，食欲不振，夜卧不安为特征。

【治法】和脾健运。

【方药】资生健脾丸加减。若腹胀嗳气，舌苔厚腻者，去党参、山药、白术，加苍术、厚朴、枳实、槟榔运脾化湿，消积除胀；大便溏薄者，加炮姜、肉豆蔻温运脾阳；大便秘结者，加火麻仁、牵牛子润肠通腑；性情急躁者，加钩藤、白蒺藜抑木除烦；多汗易感者，加黄芪、煅牡蛎固表止汗。

②疳积

【证候】形体明显消瘦，肚腹胀大，甚则青筋暴露，面色萎黄，毛发稀疏结穗，食欲减退，精神烦躁，夜卧不宁，或伴有动作异常，揉鼻挖眉，吮齿磨牙，或善食易饥，大便下虫，或嗜食异物，舌质偏淡，苔腻，脉沉细而滑。

【辨证】本证由疳气发展而来，常夹积滞，虚实夹杂。以形体明显消瘦，肚腹胀大，甚则青筋暴露，面黄发疏为特征。

【治法】消积理脾。

【方药】肥儿丸加减。有积滞，大便不调者，酌加消积丸；若腹胀明显者，加厚朴、枳实、木香理气宽中；烦躁不安，揉鼻挖眉者，加钩藤、牡蛎、栀子、莲子心平抑肝木，清热除烦；善食易饥，口干舌红者，加石斛、沙参、天花粉滋养胃阴；胁下痞块者加丹参、郁金、赤芍活血散结；大便下虫者，加苦楝皮、川楝子、雷丸等杀虫消积。

③干疳

【证候】形体极度消瘦，皮肤干瘪起皱，大肉已脱，呈老人貌，毛发干枯，面色无华，精神萎靡，啼哭无泪，杳不思食，或见肢体浮肿，或见皮肤瘀点、瘀斑等，舌质淡嫩，苔少，脉细弱无力。

【辨证】本证见于疳证病重患儿，以形体极度消瘦，精神萎靡，皮肤干瘪起皱，啼哭无泪，舌淡苔少，脉细弱无力为特征。

【治法】补益气血。

【方药】八珍汤加减。若四肢欠温，大便稀溏者，去熟地黄、当归，加肉桂、炮姜、巴戟天温补脾肾；唇干口裂、舌绛少苔者，加石斛、西洋参、乌梅生津敛阴；若出现面色苍白，呼吸微弱，四肢厥冷，脉微欲绝者，应急施独参汤或参附龙牡救逆汤以回阳救逆固脱，并配合西医抢救措施。

兼证

①眼疳

【证候】兼见两目干涩，畏光羞明，眼角赤烂，甚则黑睛浑浊，白睛生翳，或夜间视物不明等。

【辨证】本证以病程中兼见两目干涩，畏光羞明，或夜间视物不明为辨证要点。

【治法】养血柔肝，滋阴明目。

【方药】石斛夜光丸加减。若偏于肝肾阴虚而火不甚者，可选用杞菊地黄丸加减；肝热重者，选加谷精草、石决明、白蒺藜、白菊花、夏枯草清肝泄热；夜盲者，选用羊肝丸加减养肝明目。

②口疳

【证候】兼见口舌生疮，甚者糜烂，秽臭难闻，面红唇赤，五心烦热，夜卧不宁，小便短赤，舌质红，苔薄黄，脉细数。

【辨证】本证以病程中兼见口舌生疮、糜烂，五心烦热，小便短赤，舌红苔黄，脉细数为辨证要点。

【治法】清心泻火，滋阴生津。

【方药】泻心导赤散加减。若大便秘结者，可加大黄以清热通便；心火盛者，加栀子、连翘以泻火除烦；偏于阴虚者，加麦冬、玉竹以滋阴生津。内服药的同时，可外用冰硼散或珠黄散涂搽患处。

③疳肿胀

【证候】兼见足踝浮肿，甚则四肢、全身浮肿，面色无华，神疲乏力，四肢欠温，小便短少，舌质淡嫩，苔薄白，脉沉缓无力。

【辨证】本证多见于疳证病重阶段，以四肢、全身浮肿，小便短少，神疲乏力，四肢欠温，舌质淡嫩，脉沉缓无力为辨证要点。

【治法】健脾扶阳，利水消肿。

【方药】防己黄芪汤合五苓散加减。本方适于偏脾阳虚者。若浮肿以腰以下肿为甚，四肢欠温，偏于肾阳虚者，可加附子、补骨脂、仙灵脾温补肾阳，或选用真武汤加减。

（2）中成药　肥儿丸，每次1粒，每日2次。用于小儿疳气证及疳积之轻证。

（3）针灸疗法　①体针：以太白、足三里、气海为主穴。配以中脘、脾俞、胃俞。每次取4～5穴，中等刺激，不留针。每日1次。②点刺：取穴四缝，常规消毒后，用三棱针在穴位上快速点刺，挤压出黄色黏液或血数滴，隔日1次。用于疳积证。

（4）推拿疗法　补脾经，运八卦，揉板门、足三里、天枢，捏脊，用于疳气证；补脾经，清胃经、心经、肝经，掐揉四横纹，分手阴阳、腹阴阳，用于疳积证；补脾经、肾经，运八卦，揉足三里，用于干疳证。

【预防与调护】

1. 预防

（1）提倡母乳喂养，按时添加辅食。

（2）纠正饮食偏嗜、贪吃零食、饥饱无常等不良饮食习惯。

（3）发现小儿体重不增或减轻时，要尽快查明原因，及时治疗。

2. 调护

（1）病情较重的患儿要加强全身护理，防止褥疮、眼疳、口疳等并发症的发生。

（2）定期测量患儿的身高、体重，以了解病情变化，观察治疗效果。

【临证思维与启迪】

蛋白质-能量营养不良是一个复杂的临床综合征，常伴有全身各系统的功能紊乱及多种营养素的缺乏，其治疗当采取综合措施。西医重在"外"补，以去除病因，调整饮食，合理补充营养物质，治疗继发性疾病为要。中医首重"内"调，首先分清主证、兼证，主证重在辨别疳气、疳积、疳干三个不同阶段，灵活运用攻补之法，疳气阶段以和为主；疳积以消为主，或者消补兼施；疳干阶段以补为要。出现兼证随证治之。

第三节 维生素 D 缺乏病

一、维生素 D 缺乏性佝偻病

维生素 D 缺乏性佝偻病（rickets of vitamin D deficiency）是小儿体内维生素 D 不足致使钙磷代谢紊乱产生的一种以骨骼病变为特征的全身慢性营养障碍性疾病，以正在生长的长骨干骺端软骨板不能正常钙化而致骨骼病变为其特征。本病主要见于 2 岁以内婴幼儿，北方地区发病率高于南方地区，工业城市高于农村，人工喂养的婴儿发病率高于母乳喂养者。近年来，随着我国卫生保健水平的提高，维生素 D 缺乏性佝偻病的发病率逐年降低，重症佝偻病已大为减少。

本病属于中医"五迟""五软""鸡胸""龟背""夜惊""汗证"的范畴。

【维生素 D 的代谢】

维生素 D 是一组具有生物活性的脂溶性类固醇衍生物，包括维生素 D_2（麦角骨化醇）和维生素 D_3（胆骨化醇）。其来源有外源性和内源性两种。外源性维生素 D 主要来源于植物和动物，其生理作用基本相同。植物中的麦角固醇经紫外线照射后才变为可被人体吸收的麦角骨化醇。内源性维生素 D 主要是人体和动物皮肤中的 7- 脱氢胆固醇经日光中紫外线照射转变为胆骨化醇，为人类维生素 D 的主要来源。

上述两种形式的维生素 D 在人体内均无生物活性，它们被摄入血循环后与血浆中的维生素 D 结合蛋白（DBP）相结合后被转运、贮存于肝脏、脂肪、肌肉等组织内。维生素 D 在体内须经过两次羟化作用后方能发挥生物效应：首先经肝细胞微粒体和线粒体中的 25- 羟化酶作用生成 25- 羟胆骨化醇［25-（OH）D_3］，这是维生素 D 在人体血循环中的主要形式，常作为评估个体维生素 D 营养状况的检测指标；25-（OH）D_3 在其生理浓度范围时生物活性作用较弱，必须再转移至肾，经近端肾小管上皮细胞线粒体内的 1-α 羟化酶作用下，再次羟化生成 1,25- 二羟胆骨化醇（1,25-（OH）$_2D_3$）。1,25-（OH）$_2D_3$ 的生物活性约为 25-（OH）D_3 的 100～200 倍。1,25-（OH）$_2D_3$ 被认为是一个类固醇激素，维生素 D_3 是一个激素前体（图 13-1）。

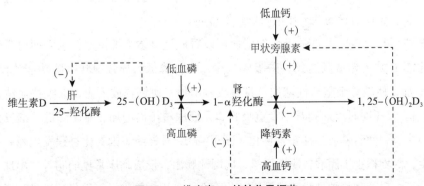

图 13-1 维生素 D_3 的转化及调节

【维生素D代谢的调节】

由 25-（OH）D$_3$ 转变为具有激素特性的 1,25-（OH）$_2$D$_3$ 的过程受到许多因素的严格控制：①自身反馈作用：1,25-（OH）$_2$D$_3$ 血浓度过高时可通过负反馈机制，抑制 25-（OH）D$_3$ 在肝内羟化、1,25-（OH）$_2$D$_3$ 在肾内羟化的过程。②血钙、血磷浓度和甲状旁腺素（PTH）的调节：血钙间接调节肾脏 1,25-（OH）$_2$D$_3$ 的生成。当血钙过低时，PTH 分泌增加，PTH 可刺激肾脏合成 1,25-（OH）$_2$D$_3$ 增加；当血钙过高时，降钙素（CT）分泌增加，抑制肾脏 1,25-（OH）$_2$D$_3$ 的合成；低磷血症则可直接促进血浆 1,25-（OH）$_2$D$_3$ 的增加，高血磷直接抑制其合成。③其他：生长激素、胰岛素和雌激素等均有促进 1,25-（OH）$_2$D$_3$ 合成的作用。

【1,25-（OH）$_2$D$_3$ 的生理功能】

1,25-（OH）$_2$D$_3$ 是维持钙、磷代谢平衡的主要激素之一，它通过对肠、肾、骨等靶器官的作用发挥其抗佝偻病的生理功能：①促进小肠黏膜细胞合成钙结合蛋白，以增加肠道对钙的吸收。②增加肾小管对钙、磷的重吸收，减少尿磷的排出，提高血磷浓度，有利于骨的钙化作用。③与甲状旁腺协同，促进破骨细胞成熟，促进骨重吸收，旧骨中钙盐释放入血；促进成骨细胞的增殖和碱性磷酸酶的合成，促进骨样组织成熟和钙盐沉积。1,25-（OH）$_2$D$_3$ 与 PTH、降钙素共同起着维持体液和组织钙磷平衡的重要作用。

【病因病机】

1. 西医病因及发病机制

（1）病因

①围生期维生素D不足：母亲妊娠期，特别是妊娠后期维生素D营养不足，以及早产、双胎均可使婴儿体内维生素D贮存不足。

②日照不足：紫外线不能通过普通玻璃，婴幼儿长期在室内活动，加之城市中高大建筑物阻挡光照，烟尘吸收部分紫外线，冬季日照短、紫外线弱等，均易造成维生素D缺乏。

③维生素D摄入不足：天然食物中维生素D含量少，不能满足小儿生长需要，若不及时补充鱼肝油、蛋黄、肝泥等富含维生素D的辅食，则易患佝偻病。

④生长过快：早产、双胎婴儿体内维生素D储备不足，而出生后其生长速度快，需要量大，易发生维生素D缺乏性佝偻病。

⑤疾病因素：肝胆、肠道的慢性疾病会影响维生素D的吸收、利用；严重的肝、肾疾病亦可致维生素D羟化障碍、生成量不足而致佝偻病。

⑥药物影响：长期服用抗癫痫药如苯妥英钠、苯巴比妥，以及抗结核药物异烟肼等，可加速维生素D和 25-（OH）D$_3$ 分解为无活性的代谢产物，干扰维生素D的合成与代谢；糖皮质激素能拮抗维生素D对钙的调节作用而导致佝偻病。

（2）发病机制　维生素D缺乏性佝偻病可以看成是机体为维持血钙水平而对骨骼造成的损害。维生素D缺乏造成肠道钙、磷吸收减少，血钙降低，导致甲状旁腺功能代偿性亢进，PTH 分泌增加，使破骨细胞活性增加，骨重吸收增加，血钙释放入血，以维持血清钙浓度的正常水平；但 PTH 同时也抑制肾小管重吸收磷，使尿磷排出增加，血磷降低，继发机体严重钙、磷代谢失调，使骨基质不能正常钙化（图13-2）。骨样组织因钙化过程发生障碍，成骨细胞代偿增生，故堆积于干骺端，骺端增厚，向两侧膨出，形成临床常见的肋骨"串珠"和"手足镯"等特征。扁骨和长骨骨膜下的骨质钙化不全，骨皮质被骨样组织代替，骨膜增厚，骨质疏松，容易受肌肉牵拉和重力影响而发生弯曲变形，甚至病理性骨折。颅骨骨样组织堆积，颅骨变薄和软化，则出现"方颅"。

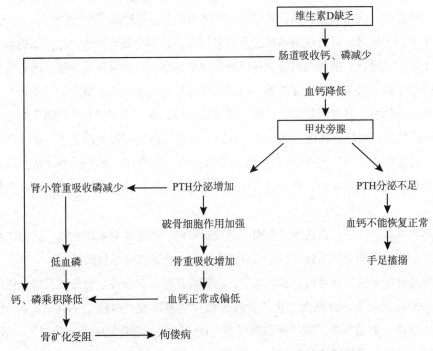

图 13-2 维生素 D 缺乏性佝偻病和手足搐搦症的发病机制

2. 中医病因病机 小儿先天禀赋不足和后天调护失宜为本病的主要发病原因。

（1）先天禀赋不足 父母精血不足，体质虚弱而孕；或其母受胎而多病，长期营养失调、日照较少；或早产、多胎等因素，导致胎元失养、禀赋不足，出生后脾肾内亏，气血虚弱而成。

（2）后天调护失宜 婴幼儿生机蓬勃，发育迅速，如母乳喂养而未及时添加辅食，或食品的质和量不能满足小儿生长发育的需要，致使脾之后天不足，气血虚弱，脏腑失其所养而致。另外日照不足、体虚多病等也可导致脏腑功能失调而患本病。

本病的病机为脾肾亏虚，病位在脾肾，常累及心肝肺。肾为先天之本，主骨生髓，齿为骨之余，髓之所养也，故先天肾气不足，则骨髓不充，骨失所养，则出现颅骨软化、囟门迟闭、齿迟，甚至骨骼畸形等。脾为后天之本，气血生化之源，若喂养失宜，或饮食失调，则可导致脾失健运，水谷精微输布无权，久之全身脏腑失于濡养。脾土虚弱则肺金不生，肺气不足，卫外不固，故多汗、易感；心气不足，心失所养则心神不安；脾虚肝失所制，则肝木亢盛，出现夜惊、烦躁等。

【临床表现】

多见于 3 个月～2 岁的婴幼儿。主要表现为生长最快部位的骨骼改变、肌肉松弛及神经兴奋性的改变。年龄不同，临床表现也不同，佝偻病在临床上分期如下。

1. 初期（早期） 常见于 3～6 个月内的小婴儿，主要表现为神经兴奋性增高，如有烦躁、睡眠不安、易惊、夜啼、多汗等症，并可致枕部脱发而见枕秃。血生化改变轻微，血清 25-（OH）D_3 下降，PTH 增高，血钙正常或略下降，血磷降低，碱性磷酸酶正常或稍高，骨骼 X 线摄片可无异常，或见临时钙化带稍模糊。

2. 激期（活动期） 主要表现为骨骼变化和运动机能发育迟缓。

（1）骨骼改变 ①头部：因颅骨外层变薄而见颅骨软化，主要见于6个月内的婴儿，用手压枕部或顶骨后方有压乒乓球感；8~9个月以上的婴儿，顶骨与额骨双侧骨样组织增生可隆起成方颅、臀形颅；囟门较大且闭合延迟，严重者可迟至2~3岁；乳牙萌出迟，可迟至10个月，甚至1岁多才出牙，可有珐琅质缺损并易患龋齿，甚者会影响恒齿钙化。②胸部：胸部畸形多见于1岁左右婴儿，肋骨与软骨交接处膨大成串珠状，重者可压迫肺脏；因肋骨变软，膈肌附着处牵引形成郝氏沟及肋下缘外翻；胸骨及相邻肋骨向前突出形成鸡胸，或胸骨下缘内陷形成漏斗胸。③四肢：各骨骺端膨大，腕、踝部最明显，成"手镯"及"脚镯"改变，多见于6个月以上的婴儿；因骨质软化，开始行走后，下肢骨不能支持体重而变弯，形成严重膝内翻（"O"型）或膝外翻（"X"型），长骨可发生青枝骨折。④脊柱：患儿会坐或站立后，因韧带松弛可致脊柱后凸或侧弯畸形，严重者可伴有骨盆畸形，造成生长迟缓，女孩成年后怀孕可造成难产。

（2）肌肉改变 由于低血磷所致肌肉中糖代谢障碍，引起全身肌肉松弛、乏力、肌张力降低，坐、立、行等运动功能发育落后，腹肌张力低下，腹部膨隆如蛙腹。

重症患儿神经系统发育落后，表情淡漠，语言发育落后，条件反射形成迟缓；免疫功能低下，易合并感染及贫血。此期血生化及骨骼X线片明显改变。血清25-（OH）D_3更加下降，血钙正常或下降，血磷下降，碱性磷酸酶明显升高，X线显示骨骺端钙化带消失，呈杯口状、毛刷状改变，骨骺软骨带增宽。

3. 恢复期 初期或激期患儿经日光照射或足量维生素D治疗后，临床症状和体征逐渐减轻、消失，血生化逐渐恢复正常，骨骼X线片出现不规则钙化线。

4. 后遗症期 多见于2岁以后儿童。因婴幼儿期重症佝偻病可残留不同程度的骨骼畸形。临床症状消失，血生化和X线摄片正常。

【辅助检查】

1. 血清25-（OH）D_3检测 25-（OH）D_3是维生素D_3在血浆中的主要存在形式，正常值是25~125nmoL/L（10~80μg/mL），佝偻病早期血清25-（OH）D_3即明显降低，当<8μg/mL时可诊断为维生素D缺乏症。

2. 血清钙、磷测定 血钙正常或降低；血磷<40mg/dL。

3. 血清碱性磷酸酶测定 在佝偻病激期时增高明显，一般>500IU/dL（正常儿童<200IU/dL），但血清碱性磷酸酶受众多因素，如低蛋白血症和锌缺乏等影响，故不作为判断维生素D营养状况的指标。

4. X线检查 在佝偻病激期，长骨片显示骨骺端钙化带消失，呈杯口状、毛刷状改变，骨骺软骨带增宽，骨质疏松，骨皮质变薄，可有骨干弯曲畸形或青枝骨折，骨折可无临床症状。

【诊断与鉴别诊断】

1. 诊断 根据维生素D摄入不足或日光照射不足病史，佝偻病的症状和体征，结合血生化和骨骼X线改变可进行诊断。早期表现的多汗、烦躁等神经兴奋性增高，症状缺乏特异性，血清25-（OH）D_3在早期明显减低，是早期诊断的最可靠指标。

2. 鉴别诊断

（1）先天性甲状腺功能低下 生后2~3个月开始出现甲状腺功能不全表现，并随月龄增大症状日趋明显，如生长发育迟缓、体格明显短小、出牙迟、前囟大而闭合晚、腹胀等，与佝偻病相似，但患儿智能低下，有特殊面容，血清TSH、T_4测定可资鉴别。

（2）软骨营养不良 本病患儿头大、前额突出、长骨骺端膨出、胸部串珠、腹大等与佝偻病相似，但四肢及手指短粗，五指齐平，腰椎前突，臀部后突。骨骼X线可见特征性改变，如长骨粗短弯曲，干骺端变宽，呈喇叭口状，但轮廓光整，部分骨骺可埋入扩大的干骺端中。

（3）脑积水 生后数月起病者，可见头颅及前囟进行性增大。因颅内压增高，前囟饱满紧张、骨缝分裂，叩之呈破壶音，两眼下垂如落日状。无佝偻病四肢及胸部体征。头颅CT、B超检查可作出诊断。

（4）与其他病因所致的佝偻病的鉴别（表13-1）

表13-1 各型佝偻病（活动期）的实验室检查

病名	血清						氨基酸尿	其他
	钙	磷	碱性磷酸酶	25-（OH）D_3	1,25-（OH）$_2D_3$	甲状旁腺素		
维生素D缺乏性佝偻病	正常（↓）	↓（正常）	↑（正常）	↓	↓	↑（正常）	（-）	尿磷↑
低血磷性抗维生素D佝偻病	正常	↓	↑	正常（↑）	正常（↓）	正常	（-）	尿磷↑
远端肾小管性酸中毒	正常（↓）	↓	↑	正常（↑）	正常（↓）	正常（↑）	（-）	碱性尿、高氯、低钾
Ⅰ型	↓	↓	↑	↑	↓	↑	（+）	
Ⅱ型	↓	↓	↑	正常	↑	↑	（+）	
肾性佝偻病	↓	↑	正常	正常	↓	↑	（-）	等渗尿、氮质血症、酸中毒

【治疗】

1. 治疗原则 西医以维生素D治疗为主，旨在控制活动期症状，防止骨骼畸形；中医以调补脾肾为主，标本兼治。

2. 西医治疗

（1）维生素D制剂 以口服为主，维生素D一般剂量为每日50～125μg（2000～5000IU），或1,25-（OH）$D_3$0.5～2.0μg，1个月后改每日预防剂量，<1岁改为400IU，>1岁改为600IU。大剂量维生素D与治疗效果无正比例关系，且目前尚无可靠的指标来评价血中维生素D的毒性及远期后果。因此大剂量治疗应有严格的适应证。当重症佝偻病有并发症或无法口服者可大剂量一次肌肉注射维生素$D_3$20万～30万IU，3个月后改为口服预防量。治疗1个月后应复查，如临床表现、血生化检查和骨骼X线改变无恢复征象，应与抗维生素D佝偻病相鉴别。

（2）其他治疗 可同时适当补充钙。如从牛奶、配方奶及豆制品中摄入钙和磷；亦可用钙剂，如葡萄糖酸钙、乳酸钙等。

3. 中医治疗

（1）辨证论治 本病以虚为主，以健脾益气、补肾填精为基本治则。初期表现为肺脾气

NOTE

虚，卫表不固，治宜健脾益气，补肺固表；激期早期表现为脾虚肝旺，气血不和，治宜培土抑木，镇惊安神；激期后期表现为脾肾亏虚，治宜健脾补肾，填精补髓；后遗症期则表现为肾虚骨弱，精血不足，治宜补肾填精，强筋壮骨。

①肺脾气虚

【证候】多汗，乏力，烦躁，睡眠不安，夜惊，发稀枕秃，或形体虚胖，肌肉松软，纳呆，大便不实，或反复感冒，舌质淡红，苔薄白，指纹偏淡。

【辨证】本证多见于佝偻病的初期，临床以多汗夜惊，纳呆食少，大便不实为特征。

【治法】健脾益气，补肺固表。

【方药】人参五味子汤加减。若多汗者，加煅龙骨、煅牡蛎、浮小麦以收敛止汗；夜惊、睡眠不安者，加蝉蜕、煅龙骨定惊安神，加酸枣仁、合欢皮养心安神；大便不实者，加山药、扁豆健脾助运。体虚易感者，加玉屏风散益气固表。

②脾虚肝旺

【证候】多汗，毛发稀疏，乏力，纳呆食少，囟门迟闭，出牙延迟，坐立行走无力，烦躁，夜啼不宁，惊惕不安，甚者抽搐，舌质淡，苔薄，指纹淡紫。

【辨证】本证由脾虚气弱，气血不足，肝失濡养所致。临床以纳呆食少，四肢无力，烦躁夜啼，惊惕抽搐为特征。

【治法】培土抑木，镇惊安神。

【方药】益脾镇惊散加减。汗多者，加生黄芪、浮小麦、煅牡蛎、煅龙骨固表止汗；夜啼不安者，加灯心、竹叶清心降火；睡中惊惕者，加蝉蜕、珍珠母安神镇惊；抽搐者，加全蝎、蜈蚣平肝息风。

③脾肾亏虚

【证候】多汗夜惊，纳呆食少，面白无华，四肢无力，立迟、行迟、齿迟，头颅方大，肋骨串珠，手镯、足镯，甚则鸡胸、龟背，下肢畸变，舌淡苔少，指纹色淡。

【辨证】本证多见于佝偻病的激期，脾虚及肾，脾肾亏虚，而以肾虚为主。临床以多汗，纳呆乏力，烦躁夜啼，伴明显骨骼改变为特征。

【治法】健脾补肾，填精补髓。

【方药】补肾地黄丸加减。汗多加黄芪、煅龙骨、煅牡蛎益气止汗；乏力加党参、茯苓健脾益气；烦躁夜惊加茯神、酸枣仁养血安神。

④肾虚骨弱

【证候】仅遗留有明显的骨骼畸形，如肋骨串珠，手镯、足镯，甚至鸡胸、龟背，O型或X型腿，脊柱畸形等，而激期时多汗、乏力、烦躁等伴见症状基本缓解。

【辨证】本证多见于佝偻病恢复期及后遗症期，临床以遗留明显骨骼畸形为特征。

【治法】补肾填精，强筋壮骨。

【方药】补天大造丸加减。若骨骼改变明显，舌红少苔者，可加龟板、鳖甲、阿胶养阴填精；骨骼改变，舌淡苔白者，加紫河车、巴戟天、淫羊藿温肾强骨。

（2）中成药

①玉屏风颗粒：用于肺脾气虚证。

②龙牡壮骨颗粒：用于肺脾气虚及脾肾亏虚证。2岁以下每次5g，2~7岁每次7.5g，7岁以上每次10g，每日3次。

③六味地黄丸：用于脾肾亏虚证。

（3）推拿

推拿治疗本病适用于单纯性维生素D缺乏早、中期骨骼畸形改变不明显的患儿。以健脾益肾为基本治法。主要方法包括：患儿取仰卧位行补脾土，补肾水，顺时针方向摩腹，按揉神门、期门、章门、足三里、三阴交等；取俯卧位捏脊，按揉脾俞、胃俞、肾俞等。

【预防与调护】

1. 预防

（1）适当日照及户外运动。出生后1个月可让婴儿逐渐坚持户外活动，冬季也要保证每日1~2小时的户外活动。

（2）孕妇、乳母及婴幼儿定量口服维生素D，母乳喂养要及时添加辅食，或选用维生素D强化食品。现认为儿童每日获得维生素D400IU是治疗和预防本病的关键。早产儿、低出生体重儿、双胎儿生后1周开始补充维生素D800IU/d，3个月后改为预防量；足月儿生后2周后开始补充维生素D400IU/日，补充至2岁。夏季阳光充足，日光照射充足时，暂停或减量服用维生素D。

2. 调护

（1）勿过早让小儿站立、行走，或久坐、久站，以免骨骼发生畸形。

（2）定期体格检查，及早发现和治疗

二、维生素D缺乏性手足搐搦症

维生素D缺乏性手足搐搦症（tetany of vitamin D deficiency）是由于维生素D缺乏而甲状旁腺又不能代偿，血中钙离子降低，从而引起神经肌肉兴奋性增高的一种疾病，以惊厥、手足肌肉抽搐或喉痉挛等为主要症状。本病多发生于6个月以内的小儿，尤以我国北方冬春季及少见日光的婴儿最为常见。近年来由于广泛应用维生素D预防，发病已逐年减少。

本病属于中医"惊风"范畴。

【病因病机】

1. 西医病因及发病机制 本病的病因与维生素D缺乏性佝偻病相同，而血清钙离子降低则为其直接原因。当血清总钙量降至1.75~1.88mmol/L（7~7.5mg/dL），或钙离子降至1.0mmol/L（4mg/dL）以下时，即可出现抽搐症状。血钙降低时，甲状旁腺受刺激而显示出继发性功能亢进，分泌较多的甲状旁腺素，使尿磷的排泄增加，并使骨骼脱钙而补充血钙不足，故当甲状旁腺代偿功能不足时，血钙不能维持正常水平则发病。

2. 中医病因病机 小儿先天禀赋不足和后天调护失宜为本病的主要发病原因。

（1）先天禀赋不足 父母精血不足，体质虚弱而孕，或其母受胎而多病，或早产、多胎等因素，致胎元失养，禀赋不足，出生后脾肾亏虚，气血虚弱，筋脉失于濡养而发病。

（2）后天调护失宜   小儿后天喂养不当、调护失宜，或暴吐暴泻、久吐久泻，或它病妄用苦寒攻伐之法，可导致中焦受损，脾胃虚弱，中土既虚，则土虚木乘，肝亢风动；若吐泻日久，或误服寒凉，伐伤阳气，则可致脾肾阳虚，阴寒内盛，不能温煦筋脉而致虚极生风之证；外感热病后耗伤阴液，肝肾阴虚，水不涵木，而致虚风内动。

本病病程较长，以虚证为主，病机总属脾肾不足，肝亢有余。病位主要在肝、脾、肾。

【临床表现】

主要表现为惊厥、手足搐搦和喉痉挛，同时伴有不同程度的佝偻病表现。

1. 惊厥   为最常见的发作形式。患儿常无发热或其他原因而突发的四肢抽动，目珠上窜，面肌震颤，神志不清，甚或二便失禁等，发作时间为数秒至数分钟左右，可数日发作1次，或1日发作数次。发作后意识恢复，发作轻时仅有短暂的眼球上窜和面肌抽动，神志清楚。

2. 手足搐搦   常见于较大的婴幼儿，突发性手足强直痉挛，双手腕部屈曲、手指伸直、拇指内收掌心；足部踝关节伸直，足趾同时向下弯曲。发作时意识清楚。

3. 喉痉挛   婴儿多见，喉部肌肉及声门突发痉挛，呼吸困难，严重者可发生窒息、发绀、严重缺氧，甚至死亡。

4. 隐匿症状   往往有出汗、睡眠不安、易惊哭等神经兴奋症状。此外，在患儿不发作时可通过刺激神经肌肉引出以下体征：①面神经征（Chvostek 征）：以叩诊锤或手指尖轻击患儿颧弓与口角间的面颊部（第7颅神经孔处）可引起眼睑和口角抽动者为阳性，新生儿期可呈假阳性。②腓反射：以叩诊锤骤击膝下外侧腓神经处可引起向外侧收缩者即为腓反射阳性。③陶瑟征（Trousseau 征）：以血压计袖带包裹上臂，使血压维持在收缩压和舒张压之间，5分钟之内该手出现痉挛状属阳性。

【诊断与鉴别诊断】

1. 诊断   患儿突发无热惊厥，手足搐搦或喉痉挛等症状，反复发作，发作后神志清醒，无神经系统体征者，应首先考虑本病；若有维生素D缺乏史，或同时有佝偻病存在，可有助于诊断；血清总钙 <1.75 ~ 1.88mmoL/L，或血清离子钙 <1.0mmoL/L 者则可确诊。

2. 鉴别诊断

（1）低血糖症   常发生于清晨空腹时，有进食不足或腹泻病史，一般口服或静脉注射葡萄糖液后抽搐立即停止，血糖常 <2.2mmoL/L。血钙正常。

（2）低镁血症   多见于新生儿，或牛乳喂养的小婴儿，常同时合并低钙血症。听觉或触觉刺激可引起烦躁、惊跳、阵发性屏气，甚至惊厥、手足痉挛，严重时可有心律失常。血清镁常 <0.58mmoL/L（1.4mg/dL）。

（3）原发性甲状旁腺功能减退症   表现为间歇性惊厥或手足搐搦，间隔几天或数周发作1次。血磷升高 >3.2mmoL/L（10mg/dL），血钙降至1.75mmoL/L（7mg/dL）以下，碱性磷酸酶正常或稍低；颅骨X线可见基底节钙化灶。

（4）婴儿痉挛症   多于1岁以内起病，突然发作，头、躯干及上肢均屈曲，手握拳，下肢弯曲至腹部，伴点头状搐搦、意识障碍，发作数秒至数十秒后自停。智力多受影响，脑电图有高幅异常节律。

【治疗】

1. 治疗原则　首先急救，控制惊厥、解除喉痉挛；其次补钙，使血钙迅速上升，惊厥等症状不再出现；然后给予维生素 D，使钙、磷代谢恢复正常，以根治本病。因本病多属虚证，中医治疗以补益为主，重在培补元气，调理脾肾、平肝息风。

2. 西医治疗

（1）急救处理　①控制惊厥或喉痉挛：可用 10% 的水合氯醛每次 40 ~ 50mg/kg，保留灌肠；或地西泮肌肉或静脉注射，每次 0.1 ~ 0.3mg/kg；或配合中医针灸治疗。②通畅气道：喉痉挛者须立即将舌头拉出口外，加压给氧，必要时行气管插管。

（2）钙剂治疗　10% 的葡萄糖酸钙 1 ~ 2mL/kg 加入 5% ~ 10% 葡萄糖液 10 ~ 20mL 稀释，缓慢静脉滴注，以防血钙骤升导致心搏骤停。惊厥反复时，可 6 小时后重复 1 次，直至惊厥停止后改为口服钙剂。

（3）维生素 D 治疗　经过钙剂治疗，低血钙症状控制后，补充维生素 D 可参照 "维生素 D 缺乏性佝偻病"。

3. 中医治疗　见 "慢惊风" 章节。

第十四章　感染性疾病

第一节　麻　疹

麻疹（measles）是小儿时期常见的一种急性呼吸道传染病，临床以发热、上呼吸道炎症、结膜炎、麻疹黏膜斑（Koplik's spots）及全身斑丘疹为特征。本病一年四季均可发病，冬春两季多见。患儿及亚临床带病毒者是主要传染源，通过喷嚏、咳嗽和说话等飞沫或接触眼部的分泌物传播，其传染性较强，人群普遍易感。本病一般预后良好，患病后大多可获持久免疫力。随着麻疹减毒活疫苗预防接种开展，本病只有一些散发病例及小范围的流行，但发病有向大年龄推移趋势，并发症及死亡者却不多见。

本病西医与中医病名相同，中医文献对本病论述颇多，宋·董汲的《小儿斑疹备急方论》是第一部论治麻疹专著。清·谢玉琼的《麻科活人全书》详细阐述了麻疹各期及并发症辨证和治疗，是一部有影响力的麻疹专著。

【病因病机】

1. 西医病因、发病机制及病理

（1）病因　麻疹为感染麻疹病毒所致。麻疹病毒只有一个血清型，抗原性稳定。人是唯一宿主，患者口、鼻、咽、气管及眼部的分泌物均含有麻疹病毒，病毒在体外生存力不强，在室内可存活 32 小时，对紫外线和一般消毒剂均敏感。前驱期和出疹期在患者的鼻咽分泌物、血和尿中可分离出麻疹病毒。

（2）发病机制　麻疹病毒通过呼吸道鼻咽部进入人体后，在局部呼吸道黏膜及附近淋巴组织内繁殖，同时有少量病毒侵入血液，引起第一次毒血症；此后病毒在全身单核 – 吞噬细胞系统继续复制，感染后第 5~7 天再大量进入血液，引起第二次病毒血症。病毒播散至全身组织器官，进而造成皮肤、眼结合膜、呼吸道和其他器官的损害。麻疹过程中，由于全身及局部免疫反应受到抑制，故部分病人常继发鼻炎、中耳炎、喉炎、支气管肺炎或导致结核病复燃，特别是营养不良或免疫功能缺陷的儿童，可发生重型麻疹或因严重肺炎、腹泻、脑炎等并发症而导致死亡。

（3）病理　在皮肤、黏膜及淋巴组织处可见有单核细胞增生及多核巨细胞围绕在毛细血管周围的典型病理改变。麻疹黏膜斑和皮疹的发生是真皮和黏膜下层的毛细血管发炎，血管内皮细胞充血、水肿、增殖及浆液渗出所致。

2. 中医病因病机　麻疹主要感受了麻毒时邪。病变主要在肺脾。麻毒时邪由口鼻而入犯肺，肺卫失宣，故见发热、咳嗽、鼻塞、流涕等肺卫之证，此为前驱期；麻毒进一步由肺及脾，正气奋起抗争，驱邪外出，麻毒从皮肤透发全身，达于四末，则出现红色斑丘疹，此为出疹期；疹透齐后，毒随疹泄，热去津伤，故麻疹按出疹顺序逐渐回收，疹退脱皮，进入恢复期。此为典型麻疹之顺证。

麻疹以外透为顺，内传为逆，若患儿素体正气不足，不能托邪外泄，或因感受麻毒炽盛，极易化火内陷，出现麻疹透发不顺，形成逆证、险证。若麻毒内归于肺，或复感外邪侵袭于肺，灼津炼液成痰，痰热壅盛，肺气郁闭，则出现咳嗽、气喘、鼻扇的邪毒闭肺证；若麻毒时邪热盛，夹痰循经上攻咽喉，则出现犬吠样咳嗽、声音嘶哑的麻毒攻喉证；若麻毒内陷厥阴，邪毒蒙蔽心包，引动肝风，则出现抽搐、昏迷的邪陷心肝证。

【临床表现】

1. 典型麻疹

（1）潜伏期　一般 10 天左右。可无症状，或有精神不振，低热等症状。

（2）前驱期　一般为 3～4 天。主要表现为发热、咳嗽、流涕、眼结膜充血、畏光、流泪等。发热后 2～3 天，口腔内两颊黏膜近臼齿处可见灰白色斑点状的"麻疹黏膜斑"，直径为 0.5～1mm，周围有红晕，这是麻疹早期诊断的重要依据。此斑在皮疹出现后即逐渐消失。

（3）出疹期　在发热 3～4 天皮肤开始出疹，先见于耳后、发际，渐及面部、颈部，自上而下蔓延至躯干四肢，最后达手掌及足部。皮疹初起为红色斑丘疹，呈充血性，大小不等，稀疏分明，继而疹色加深，呈暗红色，疹间可见正常皮肤，病情严重者皮疹常融合。此期患儿全身症状明显，高热达 40℃左右、汗出、咳嗽加剧、烦躁不安等。

（4）恢复期　若无并发症发生，皮疹 3～4 天透齐后，身热渐退，皮疹按出疹的先后顺序收没，皮肤可见糠麸样脱屑和色素沉着斑，全身情况也随之好转。

2. 非典型麻疹

（1）轻型麻疹　多见于曾接种过麻疹疫苗或在潜伏期内曾接受过丙种球蛋白，或 8 个月以下从母体获得的抗体尚部分存在的婴儿。发热、眼结膜充血及上呼吸道症状轻，皮疹稀疏，色淡，消失快，疹退后无色素沉着或脱屑，麻疹黏膜斑不明显，病程约 1 周，无并发症。常需要靠流行病学资料和麻疹病毒血清学检查确诊。

（2）重型麻疹　多见于免疫力低下继发严重感染或原患有营养不良者。起病即呈现高热，且持续在 40℃以上，全身中毒症状及呼吸道症状重，甚或谵妄、惊厥、昏迷等。皮疹密集或融合成片，呈紫蓝色出血性皮疹者，常有黏膜和消化道出血，或咯血、血尿、血小板减少等，又称为黑麻疹。部分患儿可表现皮疹少，色暗淡，或皮疹骤退、四肢冰冷、血压下降等，出现循环衰竭的表现。此型患儿常有肺炎、心力衰竭等并发症，死亡率高。

（3）无疹型麻疹　主要见于用免疫抑制剂的患儿。可无典型黏膜斑和皮疹，甚至整个病程中无皮疹出现。此型诊断不易，只有依赖前驱症状和血清中麻疹抗体滴度增高才能确诊。

（4）异型麻疹　多见于接种麻疹灭活疫苗后 4～6 年，再次感染麻疹病毒者。表现为突然高热、头痛、肌痛或四肢浮肿，无麻疹黏膜斑；病后 2～3 天出疹，出疹顺序与正常顺序相反，从四肢远端开始，逐渐扩散到躯干、面部，皮疹呈多形性。

【并发症】

1. 喉炎　多见于 3 岁以下小儿，由麻疹病毒感染或继发细菌引起，临床表现为声音嘶哑、犬吠样咳嗽、吸气性呼吸困难及三凹征等，严重者可窒息死亡。

2. 肺炎 为麻疹最常见的并发症，多见于 5 岁以下小儿。原发性系麻疹病毒本身引起的间质性肺炎，多随麻疹减轻而消失；继发性为肺炎链球菌、金黄色葡萄球菌、流感嗜血杆菌等感染引起，易并发脓胸和脓气胸。继发肺炎常见于重度营养不良或免疫功能低下的小儿，临床症状重，预后较差。

3. 心肌炎 当 2 岁以下小儿在出疹期或恢复期出现烦躁、气促、面色苍白、发绀、心音低钝、心率快、心电图改变等表现时，要注意并发心肌炎，重者可出现心力衰竭，心源性休克。

4. 脑炎 常发生于出疹后 2～6 天。临床表现和脑脊液检查与其他病毒性脑炎类似。病死率高，后遗症多，有运动、智力、精神障碍及癫痫等后遗症。

5. 亚急性硬化性全脑炎 是麻疹的一种远期并发症，发病率约为百万分之一。本病常在原发麻疹后 2～17 年后发病，开始症状很隐匿，有轻微的行为改变和学习障碍，继而出现智力低下，对称性肌阵挛，最后发展至木僵、昏迷、去大脑强直等。患者血清或脑脊液中麻疹病毒 IgG 抗体持续强阳性。

6. 其他 由于麻疹病程中持续高热、食欲不振或护理不当，可导致营养不良和维生素 A 缺乏，引起干眼症，出现视力障碍，甚至角膜穿孔、失明。

【辅助检查】

1. 外周血常规 外周血白细胞总数减少，分类中淋巴细胞相对增多。

2. 血清抗体检测 患儿出疹后 3 天～4 周内取血，麻疹病毒特异性 IgM 抗体阳性，或双份血清 IgG 抗体效价呈 4 倍以上升高，有助于诊断。

3. 病毒抗原检测 用免疫荧光法测定鼻咽分泌物或尿沉渣脱落细胞中麻疹病毒特异性抗原，可作出早期快速诊断。

4. 病毒分离 取早期患儿鼻咽分泌物、血、尿标本，可分离到病毒。

5. 多核巨细胞检测 取病人早期口腔黏膜或鼻咽拭子涂片检查，可找到多核巨细胞或包涵体细胞。

【诊断与鉴别诊断】

1. 诊断 典型麻疹根据流行季节、有麻疹接触史，前驱期有卡他症状、口腔内麻疹黏膜斑、出疹期皮疹形态、出疹顺序、时间以及出疹与发热关系，恢复期疹退后皮肤脱屑及色素沉着等特点，诊断不难。非典型病人难以确诊者，依赖于实验室检查。

2. 鉴别诊断 本病需与风疹、幼儿急疹及猩红热相鉴别。见本章第四节（表 14-1）。

【治疗】

1. 治疗原则 西医目前尚无特殊治疗，以对症治疗、恰当的护理及预防并发症为主。对典型麻疹无并发症者，应以中医辨证治疗为主，治疗原则为以透为顺，以清为要；对重症麻疹或出现并发症者，则应积极采取中西医结合治疗方法。

2. 西医治疗

（1）对症治疗 高热者，给予小量退热剂或物理降温，注意降温幅度不宜过大过快，体温宜维持在 38℃～38.5℃，有利于麻疹透发；烦躁不安时可予以镇静剂；剧咳时用非麻醉镇咳剂或超声雾化吸入；有明确的细菌继发感染时，应给予相应的抗生素。麻疹患儿对维生素 A 需要量大，世界卫生组织推荐，在维生素 A 缺乏区的麻疹患儿应补充维生素 A。

（2）并发症治疗　出现并发症者，应积极治疗。可参考有关章节处理。

3. 中医治疗

（1）辨证论治　首辨顺证与逆证。顺证表现为皮疹依正常顺序出没，疹色红活，分布均匀，身热不甚，微有汗出，神志清楚，咳无气促，二便调和通畅，为正气盛，邪毒轻之表现；逆证表现为疹出先后无序或疹出不畅，或暴出暴收，疹色紫暗，稠稀不匀，并伴高热持续，或身热骤降，精神萎靡，或烦躁不安，或咳剧喘促，或声音嘶哑，状如犬吠，或神昏谵妄，惊厥抽搐等，为邪盛正衰之危候。

因"麻为阳毒，以透为顺""麻喜清凉"，本病以清凉透疹为基本治疗原则。前驱期辛凉透表为主；出疹期重在清热解毒；恢复期应甘凉养阴，清解余热。治疗中需注意：透疹不可过用辛温，避免温燥伤津；清解勿过寒凉，以免伤阳而透疹无力；养阴忌滋腻留邪。逆证宜中西医结合治疗。

顺证

①邪犯肺卫

【证候】发热恶风，鼻塞流涕，喷嚏，咳嗽，眼睑红赤，泪水汪汪，畏光羞明，体倦食少，小便短黄，或大便稀溏，发热2~3天在口腔颊部近臼齿处出现麻疹黏膜斑，舌苔薄白或微黄，脉浮数。

【辨证】本证多见于前驱期。临床以发热恶风，鼻塞流涕，流泪畏光，发热2~3天在口腔颊部近臼齿处出现麻疹黏膜斑为特征。

【治法】辛凉透表，清宣肺卫。

【方药】宣毒发表汤加减。高热无汗者，加浮萍透疹散邪；咽喉肿痛者，加射干、马勃清咽散结；发热阴伤者，加生地黄、玄参、石斛养阴清热；素体虚弱，无力透疹者，加党参、黄芪、黄精扶正透表；风寒外束，腠理开合失司，影响透疹者，加麻黄、细辛辛温透表。

②邪入肺胃

【证候】发热持续，起伏如潮，每潮一次，疹随汗出，依序而现，疹点细小，由疏转密，稍觉凸起，触之碍手，疹色暗红，伴烦渴嗜睡，目赤眵多，咳嗽加剧，大便干结，小便短少，舌红苔黄，脉洪数。

【辨证】本证为麻疹出疹期。临床以发热起伏如潮，疹随汗出，咳嗽加剧，烦渴，大便干结为特征。

【治法】清热解毒，透疹达邪。

【方药】清解透表汤加减。咳嗽剧者，加黄芩、鱼腥草、杏仁清肺化痰止咳；壮热、面赤、烦躁者，加生石膏、山栀、知母清热泻火；疹点紫暗，融合成片者，加赤芍、牡丹皮、生地黄清热凉血；齿衄、鼻衄者，加藕节炭、白茅根凉血止血。

③阴津耗伤

【证候】疹点出齐后，发热渐退，咳嗽渐减，胃纳增加，精神好转，疹点依次渐回，皮肤呈糠麸状脱屑，留有色素沉着，舌红少津，苔薄，脉细数。

【辨证】此期为麻疹恢复期。临床以皮疹依次回收，疹回热退，皮肤脱屑，色素沉着为特征。

【治法】养阴生津，清解余邪。

【方药】沙参麦冬汤加减。大便干结者，加火麻仁、全瓜蒌润肠通便；低热不退者，加银柴胡、地骨皮、白薇清退虚热；纳谷不香者，加山药、谷芽、炒麦芽健脾开胃；烦躁不安，手足心热者，加灯心草、生地黄、莲子心清热除烦。

逆证

①邪毒闭肺

【证候】高热不退，疹点不多，或疹点早回，或疹点密集，疹色紫暗，咳嗽气促，鼻翼扇动，唇周发绀，喉间痰鸣，烦躁不宁，舌红，苔黄，脉数。

【辨证】本证为麻疹合并肺炎。临床以高热不退，疹点不多，或疹点密集，咳嗽气促，鼻翼扇动，喉间痰鸣为特征。

【治法】宣肺开闭，清热解毒。

【方药】麻杏石甘汤加减。咳剧痰多者，加川贝母、竹沥、天竺黄清肺化痰；疹点稠密，疹色紫暗，口唇发绀者，加丹参、紫草、红花活血化瘀；壮热气急，腹胀便秘者，加生大黄、玄明粉、山栀泻火通腑，急下存阴。

②麻毒攻喉

【证候】身热不退，咽喉肿痛，声音嘶哑，咳声重浊，状如犬吠，喉间痰鸣，甚则吸气困难，胸高胁陷，面唇发绀，舌质红，苔黄腻，脉滑数。

【辨证】本证为麻疹合并喉炎。临床以麻疹疾病中出现咽喉肿痛，声音嘶哑，咳如犬吠，甚则吸气困难为特征。

【治法】清热解毒，利咽消肿。

【方药】清咽下痰汤加减。大便干结者，加生大黄、芒硝清热泻火通腑；咽喉肿痛甚者，加六神丸清热利咽。

③邪陷心肝

【证候】疹点密集成片，色泽紫暗，高热不退，烦躁谵妄，甚则神昏，抽搐，舌红绛，苔黄糙，脉数。

【辨证】本证为麻疹合并脑炎。临床以麻疹疾病中出现高热、烦躁谵语、神昏抽搐为特征。

【治法】清热解毒，息风开窍。

【方药】羚角钩藤汤加减。高热，神昏，抽搐者，加紫雪丹清热解毒，镇痉开窍；痰涎壅盛者，加石菖蒲、鲜竹沥清热化痰开窍；大便干结者，加生大黄、芒硝清热通腑；若疹点骤没，面色青灰，汗出肢厥，心阳虚脱者，此为内闭外脱之危候，急宜独参汤或参附龙牡救逆汤以回阳救逆固脱。

（2）推拿疗法

①前驱期：推攒竹，分推坎宫，推太阳，擦迎香，按风池，清脾胃，清肺经，推上三关。

②出疹期：拿风池，清脾胃，清肺经，清天河水，按揉二扇门，推天柱。

③恢复期：补脾胃，补肺经，揉中脘，揉脾俞、胃俞，揉足三里。

（3）中药外治法

麻黄、芫荽、浮萍各15g，加水适量煮沸，使水蒸气满布室内，再用热毛巾沾药液，热敷胸背。也可用桎柳30g，荆芥穗、樱桃叶（或樱桃树根、皮，剂量同）各15g，煎汤熏蒸。用于出疹期，疹点透发不畅者。

【预防与调护】

1. 预防

（1）易感儿进行麻疹减毒活疫苗预防接种；有明显麻疹接触史者，5 天之内应及时注射丙种球蛋白 0.25mL/kg 可预防发病，若使用量不足或接触麻疹 5 天之后使用，仅可减轻症状。被动免疫只可维持 3～8 周，以后应采取主动免疫。

（2）麻疹流行期间，避免去公共场所及探亲访友。对麻疹患者应做到早诊断、早报告、早隔离、早治疗，患儿隔离至出疹后 5 天，并发肺炎者，延长隔离至出疹后 10 天。

2. 调护

（1）患儿应卧床休息，居室空气要流通，保持适当温度和湿度，有畏光症状时室内光线要柔和。

（2）注意补充水分，给予易消化、富含营养的食物。

（3）保持患儿皮肤、眼睛、鼻腔及口腔的清洁，勤换内衣，注意消毒。

第二节　风　疹

风疹（german measles，rubella）是由风疹病毒引起的急性呼吸道传染病，临床以发热、皮疹及耳后、枕后、颈部淋巴结肿大和全身症状轻微为特征。本病一年四季均可发生，春季发病率最高。患者是唯一的传染源，主要经呼吸道飞沫传播，5 岁以下小儿多见，可在幼托机构发生流行。本病病程短，预后一般良好，患病后可获持久免疫力。孕妇在妊娠 3 个月内患风疹，胎儿出生后患有各种先天缺陷或畸形，称之为"先天性风疹综合征"。

本病相当于中医的"风痧""瘾疹"等范畴。

【病因病机】

1. 西医病因及发病机制

（1）病因　风疹病毒只有一种抗原型，不耐热，在室温中很快失去活力，但能耐寒和干燥。出疹前 5～7 天到疹后 3～5 天，在患儿鼻咽部的分泌物中能找到病毒。

（2）发病机制　病毒主要通过空气飞沫侵入患儿的上呼吸道黏膜、颈淋巴结并复制，引起上呼吸道炎症和病毒血症，表现为发热、皮疹和浅表淋巴结肿大，其皮疹是病毒直接损害真皮层毛细血管内皮细胞所致。妊娠初 3 个月内感染风疹病毒，可经胎盘感染胎儿，通过抑制细胞有丝分裂、细胞溶解、胎盘绒毛炎等引起胎儿损伤，导致各种先天畸形。

2. 中医病因病机　风疹病因为感受风疹时邪，主要病机为邪毒与气血相搏，外泄肌肤所致。风疹时邪从口鼻而入，郁于肺卫，蕴于肌腠，与气血相搏，邪毒外泄于肌肤故发皮疹。本病邪轻病浅，一般只伤及肺卫，故见发热、咳嗽、流涕，疹色淡红，分布均匀等，邪随疹泄后迅速康复；但也有因邪毒炽盛，内传入里，燔灼气营，或迫伤营血，而见高热烦渴，疹色鲜红或紫暗，疹点密集。邪毒与气血相搏，阻滞于少阳经络，则发为耳后及枕后瞾核肿大。本病邪毒外泄，疹点透发之后，即热退而解。

【临床表现】

1. 获得性风疹

（1）潜伏期　长短不一，一般为14~21天。

（2）前驱期　较短，多数为1~2天，有低热或中度发热，轻咳、咽痛、流涕，或轻度呕吐、腹泻等。耳后、枕后及颈部淋巴结肿大，单个分散，有轻度压痛。

（3）出疹期　多数患儿发热1~2天后出疹，皮疹呈多形性，多为散在淡红色斑丘疹，也可呈大片皮肤发红或针尖状猩红热样皮疹。先见于面部，迅速由面部、颈部、躯干波及四肢，24小时内波及全身，一般历时3天，疹退后无脱屑或留有细小脱屑，但无色素沉着。出疹时可伴低热，淋巴结肿大，轻度脾肿大等。

风疹很少有并发症出现，偶可见并发肺炎、心肌炎和免疫性血小板减少症者，预后均良好。

2. 先天性风疹综合征　妊娠3个月以内患风疹的孕妇，风疹病毒可通过胎盘传给胎儿，使胎儿发生严重的全身感染，引起多种先天缺陷或畸形，称之为先天性风疹综合征。患先天性风疹综合征胎儿生后可发生：①新生儿期表现，如肝脾肿大、血小板减少、淋巴结肿大、脑膜脑炎等。②器官畸形和组织损伤，如生长发育迟缓、先天性心脏病、白内障、小眼睛、视网膜病、耳聋等。③慢性或自身免疫引起的晚发疾病，如慢性进行性全脑炎、甲状腺炎、间质性肺炎等，这些迟发症状可在生后2个月~20年内发生。

【辅助检查】

1. 外周血常规　白细胞计数正常或稍减低，淋巴细胞相对增多，可见异型淋巴细胞。

2. 病毒分离　患儿咽部分泌物及血清中可分离出病毒。孕妇原发感染风疹病毒后，可采取羊水、胎盘绒毛或胎儿活检组织进行病毒分离和鉴定。

3. 血清学检查　风疹特异性IgM抗体阳性，或取急性期和恢复期双份血清，检测特异性抗体，4倍以上升高者诊断为近期感染。

【诊断与鉴别诊断】

1. 诊断

根据流行病学史，全身症状轻，出疹迅速，消退亦快，耳后、枕后和颈部淋巴结肿大，有触痛的特点，临床诊断不难。对临床表现不典型者，可做病毒分离或血清学检测以确定诊断。

先天性风疹综合征诊断标准是：①典型先天性缺陷，如白内障、青光眼、心脏病、听力丧失、色素性视网膜炎等。②实验室分离到病毒，或检出风疹IgM抗体，或血凝抑制抗体滴度持续增高等。如未见畸形而仅有实验室证据，称之为先天性风疹感染。

2. 鉴别诊断　本病需与麻疹、猩红热及幼儿急疹相鉴别，见本章第四节（表14-1）。

【治疗】

1. 治疗原则　西医治疗本病目前尚无特效药物，主要为对症和支持治疗。中医治疗"以透为顺"，治以疏风透疹，清热解毒为主。

2. 西医治疗　早期可试用利巴韦林、干扰素等。先天性风疹患儿可长期携带病毒，影响其生长发育，应早期检测视力、听力损害情况。

3. 中医治疗

（1）辨证论治　本病按卫气营血辨证，分为轻症、重症。轻症者，低热，疹色淡红，分布均匀，病程在3~4天之内，为病在肺卫；重症者，壮热烦渴，疹色鲜红或紫暗，分布密集，出疹持续 5~7 天始见消退，病程较长，为病在气营。轻症治以疏风解表透疹；重症治以清气凉营解毒。

①邪郁肺卫

【证候】发热恶风，喷嚏流涕，轻微咳嗽，胃纳欠佳，精神倦怠，疹色淡红，稀疏细小，分布均匀，微有痒感，耳后、枕后及颈部淋巴结肿大，舌尖红，苔薄黄，脉浮数。

【辨证】本证多见于轻症。临床以发热恶风，轻微咳嗽，疹色淡红，稀疏细小，分布均匀为特征。

【治法】疏风清热透疹。

【方药】银翘散加减。耳后、枕后及颈部淋巴结肿大疼痛者，加蒲公英、夏枯草清热解毒散结；咽喉肿痛者，加大青叶、板蓝根清热解毒利咽；皮肤瘙痒者，加赤芍、牡丹皮、蝉蜕凉血祛风止痒。

②邪入气营

【证候】壮热口渴，烦躁不宁，疹色鲜红或紫暗，疹点较密，小便短赤，大便秘结，耳后、枕后及颈部淋巴结肿大触痛，舌质红，苔黄糙，脉洪数。

【辨证】本证多见于重症。临床以壮热烦渴，疹点密集，颜色鲜红或紫暗为特征。

【治法】清气凉营解毒。

【方药】透疹凉解汤加减。高热不退者，加黄芩、生石膏清热泻火；口渴甚者，加天花粉、鲜芦根清热生津；大便秘结者，加生大黄、芒硝泻下通腑；疹色紫暗密集者，加生地黄、牡丹皮、紫草清热凉血透疹。

（2）中成药

①板蓝根冲剂：用于邪郁肺卫证。每次 1~2 岁 1/4 袋，3~6 岁 1/3 袋，7~9 岁 1/2 袋，10~14 岁 1 袋，每日 2~3 次冲服。

②清开灵口服液：用于邪入气营证。每次 6 岁以内 10mL，7 岁以上 20mL，每日 2 次口服。

（3）针灸疗法 取穴曲池、合谷、血海、三阴交，外感风邪甚者加风池、风门、大椎。每次选用 3~5 穴，一般用泻法。留针 15~30 分钟。

【预防与调护】

1. 预防

（1）风疹流行期间，不带易感儿去公共场所，避免与风疹患儿接触。孕妇在妊娠 3 个月内应避免与风疹病人接触，若有接触史者可于接触 5 天内注射丙种球蛋白，可减轻症状或防止发病。

（2）对儿童及易感育龄妇女，可接种风疹减毒活疫苗，对已确诊为风疹的早期孕妇，应考虑终止妊娠。

（3）风疹患儿，应隔离至出疹后 5 天。

2. 调护

（1）患儿应卧床休息，饮食宜富含营养和容易消化，供给足够水分，保持室内适宜温、湿度。

（2）防止因瘙痒抓伤皮肤引起的感染。

第三节　幼儿急疹

幼儿急疹（exanthema subitum，ES）又称婴儿玫瑰疹，是人疱疹病毒（human herpesvirus，HHV）6、7型导致的婴幼儿期常见的一种发疹性疾病，以持续高热3～5天，热退疹出为临床特点。本病多发生于春秋季，多见于6～18个月小儿，3岁以后少见。无症状的成人患者是本病的主要传染源，经呼吸道飞沫传播。本病很少有并发症，少数出现惊厥，其预后良好，病后可以获得持久免疫力。

本病相当于中医的"奶麻"，因多发生于2岁以下的哺乳婴儿而得名。

【病因病机】

1. 西医病因　幼儿急疹主要是由HHV-6B型感染。目前，也有从幼儿急疹患儿早期的粪便中检出HHV-7 DNA的报道。HHV-6与HHV-7病毒常存在于健康成人的唾液中。由于新生儿可以从母亲获得该病毒抗体，6个月龄以后易于发生原发感染。

2. 中医病因病机　感受幼儿急疹时邪，从口鼻而入，侵犯肺卫，邪正交争，故见高热。邪热蕴于肺胃，外泄于肌肤，则见皮疹。本病病位在肺脾。小儿正气充盛，邪正相搏，时邪一般从卫分而解，不致入里深入营血。因此，本病来势虽盛，但邪热能解，预后良好。

【临床表现】

多发生于2岁以下的婴幼儿。发热持续3～5天，体温多达39℃或更高，但全身症状较轻；热退后皮肤出现红色斑丘疹，迅速遍布躯干及面部，皮疹呈向心性分布，躯干为多。2～3天皮疹消失，无色素沉着及脱屑。

HHV-6与HHV-7感染引起的幼儿急疹临床表现相似。第一次幼儿急疹的病因多由HHV-6感染引起。HHV-7感染所致幼儿急疹约30%有既往幼儿急疹发作史，两次发作间隔几个月不等。

【辅助检查】

1. 病毒分离　是HHV-6、7型感染的确诊方法。

2. 病毒抗体的测定　采用ELISA方法和间接免疫荧光方法测定HHV-6、7型IgM抗体，是目前最常用和最简便的方法。

3. 病毒核酸检测　采用核酸杂交方法及PCR方法可以检测HHV-6、7DNA。

【诊断与鉴别诊断】

1. 诊断　根据幼儿急疹典型的临床表现诊断并不难。

2. 鉴别诊断　本病需与麻疹、风疹及猩红热相鉴别，见本章第四节（表14-1）。

【治疗】

1. 治疗原则　本病西医无特异性治疗方法，对症治疗为主。中医治疗"以透为顺"，予以辛凉清热透疹。

2. 西医治疗　高热者可给予解热镇静药口服，并给予足够水分。

3. 中医治疗

（1）辨证论治

①邪郁肌表

【证候】突然高热，多为39℃～40℃，但精神如常，或略烦躁，食欲略差，尿黄，或见呕吐，腹痛，泄泻，咽红，舌红，苔薄黄，指纹浮紫。

【辨证】本证以发热为主症。临床以突起高热，持续3～4天，一般情况良好为特征。

【治法】辛凉解表。

【方药】银翘散加减。高热甚者，加用栀子、生石膏、羚羊角粉以增退热之功。

②热透肌肤

【证候】热退身凉，周身出现红色小丘疹，从躯干延及全身，压之退色，1～2天皮疹消退，或有口干、纳差，舌红，苔薄黄，指纹紫滞。

【辨证】本证以身热骤降，皮疹透发为临床特征。

【治法】清热透疹。

【方药】化斑解毒汤加减。口渴便干者，加天花粉养阴生津。

（2）中成药

①银黄口服液：用于邪郁肌表证。每次1岁以下1/2支，1～2岁1支，每日3次口服。

②小儿紫草丸：用于热透肌肤证。每次1岁以内1/2丸，1～2岁1丸，每日2次口服。

【预防与调护】

1. 预防　在婴幼儿集体场所，如托儿所、幼儿园等，发现可疑患儿应隔离观察7～10天。隔离患儿至出疹后5天。

2. 调护　婴幼儿患病期间，宜安静休息，注意避风寒、防感冒。饮食宜清淡，容易消化，忌油腻，适当多饮水。对持续高热患儿可作物理降温，防止发生高热惊厥。

第四节　猩红热

猩红热（scarlet fever）是由A组乙型溶血性链球菌感染后引起的急性发疹性呼吸道传染病，临床以发热、咽峡炎、全身弥漫性猩红色皮疹和疹退后皮肤脱屑为特征。本病以冬、春季多见。传染源为病人和带菌者，主要通过呼吸道飞沫传播。经皮肤伤口或产道侵入而致感染者，为外科猩红热或产科猩红热。儿童尤其是3～7岁是主要的易感人群，一般预后良好，但仍有少数病例2～3周可引起风湿热、急性肾小球肾炎等并发症。本病感染后可获得较长久的抗菌和抗红疹毒素的能力。由于红疹毒素有型特异性，型间没有交叉免疫，故可见到再次罹患本病的患儿。

本病相当于中医的"丹痧""喉痧""疫痧""烂喉丹痧"等，属中医学温病范畴。"丹痧"这一病名，较早见于清代顾玉峰《痧喉经验阐解》一书，清代叶天士在《临证指南医案·疫》中描述了丹痧的临床特点，并提出了治疗大法。

【病因病机】

1. 西医病因及发病机制

（1）病因　为感染 A 组乙型溶血性链球菌。有较强的侵袭力，能产生 A、B 和 C 三种抗原性不同的红疹毒素。

（2）发病机制　病原菌从呼吸道侵入咽、扁桃体，引起局部炎症，表现为咽峡及扁桃体急性充血、水肿，有中性粒细胞浸润，纤维素渗出，并可向邻近组织器官扩散，亦可通过血源播散。炎症病灶处溶血性链球菌产生红疹毒素，经吸收后使机体表皮毛细血管扩张，真皮层广泛充血，在毛囊口周围有淋巴细胞及单核细胞浸润，形成猩红热样皮疹。恢复期表皮细胞角化过度，并逐渐脱落形成临床上的脱皮。舌乳头红肿突起，形成杨梅舌。重型患者可有全身淋巴结、肝、脾等网状内皮组织增生，心肌发生中毒性退行性变。部分患者于 2～3 周后出现变态反应，主要表现为肾小球肾炎或风湿热。

2. 中医病因病机

发病原因为感受痧毒疫疠之邪，病位在肺胃两经。主要病机为痧毒疫疠之邪侵犯肺胃，热毒炽盛，内外充斥，外透肌肤。痧毒疫疠之邪趁时令不正、寒暖不调之时，从口鼻侵入人体，蕴于肺胃二经，郁而化热、化火。火热之毒发散，犯卫、入营、伤阴，从而形成邪侵肺卫，毒在气营，疹后伤阴三个病理阶段。

病之初起，首犯肺卫，邪郁肌表，正邪相争，可见恶寒发热等肺卫表证。继而疫毒化火入里，蕴于肺胃。咽喉为肺胃之门户，咽通于胃，喉通于肺，肺胃热盛，熏蒸咽喉，则咽喉糜烂、红肿疼痛；热毒灼伤肌膜，导致咽喉溃烂白腐；肺主皮毛，脾（胃）主肌肉，痧毒之邪，内蕴肺胃，外泄肌表，则肌肤透发痧疹，色红如丹。邪毒进一步化火入里，传入气营，或内迫营血，则可见壮热烦渴，皮疹如丹，成片成斑。舌为心之苗，邪毒内盛，心火独盛，加之热耗阴津，故舌生红刺，舌光无苔，状如杨梅。病之后期，邪毒化火，伤阴耗津，故见肺胃阴伤之证。在本病的发展过程中或恢复期，因患儿体虚，邪毒炽盛，邪盛正虚，可发生变证。若邪毒内陷心肝，则见神昏抽搐等变证。或邪毒伤于心络，耗损气阴，心失所养，则见心悸、乏力、脉象结代等证候；若余邪热毒流窜筋肉关节，经络痹阻，可导致关节红肿疼痛的痹证；热毒损伤肺脾肾，导致三焦水液通调失职，水湿内停，外溢肌肤，则见水肿、小便不利等证候。

【临床表现】

潜伏期一般 1～7 天，外科型 1～2 天。其临床表现轻重，差别较大，可有几种不同类型。

1. 普通型

（1）前驱期　时间较短，1～2 天。起病急骤，发热，头痛，咽痛，全身不适，体温一般在 38℃～39℃，重者可高达 40℃。咽及扁桃体显著充血，扁桃体陷窝处覆有较易拭掉的点状或片状白色脓性分泌物，软腭处有细小红疹或出血点。颈部及颌下淋巴结肿大，有触痛。

（2）出疹期　除高热，咽痛外，皮疹于发热第 1～2 天迅速出现，最初见于耳后、颈及上胸部，然后迅速波及躯干及上肢，24 小时内迅速蔓延至全身。在全身皮肤弥漫性充血潮红的基础上出现均匀、密集、针尖大小的猩红色小丘疹，呈鸡皮样，触之似粗砂纸样。疹间皮肤潮红，用手按压则红色可暂时消退数秒钟，出现苍白的手印，此种现象称为"贫血性皮肤划痕"。面颊部潮红无皮疹，而口鼻周围皮肤苍白，形成"口周苍白圈"。在皮肤皱褶的腋窝、肘弯、腹股沟等处，皮疹色深红，可密集成深红色横纹线状，称之为"帕氏线"。咽及扁桃体显著充血，可有脓性分泌物。病初舌苔白，红肿乳头可突出于白苔之外。以后白苔脱落，露出鲜红舌面，舌乳头红肿明显并持续存在，形成"杨梅"样舌。

（3）恢复期　一般情况好转，热退，皮疹按出疹顺序消退后脱皮，脱屑程度与皮疹轻重有关，轻者呈糠屑样，重者则大片脱皮，一般2～4周脱尽，不留色素沉着。

2. 重型　本型现已罕见。除上述典型症状外，全身中毒症状明显，并可有不同程度的嗜睡、烦躁和意识障碍；如合并脓毒症状，可并发败血症、肺炎、化脓性脑膜炎等，甚至可发生中毒性休克，危险性很高。

3. 外科（产科）型　链球菌经皮肤或黏膜伤口感染时，可有局部急性化脓性病变，皮疹从创口开始，再发展到其他部位皮肤，局部淋巴结可肿大、压痛，全身症状轻，无咽炎和杨梅舌。

【辅助检查】

1. 血常规　白细胞总数升高，可达（10～20）×10⁹/L或更高，中性粒细胞百分比大于80%，有时可见到中毒颗粒。

2. 病原学检查　咽拭子或伤口细菌培养可有A组乙型溶血性链球菌生长。

3. 血清学检查　绝大多数患儿于感染后1～3周抗链球菌溶血素O（ASO）>500U，并发风湿热的患儿血清滴度明显增高，而肾炎患者则高低不一。

【诊断与鉴别诊断】

1. 诊断　依据流行病史、发热、咽炎、杨梅舌及典型皮疹特征，结合外周血常规白细胞总数和中性粒细胞升高，即可诊断；病原学检查阳性者更可确诊。

2. 鉴别诊断

（1）与麻疹、风疹及幼儿急疹相鉴别　（表14-1）

表14-1　四种出疹性疾病的鉴别诊断

病名	麻疹	风疹	幼儿急疹	猩红热
病原	麻疹病毒	风疹病毒	人疱疹病毒6型	乙型溶血性链球菌
前驱期	通常3天	0.5～1天	3～4天	约1天
常见症状及特征	呼吸道卡他症状严重，发热2～3天后口腔麻疹黏膜斑	卡他症状轻，耳后、颈部、枕后淋巴结肿大并触痛	一般情况好，高热时可有惊厥	高热，咽峡炎，杨梅舌，帕氏线，贫血性皮肤划痕，口周苍白圈
发热与皮疹的关系	发热3～4天出疹，出疹期热更高	发热后0.5～1天出疹	高热3～5天出疹，热退疹出	发热1～2天出疹，出疹时高热
皮疹特点	暗红色斑丘疹；出疹顺序依次为耳后发际、前额、面、颈、躯干、四肢；3～4天依出疹顺序回退；疹退后有细小脱屑及色素沉着	淡红色斑疹；顺序依次为面部、躯干、四肢；1天内布满全身，3～4天消退；无色素沉着及脱屑	玫瑰红色斑丘疹；发疹无一定顺序，颈及躯干部多见；1天出齐，1～2天消退；无色素沉着及脱屑	皮肤猩红，均匀且较密集的红色丘疹，高出皮面；自耳后、颈及上胸部，迅速波及全身；持续3～5天疹退；1周后脱屑或大片脱皮

（2）金黄色葡萄球菌败血症　金黄色葡萄球菌感染后，可发生与猩红热同样的皮疹，但皮疹持续时间短暂，且常有局部和迁延性病灶，中毒症状更为明显，细菌培养结果不同。

（3）川崎病　发热持续时间较长，可有草莓舌，猩红热样皮疹，同时伴有眼结膜充血，口唇干裂，一过性颌下淋巴结肿大及指趾末端膜状或套状脱皮，可引起冠状动脉病变，病原学检查阴性，抗感染治疗无效。

（4）药物疹 某些药物如苯巴比妥、安替比林、阿托品等药都有引起猩红热样弥漫性皮疹的可能。但这类疾病缺乏全身症状，而且多有最近服药史。

【治疗】

1. 治疗原则 西医有明确致病菌，治疗目的是控制感染，消除症状，预防并发症。中医治疗以清热解毒，清利咽喉为基本原则。

2. 西医治疗 A组乙型溶血性链球菌为革兰阳性球菌，故青霉素是治疗猩红热的首选药物，更重要的在于预防并发症如急性肾小球肾炎和风湿热的发生。早期应用可缩短病程，减少并发症。使用剂量：每日5万U/kg，分2次肌肉注射。病情严重者可增加剂量到10万~20万U/kg，并予静脉注射；对青霉素过敏者可用红霉素等药物。

3. 中医治疗

（1）辨证论治 本病以温病卫气营血辨证为主。以清热解毒，清利咽喉为基本原则。初起邪侵肺卫，治以清凉宣透，清热利咽；痧毒入里，毒在气营，治以清气凉营，泻火解毒；病久伤阴，或余毒不清，治以养阴生津，清热润喉。

①邪侵肺卫

【证候】发热骤起，头痛，恶寒，灼热无汗，咽部红肿疼痛，常影响吞咽，上腭有粟粒样红疹，皮肤潮红，丹痧隐隐，或伴呕吐，舌红，苔薄白或薄黄，脉浮数有力。

【辨证】本证见于前驱期，为时较短。以发热，咽喉红肿疼痛，皮肤潮红，痧疹隐现为特征。与其他出疹性时行疾病的区别在于发热后咽喉肿痛明显，1天之内便可见皮肤潮红，红疹隐隐，随后很快出疹。

【治法】辛凉宣透，清热利咽。

【方药】解肌透痧汤加减。若咽部红肿痛甚者，加板蓝根、玄参清热解毒利咽；渴甚者，加天花粉、芦根生津止渴；汗出不畅者，加防风、薄荷祛风发表。

②毒炽气营

【证候】壮热不解，面赤，口渴，咽喉肿痛，伴糜烂白腐，皮疹密布，色红如丹，甚则色紫，疹由颈、胸开始，继则弥漫全身，压之退色，见疹后的1~2天苔黄燥，舌红起刺，3~4天后苔剥脱，舌光红起刺，状如杨梅，脉数有力。

【辨证】本证见于出疹期。以壮热，烦躁口渴，咽喉肿痛糜烂，痧疹密布色红如丹，杨梅舌为特征。此时邪毒已成燎原之势，需密切观察发热、疹色、神情、脉搏，慎防内闭外脱等变证发生。

【治法】清气凉营，泻火解毒。

【方药】凉营清气汤加减。若丹痧密布而不透，壮热无汗者，加淡豆豉、浮萍解表透邪；苔糙、便秘者，加生大黄、芒硝通腑泻火；若邪毒内陷心肝，出现神昏、抽搐者，可选用紫雪丹、安宫牛黄丸清心开窍。

③疹后伤阴

【证候】丹痧布齐后1~2天，身热渐退，或低热，痧疹隐退，皮肤脱屑，咽部糜烂疼痛减轻，口唇干燥，或伴干咳，食欲不振，舌红少津，苔剥脱，脉细数。

【辨证】本证见于恢复期。以口干唇燥，皮肤干燥脱屑，舌红少津为特征。

【治法】养阴生津，清热润喉。

【方药】沙参麦冬汤加减。口干，舌红少津明显者，加玄参、生地黄、芦根养阴生津润喉；大便干结者，加知母、火麻仁清肠润燥。

若后期产生心悸、痹证、水肿、昏迷抽搐等变证，参阅有关章节治疗。

（2）中成药

①银黄颗粒：用于邪侵肺卫证。每次1~2袋，每日2次口服。

②小儿豉翘清热颗粒：用于邪侵肺卫证。6个月~1岁，一次1~2g；1~3岁，一次2~3g；4~6岁，一次3~4g；7~9岁，一次4~5g；10岁以上，一次6g。一日3次。

（3）针灸疗法 发热咽痛，取天突、曲池、合谷、少商，泻法，不留针，每日1次；咽喉疼痛属实热者，选少商或商阳，三棱针点刺出血；咽喉疼痛属阴虚者，针刺太溪、照海、鱼际。

（4）中药外治法 咽喉肿痛腐烂者可选用锡类散、冰硼散、珠黄散吹喉，每日2~3次。

【预防及调护】

1. 预防

（1）隔离传染源 猩红热患儿应隔离至咽拭子培养阴性时。密切接触的带菌者，也应隔离，并同时用青霉素治疗。

（2）切断传播途径 流行期间，禁止小儿去公共场所，接触病人要戴口罩，对病人的污染物、分泌物及时消毒处理。

2. 调护

（1）居室安静，空气流通，但要避免直接吹风，注意定时消毒。

（2）保证患儿充分休息，高热期间，需卧床休息，热退时也不宜过多活动，以防并发症的发生。多饮开水，饮食以流质或半流质、清淡饮食为宜。

（3）注意皮肤与口腔清洁，用淡盐水含漱，每日2~3次；皮肤保持清洁，可予炉甘石洗剂以减少瘙痒。

第五节 水 痘

水痘（chickenpox, varicella）由水痘-带状疱疹病毒引起的小儿常见急性传染病，临床特征为发热，皮肤黏膜分批出现的瘙痒性斑、丘、疱疹及结痂，且上述各期皮疹可同时存在。全年均可发生，以冬春季节多见，发病年龄6~9岁多见。水痘患者或带状疱疹患者为主要传染源，通过空气飞沫或接触病人疱疹内的疱浆可传播，人群对水痘普遍易感，一般预后良好。但免疫缺陷者，应用皮质激素、免疫抑制剂治疗者及患有恶性疾病者，罹患本病病情较重，甚至危及生命。感染水痘后可获得持久免疫力，但以后可以发生带状疱疹。水痘的潜伏期为10~21天，结痂后病毒消失，故传染期自发疹前24小时至病损结痂约10天。

本病中医与西医病名相同，属于中医文献"水花""水疮""水疱""零落豆子"等范畴。中医对水痘早有认识，《小儿卫生总微论方·疮疹论》云："其疮皮薄，如水疱，破即易干者，

NOTE

谓之水痘。"

【病因病机】

1. 西医病因、发病机制及病理

（1）病因　水痘病原为水痘 – 带状疱疹病毒（varicella-zoster virus，VZV）。水痘和带状疱疹是同一病毒所致两种不同的临床病症。VZV 只有一个血清型，在体外抵抗力弱，不耐酸，不耐高热，对乙醚敏感，在痂皮中不能存活，但在疱液中 –65℃可长期存活。人是该病毒唯一已知自然宿主。

（2）发病机制　病毒经眼结合膜或上呼吸道侵入人体，在局部皮肤、黏膜细胞及淋巴结内复制，然后进入血液，产生第一次毒血症；并在单核 – 吞噬细胞系统内增殖后再次释放入血，形成第二次病毒血症，病毒散布全身各组织器官，引起病变。临床上水痘皮疹分批出现与病毒间歇性播散有关。发病后 2 ~ 5 天特异性抗体出现，病毒血症消失，症状随之好转。

（3）病理　水痘的皮肤病变主要发生在皮肤和黏膜。病初皮肤表皮层毛细血管内皮细胞肿胀，血管扩张充血，表现为斑丘疹和丘疹。随后棘细胞层的上皮细胞发生气球样退行性变，细胞液化后形成单房性水疱，内含大量病毒，疱疹内炎症细胞渗出，浸润的多核巨细胞内有嗜酸性病毒包涵体，疱内组织残片增多，液体变浊，病毒数量减少，最后结痂，下层表皮细胞再生。因病变表浅，多未侵犯真皮层，故愈合后不留瘢痕。但如炎症深入亦可累及真皮层。神经组织可见脑内静脉周围有神经脱髓鞘和神经细胞坏死等病变。

2. 中医病因病机　本病由于感受水痘时行邪毒，病位在肺脾，主要病机为水痘时行邪毒经口鼻侵入人体，蕴郁于肺脾，与内湿相搏，外透肌肤而发病。

（1）邪郁肺卫　肺主宣发肃降。水痘时邪从口鼻而入，侵犯肺卫，则肺卫失宣，出现发热、流涕、咳嗽等肺卫表证；肺主皮毛，脾主肌肉，邪正交争，水痘时邪夹湿透于肌表，则水痘布露。因病尚在表，故水痘稀疏，疹色红润，疱浆清亮。

（2）毒炽气营　水痘时行邪毒与湿邪相搏结，郁而化热，毒热炽盛，直趋气营。气分毒热充斥全身，则见壮热、烦躁、口渴等症；毒传营分，透发肌肤，则痘疹稠密，色紫暗，疱浆混浊。

若患儿体质虚弱，水痘时行邪毒炽盛，易化热化火，内窜心肝而引起壮热不退、神昏、抽搐等邪陷心肝之变证。若邪毒内犯，闭阻于肺，肺失宣肃，则出现高热、咳嗽、气喘、鼻扇等邪毒闭肺之变证。若痘疹破溃，污染邪秽，尚可引起痘疹溃烂、成疮等变证。

【临床表现】

1. 典型水痘　潜伏期 10 ~ 20 天，平均 14 天。临床可分为前驱期和出疹期。

（1）前驱期　可无症状或仅有轻微症状，可见低热或中等程度发热、头痛、全身不适、乏力、食欲减退、咽痛、咳嗽等邪郁肺卫症候，持续 1 ~ 2 天即迅速进入出疹期。

（2）出疹期　皮疹特点：①初为红斑疹，数小时后变为深红色丘疹，再经数小时发展为疱疹。位置表浅，形似露珠水滴，椭圆形，3 ~ 5mm，壁薄易破，周围有红晕。疱液初透明，数小时后变为混浊，若继发化脓性感染则成脓疱，常因瘙痒使患者烦躁不安。②皮疹呈向心分布，先出现于头面、躯干，继为四肢，四肢远端、手掌及足底均较少。部分患者鼻、咽、口腔、眼结膜和外阴等处黏膜可发疹，黏膜疹易破，形成溃疡而疼痛。③水痘皮疹先后分批陆续出现，每批历时 1 ~ 6 天，皮疹数目为数个至数百个不等。同一时期常可见斑、丘、疱疹和结痂同时存在。④疱疹持续 2～3 天后从中心开始干枯结痂，再经 1 周痂皮脱落，一般不留瘢痕，若继发感染则脱痂时间延长，甚至可能留有瘢痕。

2. 重症水痘 免疫功能低下者易形成播散性水痘，表现为高热及全身中毒症状重，皮疹多而密集，易融合成大疱型或呈出血性，或伴有血小板减少而发生暴发性紫癜。此外，重症水痘还可出现水痘肺炎、水痘脑炎、横贯性脊髓炎、水痘肝炎、心肌炎及肾炎等并发症。若多脏器受病毒侵犯，病死率极高。

3. 先天性水痘 妊娠早期感染水痘可能引起胎儿先天畸形（如肢体萎缩、头小畸形、白内障等）；若发生水痘后数天分娩亦可发生新生儿水痘。该型水痘易发生弥漫性水痘感染，呈出血性，并累及肺和肝，病死率高。

【辅助检查】

1. 血常规 白细胞总数正常或稍低。

2. 疱疹刮片 刮取新鲜疱疹基底组织涂片，瑞氏染色可见多核巨细胞，苏木素 - 伊红染色可见细胞核内包涵体，可供快速诊断。

3. 病毒分离 将疱疹液直接接种于人胚成纤维细胞，分离出病毒再作鉴定，仅用于非典型病例。

4. 血清学检测 检测水痘病毒特异性 IgM 抗体或双份血清特异性 IgG 抗体 4 倍以上升高可协助诊断。

【诊断与鉴别诊断】

1. 诊断 典型水痘根据流行病学资料、临床表现，尤其皮疹形态、分布特点，不难作出诊断。非典型病例需靠实验室检测进行确诊。

2. 鉴别诊断

（1）丘疹样荨麻疹 本病多见于婴幼儿，系皮肤过敏性疾病，皮疹多见于四肢，可分批出现，为红色丘疹，顶端有小水痘，壁较坚实，痒感显著，周围无红晕，不结痂。

（2）手足口病 本病 1～2 周前有手足口病接触史，疱疹出现的部位以口腔、臀部、手掌、足底为主，疱疹分布以离心性为主；水痘疱疹较手足口病的皮疹稍大，呈向心性分布，躯干、头面部多，四肢少，疱壁薄，易破溃结痂。

（3）脓疱疮 好发炎热夏季，以头面、颈项、四肢等暴露部位多见，躯干少。病初为红斑丘疹，继而为水疱，疱浆混浊成脓疱，根盘红晕显著，壁薄易破溃，脓液干涸后结成黄绿色厚痂，痂落后不留瘢痕。脓疱疮成批出现。外周血检查白细胞升高，以中性粒细胞为主。疱液可培养出细菌。

【治疗】

1. 治疗原则 西医主要以对症治疗为主，必要时可应用抗病毒药物，同时注意防治并发症。中医以清热解毒利湿为基本治疗原则。

2. 西医治疗

（1）对症治疗 皮肤瘙痒可局部应用炉甘石洗剂。应防止被抓破后感染。

（2）抗病毒治疗 对重症或有并发症或免疫功能受损的患者应及早使用抗病毒药。首选阿昔洛韦（无环鸟苷，ACV）每次 10mg/kg 静脉滴注，每 8 小时一次，疗程 7～10 天。一般应在皮疹出现后 24 小时内开始应用。此外，早期应用 α - 干扰素可促进疾病恢复。

继发皮肤细菌感染时加用抗菌药物。糖皮质激素对水痘病程有不利影响，可导致病毒播散，应禁用。

3. 中医治疗

（1）辨证论治　由于水痘时行邪毒常夹有湿邪，治疗宜配合应用利湿之法。轻症邪在肺卫，治以疏风清热，解毒利湿；重症毒炽气营，治以清气凉营，解毒化湿。对邪毒内陷之变证，当佐以息风开窍，开肺化痰之法。慎勿透发，以防疱疹加重。

①邪郁肺卫

【证候】发热恶寒，或无发热，鼻塞流涕，偶有轻咳，24 小时左右皮肤出现小红疹，数小时到 1 天后，大多变成椭圆形疱疹，痘疹稀疏，色红壁薄，疱浆清亮，根盘微红晕，多见于躯干、颜面及头皮，舌质淡，苔薄白，脉浮数。

【辨证】本证临床以发热，皮疹稀疏，疹色红润，疱浆清亮为特征。

【治法】疏风清热，解毒利湿。

【方药】银翘散加减。咽喉肿痛明显者，加射干、马勃解毒利咽；偏湿者，加滑石清热利湿；瘙痒明显者，加白鲜皮、白蒺藜祛风止痒。

②毒炽气营

【证候】壮热烦躁，口渴引饮，面赤唇红，口舌生疮，痘疹密布，疹色紫暗，疱浆混浊，甚至出现出血性皮疹，大便干结，小便黄赤，舌质红绛，舌苔黄糙而干，脉洪数。

【辨证】本证临床以壮热烦渴，痘疹密布，疹色紫暗，疱浆混浊为特征。

【治法】清气凉营，解毒化湿。

【方药】清胃解毒汤加减。高热者，合用白虎汤透热转气；大便秘结者，加大黄、枳实以通腑泄热；口唇干燥者，加麦冬、芦根，养阴生津。

若邪毒炽盛，内陷厥阴，出现神昏抽搐者，加钩藤、羚羊角镇惊息风，或予清瘟败毒饮加减，配用紫雪丹清热息风开窍；若邪毒闭肺，出现高热咳嗽、气喘鼻扇、口唇青紫者，可予麻杏石甘汤加减，清热解毒、开肺化痰。

（2）中成药

①桑菊感冒片：用于邪郁肺卫证。每次 1～2 片，每日 3 次口服。

②清开灵口服液：用于毒炽气营证。6 岁以内每次 10mL，7 岁以上每次 20mL，每日 2 次口服。

③黄栀花口服液：用于毒炽气营证。2～3 岁每次 5mL，4～6 岁 10mL，7～10 岁 15mL，11 岁 20mL，一日 2 次。

（3）中药外治法

①苦参 30g，芒硝 30g，浮萍 15g。煎水外洗，每日 2 次。用于皮疹稠密、瘙痒明显者。

②青黛散麻油调后外敷，每日 1～2 次。用于疱疹破溃化脓者。

③锡类散、冰硼散、珠黄散，任选一种，每次适量，每日 2～3 次吹口。用于口腔黏膜水疱破溃成溃疡者。

【预防与调护】

1. 预防

（1）控制传染源　一般水痘患者应在家隔离治疗至疱疹全部结痂；消毒病人呼吸道分泌物

和被污染的用品；托幼机构宜用紫外线消毒；带状疱疹患者不必隔离，但应避免与易感儿及孕妇接触。

（2）主动免疫　进行水痘减毒活疫苗的接种有较好预防效果。

（3）被动免疫　在72小时之内用水痘－带状疱疹免疫球蛋白肌肉注射，主要适用于有细胞免疫缺陷者、免疫抑制剂治疗者、患有严重疾病者（如白血病、淋巴瘤及其他恶性肿瘤等）或易感孕妇及体弱者，亦可用于控制、预防医院内水痘暴发流行。

2. 调护

（1）水痘患儿应卧床休息，注意水分和营养的补充，不宜吃辛辣、肥腻的食物。

（2）应避免因抓伤而继发细菌感染。为了防止患儿搔抓皮疹发生皮肤感染，要剪短小儿指甲，同时还要保持衣被的清洁。

第六节　手足口病

手足口病（hand-foot-mouth disease）是由人肠道病毒引起的急性发疹性传染病，病原以柯萨奇A组16型（CoxA16）、肠道病毒71型（EV71）多见，临床以发热和手、足、口腔等部位的斑丘疹、疱疹为特征。多见于夏秋季节，常见于学龄前儿童，尤以3岁以下小儿发病率最高。病人和隐性感染者均为传染源，主要通过消化道、呼吸道和密切接触等途径传播。一般预后较好，少数重症患儿可合并脑炎、无菌性脑膜炎、急性迟缓性麻痹、神经源性肺水肿、心肌炎、循环衰竭等重症，多由EV71感染引起，致死原因主要为脑干脑炎及神经源性肺水肿。

本病在中医文献中无专门记载，但根据临床表现应属于中医学的"时疫""温病"等范畴。

【病因病机】

1. 西医病因病机

（1）病因　手足口病病原主要有柯萨奇病毒A组2、4、5、7、9、10、16型等，B组1、2、3、4、5型等，肠道病毒71（EV71）型，埃可病毒等。其中以柯萨奇病毒A组16型和EV71型较为常见。

（2）发病机制　肠道病毒经上呼吸道进入人体消化道内，在局部上皮细胞增殖，再转移至局部淋巴组织增殖，释放入血形成第一次病毒血症。病毒随血流扩散至正常有病毒受体的靶细胞，复制出二代病毒，再次释放入血形成第二次病毒血症并引起临床症状。

重症病例大部分为EV71感染所致。EV71是一种高度嗜神经病毒，脑干是最易被EV71感染的部位。一般认为EV71直接侵犯神经系统引起自主神经功能障碍，交感神经过度兴奋，儿茶酚胺类物质（肾上腺素、去甲肾上腺素）大量释放，体循环阻力血管收缩，体循环的血大量涌向肺循环，肺被动容量负荷加重，导致肺毛细血管床有效滤过压急剧增高，大量体液潴留在肺组织间隙，最终导致肺水肿、肺出血。也有研究提示EV71感染导致的肺水肿可能不是由肺毛细血管流体静力压增高引起的，而是肺血管通透性增高和/或全身炎症反应引起的。

2. 中医病因病机　引起本病的病因包括内因和外因两个方面，内因责之于小儿腑脏娇嫩，卫外不固，外因责之于感受手足口病时邪。病机关键为邪侵肺脾，外透肌表。病位主要在肺脾，可波及心肝。

（1）邪犯肺脾　风热时行邪毒由口鼻而入，伤及小儿肺脾。肺气失宣，卫阳被遏，则发热、咳嗽、流涕；脾气失健，胃失和降，则纳呆、恶心、呕吐，或泄泻。肺脾受损，湿热内停，与时行邪毒相搏，熏灼口腔则口咽部发生疱疹，甚或破溃疼痛、流涎拒食；湿热蕴蒸肌肤则发为疱疹。本证病势轻浅，故疱疹仅现于手足肌肤及口咽部，分布稀疏，全身症状轻浅。

（2）心脾积热　小儿乳食不知自节，若平素嗜食肥甘、辛辣、炙煿之品，脾胃积热内伏，复受时邪疫毒侵袭，内外合邪，热从火化，内归心脾。手少阴心经通于舌，止于手部；足太阴脾经通于口，起于足部。心脾积热，上蒸口舌，外泄肌肤，则出现手足、口舌部发生较多疱疹。

（3）湿热蒸盛　若素体虚弱，或感邪较重，邪盛正衰，湿热蒸盛，内燔气营，外灼肌肤，则壮热，口渴，面赤心烦，溲赤便结，疱疹稠密，波及四肢、臀部。本证为手足口病重证。

（4）正虚邪恋　手足口病时邪为疫毒之邪，易于耗气伤津。发疹期虽毒随疹泄，气津亦伤，故后期常见气阴两伤之证。若湿热邪毒留恋，壅遏经脉，营卫受阻，筋脉失用，则肢体痿软无力，甚或瘫痪。

湿热蒸盛阶段，若患儿体虚，或邪毒炽盛，正气不支，则易转成变证。若邪毒化火，内陷心包，引动肝风，则形成邪陷心肝之变证；若感邪之后，肺失宣肃，通调失司，水气上凌，闭阻肺气，损伤心阳，则出现邪伤心肺之变证。

【临床表现】

1. 轻型　一般无明显的前驱症状，表现为手、足、口腔、臀部斑丘疹或疱疹。典型的疱疹呈圆形或椭圆形扁平突起，如黄豆大小，周围可有炎性红晕，疱内含混浊液体，量较少，一般无疼痛及痒感，5天左右消退，不留瘢痕。患儿可伴有发热、咳嗽、流涕、食欲不振、恶心、呕吐或腹泻等。轻症患者多能自愈，无后遗症。部分病例仅表现为皮疹或疱疹性咽峡炎。

2. 重型

（1）神经系统　在发病1~5天出现无菌性脑膜炎、脑炎（以脑干脑炎最为凶险）、急性迟缓性麻痹、格林-巴利综合征等。临床表现为精神差、嗜睡、易惊、头痛、呕吐、谵妄甚至昏迷；肢体抖动，肌阵挛、眼球震颤、共济失调、眼球运动障碍；无力或急性弛缓性麻痹；惊厥等。查体可见脑膜刺激征，腱反射减弱或消失，巴氏征阳性等。

（2）呼吸系统　表现为神经源性肺水肿，出现急性呼吸困难和进行性低氧血症为特征。早期仅表现为心率增快，血压升高，呼吸急促等非特异性临床表现，胸部X线检查也常无异常发现或仅有双肺纹理增粗模糊，使得早期诊断较为困难；待出现皮肤苍白湿冷和濒死感、双肺湿啰音、粉红色泡沫痰、严重低氧血症或胸部X线检查双肺大片浸润影时，虽易明确诊断，则已晚期，救治成功率很低，病死率高达90%。

（3）循环系统　肠道病毒（特别是柯萨奇病毒）易引起心脏受累，表现为面色苍白、呼吸困难、食欲缺乏、拒食等，年长儿自诉心前区不适、心慌、憋气、头晕等。查体可有心率增快，第一心音低钝，奔马律，心律失常。重者表现为暴发性心肌炎而出现严重心力衰竭、心源性休克，短时间内死亡。

【辅助检查】

1. 血常规　白细胞计数正常或降低，病情危重者白细胞计数可明显升高。

2. 病原学检查　检测CoxA16、EV71等肠道病毒特异性核酸阳性或分离到病毒。咽、气道分泌物，疱疹液，粪便阳性率较高；急性期与恢复期血清 CoxA16、EV71 等肠道病毒中和抗体有 4 倍以上的升高。

3.其他 神经系统受累可进行脑脊液检查和颅部影像学检查；呼吸系统受累可进行血气分析和胸部 X 线检查；循环系统受累可进行心肌酶谱等相关检查。

【诊断与鉴别诊断】

1.诊断标准（2010 年卫生部制定的手足口病诊疗指南）

（1）临床诊断病例

①在流行季节发病，常见于学龄前儿童，婴幼儿多见。

②发热伴手、足、口、臀部皮疹，部分病例可无发热。极少数重症病例皮疹不典型，临床诊断困难，需结合病原学或血清学检查作出诊断。

③无皮疹病例，临床不宜诊断为手足口病。

（2）确诊病例 临床诊断病例具有下列之一者即可确诊。

①肠道病毒（CoxA16、EV71 等）特异性核酸检测阳性。

②分离出肠道病毒，并鉴定为 CoxA16、EV71 或其他可引起手足口病肠道病毒。

③急性期与恢复期血清 CoxA16、EV716 或其他可引起手足口病的肠道病毒中和抗体有 4 倍以上的升高。

（3）临床分类

1）普通病例：手、足、口、臀部皮疹，伴或不伴发热，有流涕、口痛等症。

2）重症病例：①重型：出现神经系统受累表现，如精神差、嗜睡、易惊、谵妄；头痛，呕吐；肢体抖动，肌阵挛，眼球震颤，共济失调，眼球运动障碍；无力或急性弛缓性麻痹；惊厥。体征可见脑膜刺激征、腱反射减弱或消失。②危重型：a.频繁抽搐、昏迷、脑疝；b.呼吸困难、发绀、血性泡沫痰、肺部啰音等；c.休克等循环功能不全表现。出现上述三种情况之一者。

2.鉴别诊断

（1）水痘 由水痘–带状疱疹病毒所致。以发热、皮肤黏膜分批出现斑丘疹、疱疹、结痂为特征。疱疹多呈椭圆形，较手足口病稍大，呈向心性分布，以躯干、头面多，四肢少，疱壁薄，易破溃结痂，其长轴与躯体的纵轴垂直，在同一时期、同一部位斑丘疹、疱疹、结痂并见。

（2）疱疹性咽峡炎 由柯萨奇病毒 A 组（2~4 型）感染引起，夏秋季节发病率高，多见于 5 岁以下小儿。起病较急，常突发高热、咽痛、流涕、头痛，体检可见软腭、悬雍垂、上腭弓、咽后壁等口腔后部出现灰白色小疱疹，周围红赤，1~2 天内疱疹破溃形成溃疡，疼痛明显，伴流涎、拒食、呕吐等，皮疹很少累及颊黏膜、舌、龈及口腔以外部位皮肤。

【治疗】

1.治疗原则 普通病例以中医治疗为主，配合西药对症处理。重症病例应配合西医结合积极抢救。中医以清热解毒祛湿为基本治疗原则。

2.西药治疗

（1）对症治疗 高热者给予物理降温，必要给予解热镇痛剂；皮肤瘙痒重者，给予炉甘石洗剂外涂；口腔疱疹破溃者，用 2% 碳酸氢钠溶液漱口。

（2）神经系统受累治疗

①控制颅高压：限制入量，积极给予甘露醇降颅压。每次 0.5～1.0g/kg，每 4～8 小时一次，20～30 分钟快速静脉注射。根据病情调整给药间隔时间及剂量。必要时加用呋塞米。

②糖皮质激素治疗：甲基泼尼松龙每日 1～2mg/kg，或氢化可的松每日 3～5mg/kg，或地塞米松每日 0.2～0.5mg/kg，病情稳定后尽早减量或停用。

③静脉注射免疫球蛋白：酌情应用，总量 2g/kg，分 2～5 天给予。

④其他对症治疗：降温、镇静、止惊。

（3）呼吸、循环衰竭治疗

①保持呼吸道通畅，吸氧。

②监测呼吸、心率、血压和血氧饱和度。在维持血压稳定的情况下，限制液体入量。

③呼吸功能障碍时，及时气管插管使用正压机械通气。根据血气、X 线胸片结果随时调整呼吸机参数。

④根据血压、循环的变化可选用米力农、多巴胺、多巴酚丁胺等药物；酌情应用利尿药物治疗。

3. 中医治疗

（1）辨证论治　本病应以脏腑辨证结合卫气营血辨证。根据病程、疱疹特点及临床伴随症状以判定病情轻重，区别病变脏腑等。轻症病程短，疱疹仅现于手足掌心及口腔部，稀疏散在，疹色红润，根盘红晕不著，疱液清亮，全身症状轻微，或伴低热、流涕、咳嗽、恶心、呕吐、泄泻等邪犯肺脾之证；重症病程长，疱疹除见于手足掌心及口腔部外，四肢、臀部等其他部位也常累及，且分布稠密，或成簇出现，疹色紫暗，根盘红晕显著，疱液混浊，全身症状较重，常伴高热烦躁、口痛拒食、尿赤便结等湿热蒸盛之证。严重者可出现邪陷心肝，或邪犯心肺之证。轻症治以宣肺解表，清热化湿；重症应注意分清湿重、热重。如若出现变证，或息风开窍，或温阳扶正，或泻肺逐水，或活血通络，随证治之。疾病后期，宜以益气养阴，扶助正气为主，佐以清热化湿祛除余邪。

常证

①邪犯肺脾

【证候】发热轻微，或无发热，流涕咳嗽，咽红疼痛，或纳差恶心，呕吐泄泻，1～2 天后或同时出现口腔内疱疹，破溃后形成小的溃疡，疼痛流涎，不欲进食。随病情进展，手掌、足跖部出现米粒至豌豆大小斑丘疹，并迅速转为疱疹，分布稀疏，疹色红润，根盘红晕不著，疱液清亮，舌质红，苔黄腻，脉浮数。

【辨证】本证为手足口病轻症，临床以手足肌肤、口腔部散在疱疹，全身症状不重为特征。

【治法】宣肺解表，清热化湿。

【方药】甘露消毒丹加减。恶心呕吐者，加苏梗、竹茹和胃降逆；泄泻者，加泽泻、薏苡仁祛湿止泻；高热者，加葛根、柴胡解肌退热；肌肤痒甚者，加蝉蜕、白鲜皮祛风止痒。

②心脾积热

【证候】手掌、足跖、口腔疱疹，分布稀疏，疹色红润，根盘红晕不著，疱液清亮，心烦躁扰，口舌干燥，疼痛拒食，小便黄赤，大便干结，舌质红，苔薄黄，脉数有力。

【辨证】本证为手足口病轻症，临床以口腔部疱疹为主，并伴心烦躁扰、口舌干燥、口痛拒食等为特征。

【治法】清热泻脾，泻火解毒。

【方药】清热泻脾散合导赤散加减。口渴甚加天花粉、芦根清热生津；大便秘结加大黄、玄明粉通腑泄热。

③湿热蒸盛

【证候】身热持续，热势较高，烦躁口渴，口腔、手足、四肢、臀部疱疹，分布稠密，或成簇出现，疹色紫暗，根盘红晕显著，疱液混浊，口臭流涎，灼热疼痛，甚或拒食，小便黄赤，大便秘结，舌质红绛，苔黄厚腻或黄燥，脉滑数。

【辨证】本证为手足口病重症，临床以口腔、手足、四肢、臀部疱疹，全身症状显著为特征。热重偏于气分者，高热持续，口渴引饮，烦躁不安，溲赤便结；偏于营分者，身热夜甚，口干不欲饮，心烦不寐，舌质红绛；湿重者，身热不扬，午后热甚，口苦而黏，皮肤疱疹显著，瘙痒不适，脘闷纳呆，呕恶，苔腻。

【治法】清热凉营，解毒祛湿。

【方药】清瘟败毒饮加减。偏于湿重者，去知母、生地黄，加藿香、滑石、竹叶清热利湿；大便秘结者，加生大黄、玄明粉泻热通便；腹胀满者，加枳实、厚朴理气除胀；瘙痒重者，加白鲜皮、地肤子祛风止痒。

④正虚邪恋

【证候】疱疹渐退，食欲不振，神疲乏力，唇干口燥，或伴低热，或肢体痿软无力，甚或瘫痪，舌淡红，苔少或薄腻，脉细。

【辨证】本证见于手足口病恢复期，以疱疹渐退，全身症状好转为特征。偏于气虚者，神疲乏力，食欲不振，舌质淡，苔薄腻；偏于阴虚者，唇干口燥，或伴低热，舌红少苔。

【治法】益气健脾，养阴生津。

【方药】生脉散加味。余邪留恋，低热反复者，加地骨皮、青蒿滋阴退热；食欲不振者，加焦山楂、焦神曲、炒麦芽和胃消食。若肢体痿软无力，甚或瘫痪，此为湿热余邪浸渍经络，络脉痹阻，筋脉失养所致，可加四妙散清热利湿，舒通经络；同时积极配合推拿、针灸等法治疗。

变证

①邪陷心肝

【证候】高热不退，烦躁谵语，疹点稠密，色浊紫暗，甚至神昏抽搐，舌暗红或红绛，苔黄起刺，脉数有力。

【辨证】本证多因湿热蒸盛发展而致。临床以病情突然加重，高热烦躁、嗜睡易惊、神昏抽搐等为特征。若失于救治，易出现内闭外脱证。

【治法】凉营解毒，息风开窍。

【辨证】清瘟败毒饮合羚角钩藤汤加减。高热不退者，另服安宫牛黄丸清心开窍。

②邪伤心肺

【证候】身热不退，频咳气急，胸闷心悸，烦躁不宁，手足厥冷，面色苍白，口唇发绀，可见粉红色或血性泡沫痰，舌质暗紫，苔白腻，脉沉细无力。

【辨证】本证由邪伤心肺，水气上犯，导致肺气欲脱，心阳衰微。临床以胸闷心悸，咳频气急，口唇发绀，咯吐粉红色泡沫痰为特征。病情危重，急需救治。

【治法】泻肺逐水，温阳扶正

【方药】已椒苈黄丸合参附汤加减。咯血者，加用青黛、栀子、阿胶清肺宁络。

（2）中成药

①双黄连口服液：用于邪犯肺脾证。每次 5～10mL，每日 2～3 次口服。

②黄栀花口服液：用于心脾积热证。每次 5～10mL，每日 2～3 次口服。

③清胃黄连丸：用于湿热蒸盛证。每次 1 丸，每日 2 次口服。

（3）中药外治法

①金银花 15g，板蓝根 15g，蒲公英 15g，车前草 15g，浮萍 15g，黄柏 10g。水煎外洗手足疱疹处，适用于手足疱疹重者。

②西瓜霜、冰硼散、珠黄散、喉风散：任选 1 种，适量，每日 3 次涂搽口腔患处。

③金黄散、青黛散、紫金锭：任选 1 种，适量麻油调，每日 2 次敷于手足疱疹患处。

【预防与调护】

1. 预防

（1）本病流行期间，勿带孩子去公共场所，发现疑似病人，应及时进行隔离。对密切接触者应隔离观察 7～10 天；体弱者接触患儿后，可予丙种球蛋白肌注以被动免疫。

（2）注意搞好个人卫生，养成饭前便后洗手的习惯。对被污染的日常用品、食具等应及时消毒处理，患儿粪便及其他排泄物可用 3% 漂白粉澄清液或 84 溶液浸泡，衣物置阳光下曝晒，室内保持通风换气。

（3）注意饮食起居，合理供给营养。保持充足睡眠，防止过度疲劳，降低机体抵抗力。加强体育锻炼，增强体质。

2. 调护

（1）给予清淡无刺激、富含维生素的流质或软食，多饮开水。进食前后可用生理盐水或温开水漱口，清洁口腔，以减轻食物对口腔的刺激。

（2）注意保持皮肤清洁，对皮肤疱疹切勿挠抓，以防溃破感染。对已有破溃感染者，可用金黄散或青黛散麻油调后敷于患处。

（3）密切观察病情变化，及时发现重症病例并积极救治。

第七节　流行性腮腺炎

流行性腮腺炎（mumps，epidemic parotitis）是由感受风温时邪（腮腺炎病毒）所引起的一种急性呼吸道传染病。临床以腮腺肿胀、疼痛为主要特征。腮腺炎病毒除侵犯腮腺外，还可能累及其他腺体和器官，引起脑膜炎、脑膜脑炎、睾丸炎、卵巢炎和胰腺炎等。本病一年四季均有发生，冬春两季为流行高峰。患者及隐性感染者为传染源，主要通过直接接触或飞沫传播。任何年龄均可发病，尤以 5～15 岁为多。人群对本病易感，故可在集体机构如幼儿园和学校中流行。本病一般预后良好，感染后可获终身免疫。

本病相当于中医的"痄腮"，在中医文献中属于"鸬鹚瘟""蛤蟆瘟""大头瘟""虾蟆瘟"

等范畴。

【病因病机】

1. 西医病因、发病机制及病理

（1）病因 本病为感染腮腺炎病毒，该病毒系副黏病毒科的单股 RNA 病毒，仅有一个血清型。其 2～5 分钟内能被福尔马林、来苏液灭活，紫外线照射也可将其杀灭。人是该病毒的唯一宿主。

（2）发病机制 腮腺炎病毒从呼吸道侵入人体后，在上呼吸道黏膜上皮细胞中增殖，导致局部炎症和免疫反应，然后进入血循环，播散至腮腺和全身各器官。由于病毒对腺体组织和神经组织具有高度亲和性，可使多种腺体（腮腺、舌下腺、颌下腺、胰腺、生殖腺等）发生炎症改变，如侵犯神经系统，可导致脑膜脑炎等严重病变。

（3）病理 腮腺炎属于非化脓性炎症，主要病理特征表现为间质充血、水肿、点状出血、淋巴细胞浸润和腺体细胞坏死。腮腺导管细胞肿胀，管腔中充满坏死细胞及渗出物，使腺体分泌排出受阻，唾液中的淀粉酶经淋巴管进入血流，使血和尿中淀粉酶增高。如发生脑膜脑炎，可见脑细胞变性、坏死和炎症细胞浸润。

2. 中医病因病机 本病为感受风温时邪，从口鼻而入，侵犯足少阳胆经，邪毒壅阻于足少阳经脉，与气血相搏，凝结于耳下腮部所致。

（1）邪犯少阳 外感风温时邪，侵于足少阳胆经。胆经之脉起于目外眦，上行至头角，下耳后，绕耳而行，下行于身之两侧，终止于两足第四趾端。感受风温时邪，从口鼻入侵，邪犯少阳胆经，邪毒循经上攻腮颊，与气血相搏结，则致耳下腮部漫肿疼痛、咀嚼困难；邪毒郁于肌表，则见发热恶寒、咽红等风热表证。

（2）热毒蕴结 若感邪较重，或素体虚弱，正不胜邪，邪从火化。温毒壅盛于少阳经脉，循经上攻腮颊，导致经脉气血凝滞不通，则致腮部肿胀疼痛明显、坚硬拒按；热毒亢盛，扰及心神，则壮热烦躁；热毒内蕴阳明，则见纳少，呕吐；热邪伤津，则见口渴欲饮、尿少而黄。

足少阳胆经与足厥阴肝经互为表里，热毒炽盛，邪陷厥阴，蒙蔽心包，扰动肝风，则致高热、神昏、抽搐等症，此为邪陷心肝之变证；足厥阴肝经循少腹络阴器，邪毒内传，由少阳经脉传于厥阴经脉，引睾窜腹，可见睾丸肿痛，或少腹疼痛，此为毒窜睾腹之变证。

【临床表现】

潜伏期为 14～25 天，平均 18 天。前驱期可无症状，常以腮腺肿胀疼痛为疾病的首发表现。

腮腺肿胀是以耳垂为中心，向前、后、下发展，边缘不清，触之有弹性感及触痛，表面发热但皮肤不红，张口咀嚼困难，进食酸性食物可促使唾液腺分泌，使疼痛加剧。腮腺肿胀为 1～3 天达高峰，持续 5 天左右，然后逐渐消退。通常一侧先有腮肿大，继之累及对侧，有时亦可累及颌下腺或舌下腺发生肿胀，并可触及椭圆形腺体。腮腺导管口早期常有红肿，有助于诊断。不典型病例可无腮腺肿胀而以单纯睾丸炎或脑膜脑炎的症状出现，也有仅见颌下、舌下腺肿胀者。

【并发症】

流行性腮腺炎是全身性疾病，病毒常侵犯中枢神经系统及其他腺体、器官而出现并发症。甚至某些并发症可不伴有腮腺肿大而单独出现。

1. 脑膜脑炎　最常见的并发症，一般在腮腺炎高峰时，出现发热、头痛、呕吐、颈项强直、kernig 征阳性，以及脑脊液改变等；一般预后良好，大多在 2 周内恢复正常，多无后遗症。但重症可留有神经系统后遗症，甚危及生命。

2. 睾丸炎或卵巢炎　多在腮腺炎起病后 4～5 天，腮腺肿大开始消退时发生。男孩最常并发睾丸炎，主要为睾丸明显肿胀疼痛，以单侧为多，可并发附睾炎、鞘膜积液和阴囊水肿，约 30%～50% 的病例睾丸可发生不同程度萎缩，一般不影响生育，大多患儿有发热、寒战等全身反应。女孩发生卵巢炎，但发生率比睾丸炎少，主要表现为腰部酸痛、下腹疼痛和压痛，月经不调，一般不影响生育。

3. 胰腺炎　常发生于腮腺肿大数日后。表现为上腹疼痛和压痛，伴有体温骤然上升、恶心和呕吐等症。由于单纯腮腺炎即可引起血、尿淀粉酶升高，故不宜作为诊断依据。检测血脂肪酶升高有助于胰腺炎诊断。

4. 其他并发症　如心肌炎、乳腺炎、肾炎、胸腺炎、甲状腺炎、关节炎、肝炎、角膜炎等。

【辅助检查】

1. 血、尿淀粉酶测定　90% 患儿发病早期有血清淀粉酶和尿淀粉酶增高，有助于该病的诊断。无腮腺肿大的脑膜炎患儿，血淀粉酶和尿淀粉酶也可升高。故测定淀粉酶可与其他原因引起的腮腺肿大或其他病毒性脑膜炎相鉴别。血脂肪酶增高，有助于胰腺炎的诊断。

2. 血清学检查

（1）抗体检查　用 ELISA 法检测血清腮腺炎病毒的 IgM 抗体，可作为近期感染的诊断，前提是一个月内未接种过腮腺炎减毒活疫苗。双份血清特异性 IgG 抗体效价有 4 倍以上增高有诊断意义。

（2）病原检查　近年来有应用特异性抗体或单克隆抗体来检测腮腺炎病毒抗原，可作早期诊断。应用 PCR 技术检测腮腺炎病毒 RNA，有很高的敏感性。

3. 病毒分离　采集患儿唾液、血、尿或脑脊液，及时接种鸡胚或人胚肾细胞进行病毒分离试验，阳性标本采用红细胞吸附抑制试验或血凝抑制试验进行鉴定。

【诊断与鉴别诊断】

1. 诊断　根据流行病学史、接触史，以耳垂为中心的腮部漫肿、疼痛，诊断一般不困难。对疑似病例需根据血清学检查或病毒分离试验确诊。

2. 鉴别诊断

（1）化脓性腮腺炎　中医称之为"发颐"。为细菌感染，多为一侧腮腺肿大，双侧同时发生者少见。局部疼痛剧烈拒按，红肿灼热明显。腮腺导管口可呈现红肿，挤压腮腺有脓液自腮腺管口流出。无传染性。血常规白细胞总数和中性粒细胞百分数明显增高。

（2）其他病毒性腮腺炎　流感病毒、副流感病毒、肠道病毒中的柯萨奇 A 组病毒等均可以引起腮腺炎，对再次发生病毒性腮腺炎的病例，需根据血清学检查和病毒分离进行鉴别。

（3）急性淋巴结炎　耳前、颈部、颌下淋巴结炎，有时易与腮腺炎、颌下腺炎相混淆，应注意鉴别。淋巴结发炎时，局部疼痛较重，肿胀的淋巴结边缘清楚，质地较硬，不以耳垂为中心，局部红肿灼热明显，腮腺管口无红肿，常有头面或口咽部感染灶，周围血象白细胞总数及中性粒细胞增高。

【治疗】

1. 治疗原则 本病为病毒感染的自限性疾病，西医无特异性治疗药物，主要为对症治疗。中医以清热解毒、软坚散结为基本治疗原则，同时配合外治法，可促进腮肿消退。

2. 西医治疗 对高热患儿可采用物理降温或使用解热药；严重头痛和并发睾丸炎者可酌情使用止痛药；合并睾丸炎时，用丁字带托住阴囊；重症患儿可短期应用肾上腺皮质激素，疗程3~5天；合并胰腺炎时应禁食、静脉输液加用抗生素；也可使用干扰素。

3. 中医治疗

（1）辨证论治 本病以经络辨证为主，应辨常证与变证。常证仅见发热、耳下腮肿者，为邪犯少阳证；或壮热不退，耳下腮肿、疼痛明显等热毒壅盛之证。若伴神志不清，反复抽搐，或睾丸肿痛，少腹疼痛者，则为变证。本病以清热解毒，软坚散结为基本法则。邪犯少阳者属轻证，治以和解少阳，散结消肿；热毒蕴结者属重症，治以清热解毒，软坚散结。变证当以清热解毒，息风开窍，或清肝泻火，活血止痛。此外，可配合外治法，软坚散结，消除局部肿胀。

常证

①邪犯少阳

【证候】 轻微发热恶寒，一侧或双侧耳下腮部，或颌下漫肿疼痛，边缘不清，触之痛甚，咀嚼不便，或有头痛，咽红咽痛，纳少，舌质红，舌苔薄白或薄黄，脉浮数。

【辨证】 本证为痄腮初起，临床以低热或无发热，耳下腮部肿痛，全身症状不著为特征。

【治法】 和解少阳，散结消肿。

【方药】 柴胡葛根汤加减。腮肿明显者，加夏枯草清肝泻火，散结消肿；咽喉红肿者，加马勃、板蓝根、玄参以清热解毒利咽；纳少呕吐者，加竹茹、陈皮降逆止呕。

②热毒壅盛

【证候】 高热，一侧或双侧耳下腮部漫肿疼痛，范围大，坚硬拒按，触之痛甚，张口咀嚼困难，或有烦躁不安，面赤唇红，口渴欲饮，头痛呕吐，咽红肿痛，颌下肿块胀痛，纳差，便秘溲赤，舌质红，舌苔黄，脉滑数。

【辨证】 本证为痄腮重症，临床以高热，烦躁，口渴，腮部漫肿疼痛，坚硬拒按，张口咀嚼困难为特征。本证易发生变证，须及早辨识。

【治法】 清热解毒，软坚散结。

【方药】 普济消毒饮加减。腮部肿痛，硬结不散者，加夏枯草、昆布、海藻软坚散结；高热、烦躁者，加生石膏、知母清热泻火；便秘者，加大黄、芒硝通腑泄热；呕吐者，加竹茹清胃止呕。

变证

①邪陷心肝

【证候】 高热不退，耳下腮部漫肿疼痛，坚硬拒按，头痛项强，烦躁，呕吐剧烈，或神昏嗜睡，反复抽搐，舌质红，舌苔黄，脉弦数。

【辨证】 本证以腮部漫肿疼痛，高热不退，头痛项强，嗜睡，甚或神昏抽搐为临床特征。

【治法】 清热解毒，息风开窍。

【方药】 清瘟败毒饮加减。神志昏迷者，另服至宝丹清热镇惊开窍；抽搐频作者，加紫雪丹以解毒平肝息风；头痛剧烈者，加龙胆草、石决明清肝泻火；恶心呕吐者，加竹茹、代赭石降逆止呕。

②毒窜睾腹

【证候】腮部肿胀同时或腮肿渐消时，男性多有一侧或两侧睾丸肿胀疼痛，女性多有一侧或两侧少腹疼痛，痛时拒按，或伴发热，溲赤便结，舌质红，舌苔黄，脉弦。

【辨证】本证以腮部肿胀同时或消退后，出现睾丸肿胀疼痛，或少腹部疼痛为临床特征。

【治法】清肝泻火，活血止痛。

【方药】龙胆泻肝汤加减。睾丸肿大明显者，可加荔枝核、橘核、青皮、莪术、皂荚以行气散滞，消肿止痛。少腹痛甚伴腹胀便秘者，加大黄、枳壳、木香理气通腑泄热。

（2）中成药

①腮腺炎片：用于邪犯少阳证。每次1~3片，每日3次口服。

②五福化毒丸：用于热毒蕴结证。每次1丸，每日2次，开水送服。

（3）针灸疗法　取大椎、翳风、颊车、曲池、合谷穴，针刺，用泻法，强刺激，不留针，每日1次。热毒壅盛加商阳、曲池、大椎；睾丸肿痛者，加太冲、曲泉；惊厥神昏者，加水沟、十宣；脘腹疼痛，加中脘、足三里、阳陵泉。

（4）中药外敷法

①取新鲜仙人掌1块，去刺，捣泥或切成薄片，贴患腮，每日1~2次。

②取新鲜蒲公英或鲜马齿苋，捣烂外敷患处，每日1~2次。

③青黛散2g，醋或清水调成糊状，涂患腮，每日2~3次。

④紫金锭（即玉枢丹）0.5g或金黄散2g，醋或清水调匀后涂患腮，每日2~3次。

【预防与调护】

1. 预防

（1）本病流行期间，少去公共场所，避免感染。

（2）预防的重点是应用腮腺炎疫苗进行主动免疫。

（3）患儿应及早隔离至腮肿完全消退为止，有接触史的易感儿检疫观察3周。

2. 调护

（1）患儿发病期间应隔离治疗，发热期间应卧床休息，禁食肥腻之品，尤其避免酸辣等刺激性食物，并以流食、半流食为宜，注意口腔卫生，多饮开水。

（2）居室应空气流通，避免复感外邪。

（3）进入青春期的男性患儿，若已经并发睾丸炎可应用丁字带托住阴囊。

第八节　中毒型细菌性痢疾

中毒型细菌性痢疾（bacillary dysentery，toxic type）是急性细菌性痢疾的危重型。临床以起病急骤、突发高热、反复惊厥、嗜睡、迅速发生休克和昏迷等为特征。常发于夏秋季节，多见于2~7岁儿童，病死率高，因此一旦患病须用中西医结合积极抢救治疗。病人和带菌者是主要的传染源，以消化道传播为主。近年来随着环境卫生的管理和卫生意识的提高，本病的发病已逐渐减少。

本病相当于中医的"疫毒痢"或"暴痢"，在中医文献中属于"时疫痢""疫痢""赤白痢"等病范畴。古代医家早已认识到本病的传染性，如晋代《肘后备急方》称之为"小儿脏毒"；《丹溪心法·痢篇》的"时疫作痢，一方一家，上下传染相似"。《中国儿科医鉴·小儿赤痢》有"痢下作惊搐"及"积毒内郁……遂而神昏扰扰"等证候特点记载；金人刘河间"调气则后重自除，行血则便脓自愈"法则，至今仍为治痢之常法。

【病因病机】

1. 西医病因及发病机制

（1）病因 病原为痢疾杆菌，其属肠杆菌的志贺氏菌属，分A、B、C、D四个血清群（志贺菌、福氏菌、鲍氏菌、宋氏菌），我国以福氏志贺菌多见。痢疾杆菌致病性及传播性极强，在环境中生存力较强，耐寒、耐湿，在37℃水中可存活20天，其易出现耐药变异株，但一般常规消毒剂（新洁尔灭、过氧乙酸、漂白粉等）均可将其灭活。

（2）发病机制 病原菌经口进入胃肠道，主要侵犯结肠及肠系膜淋巴结，病原菌从肠壁吸收入血后，可引起局部炎性反应，并可引起小血管痉挛，导致上皮细胞缺血、缺氧以致发生变性、坏死、脱落，形成浅表性溃疡。菌体裂变释放出强烈的内毒素作用于肠壁，使其通透性增高，更促进毒素的吸收，引起发热、毒血症及急性微循环障碍而出现休克、DIC，脑微循环障碍引起脑水肿甚至脑疝，出现昏迷、抽搐及呼吸衰竭，是中毒性菌痢死亡的主要原因。

2. 中医病因病机 本病是由于染有疫毒的不洁之物，从口入腹，蕴伏肠胃所致。夏秋之季，湿热内盛，脾胃受困，秽邪疫毒最易入侵，毒聚肠中。其正气尚盛者，与邪相争，热盛化火，内窜营血，蒙闭心包，扰动神明则见高热神昏；热极生风，风火相扇，引动肝风则见抽搐。此为邪实内闭之证。若正不敌邪，正气不支可使阳气暴脱于外，则突然出现面色苍白，汗出肢冷，呼吸微弱，脉微欲绝，此为内闭外脱之证。邪毒蕴积肠胃，阻滞气机，气机不利则腹痛。疫毒滞于肠腑，蒸腐肠道脂膜，伤及肠络则见赤白下痢。

总之，本病由疫毒侵袭，来势急骤，入于营血，蒙闭心神，化火动风，而见高热、痉、厥，伤及气血脂膜故致下痢。本病的病变部位主要在心、肝、肠、脾、胃。病性一般多属毒邪盛、正气实的实热证。亦有病发即毒盛正衰或闭、脱兼有的虚实夹杂证。

【临床表现】

潜伏期多数为1~2天，短者数小时。起病急，发展快，全身中毒症状严重，高热>40℃，少数患儿体温不升，反复惊厥，迅速发生呼吸衰竭、休克或昏迷；肠道症状表现不明显，冷盐水灌肠或肛门指检有脓血便。脑膜刺激征阴性。根据其临床表现又可分为：

1. 休克型（皮肤内脏微循环障碍型） 为感染性休克，以周围循环衰竭为主要表现。轻者早期可见精神萎靡，面色灰白，肢端发凉，脉压变小，脉搏细数，呼吸加快，心率增快，心音低钝。重者可见神志模糊或昏迷，面色苍灰，口唇发绀，皮肤花纹，四肢湿冷，血压下降或测不到，脉搏微弱或摸不到，可伴心、肺、血液、肾脏等多系统功能障碍。

2. 脑型（脑微循环障碍型） 以神志改变、反复惊厥为主要表现。早期有嗜睡，头痛，呕吐，萎靡，烦躁，继而出现反复惊厥，神志昏迷，呼吸衰竭（呼吸节律不整、叹息样呼吸、下颌呼吸等），双侧瞳孔大小不等，对光反射迟钝或消失。甚则呼吸停止，此型较重，病死率高。

NOTE

3. 肺型（肺微循环障碍） 又称呼吸窘迫综合征，以肺微循环障碍为主，常在中毒性痢疾脑型或休克型基础上发展而来，病情危重，病死率高。

4. 混合型 以上两型或三型症状先后出现或同时存在，是最为凶险的类型，病死率高。

严重病例常并发 DIC、肾衰竭，偶可并发溶血尿毒综合征。

【辅助检查】

1. 大便常规 通过冷盐水灌肠或肛门指检取大便，有脓血黏液便，镜检可见大量脓细胞、红细胞和吞噬细胞。

2. 粪便细菌培养 在使用抗生素前，取粪便中有脓血部分，做细菌培养，可培养出痢疾杆菌。

3. 血常规 白细胞总数增高至（10～20）×10^9/L 以上，以中性粒细胞为主，并可见核左移。当有 DIC 时，血小板明显减少。

4. 免疫学检测 目前已有应用荧光物质标记的痢疾杆菌特异性多价抗体来检测大便标本中的致病菌。此法快速、简便，但其特异性有待进一步提高。

5. 特异性核酸检测 采用核酸杂交或 PCR 可直接检查粪便中的痢疾杆菌核酸，具有特异性强、灵敏度高、快速简便等优点。

【诊断与鉴别诊断】

1. 诊断 有流行病学史，发病前有痢疾患者接触史，或有饮食不洁史。2～7 岁小儿，夏秋季节突起高热，伴反复惊厥、脑病和/或休克表现，而脑膜刺激征阴性时，均应考虑此病，可采用直肠拭子或冷盐水灌肠或肛门指检获取粪便，镜检有大量脓细胞或红细胞可初步确诊，必要时反复检测大便以确诊。

2. 鉴别诊断 应与热性惊厥、流行性乙型脑炎、急性坏死性肠炎相鉴别。

（1）热性惊厥 多见于 6 个月～3 岁小儿，可发生在任何季节，常在上呼吸道感染体温突然升高时出现惊厥，在一次病程中多发生 1 次，抽搐时间短，多不反复发作，止惊后神志恢复快，一般情况良好，无其他感染中毒症状，大便常规正常。

（2）流行性乙型脑炎 本病有严格的季节性（7～9 月份发生），其高热、惊厥、意识障碍与中毒型细菌性痢疾相似，但脑膜刺激征阳性，如颈强直、克氏征阳性、布氏征阳性，很少有循环障碍的症状，脑脊液多有改变，大便常规检查正常。

（3）急性坏死性肠炎 发病于任何年龄，多见于 4～14 岁儿童，其起病急，发热，便血，腹痛，腹泻，感染性休克与中毒性细菌性痢疾相似，但腹泻症状明显，大便多呈血水样，有特殊腐败腥臭味，很少有黏液脓性便；一般不出现惊厥和昏迷表现。

【治疗】

1. 治疗原则 本病起病急骤，病情危重，发展迅速，但病因明确，故疾病早期以西医抢救治疗为主，采取抗感染、抗休克、防治脑水肿和呼吸衰竭等措施。中医以急则治其标，缓则治其本为指导，待开闭固脱后，再对痢疾进行辨证施治。

2. 西医治疗

（1）降温止惊 ①降温：高热易引起惊厥，加重脑缺氧和脑水肿，应选用物理、药物降温或亚冬眠疗法。如用冷盐水灌肠，既可降温，又可获取大便送检。②止惊：惊厥者可静脉注射地西泮，每次 0.3～0.5mg/kg（最大剂量每次不超过 10mg）；或 10% 水合氯醛溶液，每次

40 ~ 60mg/kg 稀释灌肠。或肌注苯巴比妥钠每次 5 ~ 10mg/kg。

（2）抗休克治疗 ①扩充血容量，纠正酸中毒，维持水与电解质平衡。②改善微循环。在充分扩容基础上应用血管活性药物以改善微循环，常用药物有东莨菪碱、酚妥拉明、多巴胺等血管活性药物。③应用肾上腺皮质激素。目前主张小剂量、中疗程疗法，如氢化可的松每日 3 ~ 5mg/kg 或甲基强的松龙每日 2 ~ 3mg/kg，静滴，分 2 ~ 3 次给予。

（3）防治脑水肿和呼吸衰竭 ①脱水，首选 20% 甘露醇，每次 0.5 ~ 1g/kg，静脉注射，必要时 6 ~ 8 小时重复一次，疗程 3 ~ 5 天。必要时与利尿剂交替使用，可短期静脉注射地塞米松。②改善呼吸：保持呼吸道通畅，吸氧。如出现呼吸衰竭时，应采用呼吸兴奋剂或机械通气。

（4）抗感染治疗 为迅速控制感染，通常选用两种对痢疾杆菌敏感的抗生素静脉滴注。因近年来对氨苄西林、庆大霉素等耐药的痢疾杆菌菌株日益增多，故选用阿米卡星、第三代头孢菌素、碳青霉烯类等药物。

3. 中医治疗

（1）辨证论治 本病来势急暴，辨证应注意辨毒邪内闭、内闭外脱之不同，以高热、惊厥、昏迷为主症当为毒邪内闭，以清肠解毒，泄热开窍为主要原则；以面色苍白或青灰，肢厥汗出，皮肤花纹，神志不清为主症当为内闭外脱，应先回阳固脱，或西医抢救治疗，先挽救生命，之后再行其他辨证治疗。

①毒邪内闭

【证候】突然高热，烦躁萎靡，反复惊厥，神志昏迷或见呼吸困难，节律不整，或恶心呕吐，可有下痢脓血，或虽未见下痢脓血，但用棉签在肛门内检到黏液粪便，舌质红，苔黄厚或灰糙，脉数。

【辨证】本证以夏秋季节，突然高热，神志不清或昏迷，反复惊厥为临床特征。

【治法】清肠解毒，泄热开窍。

【方药】黄连解毒汤加味。有抽搐者，加钩藤、全蝎、僵蚕平肝息风；烦躁、神志不清者，应用安宫牛黄丸、羚角钩藤汤或紫雪丹开窍息风；壮热、皮肤出血者，可用犀角地黄汤凉血解毒；呕吐入药困难者，可用黄连解毒汤保留灌肠；脘腹作胀，大便不行者，可加大黄、枳实荡涤肠中积滞，导毒下行。

②内闭外脱

【证候】突然面色苍白或青灰，四肢厥冷，汗出不温，皮肤花纹，口唇发绀，呼吸浅促，节律不均，神志不清，脉细数无力或脉微欲绝。

【辨证】本证以四肢厥冷，汗出不温，皮肤花纹，神志不清为临床特征。

【治法】回阳救逆，益气固脱。

【方药】参附龙牡救逆汤加味。呼吸浅促不匀者，乃肾不纳气，重用五味子、山萸肉固摄肾气；口唇青紫，有瘀血者，可加用桃红四物汤活血化瘀。

本证应予以西医抢救治疗，待病情缓解后，再辨证施治。总之，本病病情凶险，变化迅速，临床要密切注意虚实、寒热的相互转化，随证施治。

（2）中成药

①安宫牛黄丸：用于毒邪内闭证。每次 1 ~ 3 岁 1/4 丸，4 ~ 6 岁 1/2 丸，7 ~ 9 岁 2/3 丸，

NOTE

10~14岁1丸，每日口服1次。

②紫雪丹：用于毒邪内闭证。周岁小儿一次0.3g，5岁以内小儿每增一岁递增0.3g，5岁以上小儿酌情服用，每日口服1次。

（3）针灸治疗

①闭证：热性惊厥者，取穴大椎、十宣放血，人中、百会、内关、风池、曲池、合谷，以中强刺激。每日1~2次。

②脱证：针刺人中、中冲以间歇刺激法，进针后每隔4~5分钟捻针一次，并可同时在气海、百会加用艾灸，每日1~2次。

（4）灌肠法　白头翁汤合芍药汤，水煎取汁，每次30~50mL保留灌肠，用于中毒型痢疾呕吐者。

【预防与调护】

1. 预防

（1）控制传染源　及时隔离病人及带菌者，做好消毒隔离工作。患儿食具、用具、排泄物应予严格消毒。彻底治疗病人直至粪便连续2次培养为阴性。

（2）切断传播途径　在流行季节，加强水、饮食、粪便的管理，消灭苍蝇。

（3）保护易感人群　流行季节可在集体机构中服用新鲜的马齿苋、地锦叶、凤尾叶、白头翁等单味药煎剂。

2. 调护

（1）本病属儿科危急重症，应设专人监护，密切观察神志、血压、脉搏、呼吸节律变化、瞳孔变化和抽搐情况。

（2）昏迷时宜经常翻身，注意保持呼吸道通畅，吸氧，吸痰。

第九节　传染性单核细胞增多症

传染性单核细胞增多症（infectious mononucleosis，IM）是由EB病毒（Epstein-Barr virus，EBV）所致的急性感染性疾病。临床以发热、咽喉痛、淋巴结及肝脾肿大、外周血液中淋巴细胞增多并出现单核样异型淋巴细胞为其特征。本病可散发，或流行于集体儿童机构。全年均有发病，以秋末至初春季节多见。本病可发生在任何年龄，以儿童和青少年为多，幼儿多表现为轻症，甚至隐性感染；年长儿症状较重，有时发生严重并发症。病人、隐性感染者及EB病毒携带者为传染源，通过口咽分泌物接触传染，偶可通过输血、粪便传染。

本病在中医文献中无相应病名。但从其发病过程看，属于中医文献"温病""瘟疫"范畴。

【病因病机】

1. 西医病因、发病机制及病理

（1）病因　病因为EB病毒感染。EB病毒属疱疹病毒属，为一种嗜淋巴细胞的双链DNA病毒。该病毒有五种抗原成分，其中与病毒增殖周期相关的两种抗原为早期抗原（early antigen，EA）和病毒衣壳抗原（viral capsid antigen，VCA）。其中衣壳抗原所产生的VCA-IgM抗体出现较早，在病后1~2个月消失，是新近受EBV感染的标志。而核心抗原产生的

EBNA-IgG，于病后 3 ~ 4 周出现，持续终生，是既往感染的标志。EBV 具有潜伏 – 激活特点，可于血清抗体出现后很久或临床症状消失后 12 ~ 18 个月仍持续地从患者口咽部分泌物中排出。急性期则可出现特异性 IgM 抗体。

（2）发病机制　EBV 进入口腔后，主要累及咽部具有 EBV 受体的上皮细胞、B 淋巴细胞、T 淋巴细胞及 NK 细胞。EBV 在咽部细胞中增殖，引起扁桃体炎和咽炎症状，局部淋巴结受累肿大。病毒还可在腮腺和其他唾液腺上皮细胞中繁殖，并可长期或间歇性向唾液中排放，然后进入血液，通过病毒血症或受感染的 B 淋巴细胞进行播散，进而累及周身淋巴系统。被感染的 B 淋巴细胞表面抗原发生改变，引起 T 淋巴细胞的强烈免疫应答从而转化为细胞毒性 T 细胞（TCL）。TCL 细胞在免疫病理损伤形成中起非常重要的作用，它一方面杀伤感染 EBV 的 B 细胞，另一方面可侵犯多个组织器官从而产生一系列的临床表现。患者血中的大量异常淋巴细胞（又称为异型细胞）就是这种具有杀伤能力的 T 细胞。

（3）病理　淋巴细胞的良性增生是本病的基本病理特征。病理可见非化脓性淋巴结肿大，淋巴细胞和单核 – 巨噬细胞高度增生。心、肝、肾、肺等重要器官均可有淋巴细胞、单核细胞及异常淋巴细胞浸润及局限性坏死病灶。

2. 中医病因病机　温热邪毒由口鼻而入，侵于肺卫，结于咽喉，化火炼津成痰，并内传脏腑，痰热阻络，痰热瘀互结，瘀滞经络，伤及营血，发生本病。

（1）邪郁肺卫　温热邪毒从口鼻而入，首犯肺卫，故病初症见畏寒发热，头痛咳嗽，咽红烦渴；若邪犯胃腑，可见恶心呕吐，不思饮食等；若兼夹湿邪，还可见困倦乏力，脘腹痞闷，面黄肢重等症。

（2）热炽气营　热毒进入气分，化毒化火，肺胃热甚，则大热大汗；热毒炽盛，炼液为痰，痰热阻络，痰热瘀互结，流注经络，发为淋巴结肿大；热毒痰火上攻咽喉，发为咽喉肿痛溃烂；热毒内窜营血，迫血妄行，出现皮疹发斑，尿血；热毒内陷心肝，发为抽搐昏迷；痰热内闭于肺，发为咳嗽痰喘。

（3）热瘀肝胆　热毒内蕴，气血瘀滞，发为腹中积聚痞块；湿热熏蒸肝胆，致胆汁外泄，发为黄疸。

（4）正虚邪恋　热毒之邪易伤气阴，表现为持续低热、盗汗、神萎等气阴两伤、余毒未清之证，使疾病迁延难愈。

总之，本病以卫、气、营、血的规律进行传变，热、毒是主要病因；痰、瘀是主要病理产物。

【临床表现】

潜伏期为 5 ~ 15 天。发病或急或缓，症状多样性，多数患儿有疲乏、头痛、畏寒、鼻塞、恶心、食欲减退、轻度腹泻等前驱症状，继而出现典型症状。

1. 发热　几乎均有发热，体温常在 38℃ ~ 40℃之间，重者可达 40℃以上。热型不一，一般持续 1 ~ 2 周，然后逐渐下降。虽高热，但中毒症状多不严重。

2. 淋巴结肿大　大多数患者在病程的第 1 周就出现淋巴结肿大，全身浅表淋巴结普遍受累，以颈部最为常见。淋巴结肿大可大小不等，很少超过 3cm，硬度中等，不粘连，无明显压痛。肿大的淋巴结于热退后数周逐渐消退，少数病例可持续数月。

3. 咽峡炎　咽痛是主要症状之一。有咽峡部充血，扁桃体常肿大、充血或小出血点。有些患儿在咽峡、扁桃体表面可见白色渗出物或假膜形成。

4. 肝、脾肿大　大多数有肝肿大，多在肋下 2cm 以内，肝功能异常，部分有轻度黄疸。约半数患儿出现轻度肝肿大，伴疼痛及轻压痛，偶见脾破裂。

5. 皮疹　幼小儿童较为多见，大多在一周左右出现，呈多形性，以风疹样红色斑丘疹最常见，亦可呈猩红热样皮疹、荨麻疹、多形红斑或出血性皮疹等，以躯干为主，为暂时性，约 1 周左右消退，消退以后无脱屑，也无色素沉着

本病病程一般为 2 ~ 3 周，也可长至数月。婴幼儿感染常无典型表现，但血清 EBV 抗体可阳性。

【并发症】

重症患儿可并发神经系统疾病，如脑膜脑炎、吉兰 - 巴雷综合征、颅神经麻痹等。急性期可发生心包炎、心肌炎、EB 病毒相关性噬血细胞综合征等。其他少见的并发症包括肺炎、肾炎、血小板减少症、粒细胞缺乏症，甚至再生障碍性贫血等。脾破裂虽然少见，但极严重。

【辅助检查】

1. 外周血检查　早期白细胞总数多在正常范围或稍低，发病 1 周后逐渐升高 $>10 \times 10^9$/L，高者可达（30 ~ 50）$\times 10^9$/L。白细胞分类早期中性粒细胞增多，以后淋巴细胞数可多达 60% 以上，并出现异型淋巴细胞，异型淋巴细胞超过 10% 以上或其绝对值超过 1.0×10^9/L 时具有诊断意义。

2. 噬异凝集试验　起病 1 周内患儿血清中出现嗜异性 IgM 抗体，测定此抗体滴度可以协助诊断。阳性率达 80% ~ 90%，凝集效价在 1:64 以上。5 岁以下儿童多为阴性。

3. EBV 特异性抗体检测　间接免疫荧光和酶联免疫法测定血清中 VCA-IgM 和 EA-IgG。VCA-IgM 阳性是新近 EBV 感染的标志。EA-IgG 一过性升高是近期感染或 EBV 复制活跃的标志，均具有诊断价值。

4. EBV-DNA 检测　采用实时定量聚合酶链反应方法能快速、敏感、特异的检测患儿血清中含有高浓度 EBV-DNA，提示存在病毒血症。

【诊断与鉴别诊断】

1. 诊断　根据流行病学情况、典型临床表现（发热、咽痛、肝脾及淋巴结肿大），外周血异型淋巴细胞 >10%，噬异凝集试验阳性和 EBV 特异性抗体（VCA-IgM、EA-IgG）检测，可作出临床诊断。

2. 鉴别诊断　本病需与巨细胞病毒、腺病毒、甲肝病毒、风疹病毒等感染所致的淋巴细胞和单核细胞增多相鉴别。其中巨细胞病毒所致最常见，但血清噬异凝集试验阴性，特异性抗体及病毒分离可资鉴别。

【治疗】

1. 治疗原则　西医无特效的治疗方法，主要以对症治疗为主；中医治疗分卫、气、营、血的不同阶段，以清热解毒、化痰祛瘀为基本治则。

2. 西医治疗

（1）一般治疗　急性期应卧床休息，加强护理，避免发生严重并发症。避免剧烈运动，以防脾破裂。抗生素对本病无效，只用于伴发细菌感染时。

（2）抗病毒治疗　可用阿昔洛韦或更昔洛韦等药物，但其确切疗效尚存争议。

（3）丙种球蛋白 在早期静脉注射丙种球蛋白每日 400mg/kg，每日 1 次，连用 4~5 次，可使临床症状改善，缩短病程。

对严重病例宜短期应用肾上腺皮质激素，为 3~7 天，可减轻症状。并发心肌炎、严重肝炎、溶血性贫血或因免疫性血小板减少症并有出血时，激素应用可延至 2 周。发生脾破裂时，应立即输血，并行手术治疗。

3. 中医治疗

（1）辨证论治 按照卫气营血辨证，抓住热、毒、痰、瘀的病机本质，辨别病情的轻重缓急及所处的不同阶段。热毒重者高热、咽喉红肿疼痛溃烂为主；痰重者全身淋巴结肿大为主；血瘀重者肝脾肿大为主。一般病在初期、中期多为实证，病在卫分，或卫气，或气营，恢复期多为虚证，或虚实兼有。治疗以清热解毒、化瘀祛痰为基本治疗原则，在卫则疏风清热；在气则清热泻火；在营血则清营凉血；后期正虚邪恋则益气养阴，兼清余邪。若兼血瘀则化瘀散结；若兼夹湿则化湿利湿，通络达邪。本病病程较长，表现形式多样，早期诊断、早期治疗十分重要，治疗中应不间断用药，除邪务尽，以防止复发，提高疗效。

①邪郁肺卫

【证候】发热，微恶风寒，微有汗，咳嗽，鼻塞，流涕，头身痛，咽红疼痛，舌边或舌尖稍红，苔薄黄或薄白而干，脉浮数。

【辨证】本证见于疾病初期，临床以发热伴咽红疼痛、颈部淋巴结轻度肿大为特征。

【治法】辛凉解表，清热利咽。

【方药】银翘散加减。咽喉肿痛，加蝉蜕、僵蚕、山豆根清热利咽；淋巴结肿大，加蒲公英、夏枯草、蚤休解毒散结；高热烦渴，加生石膏、黄芩、知母清泄邪热；咳嗽痰多，加浙贝母、杏仁、前胡宣肺止咳；兼寒邪郁表，加羌活、紫苏辛温散寒；兼湿邪郁表，加藿香、苍术、厚朴、滑石化湿解表。

②热炽气营

【证候】壮热烦渴，咽喉红肿疼痛，甚则溃烂，口疮口臭，面红唇赤，皮疹显露，颈、腋、腹股沟处浅表淋巴结肿大，肝脾肿大，便秘尿赤，严重者咳喘痰鸣，或谵妄抽搐，或尿血，舌质红，苔黄腻，脉洪数。

【辨证】本证见于疾病中期。临床以壮热烦渴，咽喉红肿，皮疹色红，浅表淋巴结肿大，肝脾肿大为特征。

【治法】清气凉营，解毒利咽。

【方药】清瘟败毒饮加减。大便秘结不通，加大黄、芒硝、枳实通腑泄热；咽喉红肿溃烂严重，合用六神丸等解毒散结。若热窜心肝，神昏抽搐，加羚羊角、钩藤、水牛角、人工牛黄、牡丹皮，合用紫雪丹、安宫牛黄丸等清心开窍。淋巴结肿大显著，加蒲公英、夏枯草、浙贝母，或加用黛蛤散合清肝化痰丸清热化痰、通络散结。若肝脾肿大，加用柴胡、枳壳、三棱、莪术、丹参，或血府逐瘀汤加穿山甲、皂角刺活血软坚散结。

③热瘀肝胆

【证候】高热不退，皮肤发黄，小便短黄，肝脾肿大明显，胸胁胀痛，恶心呕吐，食欲不振，大便或溏或干结，舌红，苔黄腻，脉弦数。

【辨证】本证多见于疾病极期，病情危重。临床以高热不退，肝脾明显肿大，皮肤发黄为

NOTE

特征。

【治法】清热利湿，化瘀消积。

【方药】茵陈蒿汤加减。热重者，加龙胆草、蒲公英、虎杖、败酱草清热解毒；湿重者，加泽泻、滑石、金钱草、苍术、厚朴清热利湿；呕吐者，加竹茹、法半夏、生姜降逆止呕；腹胀者，加厚朴、枳壳、槟榔行气化滞；纳呆者，加谷麦芽、山楂、神曲健脾消食；肝脾肿大疼痛者，加柴胡、枳壳、桃仁、丹参、乳香行气活血；黄疸已退，肝脾肿大长期不消者，可用血府逐瘀汤活血化瘀散结。

④正虚邪恋

【证候】发热渐退，或低热起伏，神倦乏力，口唇干燥，大便不调，咽部稍红，淋巴结、肝脾肿大逐渐缩小，舌红，苔少或剥苔，脉细弱。

【辨证】本证为疾病后期及恢复期。临床以发热渐退，或低热起伏，神倦乏力，淋巴结或肝脾肿大逐渐缩小为特征。

【治法】益气养阴，兼清余热。

【方药】竹叶石膏汤加减。易汗出者，加黄芪益气固表；大便干结者，加火麻仁、瓜蒌仁、郁李仁润肠通便；淋巴结肿大者，加夏枯草、海藻、昆布软坚散结；肝脾肿大者，加桃仁、红花、丹参活血散结；血尿者，加白茅根、大小蓟、蒲黄、水牛角凉血止血。

（2）中成药

①小儿豉翘清热颗粒：用于邪郁肺卫证。每次1岁以下1/2～1袋，1～3岁1～1.5袋，4～6岁1.5～2袋，7～9岁2～2.5袋，10岁以上3袋。开水冲服，一日3次。

②安宫牛黄丸：用于热炽气营证。每次1～3岁1/4丸，4～6岁1/2丸，7～9岁2/3丸，10～14岁1丸，一日1～3次口服。

（3）中药外治法

①锡类散或冰硼散：适量喷吹于咽喉部位，适用于咽喉红肿溃烂者。

②金黄散：早期淋巴结肿大，可用金黄散外敷。

③三黄二香散：黄连、黄柏、生大黄、乳香、没药各适量，共研末，先用浓茶汁调匀湿敷肿大的淋巴结，干后换贴，后用香油调敷，每日2次，直至淋巴结消失。适用于淋巴结肿大。

【预防与调护】

1. 预防

（1）近年来，国内外正在积极研制EB病毒疫苗，除用来预防本病外，尚可用于EBV感染相关的儿童恶性淋巴瘤和鼻咽癌的免疫预防。

（2）对急性期患儿应予隔离，口腔、鼻咽分泌物及其污染物要严格消毒。集体机构发生本病流行，可就地隔离检疫。

2. 调护

（1）急性期患儿应卧床休息2～3周，减少体力消耗。

（2）高热期间多饮水，进清淡易消化的食物，保证营养及足够热量。

（3）注意口腔清洁卫生，防止口腔、咽部并发感染。

第十五章　寄生虫病

寄生虫病（parasitic disease）是儿童时期常见病之一，对儿童健康危害大，轻者出现营养不良，重者导致小儿生长发育障碍或出现并发症。本章主要介绍蛔虫病、蛲虫病和绦虫病。

第一节　蛔虫病

蛔虫病（ascariasis）是小儿时期最常见的寄生虫病之一。儿童发病率最高，以3～10岁多见。农村发病率高于城市。轻者多无明显症状。但部分患儿可因蛔虫寄生在小肠，出现腹痛、食少等消化道症状。若蛔虫误入邻近的胆囊等器官，可出现严重并发症，甚危及生命。

本病西医与中医病名相同，属于中医文献"蛕虫""长虫"范畴。正如《诸病源候论·蛕虫候》曰："蛕虫者，是九虫内之一虫也。长一尺，亦有长五六寸。"

【病因病机】

1.西医病因及发病机制　病因为误食感染性蛔虫卵所致。感染性蛔虫卵被吞入人体后，大多被胃酸杀灭，少数进入小肠发育成胚幼，穿过肠壁移行至肺脏，沿小支气管、气管上行到咽喉，再被吞下，在小肠内发育为成虫。成虫寄生小肠，对肠壁刺激和损伤，引起肠痉挛、肠套叠、蛔虫性肠梗阻，也可窜入胆道、阑尾等引起并发症。

蛔虫病患者是本病的主要传染源，由于雌虫产卵量大以及虫卵对外界理化因素抵抗力强，虫卵可在泥土中生存数月到2年，食入附有感染性虫卵的食物或用感染的手取食物是主要传染途径。蛔虫卵亦可随灰尘飞扬被吸至咽部而吞入。

2.中医病因病机　饮食不洁，吞入感染性蛔虫卵是本病的主要病因。

蛔虫寄生小肠内，扰乱脾胃气机，吸食水谷精微，故可见面黄少华等气血不足之证。虫聚肠内，脾胃失和，湿浊内生，熏蒸于上，可见寐中磨牙，面部白斑，巩膜蓝斑等症；蛔虫有好动喜钻孔习性，当寒温不当时，蛔虫受扰，则在腹中乱窜引起多种病证。如蛔虫钻入胆道，使气机不利，疏泄失常，表现为右上腹部剧烈绞痛，伴有呕吐，或见胆汁，或见蛔虫，甚则肢冷汗出，而形成"蛔厥"证；蛔虫钻入阑门，使气滞血瘀，肉腐血败，则形成"肠痈"；蛔虫数量多时，缠结成团，阻塞肠中，使传化不行，则腑气不通而成"虫瘕"证。

【临床表现】

1.幼虫移行期症状　蛔虫进入肺泡引起蛔幼性肺炎或蛔虫性嗜酸细胞性肺炎，表现为咳嗽、胸闷、喘息、发热等，肺部可闻及干啰音，胸部X线检查可见肺部呈点状、片状或絮状阴影，且病灶阴影多变，出现与消失均快，血嗜酸粒细胞明显增多。偶有幼虫移行至肝、脑、眼等器官，出现肝肿大、右上腹痛、癫痫、眼睑肿胀、视网膜炎等。

NOTE

2. 成虫引起的症状 常见腹痛，位于脐周，疼痛不剧烈、喜按揉。部分患儿伴食欲不振或多食易饥、腹泻或便秘。大量而长期的蛔虫感染可引起营养不良、贫血、生长发育延缓等，同时出现神志不安、夜惊、磨牙、异食癖、易怒等神经症状；虫体异种蛋白引起的过敏可见荨麻疹、鼻黏膜及咽部瘙痒、哮喘等症状。

【并发症】

1. 胆道蛔虫症（蛔厥） 蛔虫窜入胆道、胆囊可引起胆道蛔虫症。临床表现为突发剑突下或右上腹阵发性剧烈绞痛，痛时患儿屈体弯腰、辗转不安、全身冷汗、面色苍白，恶心、呕吐，可吐出胆汁和蛔虫，腹部触诊多无明显阳性体征或仅有右上腹压痛；随着虫体完全钻入胆道、胆囊，可出现发热、黄疸、外周血白细胞计数升高。若蛔虫窜入肝脏，可导致肝脓肿。其他还可见胆道大出血、胆囊破裂、胆汁性腹膜炎、急性出血性胰腺炎、肠穿孔等并发症。

2. 蛔虫性肠梗阻（虫瘕） 蛔虫扭结成团阻塞肠道，或蛔虫刺激肠壁引起痉挛可造成蛔虫性肠梗阻。表现急骤起病，脐周或右下腹阵发性剧痛，伴呕吐，腹胀，肠鸣音亢进，可见肠型和蠕动波，可扪及条索状包块。腹部 X 线检查可见肠充气和液平面。

3. 肠穿孔及腹膜炎 多继发于持续较久的蛔虫性肠梗阻或阑尾炎，由于肠壁循环障碍、缺血、坏死而致穿孔，发生腹膜炎。表现为剧烈腹痛，伴以明显的腹膜刺激症状，但当全身衰弱时可只有进行性腹胀；X 线检查可见膈下游离气体。

【辅助检查】

1. 粪便涂片 可查到蛔虫卵。

2. 血常规检查 可有嗜酸性粒细胞增多。

【诊断】

根据临床症状和体征，特别是有吐蛔虫或排蛔虫史，或粪便检查找到蛔虫卵可予确诊。血中嗜酸性粒细胞增多，有助于诊断。有并发症出现时，需与外科其他急腹症相鉴别。

【治疗】

1. 治疗原则 蛔虫病的治疗在于及时有效地驱虫，中医治疗在驱蛔杀虫的同时注重调理脾胃。若出现并发症时，则应解痉止痛，控制感染；经内科治疗无效时，应及时予以外科手术治疗。

2. 西医治疗

（1）驱虫治疗

①甲苯达唑：为广谱驱虫药，对成虫、幼虫及虫卵均有作用。2 岁以上儿童剂量为每次 100mg，每日 2 次，连服 3 日，副作用小，偶见胃肠不适、呕吐、腹泻、头晕、头痛、皮疹等。

②枸橼酸哌嗪：能阻断虫体神经肌肉接头冲动传递，使蛔虫不能吸附在肠壁而随粪便排出。剂量为每日 150mg/kg，全日量不超过 3g，空腹或睡前顿服，连服 2 日，便秘者可加导泻剂。

③阿苯达唑（肠虫清）：为广谱驱虫药。可直接抑制虫体对葡萄糖的摄入，使虫体无法生存。2 岁以上儿童，剂量为每次 400mg（2 片），睡前 1 次顿服。治愈率达 96%，必要时，10 日后可重复 1 次。副作用小，可见头晕、头痛、食欲不振、恶心、腹痛等。

（2）并发症的治疗

①胆道蛔虫病：治疗原则为解痉止痛、控制感染和驱虫。可用阿托品、颠茄酊或东莨菪碱解痉止痛；并发胆道感染或肝脓肿者，应及早采用有效抗生素以控制感染；驱虫最好选用使虫体肌肉麻痹之驱虫药。内科治疗无效者，可手术治疗。

②蛔虫性肠梗阻：不完全梗阻可采用禁食、胃肠减压、输液、解痉等处理。腹痛缓解后可予驱虫治疗。完全性肠梗阻时需及时手术治疗。

③蛔虫性腹膜炎或阑尾炎：明确诊断后及早手术治疗。

3. 中医治疗

（1）辨证论治　本病以六腑辨证为纲。蛔虫病临床表现有轻有重，病势有缓有急。轻者仅见脐周时有疼痛；伴有并发症者，则较急重。治疗原则为驱蛔杀虫，调理脾胃；出现蛔厥证时先安蛔止痛，继以驱蛔杀虫。

①蛔虫证

【证候】脐周腹痛，时作时止，饮食不振，日见消瘦，面色萎黄，或恶心、呕吐，大便不调，或大便下虫。睡眠不安，寐中磨牙，甚则爱挖鼻孔，咬衣角，嗜食泥土等；有的患儿面部出现淡色白斑，巩膜出现蓝色斑点，或下唇出现颗粒样大小白点。粪便镜检有蛔虫卵。

【辨证】本证为蛔虫病最常见证型。临床以发作性脐周腹痛，饮食异常，大便下虫或粪检见蛔虫卵为特征。

【治法】驱蛔杀虫，调理脾胃。

【方药】使君子散加减。若腹痛明显，加延胡索、川楝子、木香行气止痛；恶心、呕吐者，加半夏、生姜、竹茹和胃降逆。驱虫药应在空腹时给服，每日1剂，可连续服用2~3天。

②蛔厥证

【证候】具有蛔虫证的一般症状。突然右上腹阵发性绞痛，弯腰曲背，辗转不安，恶心、呕吐，肢冷汗出，呕吐胆汁或蛔虫。重者腹痛持续，畏寒发热，甚则出现黄疸。舌苔黄腻，脉弦数或滑数。

【辨证】本证有蛔虫证病史。临床以上腹部绞痛，呕吐，肢冷为特征。

【治法】安蛔定痛，继以驱虫。

【方药】乌梅丸加减。若畏寒发热，出现黄疸，舌苔黄腻者，则去附子、桂枝、干姜等温燥之品，酌加茵陈、大黄、栀子、黄芩清热利湿，安蛔退黄。腹部剧烈疼痛时，可用陈米醋口服，每次20~30mL，1小时服1次，连服3~6次。待疼痛缓解，可按蛔虫病治法继续驱虫。若为胆道死蛔，可直接予以大承气汤加茵陈蒿汤治疗。

③虫瘕证

【证候】除具有蛔虫证的一般症状外，突然脐腹阵发性剧烈疼痛，频繁呕吐，或呕蛔虫，便秘，腹胀，腹部可打及质软、无痛的可移动包块。病情持续不缓解者，见腹硬、压痛明显，肠鸣，无矢气。舌苔白或黄腻，脉滑数或弦数。

【辨证】本证多有蛔虫证病史。临床以脐腹剧痛，呕吐，腹部条索或团状柔软包块，可移动为特征。

【治法】通腑散结，驱蛔下虫。

【方药】驱蛔承气汤加减。还可先服生豆油80~100mL，以润滑肠腑，下虫驱虫。早期考虑药物治疗，疼痛缓解后予驱虫治疗；若完全梗阻，出现腹硬、压痛、腹部闻及金属样肠鸣音或气过水声，应及时手术治疗。

（2）中成药

①化虫丸：用于肠蛔虫症。每服 2 ~ 8g，每日 1 ~ 2 次，空腹或睡前服。

②使君子丸：用于肠蛔虫症。每服 6 ~ 10g，每日 1 次，空腹或睡前服。

（3）单方验方

①使君子仁：文火炒黄嚼服，小儿每岁 1 ~ 2 粒，最大剂量不超过 20 粒。晨起空腹服，连服 2 ~ 3 日。服时忌同时进热汤热食，否则可引起打呃。

②驱虫粉：使君子肉粉 8 份，生大黄粉 1 份，和匀。每次剂量为（年龄 +0.6g），每日服 3 次，饭前 1 小时吞服，连服 3 日。

③当出现蛔虫性肠梗阻时，可口服麻油 30 ~ 60mL，每小时 1 次，连服 3 ~ 4 次

（4）针灸疗法

①腹痛剧烈：针刺天枢、中脘、足三里。

②蛔厥证：先刺迎香透四白、胆囊穴；后刺内关、足三里、中脘、人中。强刺激，泻法。

③虫瘕证：针刺天枢、中脘、足三里、内关、合谷。强刺激，泻法。

【预防与调护】

1. 预防

（1）开展卫生宣传，教育儿童养成良好的卫生习惯，勤剪指甲，勤洗手，不吸吮手指，不在地上爬玩，不吃生冷及未洗净的瓜果。饭前便后洗手。

（2）搞好环境卫生，加强粪便管理及污水处理，切断传染途径，减少感染的机会，保持水源及食物不受污染。

2. 调护

（1）空腹服用驱虫药，服药后应注意休息，多饮水和保持大便通畅，并注意服药后是否有反应及排虫情况。

（2）密切观察蛔虫病的并发症，及时采取有效措施。蛔厥证时可口服食醋 60 ~ 100mL，安蛔止痛。

第二节　蛲虫病

蛲虫病（enterobiasis）是由蛲虫寄生于人体所致的常见肠道寄生虫病。临床以夜间肛门周围及会阴部瘙痒，并见到蛲虫为特征。发病儿童高于成人，常在集体儿童机构和家庭中传播流行。

本病西医与中医同名，中医文献最早记载蛲虫病名的《诸病源候论·九虫病诸候》云："蛲虫，至细微，形如菜虫。""居胴肠间。"至今仍沿用此名。

【病因病机】

1. 西医病因及发病机制　蛲虫虫体细小如线头，乳白色。雄虫长 0.2 ~ 0.5cm，雌虫长 0.8 ~ 1.3cm。成虫大都寄生在大肠。交配后雄虫很快死亡，雌虫不在肠内产卵，常在夜间患儿入睡后爬出肛门，在肛周、会阴部皮肤皱褶处爬行产卵，引起局部瘙痒难忍。虫卵在肛门周围约 6 小时发育为感染性虫卵。感染性虫卵经口进入消化道，在胃或十二指肠内孵化出幼虫。幼

虫向下移行脱皮 2 次在小肠下端及大肠内发育成熟。成虫寿命短，一般不超过 2 个月。产卵后大多数成虫死亡，少数雌虫可再次进入肛门、阴道、尿道等处，引起异位损害。

蛲虫患者是唯一的传染源。感染性虫卵抵抗力强，在室内可存活 3 周，虫卵散落在空气、衣物、被褥、凳椅、玩具、食物上，经吞食或空气吸入等方式主传播。虫卵也可在肛周皮肤上自行孵化成幼虫，再经肛门入肠内发育为成虫，称为逆行感染。

2. 中医病因病机　蛲虫寄生在肠内，影响脾胃的运化功能，致脾胃失健，运化失司，出现食欲不振，形体消瘦等症；雌虫移行产卵时，使肛门瘙痒，影响睡眠，移行会阴部可产生尿急、尿频、遗尿等症。

【临床表现】

最常见症状为肛周及会阴部皮肤瘙痒难忍，夜间尤甚，睡眠不安，表现为半夜突然惊哭、烦躁不安、食欲不振、恶心呕吐、腹痛腹泻等。可因搔损局部皮肤而发生皮炎，以致继发感染。偶有蛲虫侵袭邻近器官引起尿道炎、阴道炎，出现尿频、尿急。如果侵入阑尾或腹膜，可致阑尾炎、腹膜炎。

【辅助检查】

可用棉拭子或玻璃棒拭抹肛门周围皱襞处，然后涂于玻片上，于镜下检查蛲虫卵。

【诊断】

有肛周、会阴瘙痒的典型症状，同时见到成虫或检出虫卵即可确诊。由于雌虫不在肠内产卵，故大便中查虫卵阳性率低，最好于小儿入睡 1 ~ 3 小时后，细致查找肛周、会阴处，找到白色线样成虫；或在肛周皱襞上刮取、粘取虫卵，然后镜检观察虫卵，多次检查可提高阳性率。

【治疗】

1. 治疗原则　蛲虫病的治疗主要在于杀虫止痒。采用内服与外治结合的方法。本病还要重视预防，防治结合，才能达到根治的目的。

2. 常用驱虫药物

（1）恩波吡维铵　是治疗蛲虫的首选药物。可抑制虫体的呼吸并阻碍其对葡萄糖的吸收。剂量为 5mg/kg（最大量 0.25g），睡前 1 次顿服，2 ~ 3 周后重复 1 次。口服本品可将粪便染成红色。

（2）噻嘧啶　为广谱高效驱虫药。可麻痹虫体，使其排出体外。口服极少吸收，剂量为 11mg/kg（最大量 1g），睡前 1 次顿服，2 周后重复 1 次。

（3）甲苯达唑　是目前治疗蛲虫病主要药物之一，疗效佳，副作用少。每次 100mg，每日 2 次，连服 3 日。2 周后重复 1 次。

（4）单方验方

①驱虫粉：常用使君子粉杀虫，大黄粉泻下虫体，以 8 : 1 比例混合。每次剂量为（年龄 + 0.6g），每日 3 次，饭前 1 小时吞服，每日总量不超过 12g，7 日为一疗程。此后每周服药 1 ~ 2 次，可防止再感染。

②百部煎剂：百部 30g，浓煎灌肠，10 日为 1 疗程。用于驱杀蛲虫。

③百部 50g，苦参 25g。共研细末，加凡士林调成膏状，每晚睡前用温水清洗肛门后涂药膏，连用 7 天。用于杀虫止痒。

3. 局部外用药　每次排便后或睡前，用温水洗净肛门，再涂以 2% 氧化氨基汞软膏或 10% 氧化锌软膏，既可止痒，又可减少自身再感染。或用双羟萘酸噻嘧啶栓剂，每粒 0.2g，每晚塞肛 1 粒，连用 3 ~ 5 日；或用蛲虫软膏（含百部浸膏 30%，龙胆草 0.2%），每晚涂肛周及肛内，连用 7 日。

【预防与调护】

1. 预防

（1）强调预防为主，培养良好的卫生习惯，饭前便后洗手，勤剪指甲，保持双手清洁，纠正吮指等不良习惯。

（2）加强卫生宣传，婴幼儿尽早穿连裆裤，玩具、用具等经常清洗消毒，改善环境卫生，切断传播途径。

2. 调护

（1）防止重复感染，对彻底治疗蛲虫病具有十分的重要意义。家庭或集体儿童机构中的患儿应同时治疗，勤换衣物及被褥并用开水浸泡或煮蒸后在阳光下暴晒，以避免再感染。

（2）治疗期间应配合清洁环境，采用湿擦湿扫，防止虫卵飞扬，清洗并消毒玩具、用具等。

第三节　绦虫病

绦虫病（taeniasis）是由绦虫寄生于人体肠道所致的一类寄生虫疾病。临床以腹痛，腹泻，食欲不振，大便排出绦虫节片为特征。青壮年感染率高，10 岁以下儿童较少见。某些少数民族地区发病率较高，与生活习惯（如生食肉类）相关。

本病西医与中医同名，属于中医文献"白虫"或"寸白虫"范畴。《诸病源候论·寸白虫候》曰："寸白者，九虫内之一虫也。长一寸而色白，形小褊。"

【病因病机】

1. 西医病因及发病机制　寄生于人体内的绦虫，在我国以牛带绦虫及猪带绦虫为主，均为乳白色，呈长带状、扁平状，虫体分头节、颈节与体节三部分。成虫寄生于人体小肠，虫卵或妊娠节片随粪便排出体外。虫卵被牛或猪吞食后，卵内的六钩蚴脱壳而出，钻进肠壁血管而到达全身，主要在肌肉组织中发育为囊尾蚴而致囊虫病。人若食入这种含囊尾蚴而未经煮熟的牛肉或猪肉，则囊尾蚴吸附在肠壁上，经 2～3 个月可发育为成虫。成虫寿命达 25～35 年。由于人也可作为猪带绦虫的中间宿主，故人若吞食猪带绦虫的虫卵后，也可导致囊虫病。

2. 中医病因病机　绦虫病的病因是人吃了未煮熟的、含有囊虫的猪肉或牛肉，如《金匮要略·禽兽鱼虫禁忌并治》篇即指出："食生肉，饱饮乳，变成白虫。"其病机主要是绦虫吸食人体水谷精微以及扰乱脾胃运化，从而引起腹胀，腹痛，食欲不振。虫踞肠中，劫夺精微，气血化源不足，使患儿面色萎黄，甚至消瘦乏力。幼虫在人体内移行，虫踞人体不仅使脾胃虚弱，湿浊内生，蕴积成痰，同时也造成局部气血凝滞。幼虫夹痰夹瘀，蕴结于皮肤肌腠之间，形成囊虫结节；若幼虫夹痰浊上犯头目，使脑络受阻，则形成头目部囊虫。

【临床表现】

潜伏期为 2～3 个月。最常见症状为大便中出现白色节片状虫段。其次为腹痛，大多为上腹或全腹隐痛，少数可出现肠绞痛，进食后腹痛缓解。患儿可有恶心、呕吐、腹泻、便秘、食欲不振或亢进等。寄生于肌肉与皮下组织的囊虫病为结节型，结节数目可为一两个至数百、数千个，躯干多于四肢，不痛痒，不粘连，无炎症反应。最危重者为脑囊虫病，常表现为癫痫、精神失常、瘫痪等。眼囊虫病以视网膜受损最多，可在玻璃体内发现大小不等圆形或椭圆形浅灰色包囊，影响视力，甚至失明。

【诊断】

有生食或进食半生的牛肉、猪肉史，粪便中检出虫卵，看到虫体节片，或肛拭涂片找到虫卵即可确诊，或皮下结节病理检查见到囊尾蚴亦可确诊；如病久，囊虫已死亡而发生钙化，局部 X 线检查可作参考；囊尾蚴抗原做皮内试验、补体结合或沉淀试验阳性，亦可作为诊断参考。怀疑脑囊虫病可作脑 CT、MRI 扫描诊断。

【治疗】

1. 治疗原则 绦虫病的治疗在于迅速有效地驱虫，中医治疗在驱虫的同时注重调理脾胃。

2. 常用的驱绦虫药物

（1）改良南瓜子槟榔汤 槟榔治猪肉绦虫的效果较好，对牛肉绦虫的作用较弱，需与南瓜子合用，可明显提高疗效。槟榔能使绦虫头部及前段瘫痪，南瓜子可使绦虫中后段节片瘫痪，两者合用可使整个虫体变软，通过小肠蠕动而排出。带皮南瓜子 50 ~ 150g，槟榔 30 ~ 120g，同时放入砂锅中，加水 300 ~ 600mL，煎煮 30 ~ 60 分钟，取汁 150 ~ 350mL，晨起空腹口服，30 ~ 60 分钟后冲服硫酸镁 5 ~ 30g，1 ~ 6 小时内有完整活动虫体排出。儿童酌用小剂量。驱虫之后，继服香砂六君子汤健运脾胃。

（2）氯硝柳胺 可杀死绦虫的头节及体节前段。该药对虫卵无效。<2 岁每日 0.5g，2 ~ 6 岁每日 1g，>6 岁每日 2g，分 2 次空腹服，2 次之间间隔 1 小时，服时应将药片嚼碎后吞下，服后 2 小时服泻药。

（3）吡喹酮 为广谱驱虫药，对绦虫虫体和蚴虫均有作用，疗效高于氯硝柳胺。剂量为 10 ~ 15mg/kg，空腹顿服。治疗脑囊虫的剂量为每日 20 ~ 30mg/kg，分 3 次口服，连服 4 ~ 6 日，总剂量 12 ~ 18mg/kg，间隔 2 ~ 3 个月，可继用 1 ~ 4 个疗程。

驱绦虫治疗的注意事项：留置 24 小时粪便寻找头节。在排便时要坐在盛有水温和体温相同的生理盐水中排便，以免虫体因遇冷收缩而不能全部排出；治疗满 3 个月无虫卵和节片排出为治愈。

3. 手术治疗 眼囊虫病可手术摘除。脑室内单个囊虫也可手术治疗。

【预防与调护】

1. 预防

（1）加强肉类检疫，大力开展宣教，不吃生肉或未煮熟的肉类食品。

（2）改变不良饮食习惯，区分生、熟食品的砧板。

（3）做好人粪管理，不使猪、牛、羊接触人的大便，切实做到人畜分居，使牲畜免受感染。

2. 调护

（1）服药前晚禁食或稍进食，晨起空腹服药，使药物与虫体能更好地接触，服药后加服泻药或多饮水，有利于虫体排出。

（2）服用驱虫药后，排便时应坐在放有温水的便盆上，使水温与体温相近，以利排虫完整。

第十六章　小儿危重症的处理

第一节　心搏呼吸骤停与心肺复苏术

心搏呼吸骤停（cardiopulmonary arrest，CPA）是指患儿突然循环及呼吸功能停止，是最危急和最严重的临床疾病状态。心肺复苏术（cardiopulmonary resuscitation，CPR）是指采用急救手段恢复并有效维持已中断的呼吸及循环功能。

【病因】引起小儿心搏呼吸骤停的因素多于成人，两者互为因果，可相继发生或同时发生。

1. 心搏骤停的病因

①心脏疾病：心肌炎、心肌病、严重心律失常、心力衰竭、先天性心脏病等。

②继发于呼吸骤停或呼吸功能衰竭的疾病。

③严重低血压：失血性休克、感染性休克、重度脱水等。

④电解质、酸碱平衡紊乱：严重酸中毒、高血钾、低血钙等。

⑤外伤及意外：颅脑或胸部外伤、电击、烧伤、麻醉意外、心导管检查等。

⑥药物中毒：洋地黄、氯化钾、奎尼丁、氟乙酰胺类鼠药等药物中毒；血清反应等。

⑦婴儿猝死综合征。

2. 呼吸骤停的病因

①急性气道梗阻：如重症肺炎、气管异物、喉痉挛、喉头水肿、哮喘持续状态、气道灼伤。

②意外及中毒：如溺水、严重创伤等。

③中毒及药物过敏：如安眠药中毒、一氧化碳中毒、有机磷中毒、箭毒中毒、青霉素等药物过敏。

④中枢神经系统疾病：颅脑损伤、脑血管意外、颅内炎症、脑肿瘤、脑水肿、脑疝等。

⑤神经肌肉疾病：如急性感染性多发性神经根炎、肌无力、进行性脊髓性肌无力等。

⑥代谢性疾病：低钙性喉痉挛、低血糖、甲状腺功能低下等。

⑦胸廓损伤或双侧张力性气胸。

⑧继发于心搏骤停或惊厥后。

3. 临床难以预料的易触发心搏呼吸骤停的高危因素　如大量持续静脉滴注、不适当胸部物理治疗（拍背、翻身、吸痰等）、气道吸引、气管插管、呼吸机的撤离等。

【病理生理】

1.缺氧与代谢性酸中毒　呼吸心搏骤停时首先导致机体缺氧。心搏一旦停止，氧合血的有效循环中断，随之组织缺氧，引起能量代谢障碍和代谢性酸中毒。严重缺氧时可使心肌传导抑制，引起心律失常及心动过缓；缺氧导致神经细胞代谢紊乱，引起脑损伤。酸中毒可抑制心肌收缩，降低心房纤颤阈值，易发生心室纤颤和停搏。

2.二氧化碳潴留与呼吸性酸中毒　呼吸心搏骤停后，体内二氧化碳（CO_2）潴留，可造成呼吸性酸中毒。CO_2浓度增高可抑制窦房结和房室结的兴奋与传导，引起心动过缓和心律失常，还可直接抑制心肌收缩力，同时脑血管扩张和通透性增加造成脑水肿。CO_2浓度持续过高可直接抑制呼吸中枢，造成CO_2麻醉。

3.脑损伤

（1）缺氧和酸中毒导致继发性的脑损伤　脑组织耗氧量大，对缺氧最敏感，心脏停搏1～2分钟脑循环自动调节功能因酸中毒影响而丧失；在常温下心跳呼吸停止4～6分钟，即存在大脑不可逆性损害。

（2）脑血流再灌注损伤　缺氧、酸中毒可使脑血管扩张，心跳恢复后早期脑血流增加，脑过度灌注，造成脑充血、水肿、颅内压增高、血脑屏障功能受损，一些毒性代谢产物可进入脑内。其后因ATP不足，钙泵功能无法维持，Ca^{2+}内流可对脑细胞直接造成损害，并释放生物活性物质，致脑血管强烈收缩，脑灌注降低，脑缺血；再灌注后，自由基生成增多而清除减少，影响细胞膜的结构与功能，致脑细胞进一步损伤。

【诊断】

临床表现为突然昏迷，部分有一过性抽搐；大动脉（颈动脉、股动脉、肱动脉）搏动消失；瞳孔扩大，对光反射消失；心音消失或心跳过缓，心音极微弱；呼吸停止或严重呼吸困难，面色灰暗或发绀；心电图表现常见为等电位线、心室颤动、无脉性室速、心电机械分离。

患儿突然昏迷伴大血管搏动消失或心音消失两项即可诊断心跳呼吸骤停。对可疑病例应先行复苏，不必反复触摸脉搏或听心音，以免贻误抢救时机。

【心肺复苏方法】

心肺复苏技术主要包括基本生命支持（basic life support，BLS）、高级生命支持（advanced life support，ALS）、综合的心脏骤停后治疗三个方面。

1.基本生命支持　是自主循环恢复，挽救患儿生命的基础。包括防止心跳呼吸骤停，尽早进行心肺复苏和迅速启动急救医疗服务系统3个环节。强调黄金4分钟，立即现场实施CPR十分重要，及时抢救，分秒必争。

（1）评估和启动急救医疗服务系统（EMSS）　包括迅速评估环境对抢救者和患儿是否安全，检查评估反应及呼吸，检查大动脉搏动（儿童触摸颈动脉或股动脉，婴儿触摸肱动脉，10秒内作出判断），迅速决定是否需要CPR。同时迅速启动EMSS获得帮助。

（2）实施CPR　总的原则是尽快恢复心跳呼吸，以迅速建立有效的血液循环和呼吸，以保证全身尤其是心、脑、肾等重要器官的血流灌注及氧供应。迅速和高质量CPR对于循环呼吸恢复和避免复苏后神经系统后遗症至关重要。《2015心肺复苏与心血管急救指南》推荐，从胸外按压开始心肺复苏，按C-A-B进行为优先程序，即胸外按压（chest compressions/circulation，C），气道（airway，A），呼吸（breathing，B）。新生儿心脏骤停主要为呼吸因素所致（已明确为心脏原因者除外），其 CPR 程序为 A–B–C 方法。

1）胸外按压（chest compressions/circulation，C） 是简单易行的复苏措施。其目的是建立人工循环。具体方法包括：将患儿仰卧置于硬板上，8 岁以上年长儿可用双掌法，即以双手掌重叠，十指相扣，使下面之手的手指抬起，手掌根部置于患儿胸骨下半段按压，按压时双手肘关节伸直，有节奏地向脊柱方向挤压。对于 1~8 岁小儿，可用单掌按压法，用一手固定患儿头部，以便通气，另一手的手掌根部置于胸骨下半段（避开剑突），手掌根的长轴与胸骨的长轴一致。对于婴儿和新生儿，采用双手环抱按压法，即用双手围绕患儿胸部，双拇指平放或重叠置于乳头连线正下方处按压胸骨，同时其他手指挤压胸背部。按压频率为婴儿、儿童 100~120 次/分。按压幅度至少为胸部前后径的 1/3，对于大多数婴儿相当于大约 4cm，对于大多数儿童相当于大约 5cm，并保证每次按压后充分胸部回弹。

心脏按压有效的指征为：①可触及颈动脉或股动脉搏动，动脉血压 >60mmHg；②扩大的瞳孔缩小，光反射恢复；③口唇及甲床颜色转红；④肌张力增强或有不自主运动；⑤出现自主呼吸。

2）开放气道（Airway，A） 建立和维持气道开放和保持足够通气是基本生命支持的重要内容。首先快速清除口咽鼻部分泌物、呕吐物或异物，保持头轻度后仰位，使气道平直，一般采用仰头抬颏法。怀疑有颈椎损伤，采用托颌手法开放气道。也可放置口腔通气管，使口咽部处于开放状态。

3）建立呼吸（Breathing，B） 借助人工方法进行气体交换，改善缺氧状态。需与心脏按压同时进行。

①口对口人工呼吸：适用于现场急救。操作时患儿平卧，头稍后仰，术者一手托住患儿下颌，另一手拇指与食指捏住患儿鼻孔。操作者将口覆盖患儿之口，将气吹入，每次送气时间 1 秒钟，停止吹气后，放松鼻孔，让患儿肺内气体自动排出。对 1 岁以内的小婴儿，可采用口对口鼻吹气。有效通气的判定标准为能否引起胸部扩张。数次吹气后应缓慢挤压患儿上腹部一次，以排除胃内气体。口对口人工呼吸时，吸入氧浓度较低（<18%），难以保证通气量，故应尽快用复苏器或人工呼吸机代替。

②球囊–面罩通气：选择适合的面罩，覆盖患儿口鼻，并托举患儿下颌打开气道。可使用 E–C 钳方式进行球囊–面罩通气：左手拇指与示指呈 "C" 字形将面罩紧扣于患儿面部，中指、无名指、小指呈 "E" 向面罩方向托颌，另一手有节律的挤压、放松气囊。在面罩吸氧时，一定程度的头部伸展能保持气道畅通，婴儿和幼儿最好保持在中间的吸气位置，而不要过度伸展头部，以免产生气道压迫梗阻。在操作过程中注意观察胸廓起伏以了解辅助通气的效果。

③按压与通气的协调：在未建立高级气道（气管插管）时，心脏按压频率与人工通气频率之比婴儿、儿童为 15:2（双人操作）、30:2（单人操作）。高级气道建立后，胸外按压与人工呼吸不再进行协调，负责按压者以 100~120 次/分频率不间断按压，呼吸频率为 8~10 次/分（每 6 秒 1 次呼吸），注意避免过度通气。

4）除颤（defibrillation，D） 在能够获取自动体外除颤仪（automated external defibrillator，AED）或手动除颤仪的情况下进行。目击患儿突发性心脏骤停，或心电监护提示心室颤动或无脉性室性心动过速，可用电击除颤复律。若在医院外发生，且未被目击的心脏骤停，应先予 5 个周期的 CPR（约 2 分钟），然后给予 AED。1 岁以下首选手动除颤仪，次选能量衰减性 AED。1~8 岁儿童使用儿科剂量衰减 AED。初始除颤能量选用 2J/kg，如需要 2 次除颤，则能量至少升至 4J/kg，不超过 10J/kg。除颤后立即恢复 CPR，尽可能减少除颤前后的胸外按压中断时间。

2. 高级生命支持（ALS） 指在 BLS 基础上及时转运到有条件的医院和医疗急救中心，建立血管通道，心电监护，建立高级气道，应用药物，对症处理，最大程度改善预后。

（1）监护　包括心电监护、有条件者行中心静脉压、呼气末 CO_2、有创动脉压监测及脑电监测等。

（2）高级气道通气　包括放置口咽或鼻咽气道、喉面罩通气道、食管－气管联合导气管、气管插管等。其中气管插管人工呼吸是通气效果最佳的人工呼吸方法。当需要持久通气，或面罩吸氧不能提供足够通气时，可用气管内插管代替面罩吸氧。插管时应选用与年龄相适应的不同内径的导管，如为不带套囊导管，导管内径：1 岁内 3.5mm，1~2 岁 4mm，大于 2 岁可按公式：内径（mm）= 4+ 年龄 /4 计算。如为带囊导管，相同年龄的患儿所选导管内径比不带囊套者减少 0.5mm。插管成功后用人工呼吸机或简易呼吸器进行有效的人工呼吸。

（3）建立血管通路　以周围静脉穿刺最常用，必要时同时建立周围静脉通路和中心静脉通路。周围静脉穿刺困难时，应建立骨髓通路，所有需静脉输入的复苏药物均可经骨髓通路给予。

（4）药物治疗　在心肺复苏过程中，恰当使用药物有助于促进自主呼吸与心搏的恢复。其目的是提高心、脑灌注压，增加心、脑血流量；提高室颤阈值，为除颤创造条件；减少脑再灌注损伤；减轻酸中毒，以利血管活性药物发挥作用，维持脏器功能。给药途径包括静脉通道（IV）、骨髓（IO）、气管内（ET）给药。强调不能用药物治疗取代人工呼吸和人工循环。

①氧：复苏的关键是保证组织器官恢复氧合血灌注，因此将氧视为一种药物。在复苏时短时需要吸入 100% 氧。一旦缺氧缓解，只需给予使血氧饱和度稳定在 94% 以上的最低吸氧浓度。

②肾上腺素：为复苏首选药物，适应于各种原因所致的心搏骤停。有正性肌力和正性频率作用。首次静脉（IV）或骨髓内（IO）0.01mg/kg（1:10000 溶液，0.1mL/kg），最大剂量 1mg；气管内（ET）0.1mg/kg；必要时间隔 3~5 分钟可重复 1 次。

③碳酸氢钠：复苏最初不宜使用，用药指征为：确立有效的通气且通气量足够，pH<7.20，严重肺动脉高压、高血钾、较长时间心停跳可考虑使用。先予 5% 碳酸氢钠 5mL/kg，稀释成等张液后滴入，此后根据血气分析与生化检查结果决定补充量。如果患儿有足够通气量，第一次肾上腺素给药后效果不佳即可考虑使用。

④阿托品：不建议常规使用。用于心脏复跳后心动过缓、II 度房室传导阻滞、预防气管插管引起的迷走神经性心动过缓。可通过静脉、骨髓、气管内给药。IV 或 IO 剂量每次 0.02mg/kg，ET 剂量为 0.04~0.06mg/kg，间隔 5 分钟可重复使用。最大剂量儿童不超过 1mg，青少年不超过 2mg。

⑤葡萄糖：高血糖与低血糖均可导致脑损伤，在心脏复苏时，应快速进行床旁的血糖检测，在低血糖时应立即给葡萄糖，剂量 0.5~1.0g/kg，宜 25% 葡萄糖静脉注射。CPR 后常可见应激性、一过性血糖升高，故在 CPR 期间宜用无糖液，血糖超过 10mmol/L 要干预控制。

⑥钙剂：仅在已明确的低钙血症、高钾血症（非洋地黄中毒）、高镁血症、钙通道阻滞剂过量时，可考虑使用。对心跳已停搏者不宜使用。剂量：10% 葡萄糖酸钙 100 ~ 200mg/kg（10% 葡萄糖酸钙 1 ~ 2mL/kg），每次最大剂量 2.0g。

⑦利多卡因：具有抑制自律性和室性异位起搏点，提高室颤阈值作用。用于复发性室性心动过速、心室颤动。剂量：首剂为 1mg/kg，负荷量给后即静脉维持，剂量为每分钟 20 ~ 50μg/kg。

⑧胺碘酮：用于多种心律失常，尤其是室性心动过速。每次 5mg/kg，IV 或 IO 给药。可重复给药 2 次，总剂量 15mg/kg，单次最大剂量为 300mg。用药时应监测心电图和血压。

⑨腺苷：抑制窦房结和房室结活性，为终止室上性心动过速的有效药物。首剂 0.1mg/kg（最大剂量 6mg）快速推注，重复剂量 0.2mg/kg（最大剂量 12mg）。禁用于预激综合征和非规则宽 QRS 波群心动过速，因可致室颤。

⑩纳洛酮：用于阿片类药物过量。IV 或 IO 给药剂量 0.1mg/kg，必要时 2 分钟重复一次，最大剂量 2mg。气管插管内给药剂量为静脉的 2 ~ 3 倍。

还可根据病情酌情选用其他血管活性药物、脱水剂、镇静剂、利尿剂、肾上腺皮质激素等。

3. 复苏后稳定处理 经人工呼吸、心脏按压及药物急救治疗后自主循环恢复并能维持者，进入复苏后稳定阶段。还需注意维持有效循环血容量，纠正低血压、心律失常等；积极实施脑复苏，尽量避免神经系统后遗症；维持肾功能及水、电解质平衡；加强呼吸道的管理；防治继发性器官损害；治疗原发病及防治感染等，力争患儿达到最好的存活状态。

【终止复苏的指征】

经 30 分钟积极抢救，心电监护仍显示等电位线，可考虑停止复苏术。意识和自主呼吸等中枢神经系统功能未恢复的表现不能作为终止复苏的指征。在复苏期间不做脑死亡判断，必须待心血管功能重新恢复后再做判断。只要心脏对各种刺激（包括药物）尚有反应，CPR 至少应持续 1 小时。

【预防与调护】

1. 预防 对触发心肺骤停的高危因素应以足够重视，及早识别和干预避免其发生。

2. 调护

（1）监测生命体征，注意心率、心律、呼吸、血压、血氧饱和度、血气及电解质的变化。注意神志、精神、瞳孔及周围循环的变化并记录。

（2）加强呼吸管理，定时湿化气道，适时吸痰，保持呼吸道通畅。

（3）准确记录出入水量，保证热量供给。

（4）气管插管、呼吸机机械通气、中心静脉置管时分别予以相关护理。

第二节 脓毒性休克

脓毒症（sepsis）是指感染（可疑或证实）引起的全身炎症反应综合征（SIRS）；严重脓毒症（severe sepsis）是指脓毒症导致的器官功能障碍或组织低灌注；脓毒性休克（septic shock）是指脓毒症诱导的组织低灌注和心血管功能障碍。表现为体循环、微循环功能障碍和心肺为主的多个脏器功能受损改变。

本病相当于中医文献中的"厥证""脱证""脏竭症"等范畴。《伤寒论·厥阴病》说："凡厥者，阴阳气不相顺接，便为厥。厥者，手足逆冷者是也。"凡阳气不能通达四末，冷不过腕踝者称为厥，冷过肘膝者称为逆。主要是阴阳失调，气血逆乱而致的忽然昏厥、不省人事而伴四肢逆冷的证候。

【病因病机】

1. 西医病因及发病机制

（1）病因　多种病原微生物的感染，包括细菌、病毒、支原体、立克次体等均可引起脓毒性休克。其中以革兰阴性菌感染多见，如痢疾杆菌、脑膜炎球菌、大肠杆菌、绿脓杆菌、克雷白菌属等。革兰阳性菌常见的有肺炎球菌、金黄色葡萄球菌、链球菌等。近年来，由于广谱抗生素的大量应用，耐药致病微生物所致的脓毒性休克发生率上升；各种基因突变或宿主转移所致的重症病毒性传染病和慢性病恶化也呈上升趋势。本病多见于暴发型流行性脑脊髓膜炎、中毒型菌痢、重症肺炎、急性坏死性小肠结肠炎、重型手足口病、重型甲型 H1N1 流感等病的患儿。另外原有白血病、恶性淋巴瘤、肝硬化及其他重病基础的患儿，以及使用激素或免疫抑制剂、细胞毒药物治疗的患儿，在重症监护室经导管插管或各种诊断性穿刺的患儿，均易发生感染导致脓毒性休克。

（2）发病机制　脓毒性休克的发病机理极为复杂，认为是外因和内因作用构成致病网络，机体在全身炎症反应综合征、严重脓毒症和多脏器功能障碍综合征过程中的一个阶段，表现为组织低灌注和 / 或低血压，心血管功能障碍。

1）免疫炎性介质的作用　病原微生物作用于血管内皮细胞、单核 – 巨噬细胞、T 淋巴细胞、中性粒细胞等，释放一系列促炎和抗感染介质，由于促炎和抗感染平衡失调，产生全身炎症反应综合征（SIRS），或代偿抗感染反应综合征（CARS）。这是产生脓毒性休克的始动机制。

2）微循环障碍

①休克代偿期：在细菌内毒素等作用下，内源性儿茶酚胺如肾上腺素、去甲肾上腺素等大量增加，使微血管代偿性收缩，血液经过动静脉间交通支直接流入静脉而不经过毛细血管，形成短路，组织缺血缺氧，血压大致正常，此为休克代偿期。

②休克失代偿期：血中乳酸生成过多而致酸中毒，毛细血管床大量开放，出现微循环淤血，流体静脉压上升，微血管周围的肥大细胞因缺氧而释放组胺，导致毛细血管通透性增高，大量血浆外渗，有效循环量锐减，进入瘀血缺氧期，此为休克失代偿期。

③休克难治期：组织持续低灌注和液体不断向组织间隙漏出，血液浓缩，血液黏滞度增加，促使红细胞聚集和血管内皮细胞广泛损伤，释放促凝物质，启动内外凝血系统诱发弥漫性血管内凝血（DIC），使肺、心、肝、脑、肠、肾等重要器官微血管血流阻塞而发生多器官功能障碍。严重酸中毒和缺氧可使溶酶体酶释放，使细胞自溶，致使重要脏器发生"不可逆"损伤，成为难治性休克。

2. 中医病因病机　病因多为素体正气不足，脏腑功能失调，复感邪毒而致。邪气以温热邪毒为主。邪毒入侵，化热化火，致热毒深陷并内郁，使阳气伏遏，难达肢末，乃致热深厥亦深。热毒内陷心肝，引动肝风，蒙蔽心窍，发为神昏抽搐；热毒炼液为痰，结于气道，则见喉中痰鸣。热炽营血，血液凝滞，造成血瘀之症。热毒痰瘀，耗气伤阴，导致气阴大伤。病情进一步发展，阴液耗竭，阴竭阳无所附，造成阴竭阳脱之证。总之，本病早期表现为热毒内闭，毒热、瘀血、痰浊内阻，"正盛邪亦盛"；极期突出在"正衰邪盛"及"正衰邪衰"的状态；若正不胜邪，五脏六腑衰败，则由内闭而致外脱，最后阴阳离绝，导致死亡。恢复期多表现为"邪去正虚"或"正虚邪恋"的状态。

【临床表现】

除有原发病的临床表现和脓毒症的表现外，尚存在组织灌注不足所致的休克征象。

1. 休克代偿期的表现 神志尚清，表情淡漠，反应迟钝，可烦躁不安，面色苍白，唇、指（趾）端发绀，肢端湿冷，心率、呼吸代偿性增快，血压正常或略降低，脉压变小。

2. 休克失代偿期的表现 烦躁或意识不清，面色青灰，四肢厥冷，唇、指（趾）端明显发绀，毛细血管再充盈时间 >3 秒，尿量减少，心率脉搏增快，心音低钝，血压下降，呼吸急促或窘迫，低氧血症，肌张力低下。甚可合并 ARDS、DIC、肾功能不全、脑水肿、胃肠功能衰竭等多器官功能障碍。

【诊断与鉴别诊断】

1. 诊断 脓毒症患儿出现组织灌注不足和心血管功能障碍即可诊断脓毒性休克。中华医学会儿科分会急诊组等 2015 年发布了儿童脓毒性休克诊治专家共识。

（1）低血压 血压 < 该年龄组第 5 百分位，或收缩压 < 该年龄组正常值 2 个标准差以下。即 1~12 个月 <9.33kPa（70mmHg），1~9 岁 <9.33kPa（70mmHg）+〔2× 年龄（岁）〕，≥ 10 岁 <12.0kPa（90mmHg）。

（2）需用血管活性药物 始能维持血压在正常范围〔多巴胺 >5μg/（kg·min）或任何剂量的多巴酚丁胺、去甲肾上腺素、肾上腺素〕。

（3）具备下列组织低灌注表现中 3 条 ①心率、脉搏变化：外周动脉搏动细弱，心率、脉搏增快。②皮肤改变：面色苍白或苍灰，湿冷，大理石样花纹。如暖休克可表现为四肢温暖、皮肤干燥。③毛细血管再充盈时间（CRT）延长（>3s）（需除外环境温度影响），暖休克时 CRT 可以正常。④意识改变：早期烦躁不安或萎靡，表情淡漠。晚期意识模糊，甚至昏迷、惊厥。⑤液体复苏后尿量仍 <0.5mL/（kg·h），持续至少 2 小时。⑥乳酸性酸中毒（除外其他缺血缺氧及代谢因素等），动脉血乳酸 >2mmoL/L。

（4）临床分期

①脓毒性休克代偿期：当患儿感染后出现上述 3 条或以上组织低灌注表现，如果血压正常则诊断为脓毒性休克代偿期。

②脓毒性休克失代偿期：代偿期的灌注不足表现加重伴血压下降，则为失代偿期。

2. 临床分型

①暖休克：为高动力性休克早期，可有意识改变、尿量减少或代谢性酸中毒等，但面色潮红、四肢温暖、脉搏无明显减弱，毛细血管再充盈时间无明显延长。此期容易漏诊，且可很快转为冷休克。

②冷休克：为低动力性休克，皮肤苍白、花纹、四肢凉，脉搏快、细弱，毛细血管再充盈时间延长。

面对个体的脓毒性休克患儿，诊断是一个"评估／识别－指定目标－干预－再评估"

过程。

3. 鉴别诊断

（1）低血容量性休克 因失血、失液使血容量减少引起的休克，见于大出血、频繁呕吐、腹泻、大面积烧伤时。由于血容量减少，心输出量减少，血压下降，中心静脉压明显降低，可于扩容后很快纠正。

（2）过敏性休克 因外界抗原性物质进入体内，与体内抗体相互作用发生全身性过敏反应。见于青霉素或其他药物、食物、血制品过敏。患儿多有过敏原接触史，症状发生极为迅速，有时伴发荨麻疹或血管神经性水肿。当喉与支气管水肿时，可发生呼吸困难，甚至窒息死亡。

（3）神经源性休克 又称创伤性休克。多因剧烈疼痛等因素，使神经受强烈刺激，5-羟色胺、缓激肽等血管活性物质释放，而致血管扩张，微循环淤血，有效循环血量减少，血压下降。原发病因在诊断中起决定作用。

（4）心源性休克 因急性心脏排血功能障碍，引起组织器官血液灌注不足，导致休克。常见于心肌炎、心律失常、先天性心脏病等。

【治疗】

1. 治疗原则 早期识别，及时目标指导性、个体化治疗。休克早期以治疗原发病和纠正脏器低灌注并重，休克晚期以减轻细胞损害、纠正代谢紊乱、维护重要器官为重点。配合中医治以清热解毒，活血化瘀，回阳救逆，益气固脱。

2. 西医治疗

（1）初期复苏治疗目标 早期诊断、及早治疗是改善预后、降低病死率的关键。在第 1 个 6 小时内达到 CRT ≤ 2 秒，血压正常（同等年龄），脉搏正常且外周和中央搏动无差异，肢端温暖，尿量每小时 1mL/kg，意识状态正常。初始液体复苏时血乳酸增高者复查血乳酸至正常水平，血糖和离子钙浓度维持正常。

（2）呼吸、循环支持

1）呼吸支持 保证有效通气及氧合，充分发挥呼吸代偿作用。及时清理气道，保证气道通畅。休克患儿应立即给予高流量鼻导管或面罩给氧，如鼻导管或面罩氧疗无效，则予以无创正压通气或尽早气管插管机械通气。对难治性脓毒性休克或伴难治性呼吸衰竭者行体外膜肺氧合（ECMO）。

2）循环支持 通过液体复苏达到最佳心脏容量负荷，应用正性肌力药以增强心肌收缩力，或用血管舒缩药物以调节适宜的心脏压力负荷，最终达到改善循环和维持足够氧输送。

①液体治疗：补充血容量是逆转病情，降低死亡率的关键措施。维持有效循环血量，改善组织灌注；采取早期目标性治疗，强调个体化液体复苏。

常用 0.9% 氯化钠，首剂 20mL/kg，10～20 分钟静脉推注。然后评估循环和组织灌注情况，如循环无改善，可重复给予，每次为 10～20mL/kg。总量最多可达 40～60mL/kg。如仍无效或存在毛细血管渗漏或低蛋白血症可用等量 5% 白蛋白。液体复苏期间严密监测患儿对容量的反应性，既要重视液量不足，又要关注心肺功能，如出现肺部啰音、肝肿大（容量负荷过度）则停止液体复苏并使用正性肌力药物。液体复苏不推荐应用羟乙基淀粉，因有致急性肾损伤和肾替代治疗的风险。

NOTE

由于血液重新分配及毛细血管渗漏等，脓毒性休克的液体丢失和低血容量可能持续几日，故继之前的快速补液后仍需继续补液和维持补液，可根据情况减慢补液速度，降低液体张力。

②血管活性药物：在液体复苏基础上血压仍低，或有灌注不良表现时可考虑选用。

a. 多巴胺：正性肌力作用，小剂量扩张肾及内脏血管，大剂量收缩血管。小剂量每分钟为 $1 \sim 5\mu g/kg$，中剂量每分钟为 $5 \sim 10\mu g/kg$，大剂量每分钟为 $10 \sim 20\mu g/kg$，根据血压调整剂量。

b. 多巴酚丁胺：正性肌力和扩血管作用。常用剂量每分钟为 $5 \sim 20\mu g/kg$。多巴酚丁胺无效者可选择肾上腺素。

c. 肾上腺素：正性肌力作用，小剂量扩张肾及内脏血管，大剂量收缩血管。小剂量为每分钟 $0.02 \sim 0.3\mu g/kg$，大剂量为每分钟 $0.3 \sim 2\mu g/kg$。作为冷休克或有多巴胺抵抗时首选。

d. 去甲肾上腺素：收缩血管，正性肌力作用。剂量为每分钟 $0.1 \sim 2\mu g/kg$，暖休克或有多巴胺抵抗时首选。当需要增加剂量以维持血压时，建议加用肾上腺素或用肾上腺素替换。

e. 氨力农：正性肌力和扩血管作用。对脓毒性休克并心功能不全时，若存在儿茶酚胺抵抗可选用。可先予负荷量 $0.75mg/kg$，维持量每分钟 $5 \sim 10\mu g/kg$。

f. 莨菪类药物：可调节微循环舒缩紊乱，还能解除儿茶酚胺所致血管痉挛。首选山莨菪碱（654-2），每次 $0.5 \sim 1mg/kg$，10 ~ 15 分钟 1 次，至面色转为红润，肢暖，血压回升，尿量增多。

g. 硝普钠：扩血管作用，心功能严重损害且同时存在外周高阻力者，在扩容及应用正性肌力药物基础上可选用，以降低心室后负荷。每分钟 $0.5 \sim 8\mu g/kg$，应从小剂量开始，避光使用。

（3）积极抗感染和清除病灶　强调在诊断后的 1 小时内应静脉使用有效抗微生物制剂。根据流行病学特点及地方病原流行特点选择尽可能覆盖所有病原菌的药物治疗。并尽可能在应用抗生素前取血培养，或体液、分泌物培养。降钙素、C 反应蛋白检测有助于指导抗生素治疗。其抗生素应用原则是：早期、足量、联合、静脉给药，疗程足够，以迅速彻底控制感染。同时注意保护肾功能，并及时清除病灶。

（4）肾上腺皮质激素　大多主张重症休克、对液体复苏无效或对儿茶酚胺抵抗型休克、疑有肾上腺皮质功能低下时使用。常用剂量为：甲基强的松龙每次 $1 \sim 2mg/kg$，氢化可的松 $3 \sim 5mg/（kg \cdot d）$，地塞米松每次 $0.5mg/kg$。

（5）其他综合措施　保护重要脏器功能，防治脑水肿、心功能不全、急性呼吸窘迫综合征（ARDS）及急性肾功能不全等。预防应对应激性溃疡、控制血糖、营养支持等。

（6）效果评价　达到治疗目标的指征：①毛细血管再充盈时间（CRT）<2 秒；②外周及中央动脉搏动均正常；③四肢温暖；④意识状态良好；⑤血压正常；⑥尿量每小时 >1mL/kg。

3. 中医治疗

辨证论治　本病以八纲辨证为主。早期以实证为多；极期为"正衰邪盛"虚实夹杂之证；恢复期以虚证为多，或虚实兼有。本病治疗应"急则治其标，缓则治其本"，早期以清热解毒、活血化瘀为主，急救以益气回阳、救阴固脱为主，兼以祛邪。因本病属危症，早期诊断、早期治疗截断病势是提高疗效的关键。

①热毒内闭

【证候】高热，烦躁，或精神萎靡，甚则神志昏迷，强直抽搐，喉中痰鸣，胸腹灼热，口渴喜饮，面色苍白，手足厥冷，小便短赤，大便秘结，舌红，苔黄燥，脉数。

【辨证】本证多见于休克代偿期，临床以高热烦躁，喉中痰鸣，面色苍白，手足厥冷，口渴喜饮，溲赤便秘，苔黄燥为特征。

【治法】清热解毒，通腑开窍。

【方药】清瘟败毒饮合小承气汤加减，并配用安宫牛黄丸、紫雪丹、至宝丹，开窍醒神。如见痛处固定不移、夜间加重，肿块，出血，舌边瘀斑，加以红花、赤芍、牡丹皮、生地黄、当归、侧柏叶、茜草等活血化瘀，凉血散血。

②气阴亏竭

【证候】神志不清，面色苍白，呼吸促而弱，皮肤干燥，尿少口干，四肢厥冷，唇舌干绛，苔少而干，脉细数而无力。

【辨证】本证多见于休克的失代偿期，临床以神志不清，面色苍白，四肢厥冷，尿少，脉细数而无力为特征。

【治法】益气养阴，救逆固脱。

【方药】生脉散加减。若兼见大片瘀斑扩大融合，是气脱血瘀之证，加丹参、赤芍、川芎，并重用人参益气固脱化瘀。

③阴竭阳脱

【证候】神志不清，面色青灰，皮肤紫花或大片瘀斑，体温不升，皮肤湿冷，四肢冰凉过肘膝，汗出如油，呼吸不整，唇紫发青，苔白滑，脉微欲绝，或指纹淡隐。

【辨证】本证多见于正虚邪盛患儿，多见于休克晚期。临床以神志不清，面色青灰，皮肤湿冷，四肢冰凉过肘膝，汗出如油，唇紫发青，脉微欲绝为特征。

【治法】益气回阳，救逆固脱。

【方药】参附汤或参附龙牡救逆汤加减。

【预防与调护】

1.预防　增强体质，提高机体防御外邪的能力；积极治疗原发病。

2.调护　严密观察病情变化，定时测体温、脉搏、呼吸、血压、尿量及末梢循环状况并做好记录。高热、惊厥、呼吸衰竭、气管插管时应予相应的特殊护理。

第十七章 中医病证

第一节 慢性咳嗽

慢性咳嗽是指以咳嗽为主要或唯一的临床表现，病程>4周，胸部X线片未见明显异常的一类疾病。中医学无慢性咳嗽的病名，因其病程较长，可归属中医学"久咳""久嗽""顽咳"等范畴。本病一年四季均可发生，冬春二季发病率较高，发病年龄以6个月～6岁多见。本病一般预后良好，部分患者易于反复发作，迁延难愈。近年来，受空气、水源、食品、环境污染等因素影响，慢性咳嗽的发病率呈现持续增长的趋势。临床上常见的咳嗽变异性哮喘、上气道咳嗽综合征、感染后咳嗽、胃食管反流性咳嗽、心因性咳嗽等多种可引起慢性咳嗽的疾病，可参考本节内容进行辨证论治。

【病因病机】

慢性咳嗽多见于中医的内伤咳嗽，为正气不足，屡感六淫之邪，深伏肺络，或脏腑功能失调，风痰食瘀诸邪上犯于肺，气机失常而致咳嗽反复迁延。

1. 风痰犯肺 小儿脏腑娇嫩，卫外不固，素有痰湿，屡感六淫，邪壅肺络，气机不宣，清肃失司，肺气上逆，则致咳嗽。日久正气耗伤，无力祛邪，余邪恋肺，则肺气更虚，迁延反复发展为慢性咳嗽。

2. 痰湿郁肺 小儿脾常不足，易为乳食、生冷所伤，脾失健运，水湿内停，酿湿成痰，上贮于肺，肺失宣降，则致咳嗽痰多，痰色白而稀。

3. 痰热蕴肺 小儿肺脾虚弱，气不化津，痰易滋生。若素有食积内热，或心肝火盛，或外感邪热稽留，炼液生痰，痰热互结，阻于气道，肺失清肃，则致咳嗽痰多，痰稠色黄，不易咯出。

4. 食火犯肺 饮食因素是小儿慢性咳嗽特有的病因病机。小儿脾常不足，易为乳食所伤，过食肥甘厚味、生冷海鲜、冰镇饮料、滋补营养之品，均可损伤脾胃，致饮食停滞形成食积，食积日久，郁而化热，形成脾胃伏火，灼津为痰，上犯于肺，均可导致肺失宣肃，肺气上逆而致咳嗽。

5. 肝火犯肺 小儿心有所欲，日久未遂，肝失疏泄，气机不畅，肝郁气滞化火，耗伤肺阴，肺气失宣，肺气上逆，形成咳嗽。此外小儿"心肝有余"，心肝盛而未实，神气怯弱，受生活环境、教育环境等影响，易于急躁易怒，心神不敛，肝气不舒，上逆犯肺，而发生咳嗽。

6. 肺脾气虚 小儿先天不足，素体虚弱，或后天调护失当，或久咳耗伤正气后，致使肺脾气虚，肺虚气不布津，脾虚运化失司，痰液内生，蕴于肺络，宣肃失常，肺气上逆则致久咳不止，咳嗽无力，痰白清稀。

7. 肺阴亏虚　小儿外感咳嗽，日久不愈，正虚邪恋，热伤肺络，或素体阴虚，肺失濡润，肺气上逆而致久咳不止，干咳无痰，声音嘶哑。

总之，小儿慢性咳嗽的病程较长，易反复迁延，病因复杂，病机虽有实证、虚证、虚实夹杂之分，但基本病机为肺失宣肃，肺气上逆；病理因素为风、痰、虚、瘀；病位在肺，与脾、胃、心、肝等多脏功能失调关系密切，故《素问·咳论》云："五脏六腑皆令人咳，非独肺也。"

【辨病思路】

临床上引起儿童慢性咳嗽的病因甚多，既可单独存在，亦可合并存在，且具有一定的年龄特点，辨病时应详细询问病史，结合临床表现、体格检查、相应的实验室检查、胸部 X 线摄片等进行诊断和鉴别。引起慢性咳嗽的常见病因有以下几种：

1. 咳嗽变异性哮喘（cough variant asthma，CVA）　是一种以慢性咳嗽为唯一表现的特殊类型的哮喘。其临床特征为：①持续咳嗽 >4 周，通常为干咳，常在夜间和／或清晨发作，运动、遇冷空气后咳嗽加重，临床无感染征象，或经较长期抗生素治疗无效。②支气管舒张剂诊断性治疗可使咳嗽症状明显缓解。③肺通气功能正常，支气管激发试验提示气道高反应性。④有过敏性疾病史或家族过敏史，过敏原检测阳性可辅助诊断。⑤除外其他原因引起的慢性咳嗽。

2. 上气道咳嗽综合征（upper airway cough syndrome，UACS）　是一组疾病的总称，各种鼻炎、鼻窦炎、慢性咽炎、腭扁桃体和（或）增殖体肥大、鼻息肉等上气道疾病（在儿童以细菌性鼻窦炎和感染后鼻炎为多见）由于炎症分泌物后流到咽后壁、会厌甚至气管内等，直接或间接刺激咳嗽感受器，可引起慢性咳嗽。其临床特点为：①持续咳嗽 >4 周，伴白色泡沫痰（过敏性鼻炎）或黄绿色脓痰（鼻窦炎），咳嗽以清晨或体位改变时为甚，伴有鼻塞、流涕、咽干并有异物感和反复清咽等症状；②咽后壁滤泡明显增生，有时可见鹅卵石样改变，或见黏液样或脓性分泌物附着。

3. （呼吸道）感染后咳嗽（post-infection cough，PIC）　是引起幼儿和学龄前儿童慢性咳嗽的常见原因，许多病原微生物如病毒（特别是呼吸道合胞病毒、副流感病毒、巨细胞病毒）、肺炎支原体、衣原体、结核杆菌等引起的呼吸道感染是儿童慢性咳嗽常见的原因。其临床特征有：①近期有明确的呼吸道感染病史。②咳嗽持续 >4 周，呈刺激性干咳或伴有少许白色黏痰。③胸部 X 线片检查无异常或仅显示双肺纹理增多。④肺通气功能正常，或呈现一过性气道高反应。⑤咳嗽通常有自限性，如果咳嗽时间超过 8 周，应考虑其他诊断。⑥除外其他原因引起的慢性咳嗽。

4. 胃食管反流性咳嗽（gastroesophageal reflux cough，GERC）　常引起婴儿期和幼儿期慢性咳嗽，由于胃酸和其他胃内容物反流进入食管，导致以咳嗽为突出表现的临床综合征。其临床特征为：①阵发性咳嗽最好发的时相在夜间。②咳嗽也可在进食后加剧。③ 24 小时食管下端 pH 监测呈阳性。④除外其他原因引起的慢性咳嗽。长期咳嗽也可能导致儿童胃食管反流。

5. 心因性咳嗽（psychogenic cough）　常见于学龄期和青春期的儿童。咳嗽可因习惯或精神因素引起，其临床特征为：①年长儿多见。②日间咳嗽为主，专注于某件事情或夜间休息咳嗽消失，可呈雁鸣样高调的咳嗽。③常伴有焦虑症状，但不伴有器质性疾病。④除外其他原因引起的慢性咳嗽。

【治疗】

1. 辨证论治　本病辨证，多从辨风、痰、食、虚、瘀进行辨证。风证应辨外风与内风。因脏腑虚损，屡感风邪或特禀体质，致外风羁留体内，久生内风，伏于肺络而成，以刺激性咳嗽为主，干咳少痰，可突然发作，咽痒咽干，遇冷空气、油烟、灰尘等容易诱发。痰证需辨别痰湿与痰热；虚证有肺气虚、肺阴虚、脾气虚之分。此外还需辨别食火与瘀血。

本病治疗，总以宣降肺气为基本法则。应辨别病因、病位、病性，结合脏腑虚实特点、风痰食虚瘀病理因素辨证施治。此外应辨证与辨病结合进行治疗，以提高疗效。除内服汤药外，还可应用中成药、针灸、推拿等疗法。

①风伏肺络

【证候】久咳，早晚咳嗽为主，遇冷空气或活动后加重，干咳为主，痰少，咳剧易喘，咽痒，晨起鼻塞鼻痒，流涕喷嚏，舌质淡红，苔薄白，脉浮数。过敏体质，多有过敏性疾病家族史。

【辨证】本证因感受风邪，伏于肺窍，郁而化热，肺气不宣，肺气上逆所致。临床以干咳、痰少，鼻塞鼻痒，流涕喷嚏，有过敏史为特征。

【治法】疏风通窍，宣肺止咳。

【方药】三拗汤合苍耳子散加减。流清涕者加荆芥、防风、淡豆豉疏风通窍；有黄脓涕者加金银花、连翘、鱼腥草清热化痰；咳频加地龙、僵蚕、胆南星消风化痰解痉；鼻咽作痒，加蝉蜕、玄参疏风利咽。

②痰湿郁肺

【证候】久咳，咳嗽重浊，痰多色白而稀，喉间痰鸣，神疲肢倦，胸闷纳呆，口不渴，大便溏薄，舌质淡，苔白腻，脉滑或指纹紫滞。

【辨证】本证因由脾虚湿盛，聚湿生痰，痰湿上渍于肺，肺失宣降所致。临床以痰多壅盛，色白而稀为特征。

【治法】燥湿化痰，肃肺止咳。

【方药】二陈汤合三子养亲汤加减。湿盛加苍术、薏苡仁燥湿健脾；咳嗽重加款冬花、紫菀化痰止咳；纳呆者加佛手、麦芽、焦山楂醒脾消食。

③痰热蕴肺

【证候】久咳痰多，痰稠色黄难咯，甚则喉间痰鸣，发热口渴，烦躁不宁，尿少色黄，大便干结，舌质红，苔黄腻，脉滑数或指纹紫。

【辨证】本证因外邪化热入里，或食积内热，或肝热心火，灼津炼液成痰，痰热内蕴于肺，肺失宣肃而致。临床以咯痰多，色黄黏稠，难以咯出为特征。

【治法】清肺化痰，肃肺止咳。

【方药】清金化痰汤加减。痰多色黄，黏稠难咯出加瓜蒌皮、胆南星、葶苈子清肺化痰；咳重，胸胁疼痛加郁金、青皮理气通络；心烦口渴加石膏、竹叶清心除烦；大便秘结加瓜蒌仁、制大黄润肠通便。

久病入络，痰瘀互阻，症见面色晦暗，舌质紫暗，有瘀点瘀斑，脉弦涩者，加桃仁、红花、当归、丹参活血化瘀之品。

④肝火犯肺

【证候】咳嗽日久不愈，咯吐黄痰，晨起及夜间明显，咽痒阵咳，情志变化时咳甚，烦躁易怒，胸胁胀痛，夜卧不安，口苦，咽干，舌红，苔少，脉弦细。

【辨证】本证因小儿心肝有余，易化热化火，心有所欲不遂，日久肝郁化火，逆而犯肺所致。以咳嗽日久，咯吐黄痰，烦躁易怒，口苦咽干，脉弦为辨证要点。

【治法】清肝泻肺，润肺止咳。

【方药】泻青丸合泻白散加减。清肝加青黛、栀子、夏枯草；清肺加黄芩、桑白皮、生石膏；滋阴润肺加沙参、麦冬、百合等。

⑤食火犯肺

【证候】咳嗽迁延，咯黄痰，恶心呕吐，口有异味，脘腹饱胀，手足心热，大便干，小便黄，舌红，苔白厚或黄垢腻，脉滑数。

【辨证】本证多因食积化火，上犯于肺，肺失宣肃所致。临床以脘腹饱胀，手足心热，大便干，小便黄，苔白厚或黄垢腻，脉滑数为特征。

【治法】消食导滞，化痰止咳。

【方药】保和丸合二陈汤加减。食积化热者加胡黄连、连翘、栀子清热泻火；呕吐重者加姜半夏、姜竹茹降逆止呕；腹满者加厚朴、山楂、麦芽理气行滞；苔厚腻加藿香、砂仁、蔻仁化湿行气；腹痛者加白芍、木香、枳壳行气止痛。

⑥肺脾气虚

【证候】咳嗽日久，反复不已，咳声无力，痰白清稀，面白神疲，气短懒言，语声低微，自汗恶风，反复感冒，纳少便溏，舌质淡，苔白，脉沉细无力。

【辨证】本证因肺虚则气无所主，气不布津，脾虚运化失司，痰液内生，蕴于肺络，肺失宣肃所致。临床以咳嗽反复不已，咳而无力，痰白清稀，气短懒言为特征。常由痰湿咳嗽转化而来。

【治法】健脾益气，补肺固表。

【方药】玉屏风散和异功散加减。汗出不温加桂枝、白芍、炙甘草调和营卫；煅龙骨、煅牡蛎敛汗固表；咳重痰多清稀加法半夏、白前燥湿化痰；食少纳呆加焦山楂、焦神曲和胃消食。

⑦肺阴亏虚

【证候】咳嗽日久，干咳无痰或痰少而黏，不易咯出，或痰中带血，口渴咽干，喉痒，声音嘶哑，午后潮热或手足心热，舌红，少苔，脉细数。

【辨证】本证因正虚邪恋，阴虚肺失濡润，或热伤肺络，肺失宣肃所致。临床以干咳无痰，喉痒声嘶，舌红少苔为特征。常由痰热咳嗽转化而来。

【治法】养阴清热，润肺止咳。

【方药】沙参麦冬汤加减。久咳无痰者加五味子、乌梅敛肺止咳；咳嗽重加炙紫菀、川贝母润肺止咳；咽干音哑者加蝉蜕、玄参滋阴清咽；咳嗽咯血加阿胶、白茅根润肺凉血；低热加银柴胡、地骨皮养阴清热。

2. 对症处理

①持续干咳：夜间和/或清晨发作明显者，可雾化吸入布地奈德1~2mL，2次/日，连用3天。

②过敏性（变应性）鼻炎：抗组胺药物口服及鼻喷糖皮质激素。

③感染后咳嗽：抗生素治疗无效者，可口服白三烯受体拮抗剂或吸入糖皮质激素等治疗。

3. 中成药

（1）金振口服液 用于痰热咳嗽。每次6个月~1岁5mL，2~7岁10mL，8~14岁15mL，每日3次，口服。

（2）鲜竹沥 用于痰热咳嗽。每次5~10mL，每日3次，口服。

（3）半夏露 用于痰湿咳嗽。每次5~10mL，每日2~3次，口服。

（4）橘红痰咳液 用于痰湿咳嗽。每次5~10mL，每日3次，口服。

（5）养阴清肺口服液 用于阴虚咳嗽。每次6岁以下5~10mL，6岁以上20mL，每日2~3次，口服。

（6）蛇胆川贝枇杷膏 用于阴虚咳嗽。每次1~3岁5mL，4~6岁10mL，7岁以上15mL，每日3次，口服。

4. 针灸治疗 取穴：太渊、肺俞、天突、丰隆。操作：背部腧穴宜斜刺、浅刺，以防伤及内脏；天突穴点刺，切勿进针过深或向两旁斜刺；其他穴位常规针刺。每日1次。

5. 拔罐疗法 取身柱、风门、肺俞用三棱针点刺大椎穴位，以微出血为佳，然后用中型火罐拔于穴位上，以侧卧横拔为宜，5~10分钟起罐，隔日1次。

6. 推拿疗法 可采用开天门，推坎宫，清肺经，分推膻中，揉肺俞、膻中，补脾经、肾经，运八卦等手法。

7. 穴位贴敷疗法 敷贴法是用药物制成软膏、药饼，或研粉撒于普通膏药上，敷于相应穴位的一种外治法。常用贴敷药物有白芥子、延胡索、甘遂、细辛等，常用穴位有肺俞、脾俞、心俞、膈俞、膏肓、定喘、大椎、天突、膻中等。

【临证思维与启迪】

1. 注重风邪在慢性咳嗽的重要性 风有外风、内风之别。外风者为六淫之风，侵袭肌表，郁遏咽喉，咳嗽咽痒，或微恶风寒，舌淡红，苔白，脉浮，可选用荆芥、白芷、杏仁、桔梗、牛蒡子、金银花、连翘疏风清热，解表利咽；内风因肝阳偏旺化火动风，风淫上扰咽喉所致者，表现为咳嗽阵作，时发时止，咽痒作咳，多以干咳或呛咳为特征，可选用僵蚕、钩藤、菊花、黄芩、石菖蒲平肝息风，清热化痰之品。

2. 治咳当重宣通肺窍 宣肺不必拘泥于咳嗽初起，在慢性咳嗽中，只要症见咳嗽不爽、胸闷、肺窍不利等肺气不宣的表现，应以宣肺为要。宣肺的常用药物有麻黄、杏仁、桔梗、前胡等。

3. 痰是慢性咳嗽的治疗关键 痰既是咳嗽的病理产物，也可作为咳嗽缠绵难愈的病理因素，痰饮阻于气道，气道壅塞，气逆于上导致咳嗽，故治痰是其重要法则之一。治痰需分寒痰、湿痰、热痰、燥痰之别。寒痰、湿痰用半夏、茯苓、橘红、杏仁、细辛、紫菀、款冬花等；热痰、燥痰用瓜蒌、枇杷叶、海浮石、黛蛤散、知母、百部、浙贝母等。

4. 久咳酌加活血化瘀之品 肺主气，朝百脉，肺失宣降，气滞血瘀；久咳伤气，气虚血行迟缓，瘀阻肺络，咳而不已。故治疗久咳可加用活血化瘀之品，使气行血畅，有利于肺气的宣降。常用的活血药有桃仁、丹参、当归、红花、赤芍等既能活血化瘀，又可止咳。

第二节　腹　痛

腹痛是指胃脘以下、脐周及耻骨以上部位发生的疼痛，根据疼痛的部位不同分为大腹痛、脐腹痛、少腹痛和小腹痛。大腹痛，指胃脘以下，脐部以上腹部疼痛；脐腹痛，指脐周部位疼痛；少腹痛，指小腹两侧或一侧疼痛；小腹痛，指下腹部的正中部位疼痛。

腹痛是小儿常见的症状，可见于任何年龄与季节。婴幼儿不能言语，腹痛常表现为啼哭，如《古今医统·腹痛》说："小儿腹痛之病，诚为急切。凡初生二三个月及一周之内，多有腹痛之患。无故啼哭不已或夜间啼哭之甚，多是腹痛之故。"《诸病源候论·小儿杂病诸候·腹痛候》："小儿腹痛，多由冷热不调，冷热之气与脏器相击，故痛也。"后世一般将腹痛分为寒、热、虚、实四大类，以便于临床掌握。

诱发腹痛的原因很多，一般分功能性与器质性两种。其中功能性腹痛约占腹痛总数的50%~70%，本节所讨论以功能性腹痛为主。

【病因病机】

小儿脾胃薄弱，经脉未盛，易为各种病邪所干扰。六腑以通降为顺，经脉以流通为畅，若感受寒邪、乳食积滞、脾胃虚寒、情志刺激、外伤等，皆可使脾胃纳化失司，肠腑气机壅滞，不通则痛，而出现腹痛。

1. 感受寒邪　由于护理不当，衣被单薄，腹部为风冷之气所侵，或因过食生冷瓜果，中阳受戕。寒主收引，寒凝气滞，则经络不畅，气血不行而腹痛。

2. 乳食积滞　小儿脾常不足，运化力弱，乳食又不知自节，故易伤食。如过食油腻厚味，或强进饮食，或临卧多食，致乳食停滞，郁积胃肠，气机壅塞，故痞满胀痛。或平时过食辛辣香燥、膏粱厚味，胃肠积滞，或积滞日久化热，热结阳明，而致气滞不行。

3. 脏腑虚冷　素体脾阳虚弱，脏腑虚冷，或寒湿内停，损伤阳气。阳气不振，温煦失职，阴寒内盛，气机不畅，腹部绵绵作痛。

4. 气滞血瘀　由于外伤或腹部手术，局部络脉受损，致瘀血内阻，气滞不行，故出现腹痛。

由于病因不同，小儿素体差异，形成病机属性有寒热之分。一般感受寒邪，或过食生冷，或素体阳虚而腹痛者，属于寒性腹痛；过食辛辣香燥或膏粱厚味而成积滞，热结阳明而腹痛者，属于热性腹痛。其发病急，变化快，因寒、热、食积等损伤所致者，多为实证；其起病缓，变化慢，常因脏腑虚损所致者，多为虚证。两者亦可相互转化，实证未得到及时治疗，可以转为虚证；虚证复感寒邪或伤于乳食，又可成虚实夹杂之证。

【辨病思路】

腹痛的病因很多，辨病时首先要鉴别腹痛的病因是器质性病变，还是功能性病变。若腹部器官引起的腹痛，一定要注意与外科急腹症的鉴别。应详细询问患儿的年龄，腹痛起病的缓急、病程长短及腹痛的性质、部位、发作的诱因等。此外，腹痛的伴随症状在鉴别诊断中也具有相当重要的意义。

1. 全身性疾病及腹部以外器官疾病产生的腹痛　常见的有败血症、过敏性紫癜、荨麻疹及腹型癫痫等。①呼吸系统疾病引起的腹痛常伴有咳嗽、扁桃体红肿、肺部有啰音等。②心血管系统疾病引起的腹痛常伴有心悸、心脏杂音、心电图异常等。③神经系统疾病引起的腹痛常反复发作，脑电图异常。④血液系统疾病引起的腹痛常伴有贫血、血常规及骨髓象异常。⑤代谢性疾病引起的腹痛，如糖尿病有血糖、尿糖增高；卟啉病有尿呈红色，曝光后色更深等可助诊断。

2. 腹部器官的器质性疾病　若疼痛持续不止，或逐渐加重，要考虑排除器质性疾病的腹痛。①胃肠道感染。如急性阑尾炎、肠炎、肠寄生虫病，除有腹痛外，还有饮食不调史及感染病史，大便及血常规化验有助于诊断。②胃肠道梗阻、肠套叠、嵌顿性腹股沟斜疝。有腹痛、腹胀及梗阻现象，全腹压痛，腹肌紧张，肠鸣音消失，X线检查可助诊断。③肝胆疾病。如胆道蛔虫、肝炎、胆囊炎、胆结石症，常有右上腹阵痛和压痛，肝功能异常及B超检查等可助诊断。④泌尿系统疾病。如泌尿系感染、泌尿系结石、尿路畸形、急性肾炎等，常有腰痛、下腹痛、尿道刺激症状、尿检异常，X线检查可助诊断。⑤下腹痛对少女要注意是否卵巢囊肿蒂扭转、痛经。⑥肝脾破裂。有外伤史，常伴有休克等。应配合实验室及医学影像诊断技术检查，可以作出诊断。

3. 功能性再发性腹痛　①腹痛突然发作，持续时间不长，能自行缓解。②腹痛以脐周为主，疼痛可轻可重，但腹部无明显体征。③无伴随的病灶器官症状，如发热、呕吐、腹泻、咳嗽、气喘、尿频、尿急、尿痛等。④有反复发作的特点，每次发作时症状相似。

【治疗】

1. 辨证论治

首先辨气、血、食：腹痛由气滞者，腹部胀痛，时聚时散、痛无定处；属血瘀者，有跌仆损伤或手术史，腹部刺痛，痛有定处，按之痛剧，局部满硬；属食积者，有乳食不节史，脘腹胀满，嗳腐吞酸，呕吐不食。再辨寒、热、虚、实：若暴痛而无间歇，得热痛减，兼有口不渴，下利清谷，小便清利，舌淡苔白滑润，脉迟或紧，指纹红者属寒；若疼痛阵作，得寒痛减，兼有口渴引饮，大便秘结，小便黄赤，舌红苔黄少津，脉洪大而数，指纹紫者属热；若为慢性腹痛，其痛无定处，喜按，痛缓而无形，兼有闷胀，舌淡少苔，脉弱无力者属虚；若痛有定处，拒按，痛剧而有形，兼有胀满，脉大而有力者属实。

治疗以调理气机、疏通经脉为主要原则，根据不同的证型分别治以温中散寒、消食导滞、通腑泄热、温中理脾、活血化瘀。除内服药外，还常使用推拿、外治、针灸等法配合治疗，可提高疗效。

①腹部中寒

【证候】腹部疼痛，阵阵发作，得温则舒，遇寒痛甚，肠鸣辘辘，面色苍白；痛甚者，额冷汗出，唇色紫暗，肢冷，或兼吐泻，小便清长，舌淡红，苔白滑，脉沉弦紧，或指纹红。

【辨证】患儿以往常有类似发作病史。有外感寒邪或饮食生冷病史。临床以腹部疼痛，得温则缓，遇寒痛甚为特征。

【治法】温中散寒，理气止痛。

【方药】养脏散加减。腹胀加砂仁、枳壳理气消胀；恶心呕吐加法半夏、藿香和胃止呕；

兼泄泻加炮姜、肉豆蔻温中止泻；抽掣阵痛加小茴香、延胡索温中活血止痛。

②乳食积滞

【证候】脘腹胀满，疼痛拒按，不思乳食，嗳腐吞酸，或时有呕吐，吐物酸馊，或腹痛欲泻，泻后痛减，矢气频作，大便秽臭，夜卧不安，时时啼哭，舌淡红，苔厚腻，脉象沉滑，或指纹紫滞。

【辨证】有伤乳伤食病史，临床以脘腹胀满，疼痛拒按，腹痛欲泻，泻后痛减，不思乳食，吐物酸馊，粪便秽臭为特征。

【治法】消食导滞，行气止痛。

【方药】香砂平胃散加减。腹胀明显，大便不通者，加槟榔、莱菔子通导积滞；兼感寒邪者，加藿香、干姜温中散寒；食积郁而化热者，加生大黄、黄连清热通腑，荡涤肠胃之积热。

③胃肠结热

【证候】腹部胀满，疼痛拒按，大便秘结，烦躁不安，烦热口渴，手足心热，唇舌鲜红，舌苔黄燥，脉滑数或沉实，或指纹紫滞。

【辨证】本证以腹痛胀满拒按，便秘为特征。若痞满燥实坚皆俱者，为阳明燥结已成。若为热病后，舌红少津者，为热邪伤津化燥。

【治法】通腑泄热，行气止痛。

【方药】小承气汤加减。若痞满燥实坚皆俱者，可选用大承气汤。若口干，舌质红少津者，加玄参、麦冬、生地黄以增水行舟。

④脾胃虚寒

【症候】腹痛绵绵，时作时止，痛处喜温喜按，面白少华，精神倦怠，手足不温，乳食减少，或食后腹胀，大便稀溏，唇舌淡白，脉沉缓，或指纹淡红。

【辨证】本证以腹痛绵绵，喜按喜温，病程较长，反复发作为特征。

【治法】温中理脾，缓急止痛。

【方药】小建中汤合理中丸加减。

小建中汤偏于温经和营、缓急止痛，理中丸偏于温中祛寒。气血不足明显者，加黄芪、当归补益气血；肾阳不足，加附子、肉桂温补元阳；伴呕吐清涎者，加丁香、吴茱萸温阳散寒。脾虚兼气滞者，用厚朴温中汤温中行气，燥湿除满。

⑤气滞血瘀

【证候】腹痛经久不愈，痛有定处，痛如锥刺，舌紫暗或有瘀点，脉涩，或指纹紫滞。

【辨证】本证常有外伤、手术等病史，临床以痛有定处，痛如锥刺，拒按或腹部癥块为特征。

【治法】活血化瘀，行气止痛。

【方药】少腹逐瘀汤加减。兼胀痛者，加川楝子理气止痛；有癥块或有手术、外伤史者，加三棱、莪术散瘀消癥。这类药物去病大半则止服，康复期应加用黄芪等培补元气。

2. 中成药

（1）大山楂丸　用于乳食积滞证。每次 3g，每日 3 次口服。

（2）附子理中丸　用于脾胃虚寒证。每次 2 ~ 3g，每日 2 ~ 3 次口服。

（3）元胡止痛片　用于气滞血瘀证。每次 2 ~ 3 片，每日 2 ~ 3 次口服。

（4）越鞠丸　用于气滞腹痛。每次 3 ~ 7 岁 2g，>7 岁 3g，每日 2 次口服。

3. 针刺法　取足三里、天枢、中脘。寒证腹痛加灸神阙；食积加针刺内庭；呕吐加针刺内关。快速进针，平补平泻，捻转或提插，年龄较大儿童可留针 15 分钟，留至腹痛消失。

4. 推拿疗法

（1）揉一窝风，揉外劳宫，摩腹，拿肚角。用于腹部中寒证。

（2）清脾胃，运八卦，推四横纹，清板门，清大肠，分腹阴阳。用于乳食积滞证。

5. 中药外治法

（1）公丁香 3g，白豆蔻 3g，肉桂 2g，白胡椒 4g，共研细末，过 100 目筛，贮瓶备用。用时取药末 1 ~ 1.5g，填敷脐中，再外贴万应膏。用于腹部中寒证、脾胃虚寒证。

（2）香附 60g，食盐 6g，生姜 9g，混合捣烂炒热，用布包成 2 份，轮流熨腹部。用于腹部中寒证。

第三节　厌　食

厌食是以较长时期的食欲减退，厌恶进食，食量减少为临床特征的一种病证。古代中医文献中无小儿厌食的病名，而其中的"恶食""不思食""不嗜食""不饥不纳"等病证的主要临床表现与本病相似。

本病可发生于任何季节，但夏季暑湿当令之时，可使症状加重。各年龄儿童均可发病，以 1 ~ 6 岁为多见。城市儿童发病率较高。患儿除食欲不振外，一般无其他明显不适，预后良好，但长期不愈者，可使气血生化乏源，抗病能力下降，而易罹患他症，甚或影响生长发育。该病进一步发展，可以转化为积滞或疳证。

本病相当于西医学的厌食症。

【病因病机】

本病多由喂养不当、他病伤脾、先天不足等引起，其病变脏腑主要在脾胃。胃司受纳，脾主运化，脾胃调和，则口能知五谷饮食之味，正如《灵枢·脉度》所说："脾气通于口，脾和则口能知五谷矣。"若脾胃失健，纳化不和，则造成厌食。

1. 喂养不当　小儿脏腑娇嫩，脾常不足，乳食不知自节。若家长缺乏育婴保健知识，片面强调高营养饮食，如过食肥甘、煎炸炙煿之品，超越了小儿脾胃的正常纳化能力；或过于溺爱，纵其所好，恣意零食、偏食、冷食；或饥饱无度；或滥服滋补之品，均可损伤脾胃，产生厌食。

2. 他病伤脾　脾为阴土，喜燥恶湿，得阳则运；胃为阳土，喜润恶燥，得阴则和。若患他病，误用攻伐；或过用苦寒损伤脾阳；或过用温燥耗伤胃阴；或病后未能及时调理；或夏伤暑湿，脾为湿困，均可使受纳运化失常，而致厌恶进食。

3. 先天不足　胎禀不足，脾胃薄弱之儿，往往生后即表现不欲吮乳，若后天失于调养，则脾胃怯弱，乳食难于增进。

【辨病思路】

厌食的病因多样，临诊时应详细询问患儿平时的食欲情况、每日进食量、有无腹胀、体重有无增长、大便情况，婴幼儿应询问喂养方式、喂养情况等。同时还要进行详细的体格检查及必要的实验室检查。

另外，全身性疾病、药物影响及某些内分泌疾病引起的厌食不在本病范围内，应注意加以鉴别。

【治疗】

1. 辨证论治　本病应以脏腑辨证为纲，主要从脾胃辨证，区别是以运化功能失健为主，还是以脾胃气阴亏虚为主。凡病程短，仅表现纳呆食少，食而乏味，饮食稍多即感腹胀，形体尚可，舌质正常，舌苔薄腻者为脾失健运；病程长，食而不化，大便溏薄，伴面色少华，乏力多汗，形体偏瘦，舌质淡，苔薄白者为脾胃气虚；若食少饮多，口舌干燥，大便秘结，舌红少津，苔少或花剥者为脾胃阴虚。

厌食的治疗以运脾开胃为基本法则。宜以轻清之剂解脾胃之困，脾胃调和，脾运复健，则胃纳自开。脾运失健者，治以运脾和胃；脾胃气虚者，治以健脾益气；脾胃阴虚者，则治以养胃育阴。此外，理气宽中、消食开胃、化湿醒脾之品也可酌情应用。须注意的是，消导不宜过峻，燥湿不宜伤津，补益不宜呆滞，养阴不宜滋腻，以防损脾碍胃，影响纳化。

在药物治疗的同时，应注意饮食调养，纠正不良的饮食习惯，方能取效。

①脾失健运

【证候】食欲不振，厌恶进食，食而乏味，或伴胸脘痞闷，嗳气泛恶，大便不调，偶尔多食后则脘腹饱胀，形体尚可，精神正常，舌淡红，苔薄白或薄腻，脉尚有力。

【辨证】本证为厌食初期表现，临床除厌恶进食症状外，其他症状不著，精神、形体如常为其特征。若失于调治，病情迁延，损伤脾气，则易转为脾胃气虚证。

【治法】调和脾胃，运脾开胃。

【方药】不换金正气散加减。脘腹胀满，加木香、莱菔子理气宽中；舌苔白腻，加佩兰、白豆蔻等燥湿醒脾；暑湿困阻，加荷叶、扁豆花消暑化湿；嗳气泛恶，加竹茹和胃降逆；大便偏干，加枳实、莱菔子导滞通便；大便偏稀，加山药、薏苡仁健脾祛湿。

②脾胃气虚

【证候】不思进食，食而不化，大便偏稀夹不消化食物，面色少华，形体偏瘦，肢倦乏力，舌质淡，苔薄白，脉缓无力。

【辨证】本证多见于脾胃素虚，或脾运失健迁延失治者。临床以不思乳食，面色少华，肢倦乏力和形体偏瘦为特征。若迁延不愈，气血耗损，形体羸瘦，则应按疳证辨治。

【治法】健脾益气，佐以助运。

【方药】异功散加味。便稀，苔腻者，去白术，加苍术、薏苡仁燥湿健脾；大便溏薄，加炮姜、肉豆蔻温运脾阳；饮食不化，加焦山楂、炒谷芽、炒麦芽消食助运；汗多易感，加黄芪、防风益气固表；情志抑郁，加柴胡、佛手解郁疏肝。

③脾胃阴虚

【证候】不思进食，食少饮多，皮肤失润，大便偏干，小便短黄，甚或烦躁少寐，手足心热，舌红少津，苔少或花剥，脉细数。

【辨证】本证见于温热病后或素体阴虚，或嗜食辛辣伤阴者。临床以食少饮多，大便偏干，舌红少苔为特征。

【治法】滋脾养胃，佐以助运。

【方药】养胃增液汤加减。口渴烦躁者，加天花粉、芦根、胡黄连清热生津除烦；大便干结，加火麻仁、郁李仁、瓜蒌仁润肠通便；夜寐不宁，手足心热，加牡丹皮、莲子心、酸枣仁清热宁心安神；食少不化，加谷芽、神曲生发胃气；兼脾气虚弱，加山药、太子参补益气阴。

2. 中成药

（1）小儿香橘丸　用于脾失健运证。每次1丸，每日2～3次口服。周岁以内小儿酌减。

（2）儿康宁糖浆　用于脾胃气虚型。每次6岁以下5mL，6岁以上10mL，每日3次口服。

3. 针灸疗法

（1）体针　①取四缝（点刺）、足三里、三阴交，用平补平泻法。用于脾失健运证。②取脾俞、胃俞、足三里、三阴交，用补法。用于脾胃气虚证。③取足三里、三阴交、阴陵泉、中脘、内关，用补法。用于脾胃阴虚证。以上各型均用中等刺激不留针，每日1次，10次为一疗程。

（2）耳穴　取脾、胃、肾、神门、皮质下。用王不留行籽贴按于穴位，隔日1次，双耳轮换，10次为一疗程。每日按压3～5次，每次3～5分钟，以稍感疼痛为度。用于各证型。

4. 推拿疗法

（1）补脾土，运内八卦，清胃经，掐揉掌横纹，摩腹，揉足三里。用于脾失健运证。

（2）补脾土，运内八卦，揉足三里，摩腹，捏脊。用于脾胃气虚证。

（3）揉板门，补胃经，运八卦，分手阴阳，揉上马，揉中脘。用于脾胃阴虚证。

以上各证均可配合使用捏脊法。

5. 中药外治法

（1）高良姜、青皮、陈皮、荜茇、苍术、薄荷、蜀椒各等量，研为细末，做成香袋，佩带于胸前。

（2）牙皂30g，砂仁、茯苓、焦麦芽、神曲、焦山楂、肉豆蔻各12g，人参、白术各10g，川朴9g，广木香6g，冰片2g，麝香0.4g。粉碎，以凡士林调成膏状。敷于中脘、气海穴上，每日1换，3日为一个疗程。

第四节　积　滞

积滞是指小儿内伤乳食，停聚中焦，积而不化，气滞不行所形成的一种脾胃疾病，以不思乳食，食而不化，脘腹胀满，嗳气酸腐，大便溏薄或秘结为临床特征。《素问·痹论》提出："饮食自倍，肠胃乃伤。"说明饮食不节制可以损伤胃肠。《万氏幼科发挥·调理脾胃》指出："伤之轻者，损谷自愈。伤之重者，则消导之。"这些论述对积滞的辨证论治有指导作用。

本病一年四季均可发生，以婴幼儿多见。禀赋不足，脾胃素虚，人工喂养及病后失调者更易罹患。本病一般预后良好，个别患儿可因积滞日久，迁延失治，进一步损伤脾胃，导致气血化源不足，营养及生长发育障碍而转化为疳证，故前人有"积为疳之母，无积不成疳"之说。

西医学没有相应的病名，消化不良的主要临床表现与本病相似。

【病因病机】

主要原因为乳食不节，伤及脾胃，致脾胃运化功能失调，或脾胃虚弱，腐熟运化不及，乳食停滞不化。其病位在脾胃，基本病理机制为乳食停聚中脘，积而不化，气滞不行。

1. 乳食内积 小儿脾常不足，乳食不知自节。若调护失宜，喂养不当，则易为乳食所伤。伤于乳者，多因乳食过量，或冷热不调。伤于食者，多由饮食过量；或过食膏粱厚味，煎炸炙煿；或贪食生冷、坚硬难化之物；或添加辅食过多过快；或喂养不当，偏食偏嗜，暴饮暴食等。盖胃主受纳，为水谷之海，其气主降；脾主运化，为生化之源，其气主升。若乳食不节，脾胃受损，受纳运化失职，升降失调，宿食停聚，积而不化，则成积滞。正如《证治准绳·幼科·宿食》所说："小儿宿食不消者，胃纳水谷而脾化之，儿幼不知撙节，胃之所纳，脾气不足以胜之，故不消也。"伤于乳者，为乳积；伤于食者，则为食积。食积不化，故口臭，大便臭，舌苔厚。食积中脘，影响中焦气机升降，胃气失降则呕吐，中焦气滞不行，则腹胀腹痛；乳食停滞中焦，郁而化热，积热内蕴脾胃，则见肚腹手足心热；积热内扰心肝，则见心烦易怒，睡眠不宁。

2. 脾虚夹积 若禀赋不足，脾胃素虚；或病后失调，脾气亏虚；或过用寒凉攻伐之品，致脾胃虚寒。脾胃虚弱，腐熟运化不及，乳食稍有增加，即停滞不化，而成积滞。此即《诸病源候论·小儿杂病诸候·宿食不消候》所言："宿食不消由脏气虚弱，寒气在于脾胃之间，故使谷不化也，宿谷未消，新谷又入，脾气既弱，故不能磨之。"

若积久不消，迁延失治，则可进一步损伤脾胃，导致气血生化乏源，营养及生长发育障碍，形体日渐消瘦而转为疳证。

【辨病思路】

腹胀是积滞的主要临床表现，而引起腹胀的原因比较复杂，内科疾病可以引起，如感染性疾病、低氧血症、水电解质紊乱及酸碱平衡失调等。同时，腹胀也是外科疾病的常见症状，如下消化道梗阻、气腹、血腹、肿瘤等。对于腹痛一病，应注意临床症状特点，以明确原发疾病，血常规、血培养等有助于明确诊断。

本病应与厌食进行鉴别，厌食表现为长期食欲不振，厌恶进食，一般无脘腹胀满、大便酸臭等症。积滞是以不思乳食，食而不化，脘腹胀满，嗳气酸腐，大便酸臭为特征的消化道疾病，临床除积滞主症外，可伴有烦躁不安，夜间哭闹或呕吐等症。大便常规化验检查，可见不消化食物残渣或脂肪滴。

【治疗】

1. 辨证论治 本病病位以脾胃为主，病多属实证，但若患儿素体脾气虚弱，可呈虚实夹杂之证。病初多实，积久易虚实夹杂。若素体脾虚，腐熟运化不及，乳食停留不消，多为虚中夹实证。积滞内停，又有寒积或化热的演变。若患儿喜食肥甘辛辣之品，致不思乳食，脘腹胀满或疼痛，得热则甚，遇凉稍缓，口气臭秽，呕吐酸腐，面赤唇红，烦躁易怒，大便秘结臭秽，手足胸腹灼热，舌红苔黄厚腻，此系热证；若素体阳虚，或贪食生冷，或过用寒凉药物，致脘腹胀满，喜温喜按，面白唇淡，四肢欠温，朝食暮吐，或暮食朝吐，吐物酸腥，大便稀溏，小便清长，舌淡苔白腻，此系寒证。

治疗本病以消食化积，理气行滞为基本法则。实证以消食导滞为主，积滞化热者，佐以清解积热；偏寒者，佐以温阳助运。积滞较重，或积热结聚者，当通腑导滞，泻热攻下，但应中病即止，不可过用。虚实夹杂者，宜消补兼施。本病治疗，除内服药外，推拿及外治等也是常用疗法。该病在治疗时，一定要指导家长合理喂养。

①乳食内积

【证候】不思乳食，嗳腐酸馊或呕吐，脘腹胀满，疼痛拒按，大便酸臭，或便秘，肚腹热甚，心烦，夜眠不安，低热，手足心热，苔白厚腻，或苔黄腻，脉象弦滑，或指纹紫滞。

【辨证】本证是新积之证，往往有明显的乳食不节史，临床以不思乳食，脘腹胀满，嗳吐酸腐，大便酸臭等为特征。从患儿所伤乳食种类，可以区别伤乳与伤食。若出现大便秘结，肚腹热甚，夜眠不安，低热，手足心热，苔黄腻，此为食积化热之证。

【治法】消乳化食，和中导滞。

【方药】乳积者，选消乳丸加减。食积者，选保和丸加减。腹胀明显，加木香、厚朴、枳实行气除胀；腹痛拒按，大便秘结，加大黄、槟榔导滞下行；恶心呕吐，加竹茹、生姜和胃降逆止呕；大便稀溏，加扁豆、薏苡仁健脾渗湿，消补兼施；若积热内盛，舌红苔黄，加胡黄连、连翘、山栀清热泻火；低热口渴，加石斛、天花粉清热生津止渴。

②脾虚夹积

【证候】面色萎黄，形体消瘦，神疲肢倦，不思乳食，食则饱胀，腹满喜按，大便稀溏酸腥，夹有乳片或不消化食物残渣，舌质淡，苔白腻，脉细滑，或指纹淡滞。

【辨证】本证有素体脾虚、病后失调或过用寒凉药物史；或由乳食内积证日久不愈转化而来。临床以面黄神疲、腹满喜按之脾虚证候，及嗳吐酸腐、大便酸腥稀溏不化、指纹紫滞之食积证候为特征。

【治法】健脾助运，消食化滞。

【方药】健脾丸加减。呕吐，加生姜、丁香、半夏温中和胃，降逆止呕；大便稀溏，加山药、薏苡仁、苍术健脾化湿；腹痛喜温喜按，加干姜、白芍温中散寒，缓急止痛；舌苔白腻，加藿香、佩兰芳香醒脾化湿。

2. 中成药

（1）化积口服液　用于乳食内积证。每次1岁以下5mL，1~5岁10mL，每日2次口服。5岁以上每次10mL，每日3次口服。

（2）小儿化食丸　用于积滞化热证。每次1岁以内1/2丸，1岁1丸，2岁以上2丸，每日2次口服。

（3）小儿香橘丸　用于脾虚夹积证。每次1丸，每日2~3次口服。

3. 针灸疗法

（1）体针　取足三里、中脘、四缝。乳食内积加内庭、天枢；积滞化热加曲池、大椎；烦躁加神门；脾虚夹积加脾俞、胃俞、气海。每次取3~5穴，中等刺激，不留针，实证用泻法为主，辅以补法；虚证用补法为主，辅以泻法。

（2）耳穴　取胃、大肠、神门、交感、脾。每次选3~4穴，用王不留行籽贴压，左右交替，每日按压3~4次。

4. 推拿疗法

（1）清胃经，揉板门，运内八卦，推四横纹，揉按中脘、足三里，推下七节骨，分腹阴阳。用于乳食内积证。

（2）以上取穴，加清天河水，清大肠。用于食积化热证。

（3）补脾经，运内八卦，揉中脘，推大肠，揉按足三里。用于脾虚夹积证。

以上各证均可配合使用捏脊疗法。

5. 中药外治法

（1）玄明粉 3g，胡椒粉 0.5g。研细粉拌匀。置于脐中，外盖纱布，胶布固定。每日换 1 次。用于乳食内积证。

（2）神曲 30g，麦芽 30g，山楂 30g，槟榔 10g，生大黄 10g，芒硝 20g。共研细末。以麻油调上药，敷于中脘、神阙穴，先热敷 5 分钟后继续保留 24 小时。隔日 1 次，3 次为一疗程。用于积滞腹胀者。

第五节 便 秘

便秘是指大便秘结不通，排便次数减少或时间延长，或大便艰涩不畅的一种病证。它可以作为一种独立的疾病，也可以是其他疾病的症状之一。本病一年四季均可发生，在 2～14 岁的小儿中发病率为 3.8%，且呈上升趋势，可能与目前儿童食谱和生活习惯的改变有关，如粗纤维类饮食明显减少，日常活动量明显不足等。本证经合理治疗，一般预后良好，少数迁延不愈者，可引起肛裂、脱肛或痔疮等。

西医认为，便秘包括器质性便秘与功能性便秘两大类。功能性便秘是指结肠、直肠未发现明显器质病变而以功能性改变为特征的排便障碍，占儿童便秘的 90% 以上。其发生可能与肠道刺激不够、肠动力缺乏而引起的肠黏膜应激力减弱等有关。以便秘为主要症状的病证均可参考本节辨证论治。

【病因病机】

便秘的常见病因有饮食因素、情志因素、燥热内结及正虚因素等。其主要病位在大肠，常涉及脾、肝、肾三脏，病机关键是大肠传导功能失常。大肠主津，为传导糟粕通道，饮食由口入胃，经脾胃腐熟运化，其精微吸收后，糟粕部分在大肠形成粪便，由肛门排出体外，如脾胃功能失常，大肠传导必然受累；肝主疏泄，与脾胃功能关系密切；肾司二便。故凡能影响脾、肝、肾三脏功能者，皆可致大肠传导功能失常而成便秘。

1. 乳食积滞 小儿脾常不足，乳食不知自节，若喂养不当，乳食无度，或进食过快，冷热不调，或过食肥甘、生冷、坚硬难化之物，或添加辅食过多过快，以致脾胃受损，纳化失职，升降失调，食停中焦，久而成积，积久化热，积热内蕴，导致肠道传导功能失常，发为便秘。

2. 燥热内结 小儿稚阴稚阳，若过食辛辣炙煿之品，或过用辛温香燥之药，肠胃积热；或患热病之后，燥热阴伤，内结肠腑，传导失常，则大便干结。

3. 气机郁滞 小儿神气怯弱，若失调护，卒受惊吓打骂，或所欲不遂，或环境、生活习惯突然改变，情志怫郁；或久坐少动，均可致气机郁滞，脾胃纳化功能失司，肠腑传导功能失常，糟粕内停，不得下行，而大便秘结。

4. 气血不足　小儿脏腑娇嫩，形气未充，若先天禀赋不足，或后天调护失宜，或疾病影响、药物克伐等，皆可致脏腑虚损，气血不足。气虚则肠腑传导无力；血虚则肠道失养干涩。若病久及肾，耗损真阴，则肠道更为干涸；阴损及阳，不能蒸化津液温润肠道，则便秘由生。

【辨病思路】

便秘确诊后要注意排除器质性疾病引起的便秘。

1. 先天性巨结肠　患儿有胎便排出延缓或排尽时间延迟史。主要表现为顽固性便秘及腹胀，腹部常扪及横结肠，有时可扪及粪块。部分患儿伴呕吐，消瘦，生长发育落后等。肛门指诊有空虚感。钡灌肠检查显示近直肠－乙状结肠处狭窄，上段结肠异常扩大。

2. 机械性肠梗阻　主要表现为急性便秘，伴阵发性剧烈腹痛、腹胀、恶心呕吐及肠鸣音亢进，腹部 X 线检查见多个扩张肠袢及较宽液平面，而结肠远端及直肠无气。

【治疗】

1. 辨证论治

本病应以八纲辨证为纲，首先辨别实证、虚证。实证多由乳食积滞、燥热内结和气机郁滞所致，一般病程短，粪质多干燥坚硬，常腹痛拒按。虚证多因气血不足，肠失濡润，传导无力引起，一般病程长，粪质虽不甚干结，但多欲便不出或便出不畅，腹胀喜按。其中由气虚所致者，伴神疲气短，面白多汗；由血虚引起者，伴头晕心悸，唇甲色淡。其次应分清寒热。热证多面赤身热，口渴尿黄，喜凉恶热；寒证多面白肢冷，小便清长，喜热恶凉。

本病以润肠通便为基本法则。临证宜根据病因不同，分别采用消食导滞、清腑泄热、疏肝理气、益气养血等治法。治疗用药应注意通下不可太过，以免损伤正气。本病还可配合应用中成药、推拿等疗法综合治疗。

①乳食积滞

【证候】大便秘结，脘腹胀痛，不思饮食，手足心热，小便黄少，或恶心呕吐，舌质红，苔黄厚，脉沉有力，或指纹稍紫。

【辨证】本证有伤食或伤乳史，食积日久，积热内蕴肠道所致。临床以便秘同时兼见脘腹胀痛，不思饮食，手足心热为特征。

【治法】消积导滞，清热和中。

【方药】乳积者，消乳丸加减；食积者，保和丸加减。大便干结甚，加熟大黄、郁李仁、瓜蒌仁清热润肠通便；腹胀甚者，加枳实、厚朴理气除胀；恶心呕吐，加藿香、竹茹和胃止呕。

②燥热内结

【证候】大便干结，排出困难，甚至便秘不通或如羊屎状，腹胀不适，或面赤身热，小便短黄，或口干口臭，或口舌生疮，舌质红，苔黄燥，脉数有力，或指纹色紫。

【辨证】本证多见于热病之后，或素喜辛辣炙煿之品，或过用辛温香燥、甘温补益之剂者。临床以便秘较重，伴面赤身热，口臭口疮为特征。

【治法】清腑泄热，润肠通便。

【方药】麻子仁丸加减。纳差，口臭者，加炒莱菔子、焦山楂、鸡内金消积导滞；口干甚，加天花粉、沙参、麦门冬养阴生津止渴；身热面赤，加葛根、黄芩解肌清热；口舌生疮，加黄连、栀子清热泻火解毒；腹胀痛，加木香、槟榔行气导滞；若痞、满、燥、实、坚俱备者，加芒硝软坚散结。

③气机郁滞

【证候】大便秘结，欲便不得，甚或腹胀疼痛，胸胁痞满，嗳气频作，舌质红，苔薄白，脉弦或指纹滞。

【辨证】本证多见于年长儿，有情志失和或久坐少动史。临床以欲便不得，胸胁痞满，嗳气频作为特征。

【治法】疏肝理气，导滞通便。

【方药】六磨汤加减。腹胀痛者，加青皮、厚朴破气化滞；嗳气不除，加旋覆花、降香、紫苏梗顺气降逆；若气郁化火，口苦咽干者，加黄芩、栀子清肝泻火。

④气虚不运

【证候】时有便意，大便不干结，但努挣难下，挣时汗出气短，便后疲乏，神疲气怯，面色黄白，舌淡苔薄，脉虚弱或指纹淡红。

【辨证】本证多见于禀赋不足或病后失调儿，临床以时有便意，大便不干结，但努挣难下，面白气短为辨证要点。

【治法】健脾益气，润肠通便。

【方药】黄芪汤加减。汗多气短者，合生脉散益气生津，敛阴止汗；气虚下陷脱肛者，重用黄芪，加升麻、柴胡益气升阳举陷；若病久及肾，肾阳不足，不能蒸化津液温润肠道，而见大便不干，排出困难，腹中冷痛，四肢欠温者，改用温脾汤温阳通便。

⑤血虚肠燥

【证候】大便干燥，艰涩难下，面白无华，唇甲色淡，头晕心悸，舌质淡，苔薄白，脉细弱或指纹淡。

【辨证】本证多见于因病后过用汗、下伤津，或素来血虚的患儿。临床以大便干燥，艰涩难下，面白无华，唇甲色淡为特征。

【治法】滋阴养血，润肠通便。

【方药】润肠丸加减。大便干燥甚，可合用增液汤以增水行舟；心悸加酸枣仁、柏子仁养心安神；唇甲色淡加阿胶滋阴补血；血虚有热，口干心烦者，加玄参、牡丹皮、栀子滋阴凉血清热；兼气虚者，加黄芪、党参益气养血；若血虚已复，大便仍干燥者，可用五仁丸润肠通便。

2. 中成药

（1）保和丸 用于乳食积滞证。每次1~3岁1g，4~6岁2g，7~9岁3~4g，10~14岁5~6g，每日2次口服。

（2）麻子仁丸 用于燥热内结证。每次1~3岁3g，4~9岁6g，10~14岁9g，每日1~2次口服。

（3）木香槟榔丸 用于气机郁滞证。每次6岁以下1~2g，7~10岁2~3g，11~14岁3~6g，每日2~3次口服。

（4）补中益气口服液 用于气虚不运证。每次6岁以下5mL，7岁以上10mL，每日2~3次口服。

（5）通便灵　用于血虚肠燥证。每次1~3岁1粒，4~6岁2粒，7~9岁3粒，10~14岁4粒，每日1次口服。

3. 针灸疗法　主穴：大肠俞、天枢、支沟、上巨虚。配穴：热证加合谷、曲池；气滞加中脘、行间；气血虚弱加脾俞、胃俞。实证用泻法，虚证用补法。

4. 推拿疗法

（1）清大肠，按揉膊阳池，摩腹，退六腑，清脾经。用于燥热内结证。

（2）清胃经，揉板门，拿肚角，推下七节骨，运内八卦，分腹阴阳。用于乳食积滞证。

（3）推肝经，退下六腑，揉膊阳池，推四横纹，推肺金。用于气机郁滞证。

（4）揉中脘、脾俞、肾俞，摩腹，推脾经、肾经，推下七节骨。用于气虚不运证。

【预防与调护】

1. 预防

（1）合理喂养，科学添加辅食。适当摄入粗粮蔬菜，避免过食辛辣、煎炸等食物，不可过食寒凉生冷之物。

（2）鼓励按时排便，养成良好的排便习惯。

（3）避免久坐少动，鼓励参加体育活动，适当多饮水。

2. 调护

（1）适当调整饮食结构，饮食多样化。适当增加水果蔬菜等富含粗纤维的食品，可尝试空腹喝蜂蜜水，适量进食酸奶。

（2）顺时针按摩腹部，便秘严重者可临时予开塞露等通便，不宜常用；如需应用泻剂，需在医师指导下进行。

（3）密切观察病情变化。如有肛裂、脱肛或痔疮等发生，及时专科诊疗。

第六节　尿　血

尿血是指小便中混有血液或尿中夹有血丝或血块而无疼痛为特征的一种病证，又称"溺血""溲血""小便血"。随出血量的多少及尿性质的不同，尿色可呈鲜红色、洗肉水色及酱油色等。本病一年四季均可发生，以2~7岁小儿多发。其预后由于病因不同而有较大差异。

尿血西医称为血尿，包括肉眼血尿和镜下血尿，是常见的临床症状，多见于泌尿系统疾病如肾小球肾炎、紫癜性肾炎、IgA肾病、泌尿系各类型损伤及畸形、泌尿系结石、特发性高钙尿等，另外某些全身性疾病也可出现血尿。一般认为尿血者排尿无疼痛，若兼见小便频数短涩、淋沥刺痛等症，可参照中医"淋证"辨证论治。

【病因病机】

小儿尿血病因主要有感受外邪、饮食所伤、禀赋不足、脏腑虚损。病位在肾与膀胱。病机关键为热伤血络，或气不摄血，导致血溢脉外，随尿排出。

1. 风热伤络　外感风热之邪，郁而不解，化热化火，蓄结于肾与膀胱，伤及血络而发病。

2. 下焦湿热　感受湿热时邪，或饮食不节，湿热内蕴，蓄结于肾与膀胱，损伤血络而致尿血。

3. 脾不统血 脾主统血，脾气健旺则血在脉中正常循行。若小儿素体脾虚，或疾病损伤，或用药攻伐过度，或喂养不当，皆可致脾气亏虚，气虚不摄，统血无权，血溢肾或膀胱脉外，发为尿血。

4. 脾肾两虚 肾为先天之本，脾为后天之本。饥饱劳倦伤脾，久病失养伤肾。脾虚则中气不足，统血无权，血随气陷；肾伤则下元空虚，封藏失职，固摄无力，血随尿出。

5. 阴虚火旺 先天禀赋不足，肝肾阴亏，或久病、热病，阴津伤耗，气阴不足，虚火内盛，灼伤血络，血溢脉外，遂成尿血。

其他如尿路的结石、畸形、肿瘤、外伤等均可因尿路血络受损而出现尿血。

总之，尿血的病位在肾与膀胱。主要的病机是湿热蓄于肾与膀胱，伤及血络所致。

【辨病思路】

血尿的病因可分为泌尿系统本身器质或功能改变、全身性疾病或尿路邻近器官疾病等三类。临床诊断先确定是否为真性血尿，然后鉴别血尿的来源。

1. 排除假性血尿 主要见于非泌尿系统出血而混入尿液。如食物或药物中色素使尿液呈红色，卟啉尿，血红蛋白尿或肌红蛋白尿等，以上尿检查均无红细胞可资鉴别。另外，外阴损伤或月经血污染也应注意排除。

2. 真性血尿应注意区别血尿是肾小球性和非肾小球性

（1）首先判断血尿的来源，然后确定原发病因。应注意询问近期感染史和疾病史，如过敏性紫癜、乙型肝炎等，近期用药史及家族史等。

常用实验室检查方法有：①尿沉渣红细胞形态学检查，若以畸形红细胞为主（>60%）则提示为肾小球性血尿。②尿中红细胞平均体积测定，若MCV<72fl且呈小细胞分布，说明血尿来源于肾小球。③尿沉渣检查若见到红细胞管型和肾小管上皮细胞，表明血尿为肾实质性。④尿中免疫球蛋白的颗粒管型，多表示肾实质性出血。

（2）肾小球性血尿原发疾病的诊断步骤

①结合临床资料分析：肾小球性血尿的鉴别诊断应特别注意详细询问血尿的伴随症状及体征。新近有皮肤感染、咽喉炎后出现血尿，首先要考虑急性链球菌感染后肾小球肾炎，其次为IgA肾病；有血尿家族史，应考虑薄基底膜肾病；伴有紫癜，应考虑紫癜性肾炎；伴有高度水肿和大量蛋白尿应考虑肾病综合征。

②结合血、尿生化分析：血ASO升高伴有补体C3下降应考虑急性链球菌感染后肾炎；血清补体持续下降，考虑原发性膜增生性肾炎、狼疮性肾炎、乙肝病毒相关性肾炎、慢性肾小球肾炎；ANA、Anti-dsDNA、ANCA等阳性应考虑狼疮性肾炎；伴血HBsAg（+）和/或HBeAg（+），肾组织中有乙肝病毒抗原沉积，可诊断为乙肝病毒相关性肾炎；尿蛋白成分分析中以高分子蛋白尿为主，多见于急慢性肾小球肾炎及肾病综合征；小分子蛋白尿为主，提示可能为间质性肾炎。

③结合肾活检检查分析：肾活检病理检查对血尿的病因诊断具有极其重要的价值，儿童最为常见的是IgA肾病、薄基底膜肾病、轻微病变型肾病及局灶节段性肾小球硬化。

（3）非肾小球性血尿原发性疾病的诊断步骤

①尿三杯试验。第一杯红细胞增多则为前尿道出血；第三杯红细胞增多则为膀胱基底部、前列腺、后尿道或精囊出血；三杯均有出血，则为膀胱颈以上部位出血。

②结合临床资料分析：伴有尿频、尿急、尿痛，应考虑泌尿系感染；伴有低热、盗汗、消瘦，应考虑肾结核；伴有皮肤黏膜出血，应考虑出血性疾病；伴有出血、溶血、循环障碍及血栓症状，应考虑 DIC 或溶血尿毒综合征；血尿伴尿流中断，见于膀胱和尿道结石；血尿伴肾肿块，可见于肿瘤和肾囊肿。

③结合辅助检查分析：两次尿培养阳性，尿菌落计数 $>10^5/mL$，可诊断泌尿道感染；尿培养检出结核杆菌，对诊断肾结核有重要价值；由肾结石引起，可采用全尿路 X 线平片检查，对于尿酸结石，X 线检查阴性者，可采用 B 超检查；对于怀疑上尿路病变者，可行静脉肾盂造影（IVP）；IVP 阴性而持续血尿者，应行 B 超或 CT 检查，以排除小的肾肿瘤、小结石、肾囊肿及肾静脉血栓形成；左肾静脉受压综合征，可采用彩色 Doppler 检查以确诊。

【治疗】

1. 辨证论治　尿血的辨证以八纲辨证为主，结合脏腑辨证，其中辨别虚实甚为关键。实证尿血发病急、病程短、尿色鲜红，根据病史及全身症状又有风热伤络、下焦湿热之不同；虚证尿血起病缓或病程长，尿色淡红，有阴虚、气虚或脾肾两虚之不同。治疗上实证尿血以祛邪为主，在疏风散邪、清热利湿的基础上，佐以凉血止血；虚证尿血则以扶正为要，在补中益气、滋阴清热的基础上，配以凉血、固涩之法。

①风热伤络

【证候】起病较急，尿血鲜红，恶风，常有皮肤紫癜，颜色鲜明，偶有腹痛、关节痛，舌红，苔薄黄，脉浮数。

【辨证】本证因外感风热之邪，化热化火，入里蕴于下焦，灼伤下焦血络而致。临床以起病较急，尿血鲜红，伴风热表证为特征。

【治法】疏风散邪，清热凉血。

【方药】连翘败毒散加减。腹痛者，加甘草缓急和中；关节肿痛者，加三七、牛膝活血祛瘀；尿血甚者，加小蓟、白茅根凉血止血。

②下焦湿热

【证候】起病急骤，尿血鲜红，或伴发热，口渴喜饮，遍身酸痛，少腹胀痛，舌质红，苔黄腻，脉滑数，指纹紫滞。

【辨证】本证因湿热蓄结于肾与膀胱，血络受伤而致。临床以起病急骤，尿血鲜红，或伴发热，舌质红，苔黄腻为特征。

【治法】清热利湿，凉血止血。

【方药】小蓟饮子加减。尿血多者，加白茅根、茜根、山栀子凉血止血；口干渴甚者，加石斛、芦根、知母清热养阴生津；少腹胀痛者，加延胡索、川楝子理气止痛。

③脾不统血

【证候】久病尿血，面色萎黄，食少，体倦乏力，气短声低，或兼见齿衄、皮肤瘀斑色淡，舌质淡，脉细弱。

【辨证】本证因脾气不足，统血无力，血不循经，渗于膀胱而致。临床以尿血日久不愈，面色萎黄，纳呆体倦，舌质淡，脉细弱为特征。

【治法】补中健脾，益气摄血。

【方药】归脾汤加减。气虚下陷而且少腹坠胀者，可加升麻、柴胡，也可合用补中益气汤以益气升阳。

④脾肾两虚

【证候】尿血淡红,小便频数,纳食减少,精神疲惫,面色苍黄,气短声低,头晕耳鸣,腰膝酸软,形寒肢冷,便溏或见浮肿,或伴齿衄、肌衄,舌质淡,苔白,脉沉弱。

【辨证】本证因劳倦或久病伤及脾肾两脏,中气下陷,脾虚统摄无力,肾虚不能固摄,血溢脉外,渗入水道而致。临床以尿血淡红,小便频数,腰膝酸软,形寒肢冷,舌淡苔白,脉沉弱为特征。

【治法】健脾固肾。

【方药】济生肾气丸加减。尿血量多者,酌加阿胶、炒蒲黄、仙鹤草、旱莲草止血;尿血日久不止,可加牡蛎、龙骨、金樱子加强固摄之力;气虚下陷,下腹胀滞者,可加升麻、柴胡,配合原方中之人参、黄芪、白术益气升阳;腰脊酸痛,畏寒神怯,加鹿角片、狗脊温补督脉。

⑤阴虚火旺

【证候】尿血反复,迁延日久,口干咽红,五心烦热,或有低热,颧红,盗汗,形体消瘦,口干多饮,舌红,苔少或光剥苔,脉细数。

【辨证】本证因先天不足或久病缠绵,致肝肾阴亏,阴虚火旺,灼伤脉络而致。临床以反复尿血,口干咽红,五心烦热,舌红,苔少或光剥苔为特征。

【治法】滋阴清热,凉血止血。

【方药】知柏地黄丸加减。尿血甚者,加茜根炭、侧柏炭加强止血之功;低热盗汗者,加地骨皮、银柴胡清虚热;兼腰膝酸软者,加山萸肉、桑寄生滋补肾阴;口干甚者,加麦门冬、玄参养阴生津。

2. 西医对症处理　本病西药无特效治疗方法,临床根据患儿的原发疾病,采取不同的治疗方法,目的是保护肾脏功能,减慢病情进展。积极预防和治疗上呼吸道感染较为重要,一般不需要应用激素及免疫抑制剂,血尿明显时要注意休息。

第七节　惊　风

惊风是小儿时期常见的一种以抽搐、神昏为特征的证候。本病任何季节都可发生,以1~5岁小儿为多见,年龄越小,发病率越高。如发病次数少,持续时间短,一般预后较好,但反复发作,抽搐持续时间长者预后不佳。根据抽搐时的主要表现可归纳为八种,即搐、搦、颤、掣、反、引、窜、视,古人称之为"惊风八候"。钱乙《小儿药证直诀》指出急惊风的病位在心肝,慢惊风的病位在脾肾肝,提出"急惊合凉泻,慢惊合温补"的治疗原则,对临床诊疗有一定的指导作用。

本证的发病有急有缓。凡起病急暴,属阳属实者,统称急惊风;病久中虚,属阴属虚者,统称慢惊风。惊风之证相当于西医的小儿惊厥。

一、急惊风

急惊风来势急骤，临床以高热伴抽搐、昏迷为特征，多由外感时邪疫疠及暴受惊恐引起。

该证常见于由感染所致疾病，如高热惊厥、颅内感染性疾病及全身其他脏器严重感染引起的中毒性脑病等。凡上述疾病出现以惊厥为主症时，可参考本节内容进行辨证论治。

【病因病机】

1. 感受时邪 外感六淫温邪疫毒，皆能致惊。若外感风寒或风热之邪，束于肌表，郁而化热，小儿神怯筋弱，热灼筋脉，扰动心、肝二经，可见神昏、抽痉发作；若温邪致病，如风温、春温、暑温以及四时温邪，侵犯人体，易化热化火，入营入血，内陷心包，引动肝风，出现高热、神昏、痉厥、吐衄及发斑；若感受湿热疫毒之邪，多夹积滞，蕴阻肠胃，郁而化火，内陷心包，引动肝风，临床出现高热、呕吐、腹痛、腹泻和神昏抽搐等。

2. 暴受惊恐 小儿神气怯弱，元气未充，若目触异物，耳闻巨声或不慎跌仆，暴受惊恐，惊则伤神，恐则伤志，神明受扰则神志不宁，惊惕不安，甚则神昏抽搐。

总之，急惊风的产生主要是由于小儿感受时邪，化热化火，内陷心包，引动肝风，则惊风发作。其病变部位，主要在心、肝二经，疾病性质以实为主。

【辨病思路】

详细询问疫疠疾病的接触史、暴受惊恐病史；注意临床症状特点以明确原发疾病；血培养、脑脊液和神经系统检查有助于明确中枢神经系统感染性疾病；血尿便常规、便培养等检查有利于诊断相关感染性疾病。

1. 高热惊厥 多见于6个月～3岁的患儿，先有发热，随着体温的骤然升高出现短暂的全身性惊厥发作，伴有意识丧失。惊厥持续时间短暂，一般一次发热中惊厥只发作一次。神经系统检查和脑电图均正常。

2. 中枢神经系统（CNS）感染及其毒素引起的惊厥 此类惊厥发病年龄、季节与原发病密切相关。4岁以下的患儿中枢神经系统感染引发惊厥的比例大，约占45%；乙型脑炎多发生在夏季；流行性脑脊髓膜炎多在冬春季发生，且皮肤伴发出血性皮疹；化脓性脑炎、脑膜炎，无明显季节性，惊厥常呈反复发作，持续时间长，发作时多伴有意识障碍、嗜睡、烦躁、呕吐及昏迷等，甚至呈惊厥持续状态。神经系统检查阳性体征，血常规及脑脊液检查可协助诊断。常见疾病有细菌性脑膜炎和脑脓肿、结核性脑膜炎、病毒性脑炎、脑膜炎和脑寄生虫病等。

3. 非CNS急性严重感染引起的惊厥 此类惊厥由全身严重感染引起的急性中毒性脑病诱发脑细胞缺血、脑组织水肿所致。常见疾病有重症肺炎、消化道感染（细菌性、病毒性胃肠炎）、泌尿道感染（急性肾盂肾炎）、败血症和传染病（麻疹、猩红热、伤寒）等。

【治疗】

1. 辨证论治 本病以痰、热、惊、风四证为主要临床特点。痰有痰热、痰火和痰浊之分。若高热神昏，喉中痰鸣，则为痰热上蒙清窍；躁狂谵语，语言错乱，则为痰火上扰清窍；深度昏迷，嗜睡不动，或神志痴呆，则为痰浊蒙闭清窍。风亦有外风和内风的不同。外风为邪在肌表，症见抽搐发作次数较少，多只有1次，持续时间短，为风热扰动肝经所致；而内风邪热在里，症见神志不清，反复抽搐，病情较重，为热入心营，内陷厥阴所致。临床上常是痰、热、惊、风并俱，故以清热、豁痰、镇惊、息风为急惊风总的治疗原则。

（1）风热动风

【证候】发热，头痛，咳嗽，咽红，鼻塞流涕，烦躁不安，突然痉厥昏迷，舌红，苔薄黄，脉浮数。

【辨证】本证为风邪郁而化热，热扰心肝二经而致。临床以风热表证伴一过性神昏抽搐为特征。

【治法】疏风清热，息风定惊。

【方药】银翘散加减。抽搐发作可加石决明、钩藤、白僵蚕，或加服小儿回春丹平肝息风定惊；痰蒙清窍者，加天竺黄、石菖蒲清心化痰开窍。

（2）温热疫毒

①邪陷心肝

【证候】在原发温热疾病基础上，出现高热不退，头痛项强，恶心呕吐，突然肢体抽搐，神志昏迷，面色发青，甚则肢冷脉伏，烦躁口渴，舌红，苔黄腻，脉数。

【辨证】本证多见于原发温热疾病（重症肺炎、流行性腮腺炎等），温热之邪炽盛，内陷心肝，心神被扰，肝风内动而致。临床以原发急性温热疾病过程中出现发热、神昏、抽搐为特征。

【治法】平肝息风，清心开窍。

【方药】羚角钩藤汤合紫雪丹加减。高热者，加山栀、黄芩、黄连、生石膏清热解毒；昏迷狂躁者，加安宫牛黄丸清心开窍；痰盛者，加石菖蒲、天竺黄、胆南星化痰开窍；大便秘结者，加大黄、芦荟通腑泄热，釜底抽薪；抽痉频繁者，加石决明、全蝎息风解痉；头痛剧烈者，加夏枯草、龙胆草清肝泻火；呕吐不止者，加半夏、玉枢丹降逆止呕。

②气营两燔

【证候】病来急骤，高热，狂躁不安，剧烈头痛，神昏谵妄，抽痉，颈项强直，口渴，舌质深红或红绛，苔黄燥，脉数。

【辨证】本证多见于夏至之后，感受春温伏毒或暑热疫毒之邪，邪热炽盛，内陷厥阴所致。临床以春温、暑温疾病过程中出现高热、神昏抽搐、头痛项强为特征。

【治法】清气凉营，息风开窍。

【方药】清瘟败毒饮加减。频繁抽搐者，加羚羊角、全蝎、僵蚕、钩藤平肝息风；神志昏迷者，加服至宝丹、紫雪丹、安宫牛黄丸清心开窍；若高热，喉间痰鸣者，加石菖蒲、郁金、竹沥清热涤痰。

（3）湿热疫毒

【证候】持续高热，神志昏迷，谵妄烦躁，反复抽搐，腹痛拒按，呕吐，大便黏腻或夹脓血，舌红，苔黄腻，脉滑数。

【辨证】本证多见于夏秋之季，感受湿热疫毒之邪，犯于肠腑，陷于心肝所致。临床以高热，神昏抽搐，下痢赤白脓血为特征。

【治法】清热化湿，解毒息风。

【方药】黄连解毒汤合白头翁汤加减。苔厚腻，大便黏腻者，加生大黄、厚朴清肠导滞，化湿解毒；呕吐频繁者，加半夏、玉枢丹辟秽解毒止吐；若出现面色苍白，四肢厥冷，呼吸浅促，脉微欲绝的阳气欲脱之证，可急服参附龙牡救逆汤，回阳救逆。

（4）暴受惊恐

【证候】暴受惊恐后突然抽痉，惊惕不安，惊叫急啼，甚则神志不清，四肢厥冷，大便色青，苔薄白，脉乱不齐。

【辨证】本证由于小儿元气不足，神气怯弱，暴受惊恐，神明受扰所致。临床以有暴受惊恐病史，突然抽搐，面色时青时白，如人将捕之状为特征。

【治法】镇惊安神，平肝息风。

【方药】琥珀抱龙丸加减。本方用量不宜过大，也不宜长期服用，以免耗伤正气。若风痰入络者，选用茯苓、朱砂、石菖蒲、远志、龙齿化痰安神，镇惊息风；若面白少华，神疲乏力为气虚血少者，宜加黄芪、茯苓、当归、白芍益气养血安神。

2. 西医对症处理　惊厥急症处理的目的是防止脑损伤、减少后遗症，但对症治疗的同时，尽可能查明原因，针对病因治疗是解除惊厥发作的根本。治疗的基本原则：维持生命功能；药物控制惊厥发作；寻找并治疗引起惊厥的病因；预防惊厥复发。

（1）一般处理　①体位：抽搐发作时，切勿强力牵拉，导致瘫痪或强直等后遗症。将患儿平放于床，头侧位，并用纱布包裹压舌板，置于上、下牙齿之间，以防咬伤舌体。②保持呼吸道通畅：痰涎壅盛者，随时吸痰，并给予吸氧。③密切观察患儿生命体征：注意观察患儿的面色、呼吸、血压、脉搏的变化。④维持营养及体液的平衡。

（2）抗惊厥药物的应用　当一种抗惊厥药物疗效不满意时，可以重复应用一次或与其他药物更替使用，但不可反复连续使用同一药物，以免引起蓄积中毒。

①地西泮：首选药，本药的优点是对惊厥持续状态有效，而且比较安全，作用快，静脉给药数秒钟可进入脑组织，数分钟内于血和脑组织达到峰值，但缺点是作用短暂，30分钟后很快下降，剂量过大可引起呼吸抑制，特别是与苯巴比妥合用时可能发生呼吸暂停和血压下降，故应进行呼吸、血压监测。地西泮静注，剂量为每次0.25～0.5mg/kg，速度不超过每分钟1～2mg，新生儿每分钟0.1～0.2mg，（最大剂量不超过10mg，婴幼儿不超过2mg），必要时可在20分钟后重复静脉注射。

②苯巴比妥：止惊效果好，维持时间长，副作用少，负荷剂量15～20mg/kg，分2次静注（速度每分钟<50mg），24小时后给维持剂量每日3～5mg/kg。本药与地西泮重叠应用时应监测呼吸、血压、血气和脑电图，并准备气管插管。

③苯妥英钠：一般在地西泮、苯巴比妥处理无效后使用，对惊厥持续状态时可用15～20mg/kg，分2次静脉注射，速度不超过每分钟1.0mg/kg，24小时后给予5mg/kg维持量。需要监测血压和心电图。

④10%水合氯醛：可用10%水合氯醛（0.5mL/kg）稀释后灌肠。

（3）对症治疗

①控制高热：应用退热药和物理降温。

②降低颅压：严重而反复惊厥者常有脑水肿存在，可给予20%甘露醇每次0.5～1.0g/kg静脉注射，并加利尿药呋塞米以脱水治疗；同时应用肾上腺皮质激素以减轻脑水肿，降低颅内压，减轻颅内炎症，给予地塞米松每日0.2～0.6mg/kg，分次静脉注射，连用3～5天。

③对于原因不明的新生儿惊厥，病因治疗比抗惊厥药物的使用更重要。低血糖引起的新生儿惊厥，应立即给10%葡萄糖2～4mL/kg静脉滴注；低血钙引起的新生儿惊厥可给予10%

葡萄糖酸钙 1～2mL/kg 加入 5% 葡萄糖 1～2 倍稀释，缓慢静脉滴注，以纠正可能存在的低血糖、低血钙。新生儿惊厥频繁时也可能是由于维生素 B_6 缺乏或依赖症造成的，病因治疗采用静脉注射维生素 B_6 50～100mg，惊厥发作可立即停止。

3. 中成药

（1）小儿牛黄散　用于风热动风证。每次 0.3～0.9g，每日 2 次口服。

（2）安宫牛黄丸　用于邪陷心肝证。每次 1～3 岁 1/4 丸，4～6 岁 1/2 丸，7～9 岁 2/3 丸，10～14 岁 1 丸，每日 1 次口服。

（3）牛黄镇惊丸　用于暴受惊恐证。每次 1/2～1 丸，每日 1～2 次口服。

4. 针灸疗法

（1）体针　惊厥发作取人中、合谷、内关、太冲、涌泉、百会等穴止痉。高热取大椎、手十二井穴或十宣穴（点刺放血）。痰鸣取丰隆穴，牙关紧闭取下关、颊车穴。均采取提插捻转泻法，不留针。

（2）耳针　取穴神门、脑（皮质下）、心、脑点、交感。强刺激手法。

二、慢惊风

慢惊风来势缓慢，抽搐无力，时作时止，反复难愈，常伴昏迷、瘫痪等症。

本证常见于水电解质紊乱、代谢性疾病、中毒及各种原因引起的脑缺氧等疾病。凡上述疾病出现以惊厥为主症时，可参考本节内容进行辨证论治。

【病因病机】

1. 脾虚肝旺　由于暴吐暴泻，或他病过用峻利之品，导致脾胃虚弱，气血生化不足，肝失所养，脾虚肝旺，肝亢而化风，形成慢惊风。

2. 脾肾阳虚　久吐久泻，或喂养不当，日久伤脾，脾阳虚日久，累及肾阳，导致脾肾阳虚，筋脉失于温煦，而致时时抽动之慢脾风。

3. 阴虚风动　急惊风迁延失治，或温热病后期，热邪久羁，阴液亏耗，肝肾阴虚，筋脉失于濡养，以致虚风内动。

总之，小儿的慢惊风主要由素体虚弱或久病伤及脾胃，导致脾胃虚弱或脾肾阳虚，脾土既虚则土虚木亢，肝旺生风；脾肾阳虚则形成慢脾风；肝肾阴虚则阴虚风动。其病位在脾、肾、肝，疾病性质以虚为主。

【辨病思路】

慢惊风应注意与癫痫相鉴别。癫痫由风、痰、惊恐和瘀血等原因所致的发作性神志异常疾病，具有醒后复如常人的特点。而慢惊风则由机体脏腑虚惫而致虚风内动，具有抽搐无力，反复难愈，常伴昏迷、瘫痪等特点。

慢惊风的病因分析十分重要，可见于西医多种疾病。首先仔细询问病史，即有无外伤史，既往有无类似发作，有无家族惊厥史；根据小儿年龄特点，新生儿期慢惊风首先考虑急性缺氧缺血性脑病、代谢紊乱（低血糖、低血钙、低血镁、维生素 B_6 缺乏症或依赖症等）。2 岁以上的小儿慢惊风多为代谢性疾病，还需进行血液生化检测、头颅 CT 及核磁共振（MRI）等相关检测，以协助诊断。

1. 水、电解质紊乱　水中毒、低钠血症、高钠血症、低镁血症及低钙血症等。

2. 代谢性疾病　低血糖症、半乳糖血症、苯丙酮尿症、维生素 B_6 依赖症和高氨基酸血症等。

3. 中毒　儿童由于误服药物、毒物或药物过量，毒物直接作用中枢神经系统或毒物导致机体代谢紊乱引起惊厥。常见的中毒药物有阿托品、氨茶碱和马钱子等；植物性毒物有发芽马铃薯、霉变甘蔗和毒蕈等；其他毒物有有机磷、金属（铅、汞、铜）等。

4. 其他　各种原因引起的脑缺氧、窒息、心源性急性脑缺氧等。

【治疗】

1. 辨证论治　慢惊风一般属于虚证，多起病缓慢，时抽时止，有时仅表现摇头或面部肌肉抽动，或某一肢体反复抽动，患儿面色苍白或萎黄，精神疲倦，嗜睡或昏迷。辨证时以脏腑辨证和八纲辨证相结合，既要辨清肝、脾、肾所在脏腑，又要辨明阴、阳的虚衰。慢惊风的治疗，重在治本，其治疗原则以温中健脾、温阳逐寒、育阴潜阳和柔肝息风为主。

①脾虚肝旺

【证候】形神疲惫，神志不清，反复抽搐，时作时止，抽搐无力，面色萎黄，不欲饮食，大便稀溏，色带青绿，时有肠鸣，四肢欠温，舌质淡，苔白，脉沉弱。

【辨证】本证由于脾虚肝旺，肝阳亢而生风所致。临床以抽搐无力、神疲面萎、嗜睡露睛和纳呆便溏为特征。

【治法】温中健脾，柔肝息风。

【方药】缓肝理脾汤加减。若四肢厥冷、大便澄澈清冷者，可加附子、肉桂、炮姜温阳补虚；若抽搐频发者，可加钩藤、天麻、白芍、菊花柔肝息风。

②脾肾阳衰

【证候】精神萎顿，嗜睡或昏迷，面白或灰滞，口鼻气冷，额汗不温，四肢厥冷和大便澄澈清冷，手足蠕蠕震颤，舌质淡，苔薄白，脉沉细无力。

【辨证】本证为脾肾阳衰的危重阶段，即所谓"纯阴无阳"的慢脾风证。由脾肾阳衰，肝经失于温煦所致。临床以神昏，面白，四肢厥冷和手足蠕蠕震颤为特征。

【治法】温补脾肾，回阳救逆。

【方药】固真汤合逐寒荡惊汤加减。附子温中回阳，为治慢惊要药。气脱甚者，宜用炮附子助温阳之力；慢惊但见阳虚阴盛、纯阴无阳时，即可投用附子，不必有所顾忌。

③阴虚风动

【证候】精神倦怠，面色潮红，身热消瘦，五心烦热，肢体拘挛或强直，抽搐时作，大便干结，舌质绛少津，少苔或无苔，脉细数。

【辨证】此由急惊或他病经久不愈而来，热久伤阴，肝肾阴虚，阴不潜阳所致。临床以身热消瘦，手足心热，肢体拘挛或强直为特征。

【治法】滋补肝肾，育阴潜阳。

【方药】大定风珠加减。若见阴虚潮热者，可加银柴胡、地骨皮、青蒿清虚热；若见强直性瘫痪者，可选用虫类搜风药物，如全蝎、乌梢蛇、地龙、僵蚕搜风剔邪，但风药多燥，故宜佐当归、白芍等养血润燥之品。

2. 针灸疗法

（1）体针　①取脾俞、胃俞、中脘、天枢、气海、足三里、太冲穴，其中太冲采用泻法，其余穴位采用补法，用于脾虚肝旺证。②取脾俞、肾俞、关元、气海、百会穴，诸穴采用补法，用于脾肾阳虚证。③取关元、百会、肝俞、肾俞、三阴交、太溪穴，诸穴采用补法，用于阴虚风动证。

（2）灸法　取大椎、脾俞、命门、关元、气海、百会、足三里穴。用于脾虚肝亢证或脾肾阳虚证。

3. 推拿疗法　补脾经，清肝经，补肾经，按揉百会，推三关，拿曲池，揉中脘，按揉足三里，捏脊。每日1次。

【临证思维与启迪】

惊风为儿科危急重症，可能是多种疾病的一种证候，在临床诊疗中，要注意疾病的诊断与鉴别诊断。原发疾病的确诊，能协助判断病程及预后并选择合理的治疗方法。热性惊厥是小儿惊风的最常见证候，既往有感冒夹惊病史的患儿再次罹患风热感冒时，辨证施治过程中宜配合疏风止惊的药物能很好地预防惊风再发。急则治其标，在惊风急性发作过程中，应配合西医的紧急处理措施缓解症状，然后进行辨证施治。对于处于昏迷状态的患儿，可进行鼻饲安宫牛黄丸等传统方药进行。

第八节　遗　尿

遗尿又称尿床，是指5周岁以上的小儿睡中不自主排尿，每周2次以上，并持续3个月以上的一种病证。本病多见于10岁以下的儿童，男性发病率较女性高，约1.5∶1，且有明显的家族遗传倾向。本病虽然每年以15.0%的比例自愈，但仍有0.5%～2.0%的患儿其症状持续到成人。西医目前对小儿遗尿的病因病机尚未明确，认为主要与下面因素有关：①排尿控制中枢发育不全或发育迟缓；②睡眠和觉醒功能发育迟缓；③神经内分泌因素；④遗传因素；⑤精神心理因素；⑥不良的排便习惯；⑦膀胱功能障碍、解剖因素及尿道因素等。

【病因病机】

遗尿主要是膀胱失约所致，原因主要有：

1. 下元虚寒　肾为先天之本，司二便，与膀胱相表里，膀胱为州都之官，主藏溺，膀胱气化功能的正常发挥有赖于肾的气化功能来调节。若先天禀赋不足，后天病后失调，则肾气不固，下元虚寒，膀胱气化功能失调而致遗尿。

2. 肺脾气虚　肺为水之上源，有通调水道，下输膀胱的作用；脾主运化水湿而能制水，肺脾功能正常，方能维持机体水液的正常输布和排泄。若病后失调，致肺脾宣散、转输功能失调，上虚不能制下，下虚不能上承，水道制约无权而见遗尿。

3. 心肾不交　心主神明，内寄君火，肾主水液，内藏相火，心火下移以温肾水，肾水升腾以济君火，水火既济则心有所主，肾有所藏。若情志失调，致心神不宁，水火不济，故夜梦纷纭，梦中遗尿，或欲醒不能，小便自遗。

4. 肝经湿热　湿热郁滞肝经，肝失疏泄，湿热下注，移热于膀胱，致膀胱开合失司而遗尿。

【辨病思路】

应除外生理性尿床，如婴幼儿对排尿控制能力差而出现遗尿，学龄儿童因白日游戏过度，精神疲劳，或睡前多饮偶尔发生遗尿，皆为生理现象。部分患儿腰骶部正位 X 片提示有脊柱隐裂。此外要注意与以下疾病鉴别：

1. 尿失禁　尿液自遗而不分寤寐，不论昼夜，出而不禁，多为先天发育不全或脑病后遗症的患儿。

2. 尿频（神经性尿频）　其特点是白天尿频，量不多，入睡后不尿床，尿常规检查正常。

3. 热淋（尿路感染）　常伴有尿频、尿急和排尿痛等尿路刺激症状，小便常规检查有白细胞增多或脓细胞。

【治疗】

1. 辨证论治

遗尿的辨证重在辨清虚实寒热。遗尿日久，小便清长，量多次频，兼见形寒肢冷、面白神疲、乏力自汗者多为虚寒；遗尿初起，尿黄短涩，量少灼热，形体壮实，睡眠不宁，多为实热。本病以固涩止遗为治疗总则。

①下元虚寒

【证候】 睡中遗尿，醒后方觉，每晚 1 次以上，小便清长，面白虚浮，腰膝酸软，形寒肢冷，智力可较同龄儿稍差，舌淡，苔白，脉沉迟无力。

【辨证】 本证多由下元虚寒，膀胱失约所致。临床以遗尿日久，次数较多，伴见形寒肢冷、智力较差为特征。

【治法】 温补肾阳，固涩止遗。

【方药】 菟丝子散加减。方中附子性热，不宜久服。补骨脂为治遗尿之要药，可作单方应用。

②肺脾气虚

【证候】 睡中遗尿，白天尿频，面白无华，神疲乏力，少气懒言，食欲不振，大便溏薄，自汗出，易感冒，舌淡，苔薄白，脉缓弱。

【辨证】 本证多因病后失调，肺脾气虚，上虚不能制下所致。临床以睡中遗尿，白天尿频，伴少气乏力，自汗出，易感冒等肺脾气虚之证为特征。

【治法】 健脾补肺，固摄止遗。

【方药】 补中益气汤合缩泉丸加减。可加入炙麻黄，加强其宣发温煦之功，肺气得宣，膀胱得固，则遗尿可止。

③心肾不交

【证候】 梦中遗尿，寐不安宁，易哭易惊，白天多动少静，记忆力差，或五心烦热，形体较瘦，舌红少苔，脉沉细而数。

【辨证】 本证由为心肾不交，心火偏亢，肾阴不足，膀胱失约所致。临床以梦中遗尿，易哭易惊，白天多动少静，舌红少苔为特征

【治法】 清心滋肾，安神固脬。

【方药】 交泰丸合导赤散加减。嗜寐难醒加菖蒲、远志。若系阴阳失调而梦中遗尿者，可用桂枝加龙骨牡蛎汤调和阴阳。

④肝经湿热

【证候】睡中遗尿，小便黄而少，性情急躁，夜梦纷纭，或夜间齘齿，手足心热，面赤唇红，口渴多饮，甚或目睛红赤，舌红苔黄腻，脉滑数。

【辨证】本证为湿热内蕴，郁于肝经，下迫膀胱所致。临床以尿少而黄，夜间齘齿，性情急躁，目睛红赤为特征。

【治法】清热利湿，缓急止遗。

【方药】龙胆泻肝汤加减。若夜卧不宁，齘齿梦呓显著者，加黄连、连翘、茯神清心安神；若久病不愈，耗伤阴液，肝肾亏损，而见消瘦、低热、盗汗、舌红、脉细数，用知柏地黄丸滋阴降火。

2. 中成药

（1）缩泉丸　用于下元虚寒之轻症。每次 3～6g，每日 3 次口服。

（2）补中益气丸　用于肺脾气虚证。每次 1/2 丸，每日 2～3 次口服。

3. 针灸疗法

（1）体针　取穴肾俞、膀胱俞、关元、中极、三阴交，针后加灸，每日 1 次。睡眠较深者，加神门、心俞。

（2）手针　针刺夜尿点（在掌面小指第二指关节横纹中点处），每次留针 15 分钟。

（3）耳针及耳穴贴压法　主穴选遗尿点（在肾点与内分泌点之间，食道点的下方）。配穴选肾点、皮质下、膀胱、三焦、心、神门。针刺或王不留行籽贴之，隔日两耳交替。10 次为一疗程。

4. 推拿疗法　揉丹田，摩腹，揉龟尾，补脾经，补肾经，推三关，按百会。较大儿童可用擦法，横擦肾俞、八髎，以热为度，每日 1 次。

5. 中药外治法

（1）五倍子、何首乌各 3g 研末，用醋调敷于脐部，外用纱布覆盖，每晚 1 次，连用 3～5 次。

（2）覆盆子、金樱子、菟丝子、五味子、仙茅、补骨脂、山茱萸、桑螵蛸各 60g，丁香、肉桂各 30g，研末装瓶备用。每次 1g，填入脐中，滴 1～2 滴白酒后，外用暖脐膏固定，3 天换药 1 次。

6. 膀胱功能训练　一般儿童的膀胱可容纳 300mL 左右的尿液，白天应鼓励患儿多饮水，膀胱储尿达 350mL 以上时，再让患儿分次排尿以训练膀胱括约肌功能，达到自主控制排尿的目的。此法适用于夜间多次尿床或白天尿湿的患儿。

第九节　夜　啼

夜啼是指小儿白天能安静入睡，入夜则啼哭不安，时哭时止，或每夜定时啼哭，甚至通宵达旦的一种病证。本病多见于新生儿和 <6 个月的婴儿。

啼哭是新生儿及婴儿的一种生理活动，也是新生儿或婴儿表达痛苦、饥饿、惊恐、尿布潮湿、衣被过冷或过热，或其他要求的方式；若啼哭通过喂乳食、抚摸、更换潮湿尿布、调节冷暖后很快停止，则不属病态。

本节主要论述婴儿夜间不明原因的反复啼哭。因发热、口疮、疖肿、腹痛和外伤等其他疾病引起的啼哭，应审因论治，不属于本病范围。

【病因病机】

本病主要病因为脾寒、心热和惊恐。

1. 脾寒气滞　是夜啼常见病因。如孕母素体虚寒，或过食生冷，胎禀不足，脾寒内生；或用冷乳哺食，寒滞中焦脾胃；或护理不当，腹部受凉，均致寒邪直中脾胃。寒主收引，寒凝气滞，不通则痛，因痛作啼。由于夜间属阴，脾为阴中之至阴，入夜阴盛则脾寒愈甚，故腹痛阵作而啼哭不止。

2. 心经蕴热　若孕母素体内热，或喜食辛辣香燥，或产后乳母过食辛热，火热内蕴，易遗热于胎儿，内踞心经。心主神志，主火属阳，若心经火旺，阳气亢盛，致夜间阳不入阴，而不能寐；或心火过亢，阴不能制阳，故夜不能寐而啼哭不宁。

3. 暴受惊恐　心藏神而主惊，小儿神气怯弱，智慧未充，若乍见异物，忽闻异声，暴受惊恐，惊则气乱，恐则气下，扰动神明，则心神不宁，神志不安，惊惕叫扰，啼哭不止。

总之，寒则痛而啼，热则烦而啼，惊则不安而啼，本病因寒、因热、因惊所致，成为主要病因病机，病位在心、在脾，以实证居多。

【辨病思路】

1. 生理性啼哭　因饥饿、惊恐、尿片潮湿、衣着过冷或过热等引起的啼哭，可通过给予乳食、安抚、更换尿片和调节冷暖后，啼哭即止，属生理性啼哭。此种啼哭哭声多洪亮有力。而有些婴儿的不良习惯，如习惯点灯而寐、摇摆而寐、怀抱而寐等，一旦改变也可引起啼哭不止，此为拗哭，应注意纠正。

2. 病理性啼哭　凡能引起身体不适或疼痛的任何疾病，均可致小儿哭闹不安。除外生理性啼哭，若小儿长时间反复啼哭不止，则应考虑为病理性啼哭。临证必须详细询问病史，仔细进行体格检查，必要时辅以有关实验室检查。引起病理性啼哭的常见疾病有：

（1）中枢神经系统疾病　有啼哭音调高、哭声急的"脑性尖叫"声，常见有缺氧缺血性脑病、颅内出血、脑炎、脑膜炎、核黄疸和脑积水等疾病。

（2）急腹痛　啼哭阵作，昼夜无明显差异，伴面色苍白、出汗、呕吐和腹泻等。常见有肠痉挛、肠套叠、疝气和阑尾炎等疾病。

（3）佝偻病　夜间啼哭，易惊，烦躁不安，睡眠不宁等，需结合相关体征及理化检查。

（4）其他　如感冒鼻塞、口腔疱疹或溃烂、中耳炎、皮肤疖肿或瘙痒、腹股沟斜疝、关节脱臼、蛲虫病等感染，均可导致小儿啼哭，应对小儿进行全身详细检查以鉴别。

【治疗】

1. 辨证论治　以哭声的强弱、持续时间及兼症等来辨别。一般哭声低弱而短为寒，哭声响亮而长为热；哭声绵长，伴面白肢冷，睡卧蜷曲，腹喜揉按为寒啼；哭声清扬，延续不休，伴面赤身热，烦躁不安为热啼；哭声尖厉，骤然发作，面色青灰，表情恐惧，时作惊惕为惊啼。婴儿夜啼以实证为多，虚证较少。辨证要与辨病相结合，不可将他病引起的啼哭误作夜啼，延误病情。本病临证按脾寒、心热、惊恐辨治，分别以温脾、清心和镇惊为基本治疗原则。

①脾寒气滞

【证候】夜间啼哭，哭声低弱，时哭时止，睡喜蜷曲，腹喜揉按，面白唇淡，四肢欠温，吮乳无力，便溏尿清，舌质淡白，舌苔薄白，指纹淡红。

【辨证】本证以初生儿或小婴儿多见，多为受寒受冷，脾阳受损，寒凝气滞所致。以夜啼声低，睡喜蜷曲，腹喜揉按，面白唇淡，四肢欠温，大便溏薄为特征。

【治法】温脾散寒，行气止痛。

【方药】乌药散合匀气散加减。若大便稀溏者，加太子参、茯苓、白术、苍术等健脾益气。

②热扰心经

【证候】夜间啼哭，哭声洪亮，见灯尤甚，面赤唇红，烦躁不安，身腹俱暖，大便干结，小便短赤，舌尖红，苔薄黄，指纹紫滞。

【辨证】本证为心有积热，心火上扰神明所致。以哭声洪亮，面赤唇红，身腹俱暖，大便干结为特征。

【治法】清心导赤，泻火安神。

【方药】导赤散加减。大便干结，烦躁不安者，加生大黄通腑泻火，除烦；热盛烦闹者，加黄连、连翘、栀子清心泻火；腹部胀满、呕恶或乳食不化者，加莱菔子、焦山楂、枳实消食导滞。

③暴受惊恐

【证候】夜间啼哭，哭声尖厉阵作，神情不安，面色乍青乍白，惊惕惊乍，舌苔正常，指纹青紫。

【辨证】本证因小儿神气怯弱，暴受惊恐所致。临床睡中突然啼哭，哭声尖厉，面色乍青乍白，神情不安为特征。

【治法】定惊安神，补气养心。

【方药】远志丸加减。睡中时时惊惕者，加钩藤、菊花以息风镇惊；若喉有痰鸣，加僵蚕、郁金化痰安神，也可用琥珀抱龙丸以安神化痰。

2.中成药 琥珀抱龙丸用于暴受惊恐证。每次 1/2 丸，每日 2～3 次；新生儿每次服 1/4 丸，每日 2～3 次，温水化服。

3.针灸疗法 针刺中冲、内关穴位，不留针，浅刺出血。用于心经积热证。

4.其他疗法

（1）推拿疗法 主穴分阴阳，运八卦，平肝木，揉百会、安眠（翳风与风池连线之中点）。配穴：脾寒者补脾土，揉足三里、关元；心热者泻小肠，揉小天心、内关、神门；惊恐者清肺金，揉印堂、太冲、内关。或由轻到重、交替按摩百会、四神聪、风池（双）。

（2）中药外敷法 丁香、肉桂、吴茱萸等量。研细末，置于普通膏药上，贴于脐部。用于脾寒气滞证。

【预防与调护】

1.注意小儿衣着，防寒保暖，但勿过多、勿受寒。

2.孕妇及乳母不可过食寒凉及辛辣热性食物，勿受惊吓。

3.小儿要养成良好的睡眠习惯。睡眠时少开灯、少摇摆或怀抱而寐

4.对夜间突然哭吵不止，要注意检查衣服被褥有无异物刺伤皮肤。

5.婴儿夜间啼哭不止，要注意排除因饥饿、过饱、闷热、寒冷、虫咬、尿布浸渍、衣被刺激等引起的啼哭，必要时可进一步作系统检查，以尽早明确诊断。

附　录

一、7 岁以下儿童体格发育衡量标准

表附 1–1　2005 年中国九市城区 7 岁以下儿童体格发育测量值

年龄组	男					女				
	体重（kg）	身高（cm）	坐高（cm）	头围（cm）	胸围（cm）	体重（kg）	身高（cm）	坐高（cm）	头围（cm）	胸围（cm）
出生~3d	3.33±0.39	50.4±1.7	33.5±1.6	34.5±1.2	32.9±1.5	3.24±0.39	49.7±1.7	33.2±1.6	34.0±1.2	32.6±1.5
1 个月~	5.11±0.65	56.8±2.4	37.8±1.9	38.0±1.3	37.5±1.9	4.73±0.58	55.6±2.2	37.0±1.9	37.2±1.3	36.6±1.8
2 个月~	6.27±0.73	60.5±2.3	40.2±1.8	39.7±1.3	39.9±1.9	5.75±0.68	59.1±2.3	39.2±1.8	38.8±1.2	38.8±1.8
3 个月~	7.17±0.78	63.3±2.2	41.7±1.8	41.2±1.4	41.5±1.9	6.56±0.73	62.0±2.1	40.7±1.8	40.2±1.3	40.3±1.9
4 个月~	7.76±0.86	65.7±2.3	42.8±1.8	42.2±1.3	42.4±2.0	7.16±0.78	64.2±2.2	41.9±1.7	41.2±1.2	41.4±2.0
5 个月~	8.32±0.95	67.8±2.4	44.0±1.9	43.3±1.3	43.3±2.1	7.65±0.84	66.2±2.3	42.8±1.8	42.1±1.3	42.1±2.0
6 个月~	8.75±1.03	69.8±2.6	44.8±2.0	44.2±1.4	43.9±2.1	8.13±0.93	68.1±2.4	43.9±1.9	43.1±1.3	42.9±2.1
8 个月~	9.35±1.04	72.6±2.6	46.2±2.0	45.3±1.3	44.9±2.0	8.74±0.99	71.1±2.6	45.3±1.9	44.1±1.3	43.9±1.9
10 个月~	9.92±1.09	75.5±2.6	47.5±2.0	46.1±1.3	45.7±2.0	9.28±1.01	73.8±2.8	46.4±1.9	44.9±1.3	44.6±2.0
12 个月~	10.49±1.15	78.3±2.9	48.8±2.1	46.8±1.3	46.6±2.0	9.80±1.05	76.8±2.8	47.8±2.0	45.5±1.3	45.4±1.9
15 个月~	11.04±1.23	81.4±3.2	50.2±2.3	47.3±1.3	47.3±2.0	10.43±1.14	80.2±3.0	49.4±2.1	46.2±1.4	46.2±2.0
18 个月~	11.65±1.31	84.0±3.2	51.5±2.3	47.8±1.3	48.1±2.0	11.01±1.18	82.9±3.1	50.6±2.2	46.7±1.3	47.0±2.0
21 个月~	12.39±1.39	87.3±3.5	52.9±2.4	48.3±1.3	48.9±2.0	11.77±1.30	86.0±3.3	52.1±2.4	47.2±1.4	47.8±2.0
2.0 岁~	13.19±1.48	91.2±3.8	54.7±2.5	48.7±1.4	49.6±2.1	12.60±1.48	89.9±3.8	54.0±2.5	47.6±1.4	48.5±2.1
2.5 岁~	14.28±1.64	95.4±3.9	56.7±2.5	49.3±1.3	50.7±2.2	13.73±1.63	94.3±3.8	56.0±2.4	48.3±1.3	49.6±2.2
3.0 岁~	15.31±1.75	98.9±3.8	57.8±2.3	49.8±1.3	51.5±2.3	14.80±1.69	97.6±3.8	56.8±2.3	48.8±1.3	50.5±2.2
3.5 岁~	16.33±1.97	102.4±4.0	59.2±2.4	50.2±1.3	52.5±2.4	15.84±1.86	101.3±3.8	58.4±2.2	49.2±1.3	51.3±2.4
4.0 岁~	17.37±2.03	106.0±4.1	60.7±2.3	50.5±1.3	53.4±2.5	16.84±2.02	104.9±4.1	59.9±2.3	49.5±1.3	52.1±2.4
4.5 岁~	18.55±2.27	109.5±4.4	62.2±2.4	50.8±1.3	54.4±2.6	18.01±2.22	108.7±4.3	61.5±2.4	49.9±1.2	53.0±2.6
5.0 岁~	19.90±2.61	113.1±4.4	63.7±2.4	51.1±1.3	55.5±2.8	18.93±2.45	111.7±4.4	62.7±2.4	50.1±1.3	53.7±2.8
5.5 岁~	21.16±2.82	116.4±4.5	65.1±2.5	51.4±1.3	56.6±3.0	20.27±2.73	115.4±4.5	64.4±2.4	50.4±1.3	54.8±3.0
6~7 岁	22.51±3.21	120.0±4.8	66.6±2.5	51.7±1.3	57.6±3.3	21.55±2.94	118.9±4.7	65.8±2.4	50.7±1.3	55.7±3.1

表附 1-2 2005 年中国九市郊区 7 岁以下儿童体格发育测量表

年龄组	男					女				
	体重 （kg）	身高 （cm）	坐高 （cm）	头围 （cm）	胸围 （cm）	体重 （kg）	身高 （cm）	坐高 （cm）	头围 （cm）	胸围 （cm）
出生~3d	3.32±0.40	50.4±1.8	33.5±1.7	34.3±1.3	32.8±1.5	3.19±0.39	49.8±1.7	33.0±1.7	33.7±1.3	32.4±1.6
1个月~	5.12±0.73	56.6±2.5	37.7±1.9	38.0±1.4	37.4±2.0	4.79±0.61	55.6±2.2	36.9±1.8	37.2±1.2	36.6±1.8
2个月~	6.29±0.75	60.5±2.4	40.1±1.8	39.8±1.3	39.8±2.0	5.75±0.72	59.0±2.4	38.9±1.9	38.8±1.3	38.7±1.9
3个月~	7.08±0.82	63.0±2.3	41.5±1.9	41.4±1.4	41.3±2.1	6.51±0.76	61.7±2.2	40.5±1.8	40.1±1.2	40.2±2.0
4个月~	7.63±0.89	65.0±2.3	42.5±1.9	42.2±1.4	42.2±2.1	7.08±0.83	63.6±2.3	41.5±1.8	41.2±1.3	41.1±2.0
5个月~	8.15±0.93	67.0±2.5	43.5±1.8	43.2±1.2	42.9±2.1	7.54±0.91	65.5±2.4	42.5±1.9	42.1±1.3	41.8±2.1
6个月~	8.57±1.01	69.2±2.5	44.6±1.9	44.2±1.3	43.7±2.1	7.98±0.94	67.6±2.5	43.5±1.8	43.1±1.3	42.6±2.1
8个月~	9.18±1.07	72.1±2.6	45.9±1.8	45.2±1.3	44.5±2.1	8.54±1.05	70.5±2.7	44.9±1.9	44.0±1.3	43.5±2.2
10个月~	9.65±1.10	74.7±2.8	47.2±2.1	46.0±1.3	45.3±2.1	9.00±1.04	73.2±2.7	46.1±1.9	44.7±1.3	44.2±2.0
12个月~	10.11±1.15	77.5±2.8	48.4±2.1	46.4±1.3	46.2±2.0	9.44±1.12	75.8±2.9	47.3±2.1	45.2±1.3	44.9±2.0
15个月~	10.59±1.20	80.2±3.1	49.7±2.1	46.9±1.3	46.9±2.1	9.97±1.13	78.9±3.1	48.8±2.1	45.8±1.3	45.8±2.0
18个月~	11.21±1.25	82.8±3.2	51.0±2.2	47.5±1.2	47.8±2.0	10.63±1.20	81.7±3.3	50.2±2.2	46.4±1.3	46.7±2.2
21个月~	11.82±1.36	85.8±3.4	52.5±2.2	47.9±1.3	48.3±2.1	11.21±1.27	84.4±3.3	51.5±2.2	46.8±1.3	47.3±2.1
2.0岁~	12.65±1.43	89.5±3.8	54.1±2.3	48.4±1.3	49.2±2.2	12.04±1.38	88.2±3.7	53.2±2.3	47.3±1.3	48.1±2.2
2.5岁~	13.81±1.60	93.7±3.8	55.9±2.3	49.0±1.3	50.3±2.3	13.18±1.52	92.5±3.7	55.0±2.3	47.9±1.3	49.1±2.2
3.0岁~	14.65±1.65	97.2±3.9	57.0±2.3	49.3±1.3	50.9±2.2	14.22±1.66	96.2±3.9	56.2±2.2	48.3±1.3	50.0±2.2
3.5岁~	15.51±1.77	100.5±4.0	58.4±2.2	49.7±1.3	51.7±2.3	15.09±1.82	99.5±4.2	57.6±2.3	48.8±1.3	50.7±2.3
4.0岁~	16.49±1.95	104.0±4.4	59.8±2.4	50.1±1.3	52.5±2.3	15.99±1.89	103.1±4.1	59.1±2.3	49.0±1.2	51.4±2.4
4.5岁~	17.46±2.17	107.4±4.3	61.3±2.4	50.3±1.3	53.4±2.5	16.84±2.07	106.2±4.5	60.4±2.4	49.4±1.3	52.1±2.4
5.0岁~	18.46±2.32	110.7±4.6	62.7±2.4	50.6±1.3	54.2±2.6	17.85±2.35	109.7±4.6	61.9±2.5	49.6±1.4	52.8±2.6
5.5岁~	19.58±2.72	113.6±4.7	63.9±2.6	50.9±1.4	55.0±2.8	18.83±2.49	112.7±4.7	63.2±2.5	49.9±1.3	53.6±2.7
6~7岁~	20.79±2.89	117.4±5.0	65.5±2.6	51.1±1.4	56.0±2.9	20.11±2.87	116.5±5.0	64.7±2.6	50.1±1.4	54.5±3.0

注：摘自中华儿科杂志 2007 年 45 卷第 8 期 609 页

二、小儿临床检验正常参考值

表附 2-1 小儿血液细胞检测正常参考值

项　目	正常值	
	法定单位	旧制单位
红细胞（RBC）	×10^{12}/L	×10^6/mm^3
新生儿	（5.2~6.4）×10^{12}/L	（5.2~6.4）×10^6/mm^3

续表

项目	正常值	
	法定单位	旧制单位
婴儿	$（4.0 \sim 4.3）\times 10^{12}/L$	$（4.0 \sim 4.3）\times 10^{6}/mm^{3}$
儿童	$（4.0 \sim 4.5）\times 10^{12}/L$	$（4.0 \sim 4.5）\times 10^{6}/mm^{3}$
血红蛋白（Hb）	g/L	g/dl
新生儿	180 ~ 190g/L	18 ~ 19g/dL
婴儿	110 ~ 120g/L	11 ~ 12g/dL
儿童	120 ~ 140g/L	12 ~ 14g/dL
红细胞压积	0.37 ~ 0.50	37% ~ 50%
红细胞平均体积（MCV）	80 ~ 94fl	$80 \sim 94\mu m^{3}$
红细胞平均血红蛋白浓度（MCHC）	0.32 ~ 0.36	32% ~ 36%
白细胞（WBC）	$\times 10^{9}/L$	$/mm^{3}$
新生儿	$20 \times 10^{9}/L$	$20000/mm^{3}$
婴儿	$（11 \sim 12）\times 10^{9}/L$	$11000 \sim 12000/mm^{3}$
儿童	$（8 \sim 10）\times 10^{9}/L$	$8000 \sim 10000/mm^{3}$
白细胞分类		
中性粒细胞比例（P）	0.50 ~ 0.70 （新生儿至婴儿期 0.31 ~ 0.40）	50% ~ 70% （31% ~ 40%）
淋巴细胞比例（L）	0.20 ~ 0.40 （新生儿至婴儿期 0.40 ~ 0.60）	20% ~ 40% （40% ~ 60%）
单核细胞比例（M）	0.01 ~ 0.08 （生后 2 ~ 7 天 0.12）	1% ~ 8% （12%）
嗜酸粒细胞比例（EO）	0.005 ~ 0.05	0.5% ~ 5%
嗜碱粒细胞比例（Bas）	0 ~ 0.0075	0 ~ 0.75%
嗜酸粒细胞数目	$（50 \sim 300）\times 10^{6}/L$	$50 \sim 300/mm^{3}$
网织红细胞比例	新生儿：0.03 ~ 0.06 儿童：0.005 ~ 0.015	3% ~ 6% 0.5% ~ 1.5%
血小板（PLT）	$（100 \sim 300）\times 10^{9}/L$	$（100 \sim 300）\times 10^{3}/mm^{3}$

表附 2-2　小儿尿液一般检测正常参考值

项目	正常值	项目	正常值
蛋白	阴性（定量 24 小时 <40mg）	酮体	阴性
糖	阴性	亚硝酸盐	阴性
比重	1.015 ~ 1.025	尿沉渣检查	
酸度（pH）	5 ~ 7	白细胞	<5 个 / 高倍视野
潜血	阴性	红细胞	<3 个 / 高倍视野
尿胆原	1:20 以上稀释阴性	管型	无或偶见
尿胆素	阴性		

表附 2-3　小儿脑脊液检测正常参考值

项目	正常值		备注
	法定单位	旧制单位	
总量			
新生儿	5mL		
儿童	100 ~ 150mL		
压力			
新生儿	0.29 ~ 0.78kPa	30 ~ 80mmH$_2$O	
儿童	0.69 ~ 1.96kPa	70 ~ 200mmH$_2$O	
细胞数			红细胞计数：0×10^6/L
新生儿	$(0 ~ 34) \times 10^6$/L	0 ~ 34/mm^3	白细胞计数：
婴儿	$(0 ~ 20) \times 10^6$/L	0 ~ 20/mm^3	儿童（0-15）$\times 10^6$/L,
			新生儿（0-30）$\times 10^6$/L
			细胞分类：
儿童	$(0 ~ 10) \times 10^6$/L	0 ~ 10/mm^3	淋巴细胞：新生儿 5%-35%;
			单核细胞：新生儿 50%-90%;
			中性粒细胞：新生儿 <8%
蛋白质总量			
新生儿	0.2 ~ 1.2g/L	20 ~ 120mg/dL	腰椎穿刺：0.2-0.4g/L,
儿童	0.2 ~ 0.4g/L	20 ~ 40mg/dL	脑室穿刺：0.05-0.15g/L,
			（磺基水杨酸 - 硫酸钠比浊法）
糖			
婴儿	3.9 ~ 5.0mmoL/L	70 ~ 90mg/dL	腰椎穿刺：2.5-4.4mmoL/L,
儿童	2.8 ~ 4.5mmoL/L	50 ~ 80mg/dL	脑室穿刺：3.0-4.4mmoL/L,
			儿童脑脊液葡萄糖：2.8-4.5mmoL/L(50-80mg/dl)
氯化物			
婴儿	110 ~ 122mmoL/L	650 ~ 720mg/dL	
儿童	117 ~ 127mmoL/L	690 ~ 750mg/dL	
比重	1.005 ~ 1.009		腰椎穿刺：1.006-1.008,
			脑室穿刺：1.002-1.004

表附 2-4　小儿血液生化检测正常参考值

测定项目	法定单位	法定→旧	旧单位	旧→法定
总蛋白（P）	60 ~ 80g/L	× 0.1	6 ~ 8g/dL	× 10
白蛋白（P）	34 ~ 54g/L	× 0.1	3.4 ~ 5.4g/dL	× 10
球蛋白（P）	20 ~ 30g/L	× 0.1	2 ~ 3g/dL	× 10
蛋白电泳（S）				
白蛋白	0.55 ~ 0.61	× 100	55% ~ 61%	× 0.01
α_1球蛋白	0.04 ~ 0.05	× 100	4% ~ 5%	× 0.01

续表

测定项目	法定单位	法定→旧	旧单位	旧→法定
α₂ 球蛋白	0.06 ~ 0.09	×100	6% ~ 9%	×0.01
β 球蛋白	0.09 ~ 0.12	×100	9% ~ 12%	×0.01
γ 球蛋白	0.15 ~ 0.20	×100	15% ~ 20%	×0.01
纤维蛋白原（P）	2 ~ 4g/L	×0.1	0.2 ~ 0.4g/dL	×10
α₁- 抗胰蛋白酶（S）	1.5 ~ 2.5	×100	150 ~ 250mg/dL	×0.01
C- 反应蛋白（S）	68 ~ 1800μg/L	×1	68 ~ 1800ng/dL	×1
免疫球蛋白 A（S）	140 ~ 2700mg/L	×0.1	14 ~ 270mg/dL	×10
免疫球蛋白 G（S）	5 ~ 16.5g/L	×0.1	500 ~ 1650mg/dL	×10
免疫球蛋白 M（C）	500 ~ 2600mg/L	×0.1	50 ~ 260mg/dL	×10
补体 C₃（S）	600 ~ 1900mg/L	×0.1	60 ~ 190mg/dL	×10
铜蓝蛋白（S）	0.2 ~ 0.4g/L	×100	20 ~ 40mg/dL	×0.01
转铁蛋白（S）	2 ~ 4g/L	×100	200 ~ 400mg/dL	×0.01
铁蛋白（S）	7 ~ 140μg/L	×1	7 ~ 140ng/mL	×10
红细胞原卟啉	<0.89μmoL/LRBC	×56.26	<50μg/dL	×0.017
葡萄糖（空腹 B）	3.3 ~ 5.5mmoL/L	×18	60 ~ 100mg/dL	×0.056
胆固醇（P.S）	2.8 ~ 5.2mmoL/L	×38.7	110 ~ 200mg/dL	×0.026
甘油三酯（S）	0.23 ~ 1.24mm0L/L	×88.54	20 ~ 110mg/dL	×0.011
血气分析（A.B）				
氢离子浓度	35 ~ 50nmoL/L	—	7.3 ~ 7.45pH	—
二氧化碳分压	4.7 ~ 6kPa	×7.5	35 ~ 45mmHg	×0.133
二氧化碳总含量	20 ~ 28mmoL/L	×1	20 ~ 28mEq/L	×1
氧分压	10.6 ~ 13.3kPa	×7.5	80 ~ 100mmHg 新生儿 60 ~ 90mmHg	×0.133
氧饱和度	0.91 ~ 0.97moL/moL 0.6 ~ 0.85(V)	×100	91% ~ 97% 60% ~ 85%	×0.01
标准重碳酸盐	20 ~ 24mmoL/L	×1	20 ~ 24mEq/L	×1
缓冲碱	45 ~ 52mmoL/L	×1	45 ~ 52mEq/L	×1
碱剩余	-4 ~ +2mmoL/L 婴儿 -7 ~ -1mmoL/L	×1	-4 ~ +2mEq/L -7 ~ -1mEq/L	×1
二氧化碳结合力（P）	18 ~ 27mmoL/L	×2.24	40 ~ 60VoL%	×0.449
阴离子间隙	7 ~ 16mmoL/L	×1	7 ~ 16mEq/L	×1
血清电解质、无机盐和微量元素（S）				
钠	135 ~ 145mmoL/L	×1	135 ~ 145mEq/L	×1
钾	3.5 ~ 4.5mmoL/L	×1	3.5 ~ 4.5mEq/L	×1
氯	96 ~ 106mmoL/L	×1	96 ~ 106mEq/L	×1
磷	1.3 ~ 1.8mmoL/L	×3.1	4 ~ 5.5mg/dL	×0.323
钙	2.2 ~ 2.7mmoL/L	×4.0	8.8 ~ 10.8mg/dL	×0.25

续表

测定项目	法定单位	法定→旧	旧单位	旧→法定
镁	0.7 ~ 1.0mmoL/L	×2.43	1.8 ~ 2.4mg/dL	×0.411
锌	10.7 ~ 22.9μmoL/L	×6.54	70 ~ 150μg/dL	×0.153
铜	12.6 ~ 23.6μmoL/L	×6.355	80 ~ 150μg/dL	×0.157
铅	<1.45μmoL/L	×20.7	<30μg/dL	×0.048
铁	9.0 ~ 28.6μmoL/L	×5.58	50 ~ 160ug/dL	×0.179
铁结合力	45 ~ 72μmoL/L	×5.58	250 ~ 400μg/dL	×0.179
尿素氮（B）	1.8 ~ 6.4mmoL/L	×2.8	5 ~ 18mg/dL	×0.357
肌酐（S）	44 ~ 133μmoL/L	×0.0113	0.5 ~ 1.5mg/dL	×88.4
氨（B）	29 ~ 58μmoL/L	×1.7	50 ~ 100μg	×0.588
总胆红素（S）	3.4 ~ 17.1μmoL/L	×0.059	0.2 ~ 1.0mg/dL	×17.1
直接胆红素（P）	0.50 ~ 3.4μmoL/L	×0.059	0.03 ~ 0.2mg/dL	×17.1
凝血酶时间（P）	15 ~ 20s	—	15 ~ 20s	—
凝血酶原时间	12 ~ 14s	—	12 ~ 14s	—
凝血酶原消耗时间（s）	>35s	—	>35s	—
抗溶血性链球菌素O	—	—	<500U	—
血清酶				
脂肪酶	18 ~ 128U/L	×1	18 ~ 128U/L	×1
淀粉酶	35 ~ 127U/L	×1	35 ~ 127U/L	×1
γ-谷氨酰转肽酶	5 ~ 32U/L	×1	5 ~ 32U/L	×1
谷~丙转氨酶（赖氏）	<30U/L	×1	<30U/L	×1
谷~草转氨酶（赖氏）	<40U/L	×1	<40U/L	×1
乳酸脱氢酶	60 ~ 250U/L	×1	60 ~ 250U/L	×1
碱性磷酸酶（金氏）	106 ~ 213U/L	×1	106 ~ 213U/L	×1
酸性磷酸酶（金氏）	7 ~ 28U/L	×1	7 ~ 28U/L	×1
肌酸磷酸酶	5 ~ 130U/L	×1	5 ~ 130U/L	×1
血清激素				
促肾上腺皮质激素	25 ~ 100μg/L	×1	25 ~ 100Pg/mL	×1
皮质醇（空腹8am）	138 ~ 635nmoL/L 8pm 为 8am 值的 50%	×0.0362	5 ~ 23μg/dL	×27.6
C~肽（空腹）	0.5 ~ 2μg/L	×1	0.5 ~ 2ng/mL	×1
胰岛素（空腹）	7 ~ 24mU/L	×1	7 ~ 24μU/L	×1
三碘甲状腺原氨酸（T_3）	1.2 ~ 4.0nmoL/L	×65.1	80 ~ 260ng/dL	×0.0154
甲状腺素（T_4）	90 ~ 194nmoL/L	×0.078	7 ~ 15μg/dL	×12.9
促甲状腺激素（TSH）	2 ~ 10mU/L	×1	2 ~ 10μU/mL	×1
抗利尿激素	1 ~ 7ng/L		1 ~ 7Pg/mL	
（血渗透压正常时）				

注:(A)动脉血;(B)全血;(C)血清

NOTE

三、儿童预防接种免疫程序表

表附3-1 国家免疫规划疫苗免疫程序

序号	预防疾病	疫苗名称	接种对象月（年）龄	接种剂次	接种部位	接种途径	接种剂量/剂次	备注	反应及处理
1	结核病	卡介苗（减毒活结核菌混悬液）	出生时	1	上臂三角肌中部略下处	皮内注射	0.1mL		接种4～6周局部可有硬结，当发生溃破时可涂5%异烟肼软膏或涂20%PAS软膏，保护创口不受感染。如腋下或锁骨上淋巴结肿大可用热敷，如化脓用干针筒抽出脓液；
2	乙型肝炎	乙肝疫苗	0、1、6月龄	3	上臂三角肌	肌内注射	酵母苗10μg/0.5mL，CHO苗10μg/mL、20μg/ml	出生后24小时内接种第1剂次、第1、2剂次同隔≥28天	一般无反应、个别局部红肿、疼痛
3	脊髓灰质炎	脊灰疫苗（三型混合减毒活疫苗）	2、3、4月龄、4周岁	4		口服	糖丸1粒	第1、2剂次、第2、3剂次间隔均≥28天。用冷开水送服或含服，服后1小时内禁饮用热开水	一般无特殊反应、有时可有低热或轻泻
4	百日咳、白喉、破伤风	百白破疫苗（无细胞百白破疫苗）	3、4、5月龄、18～24月龄	4	上臂外侧三角肌	肌内注射	0.5mL	第1、2剂次、第2、3剂次间隔均≥28天。掌握无效注射避免无效注射	一般无反应、轻度发热、个别局部轻度红肿、疼痛、发痒处理：多饮水，很快消退。有硬块时可逐渐吸收
5		白破疫苗	6周岁	1	上臂三角肌	肌内注射	0.5mL		

续表

序号	预防疾病	疫苗名称	接种对象月(年)龄	接种剂次	接种部位	接种途径	接种剂量/剂次	备注	反应及处理
6	麻疹、风疹	麻风疫苗	8月龄，7岁复种	2	上臂外侧三角肌下缘附着处	皮下注射	0.5mL	接种前1个月及接种后2周避免用胎盘球蛋白、丙种球蛋白制剂	部分小儿接种后9～12天，有发热及卡他症状，一般持续2～3天；也有个别小儿出现散在皮疹或麻疹黏膜斑
7	麻疹、风疹、腮腺炎	麻腮风疫苗（麻腮疫苗）	18～24月龄	1	上臂外侧三角肌下缘附着处	皮下注射	0.5mL		
8	乙脑	乙脑减毒活疫苗	8月龄，2周岁	2	上臂外侧三角肌下缘附着处	皮下注射	0.5mL		
9	流脑	A群流脑疫苗	6～18月龄	2	上臂外侧三角肌附着处	皮下注射	30μg/0.5mL	第1、2剂次间隔3个月	
10	流脑	A+C流脑疫苗	3周岁，6周岁	2	上臂外侧三角肌附着处	皮下注射	100μg/0.5mL	2剂次间隔≥3年；第1剂次与A群流脑疫苗第2剂次间隔≥12个月	
11	甲肝	甲肝减毒活疫苗	18月龄	1	上臂外侧三角肌附着处	皮下注射	1mL		
12	炭疽	炭疽疫苗	炭疽疫情发生时，病例或病畜间接接触者及周围高危人群	1	上臂外侧三角肌附着处	皮上划痕	0.05mL（2滴）	病例或病畜的直接接触者不能接种	
13	钩端螺旋体病	钩体疫苗	流行地区可能接触疫水的7～60岁高危人群	2	上臂外侧三角肌附着处	皮下注射	成人第1剂0.5mL，第2剂1.0mL。7～13岁剂量减半，必要时7岁以下儿童依据年龄、体重酌量注射，不超过成人剂量1/4	接种第1剂次后7-10天接种第2剂次	全身及局部反应一般轻微，偶有发热及局部疼痛、红肿，一般可自行缓解。

四、小儿推拿疗法

小儿推拿疗法历史悠久，明清时期已自成一体，是儿科常用外治法之一。由于小儿推拿无针药之苦，易为患儿接受；其安全、疗效好、无创伤，也易为家长接受，因此在群众中较好的应用基础。小儿推拿临床需根据疾病不同、证候特点不同，辨证用穴。小儿推拿手法虽与成人推拿有相似之处，但由于儿童年龄、生理病理特点、小儿疾病谱等不同，小儿推拿在手法操作、次数、频率、穴位、适应证上与成人也有不同之处。小儿推拿手法应轻快柔和，切忌使用蛮力、暴力。

（一）常用手法

1. 推法　用拇指面（正、侧两面均可）或食、中指面或掌根，在选定的穴位上作直线推动，称直推法（图附 4-1）；用双手拇指面在同一穴位起向两端分开推，称分推法（图附 4-2）。

2. 揉法　用指端（食、中、拇指均可）或掌根，在选定的穴位上贴住皮肤，带动皮肉筋脉作旋转回环活动，称揉法（图附 4-3）。治疗部位小的用指端揉，部位大的用掌根揉。

3. 捏脊法　用双手的中指、无名指和小指握成半拳状，食指半屈，拇指伸直对准食指前半段（图附 4-4），然后顶住患儿皮肤，拇、食指前移，提拿皮肉（图附 4-5），此为第一种捏脊法。或用双手拇指和食中两指，指腹相向，三指对称用力捏拿肌肤，此为第二种捏脊法，一般小儿捏脊常用第二种捏脊法。自尾椎两旁双手交替向前，至大椎两旁（龟尾→大椎），为捏脊一遍，此法多用于小儿疳积，故又称"捏积"。

4. 推脊法　用食、中指（并拢）自患儿大椎起循脊柱向下直推至腰椎处，称推脊法（图附 4-6），此法为泻法，适用于高热。

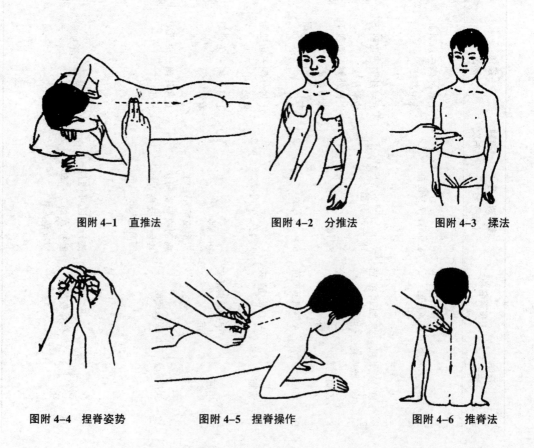

图附 4-1　直推法　　　　图附 4-2　分推法　　　　图附 4-3　揉法

图附 4-4　捏脊姿势　　　　图附 4-5　捏脊操作　　　　图附 4-6　推脊法

5. 摩法 有三指摩法（食、中、无名指）与掌摩。用三指指面或手掌面附着于一定部位或穴位，以腕关节连同前臂作顺时针或逆时针方向带动掌或指作有节律的环形摩动，摩法要求轻柔缓和、速度均匀。

（二）常用穴位

小儿推拿的常用穴位见表附 4-1，图附 4-7。

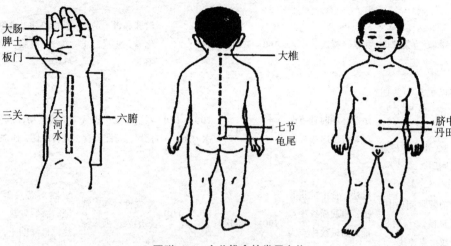

图附 4-7　小儿推拿的常用穴位

表附 4-1　小儿推拿常用穴位表

穴名	位置	手法	次数	频率	作用	适应证
脾经	拇指末节螺纹面；或拇指桡侧缘，从拇指尖至指根成一直线。	推法。拇指桡侧缘从指尖向指根方向直推为脾经；反之为清脾经	100～300次	100～150次/分	补脾经：健脾胃，补气血 清脾经：清热利湿，化痰止呕	补脾经：脾胃虚弱，气血不足所致食欲不振、肌肉消瘦、消化不良等症。清脾经：湿热熏蒸之皮肤发黄、恶心呕吐、腹泻痢等症
大肠经	食指桡侧缘，自食指尖至虎口成一直线	推法。从食指尖直推向虎口为补大肠；反之为清大肠	100～300次	100～150次/分	补大肠：涩肠固脱，温中止泻 清大肠：清利肠府，除湿热，导积滞	补大肠：虚寒之腹泻、脱肛等。清大肠：湿热、积食滞留肠道之身热腹痛、痢下赤白、大便秘结等症
胃经	拇指掌面近掌端第1节；或大鱼际桡侧赤白肉际处	推法。自拇指根向掌根方向直推为补胃经；反之清胃经	100～300次	100～150次/分	清胃经：清中焦湿热，和胃降逆，除烦止渴。补胃经：健脾胃，助运化	补胃经：脾胃虚弱之纳呆腹胀等症。清胃经：脾胃湿热或胃气不和之呕恶、脘腹胀满、发热烦渴、便秘纳呆等
肾经	小指末节螺纹面。	推法，自指根向指尖方向直推为补肾经；反之为清肾经	100～300次	100～150次/分	补肾经：补肾益脑，温养下元。清肾经：清利下焦湿热	补肾经：先天不足之久病体虚，肾虚之久泻、多尿、遗尿，虚汗喘息等症。清肾经：膀胱蕴热之小便赤涩等症

续表

穴名	位置	手法	次数	频率	作用	适应证
四横纹	掌面食、中、无名、小指第1指间关节横纹处	掐法或推法。掐法拇指甲掐揉穴位；推法四指并拢，从食指横纹推向小指横纹	掐各5次；推100~300次	100~150次/分	掐法：退热除烦，散瘀结；推法：调中行气，和气血，消胀满	疳积，腹胀，消化不良等症。刺四横纹治疗疳积
板门	手掌大鱼际平面	推法或揉法	100~300次	100~150次/分	健脾和胃，消食化滞，止泄，止呕	乳食停积，食欲不振或嗳气，腹胀，腹泻，呕吐等症
内八卦	以手掌心为圆心，从圆心至中指根横纹约2/3处为半径做圆周	运法。顺时针方向运，称运内八卦	100~300次	100~150次/分	宽胸利膈，理气化痰，行滞消食	咳嗽痰喘，胸闷纳呆，乳食内伤，腹胀呕吐等
天河水	前臂掌侧正中，腕横纹与肘横纹中点连线	推法。食中二指并拢，自腕横纹中点推向肘横纹中点为清天河水	100~300次	80~100次/分	本穴性微寒，清热解表，泻火除烦	实热、高热等热性病证。感冒发热，五心烦热，口燥咽干，唇舌生疮，夜啼等症
三关	前臂桡侧边缘，腕横纹与肘横纹连线	推法。用拇指桡侧面或食中指并拢自腕部推向肘	100~300次	80~100次/分	本穴性温热，补气行气，温阳散寒，发汗解表	一切虚寒病症。气血虚弱，命门火衰。或四肢厥冷，食欲不振，疳积，吐泻等症
六腑	前臂尺侧边缘，腕横纹与肘横纹连线	推法。用拇指桡侧面或食中指并拢自肘推向腕	100~300次	80~100次/分	本穴性寒凉，清热，凉血，解毒	温病营血证，脏腑郁热积滞之壮热烦渴、腮腺炎等实热
腹	腹部	摩法。掌心贴于脐，大小鱼际和掌根贴于脐周，做顺时针或逆时针环形摩动	3~5分钟	100次/分	健脾和胃，理气消食	小儿腹泻、呕吐、恶心、厌食、腹胀腹痛、食积等症
中脘	上腹部，前正中线上，当脐中上4寸	揉法。用指端或掌根揉	100~300次；	200~300次/分；	健脾和胃，消食和中	胃痛、胃胀、呕吐、消化不良
足三里	小腿前外侧，外膝眼下3寸，距胫骨前缘一横指	揉法。用拇指端揉	50~100次	200~300次/分	健脾和胃，调中理气，导滞通络	腹痛、腹泻、便秘、下肢冷麻、高血压
脊	大椎至长强成一直线	推脊用推法：食中二指并拢自上而下直推。捏脊用捏法。自下而上	推法100~300次，捏脊3~5遍		捏脊：调阴阳，理气血，和脏腑，通经络，培元气。推脊：清热	捏脊：先后天不足慢性病证；小儿疳积、腹泻等病证。推脊：小儿感冒、发热

续表

穴名	位置	手法	次数	频率	作用	适应证
七节骨	第4腰椎至尾椎骨端（长强）成一直线	推法。拇指桡侧面或食中二指并拢自下向上为推上节骨，反之为推下七节骨	100～300次	100次/分	推上七节骨：温阳止泻。推下七节骨：泻热通便	推上七节骨：虚寒之腹泻、久痢等症。推下七节骨：肠热之便秘或痢疾等症

五、小儿常用药物

（一）方剂名录

二画

二至丸（《证治准绳》） 旱莲草　女贞子

二陈汤（《太平惠民和剂局方》） 半夏　橘红　茯苓　炙甘草

二妙丸（《丹溪心法》） 苍术　黄柏

十全大补汤（《太平惠民和剂局方》） 人参　茯苓　白术　甘草　川芎　当归　白芍　地黄　黄芪　肉桂　生姜　大枣

丁氏清络饮（《丁甘仁医案》） 白薇　石斛　赤芍　忍冬藤　生地黄　地骨皮　丹皮　青蒿　桑枝　地龙　威灵仙　丝瓜络　羚羊角

七味白术散（《小儿药证直诀》） 藿香　木香　葛根　人参　白术　茯苓　甘草

人参五味子汤（《幼幼集成》） 人参　白术　茯苓　五味子　麦冬　炙甘草　生姜　大枣

人参乌梅汤（《温病条辨》） 人参　莲子　炙甘草　乌梅　木瓜　山药

八正散（《太平惠民和剂局方》） 木通　萹蓄　车前子　瞿麦　滑石　甘草　大黄　山栀　灯心草

八珍汤（《正体类要》） 当归　川芎　熟地黄　白芍　人参　白术　茯苓　甘草　生姜　大枣

三画

三子养亲汤（《韩氏医通》） 苏子　白芥子　莱菔子

三仁汤（《温病条辨》） 杏仁　薏苡仁　白蔻仁　滑石　通草　竹叶　厚朴　半夏

三甲复脉汤（《温病条辨》） 炙甘草　干地黄　生白芍　麦冬　阿胶　麻仁　生牡蛎　生鳖甲　生龟板

三拗汤（《太平惠民和剂局方》） 麻黄　杏仁　甘草

三黄二香散（《温病条辨》） 黄连　黄柏　生大黄　乳香　没药

大山楂丸（验方） 六神曲　山楂　麦芽

大补阴丸（《丹溪心法》） 熟地黄　龟板　知母　黄柏　猪脊髓

大青龙汤（《伤寒论》） 麻黄　桂枝　杏仁　炙甘草　石膏　生姜　大枣

大定风珠（《温病条辨》） 白芍　阿胶　龟板　地黄　火麻仁　五味子　牡蛎　麦冬　炙甘草　鳖甲　鸡子黄

大承气汤（《伤寒论》） 大黄　芒硝　厚朴　枳实

大秦艽汤（《素问病机气宜保命集》） 秦艽 甘草 川芎 当归 白芍 细辛 羌活 防风 黄芩 石膏 白芷 白术 生地黄 熟地黄 茯苓 独活

大柴胡汤（《伤寒论》） 柴胡 大黄 枳实 黄芩 半夏 白芍 大枣 生姜

小儿化毒散（《中国药典》） 牛黄 珍珠 雄黄 大黄 黄连 甘草 天花粉 川贝母 赤芍 乳香 没药 冰片

小青龙汤（《伤寒论》） 麻黄 白芍 细辛 干姜 甘草 桂枝 五味子 半夏

小建中汤（《伤寒论》） 桂枝 白芍 甘草 生姜 大枣 饴糖

小承气汤（《伤寒论》） 大黄 厚朴 枳实

小蓟饮子（《重订严氏济生方》） 生地黄 小蓟 滑石 木通 蒲黄 藕节 淡竹叶 当归 山栀子 炙甘草

己椒苈黄丸（《金匮要略》） 防己 椒目 葶苈子 大黄

四画

木香槟榔丸（《医方集解》） 木香 槟榔 青皮 陈皮 枳壳 莪术 黄连 三棱 大黄 黄柏 香附 玄明粉 黑丑

不换金正气散（《太平惠民和剂局方》） 苍术 厚朴 陈皮 甘草 藿香

五仁丸（《世医得效方》） 杏仁 桃仁 柏子仁 松子仁 郁李仁 陈皮

五皮饮（《三因极一病证方论》） 桑白皮 生姜皮 陈皮 大腹皮 茯苓皮

五苓散（《伤寒论》） 白术 桂枝 猪苓 泽泻 茯苓

五虎汤（《医宗金鉴》） 麻黄 杏仁 石膏 甘草 细茶 生姜

五味消毒饮（《医宗金鉴》） 野菊花 银花 蒲公英 紫花地丁 紫背天葵

五福化毒丸（《中国药典》） 水牛角浓缩粉 连翘 青黛 黄连 牛蒡子 玄参

止痉散（验方） 全蝎 蜈蚣 天麻 僵蚕

少腹逐瘀汤（《医林改错》） 肉桂 炒干姜 小茴香 蒲黄 五灵脂 赤芍 当归 川芎 延胡索 没药

牛黄夺命散（《幼幼集成》） 白牵牛 黑牵牛 大黄 槟榔

牛黄清心丸（《痘疹世医心法》） 牛黄 黄芩 黄连 栀子 郁金 朱砂

化斑汤（《温病条辨》） 石膏 知母 生甘草 玄参 犀角（用代用品） 白粳米

化斑解毒汤（《外科正宗》） 石膏 玄参 知母 连翘 牛蒡子 黄连 升麻 人中黄 淡竹叶 甘草

丹栀逍遥散（《太平惠民和剂局方》） 当归 白芍 白术 柴胡 茯苓 甘草 煨姜 薄荷 牡丹皮 栀子

匀气散（《医宗金鉴》） 陈皮 桔梗 炮姜 砂仁 木香 炙甘草 红枣

乌药散（《小儿药证直诀》） 乌药 白芍 香附 高良姜

乌梅丸（《伤寒论》） 乌梅 黄连 黄柏 人参 当归 附子 桂枝 蜀椒 干姜 细辛

六一散（《伤寒标本》） 滑石 生甘草

六君子汤（《医方考》） 人参 白术 茯苓 甘草 陈皮 半夏

六味地黄丸（《小儿药证直诀》） 熟地黄 山萸肉 山药 茯苓 牡丹皮 泽泻

六神丸（验方） 麝香 牛黄 冰片 珍珠 蟾酥 雄黄 百草霜

六磨汤（《世医得效方》） 槟榔　沉香　木香　乌药　大黄　枳壳

双合汤（《杂病源流犀烛》） 桃仁　红花　当归　川芎　熟地黄　白芍　陈皮　半夏　白芥子　茯苓　竹沥　甘草　姜汁

五画

玉女煎（《景岳全书》） 石膏　熟地黄　麦冬　知母　牛膝

玉枢丹（《百一选方》） 山慈菇　千金子霜　大戟　麝香　雄黄　朱砂　五倍子

玉屏风散（《丹溪心法》） 防风　黄芪　白术

玉真散（《外科正宗》） 防风　天南星　白芷　天麻　羌活　白附子

甘麦大枣汤（《金匮要略》） 甘草　小麦　大枣

甘露消毒丹（《温热经纬》） 滑石　茵陈　石菖蒲　黄芩　川贝母　连翘　藿香　射干　木通　白蔻仁　薄荷

左归丸（《景岳全书》） 熟地黄　山药　枸杞子　山茱萸　川牛膝　鹿角胶　龟板胶　菟丝子

右归丸（《景岳全书》） 熟地黄　山药　山茱萸　枸杞子　菟丝子　鹿角胶　杜仲　肉桂　当归　附子

石斛夜光丸（《原机启微》） 天门冬　人参　茯苓　麦冬　熟地黄　地黄　菟丝子　菊花　草决明　杏仁　干山药　枸杞子　牛膝　五味子　白蒺藜　石斛　肉苁蓉　川芎　枳壳　青葙子　防风　川黄连　犀牛角（用代用品）　炙甘草

龙胆泻肝汤（《兰室秘藏》） 龙胆草　泽泻　木通　车前子　当归　柴胡　甘草　生地黄

归脾汤（《校注妇人良方》） 白术　黄芪　龙眼肉　茯苓　酸枣仁　人参　当归　木香　远志　炙甘草　生姜　大枣

四君子汤（《太平惠民和剂局方》） 人参　白术　甘草　茯苓

四妙丸（《成方便读》） 苍术　黄柏　牛膝　薏苡仁

四妙散（《丹溪心法》） 威灵仙　羊角灰　白芥子　苍耳

四物汤（《太平惠民和剂局方》） 当归　川芎　白芍　熟地黄

四神丸（《证治准绳》） 补骨脂　肉豆蔻　吴茱萸　五味子　生姜　大枣

生脉散（《内外伤辨惑论》） 麦冬　五味子　人参

失笑散（《太平惠民和剂局方》） 五灵脂　蒲黄

白头翁汤（《伤寒论》） 白头翁　秦皮　黄连　黄柏

白虎加人参汤（《伤寒论》） 人参　石膏　知母　粳米　甘草

白虎汤（《伤寒论》） 生石膏　知母　栀子　粳米

白金丸（《医方考》） 白矾　郁金

瓜蒌薤白半夏汤（《金匮要略》） 瓜蒌　薤白　半夏　白酒

六画

托里透脓汤（《医宗金鉴》） 人参　白术　穿山甲　白芷　升麻　甘草节　当归　生黄芪　皂角刺　青皮

芍药甘草汤（《伤寒论》） 芍药　甘草

至宝丹（《太平惠民和剂局方》） 朱砂　麝香　犀角（用代用品）　冰片　牛黄　琥珀　雄

黄　玳瑁　安息香　金箔　银箔

当归四逆汤（《伤寒论》）桂枝　细辛　白芍药　当归　炙甘草　通草　大枣

回阳救急汤（《伤寒六书》）熟附子　干姜　肉桂　人参　白术　茯苓　陈皮　炙甘草
五味子　制半夏　麝香

竹叶石膏汤（《伤寒论》）人参　麦冬　石膏　竹叶　甘草　半夏　粳米

华盖散（《太平惠民和剂局方》）麻黄　杏仁　甘草　桑白皮　紫苏子　赤茯苓　陈皮

血府逐瘀汤（《医林改错》）当归　生地黄　牛膝　红花　桃仁　柴胡　枳壳　赤芍　川
芎　桔梗　甘草

交泰丸（《韩氏医通》）川连　桂心

安宫牛黄丸（《温病条辨》）牛黄　郁金　犀角（用代用品）黄连　山栀　朱砂　雄黄
冰片　麝香　珍珠　黄芩

羊肝丸（《眼科秘书》）羊肝　甘菊　木贼　草决明　蕤仁　蒙花　花椒　防风　蝉蜕

冰硼散（验方）煅硼砂　冰片

防己黄芪汤（《金匮要略》）防己　黄芪　白术　生姜　大枣　甘草

异功散（《小儿药证直诀》）人参　白术　茯苓　甘草　陈皮

导赤散（《小儿药证直诀》）生地黄　木通　竹叶　甘草

<h2 style="text-align:center">七画</h2>

远志丸（《圣济总录》）远志　麦门冬　人参　熟干地黄　地榆　甘草

苍耳子散（《济生方》）辛夷　苍耳子　白芷　薄荷

苏合香丸（《太平惠民和剂局方》）朱砂　青木香　苏合香油　诃子肉　荜茇　沉香　香
附　麝香　犀角（用代用品）檀香　丁香　冰片　白术　安息香　熏陆香

杏苏散（《温病条辨》）苏叶　半夏　茯苓　前胡　桔梗　杏仁　陈皮

杞菊地黄丸（《医级》）熟地黄　山茱萸　茯苓　山药　丹皮　泽泻　枸杞子　菊花

连翘败毒散（《伤寒全生集》）防风　连翘　柴胡　川芎　桔梗　薄荷　羌活　山栀　玄
参　升麻　当归　黄芩　芍药　牛蒡子　红花

沙参麦冬汤（《温病条辨》）沙参　玉竹　冬桑叶　麦冬　生扁豆　花粉　生甘草

良附丸（《良方集腋》）高良姜　香附

补天大造丸（《医学心悟》）人参　白术　当归　酸枣仁　炙黄芪　远志　白芍　山药
茯苓　枸杞子　紫河车　龟甲　鹿角　大熟地

补中益气汤（《脾胃论》）黄芪　人参　白术　甘草　当归　陈皮　升麻　柴胡　生姜
大枣

补阳还五汤（《医林改错》）黄芪　当归　赤芍　地龙　川芎　红花　桃仁

补肾地黄丸（《医宗金鉴》）熟地黄　泽泻　丹皮　山萸肉　牛膝　山药　鹿茸　茯苓

附子泻心汤（《伤寒论》）附子　大黄　黄芩　黄连

附子理中丸（《太平惠民和剂局方》）附子　人参　炮姜　炙甘草　白术

附子理中汤（《三因极一病证方论》）人参　白术　干姜（炮）附子　炙甘草

驱蛔承气汤（《新急腹症学》）大黄　玄明粉　槟榔　川楝子　乌梅　木香　苦参　川椒

八画

青蒿鳖甲汤（《温病条辨》） 青蒿　鳖甲　知母　生地　丹皮

苓桂术甘汤（《金匮要略》） 茯苓　桂枝　白术　甘草

虎潜丸（《丹溪心法》） 黄柏　龟板　知母　白芍　锁阳　虎骨（用代用品）　生地　干姜　陈皮

固真汤（《证治准绳》） 人参　白术　茯苓　炙甘草　黄芪　附子　肉桂　山药

知柏地黄丸（《医宗金鉴》） 熟地黄　山萸肉　山药　茯苓　牡丹皮　泽泻　知母　黄柏

使君子散（《证治准绳》） 炒使君子　芜荑　苦楝子　甘草

金水六君煎（《景岳全书》） 熟地黄　当归　茯苓　陈皮　法半夏　炙甘草　射干　莱菔子

金沸草散（《南阳活人书》） 金沸草　前胡　荆芥　细辛　姜半夏　茯苓　炙甘草　生姜　大枣

金匮肾气丸（《金匮要略》） 干地黄　山茱萸　山药　泽泻　茯苓　丹皮　桂枝　附子

肥儿丸（《医宗宝鉴》） 麦芽　胡黄连　人参　白术　茯苓　黄连　使君子　神曲　炒山楂　芦荟　炙甘草

炙甘草汤（《伤寒论》） 炙甘草　人参　干地黄　桂枝　阿胶　麦门冬　麻仁　生姜　大枣

定喘汤（《摄生众妙方》） 白果　麻黄　半夏　款冬花　桑白皮　苏子　黄芩　甘草　杏仁

定痫丸（《医学心悟》） 天麻　川贝母　半夏　茯苓　茯神　胆南星　石菖蒲　全蝎　僵蚕　琥珀　陈皮　远志　丹参　麦冬　辰砂

实脾饮（《济生方》） 白术　茯苓　大腹皮　木瓜　厚朴　木香　草果仁　附子　干姜　甘草　生姜　大枣

河车八味丸（《幼幼集成》） 紫河车　熟地黄　枣皮　丹皮　泽泻　鹿茸　茯苓　山药　川熟附　桂枝　五味子　麦冬

河车大造丸（《景岳全书》） 紫河车　熟地黄　龟板　天门冬　麦门冬　山药　牛膝　杜仲　黄柏　砂仁　茯苓

泻心导赤散（《医宗金鉴》） 木通　生地黄　黄连　生甘草　灯心草

泻白散（《小儿要证直诀》） 桑白皮　地骨皮　生甘草　粳米

泻青丸（《小儿药证直诀》） 当归　冰片　川芎　栀子仁　大黄　羌活　防风　竹叶

泻黄散（《小儿药证直诀》） 藿香叶　山栀仁　石膏　防风　甘草

参术汤（《证治准绳》） 人参　白术　黄芪　茯苓　陈皮　炙甘草

参附龙牡救逆汤（验方） 人参　附子　龙骨　牡蛎　白芍　炙甘草

参附汤（《校注妇人良方》） 人参　附子　生姜　大枣

参苓白术散（《太平惠民和剂局方》） 白扁豆　白术　茯苓　甘草　桔梗　莲子　人参　砂仁　山药　薏苡仁

参蛤散（《普济方》） 人参　蛤蚧

九画

荆防败毒散（《摄生众妙方》）　荆芥　防风　羌活　独活　川芎　柴胡　前胡　桔梗　枳壳　茯苓　甘草

茜根散（《证治准绳》）　茜根　地榆　生地黄　山栀　黄芩　黄连　犀角　当归

茵陈理中汤（《张氏医通》）　茵陈　干姜　党参　白术　甘草

茵陈蒿汤（《伤寒论》）　茵陈　栀子　大黄

厚朴温中汤（《内外伤辨惑论》）　厚朴　陈皮　炙甘草　茯苓　草豆蔻仁　木香　干姜

指迷茯苓丸（《丹溪心法》）　茯苓　枳壳　半夏　风化硝　生姜

胃苓汤（《丹溪心法》）　猪苓　泽泻　白术　茯苓　桂枝　苍术　厚朴　陈皮　甘草

钩藤汤（《诚书》）　橘红　钩藤　胆南星　天麻　僵蚕　人参　远志　石菖蒲　犀角（用代用品）

香苏散（《太平惠民和剂局方》）　香附　苏叶　甘草　陈皮

香砂六君子汤（《时方歌括》）　木香　砂仁　陈皮　半夏　党参　白术　茯苓　甘草

香砂平胃散（《医宗金鉴》）　香附　苍术　陈皮　厚朴　砂仁　山楂　神曲　麦芽　白芍　枳壳　甘草

保和丸（《丹溪心法》）　山楂　六神曲　半夏　茯苓　陈皮　连翘　莱菔子

追虫丸（《普济方》）　雷丸　白芜荑　槟榔　使君子　白术　黑牵牛　大黄　当归

独参汤（《十药神书》）　人参　大枣

独活寄生汤（《备急千金要方》）　独活　桑寄生　杜仲　牛膝　细辛　秦艽　茯苓　肉桂心　防风　川芎　人参　甘草　当归　白芍　干地黄

宣毒发表汤（《医宗金鉴》）　升麻　葛根　枳壳　防风　荆芥　薄荷　木通　连翘　牛蒡子　竹叶　生甘草　前胡　桔梗　杏仁

宣痹汤（《温病条辨》）　防己　杏仁　滑石　连翘　山栀　薏苡仁　半夏　晚蚕沙　赤小豆皮

养胃增液汤（《经验方》）　沙参　玉竹　石斛　乌梅　白芍　甘草

养脏散（《医宗金鉴》）　当归　沉香　木香　肉桂　川芎　丁香

济生肾气丸（《济生方》）　附子　白茯苓　山茱萸　山药　车前子　牡丹皮　官桂　川牛膝　熟地黄　泽泻

十画

珠黄散（《绛囊撮要》）　犀牛黄　冰片　珍珠　煅石膏

都气丸（《医宗己任编》）　熟地黄　山萸肉　山药　茯苓　牡丹皮　泽泻　五味子

真武汤（《伤寒论》）　茯苓　芍药　白术　生姜　附子

桂枝甘草龙骨牡蛎汤（《伤寒论》）　桂枝　甘草　龙骨　牡蛎

桂枝加龙骨牡蛎汤（《金匮要略》）　桂枝　龙骨　牡蛎　芍药　生姜　大枣　甘草

桃仁汤（《备急千金要方》）　桃仁　大黄　甘草　硝石　蒲黄　大枣

桃红四物汤（《医宗金鉴》）　当归　川芎　桃仁　红花　白芍　地黄

逐寒荡惊汤（《福幼编》）　胡椒　炮姜　肉桂　丁香　灶心土

柴胡六君子汤（《扶寿精方》）　柴胡　黄芩　半夏　茯苓　甘草　人参　白术　陈皮　枳

壳（炒）

　　柴胡葛根汤（《外科正宗》）　柴胡　天花粉　葛根　黄芩　桔梗　连翘　牛蒡子　石膏
甘草　升麻

　　柴胡疏肝散（《景岳全书》）　陈皮　柴胡　枳壳　白芍　炙甘草　香附　川芎

　　逍遥丸（《太平惠民和剂局方》）　柴胡　白术　白芍　当归　茯苓　炙甘草　薄荷　煨姜

　　透疹凉解汤（《中医儿科学》）　桑叶　甘菊　薄荷　连翘　牛蒡子　赤芍　蝉衣　紫花地
丁　黄连　藏红花

　　健脾丸（《医方集解》）　人参　白术　麦芽　山楂　神曲　陈皮　枳实

　　射干麻黄汤（《金匮要略》）　射干　麻黄　生姜　细辛　紫菀　款冬花　大枣　半夏　五
味子

　　益胃汤（《温病条辨》）　沙参　麦冬　冰糖　细生地　玉竹

　　益脾镇惊散（《医宗金鉴》）　人参　白术　陈皮　茯苓　朱砂　钩藤

　　消乳丸（《证治准绳》）　香附　神曲　麦芽　陈皮　砂仁　炙甘草

　　消积丸（《小儿药证直诀》）　丁香　缩砂仁　乌梅肉　巴豆

　　润肠丸（《仁斋直指方》）　杏仁　枳壳　麻仁　阿胶　防风

　　资生健脾丸（《缪仲淳方》）　白术　薏苡仁　人参　桔梗　山楂　神曲　山药　麦芽　枳
实　茯苓　黄连　白蔻仁　泽泻　枳壳　藿香　炙甘草　莲肉　扁豆

　　凉营清气汤（《喉痧证治概要》）　犀角尖（用代用品）　鲜石斛　生石膏　鲜生地黄　薄荷
叶　生甘草　黄连　山栀　牡丹皮　赤芍　玄参　连翘　竹叶　白茅根　芦根　金汁

　　凉膈散（《太平惠民和剂局方》）　大黄　朴硝　甘草　山栀　黄芩　薄荷　连翘　竹叶
白蜜

　　涤痰汤（《奇效良方》）　茯苓　人参　甘草　橘红　胆星　半夏　竹茹　枳实　菖蒲

　　通窍活血汤（《医林改错》）　赤芍　川芎　桃仁　红花　红枣　鲜姜　麝香　老葱

　　桑杏汤（《温病条辨》）　桑叶　杏仁　沙参　贝母　豆豉　栀子皮　梨皮

　　桑菊饮（《温病条辨》）　桑叶　菊花　杏仁　连翘　薄荷　桔梗　芦根　甘草

　　桑螵蛸散（《本草衍义》）　桑螵蛸　远志　菖蒲　龙骨　党参　茯神　当归　龟板

十一画

　　理中丸（《伤寒论》）　人参　干姜　白术　甘草

　　黄芪汤（《太平惠民和剂局方》）　绵黄芪　陈皮　大麻仁　白蜜

　　黄芪建中汤（《金匮要略》）　黄芪　白芍　炙甘草　桂枝　生姜　大枣　饴糖

　　黄连温胆汤（《备急千金要方》）　半夏　陈皮　茯苓　甘草　枳实　竹茹　黄连　大枣

　　黄连解毒汤（《肘后备急方》）　黄连　黄柏　黄芩　栀子

　　菟丝子散（《医宗必读》）　菟丝子　鸡内金　肉苁蓉　牡蛎　附子　五味子

　　银翘散（《温病条辨》）　金银花　连翘　桔梗　薄荷　牛蒡子　竹叶　荆芥穗　豆豉　鲜
芦根　甘草

　　麻子仁丸（《伤寒论》）　麻子仁　枳实　厚朴　大黄　杏仁　芍药

　　麻杏石甘汤（《伤寒论》）　麻黄　杏仁　甘草　石膏

　　麻黄汤（《伤寒论》）　麻黄　桂枝　杏仁　甘草

麻黄连翘赤小豆汤（《伤寒论》） 麻黄 连翘 赤小豆 杏仁 生梓白皮 生姜 大枣 炙甘草

麻黄附子细辛汤（《伤寒论》） 麻黄 附子 细辛

羚角钩藤汤（《重订通俗伤寒论》） 羚羊角（用代用品） 钩藤 霜桑叶 菊花 白芍 竹茹 茯神 生地黄 贝母 甘草

清心牛黄丸（《医学纲目》） 胆南星 牛黄 黄连 归身 甘草 辰砂

清肝化痰丸（《医门补要》） 生地黄 丹皮 海藻 贝母 昆布 柴胡 夏枯草 僵蚕 当归 连翘 栀子

清金化痰汤（《医学统旨》） 黄芩 山栀子 知母 桑白皮 瓜蒌仁 贝母 麦冬 橘红 茯苓 桔梗 甘草

清胃解毒汤（《痘疹传心录》） 当归 黄连 生地黄 天花粉 连翘 升麻 牡丹皮 赤芍药

清咽下痰汤（验方） 玄参 牛蒡子 桔梗 瓜蒌 射干 荆芥 马兜铃 贝母 甘草

清热泻脾散（《医宗金鉴》） 山栀 生石膏 黄连 黄芩 生地黄 赤苓 灯心草

清解透表方（验方） 西河柳 蝉蜕 葛根 升麻 紫草根 桑叶 菊花 牛蒡子 银花 连翘 甘草

清瘟败毒饮（《疫疹一得》） 生石膏 生地黄 犀角（用代用品） 黄连 栀子 桔梗 黄芩 知母 赤芍 玄参 连翘 牡丹皮 鲜竹叶 甘草

清燥救肺汤（《医门法律》） 桑叶 石膏 甘草 胡麻仁 阿胶 枇杷叶 人参 麦门冬 杏仁

十二画

琥珀抱龙丸（《活幼心书》） 琥珀 天竺黄 檀香 人参 茯苓 甘草 枳壳 枳实 朱砂 山药 天南星 金箔

越婢加术汤（《金匮要略》） 麻黄 石膏 甘草 大枣 生姜 白术

越鞠丸（《丹溪心法》） 苍术 川芎 神曲 香附 栀子

葛根黄芩黄连汤（《伤寒论》） 葛根 黄芩 黄连 甘草

葶苈大枣泻肺汤（《金匮要略》） 葶苈子 大枣

紫雪丹（《太平惠民和剂局方》） 滑石 寒水石 石膏 磁石 羚羊角 木香 犀角（用代用品） 沉香 丁香 升麻 玄参 朴硝 硝石 辰砂 麝香 金箔 甘草

黑锡丹（《和剂局方》） 黑锡 硫黄 川楝子 葫芦巴 木香 附子 肉豆蔻 补骨脂 阳起石 沉香 茴香 肉桂

普济消毒饮（《东垣试效方》） 牛蒡子 黄芩 黄连 甘草 桔梗 板蓝根 马勃 连翘 玄参 升麻 柴胡 陈皮 僵蚕 薄荷

温胆汤（《备急千金要方》） 半夏 陈皮 甘草 枳实 竹茹 生姜

温脾汤（《备急千金要方》） 大黄 桂心 附子 干姜 人参

犀角地黄汤（《备急千金要方》） 犀角 地黄 芍药 丹皮

疏肝理脾汤（验方） 北柴胡 白术 香附 党参 首乌 丹参 泽泻 三七粉

缓肝理脾汤（《医宗金鉴》） 桂枝 人参 茯苓 白术 白芍 陈皮 山药 扁豆 炙甘

草 煨姜 大枣

十三画

解肌透痧汤（《丁甘仁医案》） 荆芥穗 蝉蜕 射干 生甘草 葛根 牛蒡子 马勃 桔梗 前胡 连翘 僵蚕 豆豉 鲜竹茹 浮萍

新加香薷饮（《温病条辨》） 香薷 厚朴 扁豆 银花 连翘

十四画

膈下逐瘀汤（《医林改错》） 五灵脂 香附 当归 川芎 桃仁 牡丹皮 赤芍 乌药 延胡索 甘草 红花 枳壳

十五画及十五画以上

镇肝息风汤（《医学衷中参西录》） 怀牛膝 代赭石 生龙骨 生牡蛎 龟板 白芍 玄参 天冬 川楝子 生麦芽 茵陈 甘草

镇惊丸（《医宗金鉴》） 茯神 麦冬 朱砂 远志 石菖蒲 枣仁 牛黄 黄连 钩藤 珍珠 胆南星 天竺黄 犀角（用代用品） 甘草

薏苡仁汤（《奇效良方》） 薏苡仁 当归 芍药 麻黄 官桂 甘草 苍术

醒脾散（《古今医通》） 人参 白术 茯苓 木香 全蝎 天麻 僵蚕 白附子 甘草

黛蛤散（验方） 青黛 海蛤壳

礞石滚痰丸（《玉机微义》） 大黄 黄芩 沉香 礞石

藿香正气散（《太平惠民和剂局方》） 藿香 紫苏 白芷 大腹皮 茯苓 白术 陈皮 厚朴 半夏 桔梗 甘草 生姜 大枣

蠲痹汤（《医学心语》） 羌活 独活 秦艽 桑枝 当归 川芎 炙甘草 桂心 海风藤 乳香 木香

（二）中成药名录

二画

二妙丸： 苍术 黄柏

人参归脾丸： 人参 白术（炒） 黄芪（蜜炙） 茯苓 远志（制） 酸枣仁（炒） 龙眼肉 当归 木香 大枣 生姜 甘草（蜜炙）

儿康宁糖浆： 党参、黄芪 白术 茯苓 山药 薏苡仁 麦冬 制何首乌 大枣 焦山楂 炒麦芽 桑枝

三画

三七总苷片： 纯三七总皂貳

三黄二香散： 黄连 黄柏 生大黄 乳香 没药

大山楂丸： 山楂 六神曲 炒麦芽

大补阴丸： 熟地黄 龟板 知母 黄柏 猪脊髓

小儿牛黄散： 牛黄 麝香 全蝎 僵蚕 钩藤 天麻 朱砂粉 胆南星 竺黄 浙贝母 法半夏 橘红 黄连 滑石 冰片

小儿化食丸： 六神曲（炒焦） 焦山楂 焦麦芽 焦槟榔 醋莪术 三棱（制） 牵牛子（炒焦） 大黄

小儿生血糖浆： 熟地黄 山药 大枣 硫酸亚铁

小儿回春丹： 全蝎　朱砂　蛇含石　天竺黄　川贝母　胆南星　人工牛黄　白附子　天麻　僵蚕　雄黄　防风　羌活　麝香　冰片　甘草　钩藤

小儿咳喘灵泡腾片： 麻黄　金银花　苦杏仁　板蓝根　石膏　甘草　瓜蒌

小儿香橘丸： 木香　陈皮　苍术（米泔炒）　炒白术　茯苓　白扁豆（去皮）　麸炒山药　莲子　麸炒薏苡仁　炒山楂　炒麦芽　六神曲（麸炒）　姜厚朴　麸炒枳实　醋香附　砂仁　法半夏　泽泻　甘草

小儿肺热咳喘颗粒： 麻黄　石膏　苦杏仁　甘草　黄芩　金银花　连翘　麦冬

小儿豉翘清热颗粒： 连翘　淡豆豉　薄荷　荆芥　栀子（炒）　大黄　青蒿　赤芍　槟榔　厚朴　黄芩　半夏

小儿紫草丸： 金银花　紫草　青黛　羌活　西河柳　升麻　琥珀　石决明　朱砂　牛黄　甜地丁　菊花　玄参　浙贝母　乳香　没药　冰片　甘草

小青龙口服液： 麻黄　桂枝　白芍　干姜　细辛　半夏　五味子　甘草

四画

元胡止痛片： 延胡索　白芷

云南白药： 参三七等

木香槟榔丸： 木香　槟榔　枳壳　陈皮　青皮　香附　三棱　莪术　黄连　黄柏　大黄　牵牛子　芒硝

五福化毒丸： 水牛角浓缩粉　连翘　青黛　黄连　牛蒡子　玄参　生地黄　桔梗　芒硝　赤芍　甘草

牛黄解毒片： 牛黄　雄黄　石膏　大黄　黄芩　桔梗　冰片　甘草

牛黄镇惊丸： 牛黄　全蝎　僵蚕　珍珠　麝香　朱砂　雄黄　天麻　钩藤　防风　琥珀　胆南星　白附子（制）　半夏（制）　天竺黄　冰片　薄荷　甘草

化虫丸： 玄明粉　大黄　雷丸　槟榔　苦楝皮　芜荑　牵牛子　使君子　鹤虱

化积口服液： 鸡内金（炒）　三棱（醋制）　莪术（醋制）　槟榔　雷丸　茯苓（去皮）海螵蛸红花　鹤虱　使君子仁

丹参注射液： 丹参

六味地黄丸： 熟地黄　山茱萸　牡丹皮　山药　茯苓　泽泻

六神丸： 蟾酥　麝香　雄黄　牛黄　珍珠　冰片

双黄连口服液： 金银花　黄芩　连翘

五画

玉屏风散： 黄芪　防风　白术

正柴胡饮冲剂： 柴胡　防风　陈皮　生姜　芍药　甘草

龙牡壮骨颗粒： 党参　黄芪　麦冬　龟甲　白术　山药　五味子　龙骨　牡蛎　茯苓　大枣　甘草　乳酸钙　鸡内金　维生素 D_1　葡萄糖酸钙

归脾丸： 党参　炒白术　炙黄芪　炙甘草　茯苓　制远志　炒酸枣仁　龙眼肉　当归　木香　大枣　辅料为蜂蜜

四妙丸： 苍术　牛膝　黄柏（盐炒）　薏苡仁

四季抗病毒合剂： 鱼腥草　桔梗　桑叶　连翘　荆芥　薄荷　紫苏叶　苦杏仁　芦根　菊

花　甘草

　　生脉饮口服液：人参　麦冬　五味子

　　生脉注射液：红参　麦冬　五味子

　　白及粉：白及

　　宁血糖浆：花生衣

　　半夏露：生半夏　枇杷叶　远志（泡）　款冬花　桔梗　麻黄　陈皮　甘草

六画

　　西瓜霜：西瓜霜　硝石　芒硝

　　当归龙荟丸：人工麝香　当归　龙胆　芦荟　青黛　栀子　黄连　黄芩　黄柏　大黄
木香

　　冰硼散：硼砂　冰片　朱砂　玄明粉

　　安宫牛黄丸：牛黄　水牛角浓缩粉　麝香　珍珠　朱砂　雄黄　黄连　黄芩　栀子　郁金
冰片

七画

　　杏苏止咳冲剂：紫苏叶　前胡　苦杏仁　陈皮　桔梗　甘草

　　杞菊地黄丸：枸杞子　菊花　熟地黄　山药　山茱萸　泽泻　丹皮　茯苓

　　医痫丸：生白附子　天南星（制）　半夏（制）　猪牙皂　僵蚕（炒）　乌梢蛇（制）　蜈蚣
全蝎　白矾　雄黄　朱砂

　　尪痹冲剂：地黄　熟地黄　续断　附子（制）　独活　骨碎补　桂枝　淫羊藿　防风　威
灵仙　皂角刺　羊骨　白芍　狗脊（制）　知母　伸筋草　红花

　　补中益气口服液：黄芪　党参　甘草　白术　当归　升麻　柴胡　陈皮

　　补中益气丸：黄芪　人参　白术　甘草　当归　陈皮　升麻　柴胡　生姜　大枣

　　附子理中丸：附子　党参　白术　干姜　甘草

　　驱虫粉：使君子　大黄（以8:1比例混合）

八画

　　板蓝根颗粒：板蓝根

　　肾炎消肿片：桂枝　泽泻　陈皮　香加皮　苍术　茯苓　姜皮　大腹皮　黄柏　椒目　冬
瓜皮　益母草

　　肾炎温阳片：人参　黄芪　附子（盐制）党参　茯苓　肉桂　香加皮　木香　大黄　白术
葶苈子

　　知柏地黄丸：知母　黄柏　熟地黄　山茱萸　牡丹皮　茯苓　泽泻　山药

　　使君子丸：使君子　制南星　槟榔

　　金振口服液：羚羊角　平贝母　大黄　黄芩　牛黄　青礞石　生石膏　甘草

　　金黄散：大黄　黄柏　姜黄　白芷　南星　陈皮　苍术　厚朴　天花粉　甘草

　　肥儿丸：肉苁蓉　木香　六神曲　炒麦芽　胡黄连　槟榔　使君子仁

　　参麦注射液：红参　麦冬

　　参附注射液：人参　附子

　　参苓白术散：白扁豆　白术　茯苓　桔梗　莲子　人参　砂仁　山药　薏苡仁　甘草

九画

茵栀黄口服液：茵陈提取物　栀子提取物　黄芩甙　金银花提取物（以绿原酸计）

胃得安冲剂：白术　香附　黄芩　茯苓　半夏　泽泻　厚朴　砂仁　川芎

保和丸：山楂　六神曲　半夏　茯苓　陈皮　连翘　莱菔子　麦芽

急支糖浆：鱼腥草　金荞麦　四季青　麻黄　紫菀　前胡　枳壳　甘草

养阴清肺口服液：地黄　川贝母　麦冬　白芍　玄参　薄荷　牡丹皮　甘草　辅料为甜菊素山梨酸

十画

荷叶丸：荷叶　藕节　大蓟（炭）　小蓟（炭）　知母　黄芩（炭）　地黄（炭）　棕榈（炭）　栀子（焦）　白茅根（炭）　玄参　当归　香墨

逍遥丸：柴胡　白术　白芍药　当归　茯苓　薄荷　生姜　甘草

健脾生血颗粒：党参　茯苓　白术（炒）鸡内金（炒）硫酸亚铁

消渴丸：葛根　地黄　黄芪　天花粉　玉米须　五味子　山药　格列本脲

通便灵：番泻叶　当归　肉苁蓉

通宣理肺口服液：紫苏叶　前胡　桔梗　苦杏仁　麻黄　陈皮　半夏（制）　茯苓　枳壳（炒）　黄芩　甘草

桑菊感冒片：桑叶　菊花　连翘　薄荷脑素油　苦杏仁　桔梗　甘草　芦根

十一画

黄芪注射液：黄芪　辅料为依地酸二钠　碳酸氢钠　甘油

黄栀花口服液：黄芩　金银花　大黄　栀子

蛇胆川贝枇杷膏：蛇胆汁　川贝母　枇杷叶　桔梗　水半夏　薄荷脑　辅料为蔗糖　蜂蜜

银黄口服液：金银花提取物　黄芩提取物　辅料为氢氧化钠　蔗糖

银黄颗粒：金银花　黄芩

麻子仁丸：麻子仁　枳实　厚朴　大黄　杏仁　芍药

清开灵口服液：胆酸　珍珠母　猪去氧胆酸　栀子　水牛角　板蓝根　黄芩苷　金银花

清宁丸：大黄　绿豆　车前草　白术　黑豆　半夏　香附　桑叶　桃枝　牛乳　厚朴　麦芽　陈皮　侧柏叶

清胃黄连丸：黄连　石膏　桔梗　知母　玄参　地黄　牡丹皮　天花粉　连翘　栀子　黄柏　黄芩　赤芍　甘草

维血宁冲剂：虎杖　白芍　仙鹤草　地黄　鸡血藤　熟地黄　墨旱莲　太子参

十二画

琥珀抱龙丸：琥珀　山药　朱砂　天竺黄　檀香　枳壳　茯苓　枳实　胆南星　红参　甘草

越鞠丸：香附（醋制）　川芎　栀子（炒）　苍术（炒）　六神曲（炒）

葛根芩连微丸：葛根　甘草　黄芩　黄连

紫雪丹：石膏　寒水石　滑石　磁石　玄参　木香　沉香　升麻　甘草　丁香　芒硝　水牛角浓缩粉　羚羊角　麝香　朱砂

喉风散：珍珠　人工牛黄　黄连　山豆根　甘草　青黛　人中白（锻）　寒水石

蛲虫软膏：含百部浸膏 30%、龙胆草 0.2%

童康片：黄芪　白术　山药　牡蛎　防风　陈皮

寒湿痹冲剂：附子（制）　制川乌　黄芪　桂枝　麻黄　白术（炒）　当归　白芍　威灵仙　木瓜　细辛　甘草（制）

湿热痹片：苍术　忍冬藤　地龙　连翘　黄柏　薏苡仁　防风　川牛膝　萆薢　桑枝　防己　威灵仙

疏肝健胃丸：厚朴　青皮　香附　延胡索　槟榔　鸡内金　檀香　香橼　白芍　豆蔻　五灵脂　陈皮　二丑　枳壳　柴胡

十三画

槐杞黄颗粒：槐耳菌质　枸杞子　黄精

雷公藤多苷片：雷公藤苷类

锡类散：冰片　人工牛黄　象牙屑　人指甲

瘀血痹冲剂：乳香（炙）　没药（炙）　威灵仙　川牛膝　片姜黄　当归　川芎　黄芪（炙）　红花　香附（炙）　丹参

十三画以上

鲜竹沥：鲜竹沥　鱼腥草　生半夏　生姜　枇杷叶　桔梗　薄荷素油

缩泉丸：益智仁　台乌药　山药

橘红痰咳液：化橘红　百部（蜜制）　茯苓　半夏（制）　白前　苦杏仁　五味子　甘草

藿香正气口服液：藿香　紫苏白芷　大腹皮　茯苓　白术　陈皮　厚朴　半夏　桔梗　生姜　大枣　甘草

NOTE

主要参考书目

1.汪受传.中医儿科学.第9版.北京：中国中医药出版社，2012

2.江载芳，申昆玲，沈颖.诸福棠实用儿科学.第8版.北京：人民卫生出版社，2015

3.桂永浩，薛辛东.儿科学.第3版.北京：人民卫生出版社，2015

4.王卫平.儿科学.第8版.北京：人民卫生出版社，2015

5.尚红.全国临床检验操作规程.第4版.北京：人民卫生出版社，2015

6.严隽陶.推拿学.第2版.北京：中国中医药出版社，2014